図解・表解 方剤学

滝沢健司＝著

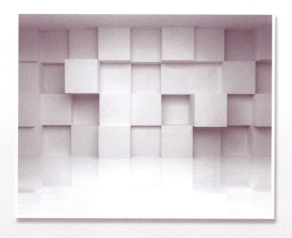

東洋学術出版社

はじめに

　漢方薬というと，葛根湯や小青竜湯，芍薬甘草湯などの方剤名が馴染み深い。また，わが国では，1967年に漢方エキス剤が保険収載されてから，医療機関における漢方薬の使用は主に方剤単位で行われている。こうした背景から，漢方薬について学ぶとなると，まず手はじめに方剤学の参考書を手にする人が多いのではないだろうか。

　方剤は，適応となる病態を東洋医学的に治療するために，適切な薬味を選択し組み合わせて組成されたものである。方剤学はその理論的根拠と応用をまとめた学問であるから，東洋医学的概念を方剤単位でまとめたものということができる。実臨床では，多くの場合，方剤の処方が治療の中心であるから，方剤学は東洋医学的知識を総合的に活用し実践するうえで欠かすことのできない学問である。

　わが国では，現在，多くの漢方エキス剤が保険適用となっており，その利便性から医療の現場において漢方薬が応用される機会が増えている。しかし，西洋医学的病名に当てはめる形で用いられることが多いのが現状ではないだろうか。本書を手にとられた諸氏の中には，そのような運用に疑問を感じている方も多いであろう。かくいう筆者も，はじめは病名や症状に対して方剤を選択し，用いていた。それでも西洋医学的治療で難渋する病態に面白いほど効果があり，東洋医学の魅力にとりつかれたものである。しかし，経験を重ね症例が増えていくにつれて，徐々に治療に行き詰まることが多くなった。症状が改善するまで次々と処方を変更せざるを得なくなり，暗闇の中，手探りで治療をしているようで実に心許なかったものである。このような状況を反省して中医学を学ぶようになったのであるが，その後，診療に向かう姿勢が一変した。方剤の構成と病態を東洋医学的に捉えるようになったのである。それからは，どのような方剤を選択すべきか理論的に判断できるようになり，また治療が無効であった場合も，次の治療への指針が立てやすくなった。

　方剤は，もともと東洋医学的理論に基づいて作られたものであるから，東洋医学的考察をせず病証を無視して使い続ければ，体質が思わぬ方向へ変化し，さらなる病態が引き起こされることはいうまでもない。方剤の運用方法を東洋医学的にまとめ解説した書物が切望される所以である。本書では，方剤の適応証とその病態，薬味の組成について東洋医学的理論に基づいて簡潔にまとめてあるので，そのような期待に応えることができると考えている。

　本書を作成するにあたって，中国で一般に教科書として用いられている方剤学のテキストを参考にした。主要な方剤をできる限り載せたつもりである。処々に挿入した図表が，理解の助けになることを期待したい。なお，病機や方解の図表は，紙面の都合上，重要な方剤に限らせていただいている。それ以外の方剤については，各自本文に基づいて図表を作成してみることをお勧めする。理解の助けになるであろう。また，症状や症候などの中医学用語で重要なものは，慣れ親しんでいただくために，日本語の後ろに括弧に入れて挿入した。参考にしてもらいたい。もし，本書に書かれた文章を難解と感じるようであれば，あわせて中医基礎理論や中薬

学を学習することをお勧めする。

　方剤学を学習するにあたっては，疾病の病証を的確に弁証し，必要な薬味を選択して処方を組み立てられるようになることが理想である。頻用される重要方剤の薬味の組成を学ぶことは，実臨床で出合うさまざまな病態に対して，独自の処方を組み立てる能力を養うことにもつながるであろう。本書が中医学を学び実践する多くの方々のお役に立てれば幸いである。

2018年5月

滝沢　健司

目　次

はじめに ……………………………… i

序章｜緒論　　1

1. 治法と方剤 ……………………… 1
2. 常用される治法 ………………… 2
   汗法／吐法／下法／和法／温法／清法／消法／補法
3. 方剤の分類 ……………………… 5
   七方／病証分類／主方分類／治法分類／総合分類
4. 方剤の組成 ……………………… 6
   薬味の配合／組成の原則／組成の変更
5. 方剤の剤型 ……………………… 10
   湯剤（煎剤）／丸剤／散剤／膏剤／酒剤（薬酒）／丹剤／茶剤／片剤（錠剤）／沖服剤（エキス顆粒）
6. 方剤の用法 ……………………… 11
   煎法の概要／特殊な煎法／服薬時間／服薬方法／服薬後の管理

第1章｜解表剤　　15

第1節　辛温解表剤 …………… 18

麻黄湯 …………………………… 18
   附方　麻黄加朮湯 20
   　　　麻杏薏甘湯 21
   　　　大青竜湯 22
   　　　三拗湯 22
   　　　華蓋散 23

桂枝湯 …………………………… 24
   附方　桂枝加厚朴杏子湯 27
   　　　桂枝加附子湯 27
   　　　桂枝加葛根湯 28
   　　　葛根湯 28
   　　　桂枝加黄耆湯 29
   　　　桂枝加桂湯 30
   　　　桂枝加芍薬湯 30

九味羌活湯 ……………………… 31
   附方　大羌活湯 33

香蘇散 …………………………… 34
   附方　加味香蘇散 36
   　　　香蘇葱豉散 36

小青竜湯 ………………………… 37
   附方　小青竜加石膏湯 39
   　　　射干麻黄湯 39

第2節　辛涼解表剤 …………… 41

桑菊飲 …………………………… 41

銀翹散 …………………………… 43
   附方　銀翹湯 46

麻黄杏仁甘草石膏湯 …………… 46
   附方　五虎湯 48
   　　　越婢湯 49
   　　　越婢加朮湯 50

升麻葛根湯 ……………………… 50
   附方　宣毒発表湯 52

竹葉柳蒡湯 ……………………… 53
柴葛解肌湯 ……………………… 53
葱豉桔梗湯 ……………………… 56
   附方　葱豉湯 57

第3節　扶正解表剤 …………… 58

敗毒散 …………………………… 58
   附方　荊防敗毒散 61
   　　　参蘇飲 61

再造散 …………………………… 62
 附方 麻黄附子細辛湯 64
   麻黄附子甘草湯 65

葱白七味飲 ………………………… 66
加減葳蕤湯 ………………………… 66
 附方 葳蕤湯 68

第2章 | 瀉下剤　71

第1節　寒下剤 …… 73
大承気湯 …………………………… 73
 附方 小承気湯 76
   調胃承気湯 76
   複方大承気湯 77
   大黄甘草湯 78

大陥胸湯 …………………………… 78
 附方 大陥胸丸 80

第2節　温下剤 …… 81
大黄附子湯 ………………………… 81
温脾湯 ……………………………… 83
三物備急丸 ………………………… 84
 附方 白散 85

第3節　潤下剤 …… 86
麻子仁丸 …………………………… 86
 附方 潤腸丸 88

五仁丸 ……………………………… 89
済川煎 ……………………………… 90

第4節　逐水剤 …… 91
十棗湯 ……………………………… 91
舟車丸 ……………………………… 92
疏鑿飲子 …………………………… 93

第5節　攻補兼施剤 …… 95
黄竜湯 ……………………………… 95
 附方 新加黄竜湯 97

増液承気湯 ………………………… 98
 附方 承気養営湯 100

第3章 | 和解剤　101

第1節　和解少陽剤 …… 103
小柴胡湯 …………………………… 103
 附方 柴胡桂枝乾姜湯 106
   柴胡加竜骨牡蛎湯 107
   柴胡桂枝湯 107
   柴胡枳桔湯 108
   柴苓湯 108

蒿芩清胆湯 ………………………… 109

第2節　調和肝脾剤 …… 111
四逆散 ……………………………… 111
 附方 枳実芍薬散 114
   柴胡疏肝散 114

逍遙散 ……………………………… 115
 附方 加味逍遙散 117
   黒逍遙散 117
   滋陰至宝湯 118

当帰芍薬散 ………………………… 119
痛瀉要方 …………………………… 119
芍薬甘草湯 ………………………… 121

第3節　調和腸胃剤（調和脾胃剤） …… 123
半夏瀉心湯 ………………………… 123
 附方 生姜瀉心湯 125
   甘草瀉心湯 126
   黄連湯 126

第4章 | 清熱剤　129

第1節　清気分熱剤 …… 131
白虎湯 ……………………………… 131
 附方 白虎加人参湯 133
   白虎加桂枝湯 134
   白虎加蒼朮湯 134

竹葉石膏湯 ………………………… 135

第2節　清営涼血剤 …… 136
清営湯 ……………………………… 136
犀角地黄湯 ………………………… 137

第3節　清熱解毒剤　……… 140
- 黄連解毒湯 ……… 140
  - 附方 温清飲 142
- 涼膈散 ……… 143
- 普済消毒飲 ……… 144

第4節　気血両清剤　……… 145
- 清瘟敗毒飲 ……… 145

第5節　清臓腑熱剤　……… 147
- 導赤散 ……… 147
  - 附方 清心蓮子飲 149
- 三黄瀉心湯 ……… 150
- 竜胆瀉肝湯 ……… 151
  - 附方 瀉青丸 153
    当帰竜薈丸 154
- 左金丸 ……… 155
- 瀉白散 ……… 156
  - 附方 辛夷清肺飲 157
- 清胃散 ……… 158
  - 附方 瀉黄散 159
- 玉女煎 ……… 160
- 芍薬湯 ……… 161
- 白頭翁湯 ……… 162

第6節　清虚熱剤　……… 163
- 青蒿鼈甲湯 ……… 163
- 清骨散 ……… 164
  - 附方 秦艽鼈甲散 165
    滋陰降火湯 166
- 当帰六黄湯 ……… 166

第5章　祛暑剤　169

第1節　祛暑清熱剤　……… 171
- 清絡飲 ……… 171

第2節　祛暑解表剤　……… 173
- 香薷散 ……… 173
  - 附方 新加香薷飲 174

第3節　祛暑利湿剤　……… 176
- 六一散 ……… 176
- 桂苓甘露飲 ……… 177

第4節　清暑益気剤　……… 179
- 清暑益気湯 ……… 179
  - 附方 清暑益気湯 181

第6章　温裏剤　183

第1節　温中祛寒剤　……… 185
- 理中丸 ……… 185
  - 附方 附子理中丸 188
    理中化痰丸 188
    桂枝人参湯 189
- 呉茱萸湯 ……… 190
  - 附方 安中散 192
- 小建中湯 ……… 192
  - 附方 黄耆建中湯 195
    当帰建中湯 195
- 大建中湯 ……… 196

第2節　回陽救逆剤　……… 199
- 四逆湯 ……… 199
  - 附方 四逆加人参湯 201
    白通湯 202
    通脈四逆湯 202
- 参附湯 ……… 203
- 回陽救急湯 ……… 204

第3節　温経散寒剤　……… 205
- 当帰四逆湯 ……… 205
  - 附方 当帰四逆加呉茱萸生姜湯 207
- 黄耆桂枝五物湯 ……… 207

第7章　表裏双解剤　209

第1節　解表攻裏剤　……… 211
- 大柴胡湯 ……… 211
  - 附方 厚朴七物湯 213

防風通聖散 …………………………… 214

第2節　解表清裏剤 …………………… 218
　　葛根黄芩黄連湯 ……………………… 218
　　石膏湯 ………………………………… 219

第3節　解表温裏剤 …………………… 221
　　五積散 ………………………………… 221

第8章 | 補益剤　　225

第1節　補気剤 ………………………… 228
　　四君子湯 ……………………………… 228
　　　附方　異功散 230
　　　　　　六君子湯 231
　　　　　　香砂六君子湯 231
　　　　　　保元湯 232
　　参苓白朮散 …………………………… 232
　　　附方　七味白朮散 235
　　補中益気湯 …………………………… 235
　　　附方　挙元煎 238
　　　　　　昇陥湯 238
　　生脈散 ………………………………… 239
　　人参蛤蚧散 …………………………… 241
　　　附方　人参胡桃湯 242

第2節　補血剤 ………………………… 243
　　四物湯 ………………………………… 243
　　　附方　聖癒湯 245
　　　　　　桃紅四物湯 246
　　当帰補血湯 …………………………… 246
　　帰脾湯 ………………………………… 248

第3節　気血双補剤 …………………… 251
　　八珍湯 ………………………………… 251
　　　附方　十全大補湯 253
　　　　　　人参養栄湯 254
　　泰山磐石散 …………………………… 255
　　炙甘草湯 ……………………………… 256
　　　附方　加減復脈湯 258

第4節　補陰剤 ………………………… 259
　　六味地黄丸 …………………………… 259
　　　附方　知柏地黄丸 262
　　　　　　都気丸 262
　　　　　　麦味地黄丸 263
　　　　　　杞菊地黄丸 263
　　左帰丸 ………………………………… 264
　　　附方　左帰飲 265
　　大補陰丸 ……………………………… 266
　　虎潜丸 ………………………………… 268
　　二至丸 ………………………………… 269
　　一貫煎 ………………………………… 270
　　石斛夜光丸 …………………………… 271
　　補肺阿膠湯 …………………………… 272
　　　附方　月華丸 274

第5節　補陽剤 ………………………… 275
　　腎気丸 ………………………………… 275
　　　附方　加味腎気丸 278
　　　　　　十補丸 278
　　右帰丸 ………………………………… 279
　　　附方　右帰飲 280

第6節　陰陽併補剤 …………………… 282
　　亀鹿二仙膠 …………………………… 282
　　七宝美髯丹 …………………………… 283
　　地黄飲子 ……………………………… 284

第9章 | 安神剤　　287

第1節　重鎮安神剤 …………………… 289
　　朱砂安神丸 …………………………… 289
　　　附方　生鉄落飲 290
　　珍珠母丸 ……………………………… 291
　　磁朱丸 ………………………………… 292

第2節　滋養安神剤 …………………… 293
　　酸棗仁湯 ……………………………… 293
　　天王補心丹 …………………………… 295
　　　附方　柏子養心丸 297
　　　　　　枕中丹 297

安神定志丸 298
　　甘麦大棗湯 ……………………… 299

第10章　固渋剤　301

第1節　固表止汗剤 ……………… 303
　　玉屏風散 ………………………… 303
　　牡蛎散 …………………………… 305

第2節　斂肺止咳剤 ……………… 307
　　九仙散 …………………………… 307

第3節　渋腸固脱剤 ……………… 309
　　真人養臓湯 ……………………… 309
　　四神丸 …………………………… 310
　　桃花湯 …………………………… 311

第4節　渋精止遺剤 ……………… 313
　　金鎖固精丸 ……………………… 313
　　　附方　水陸二仙丹 314
　　　　　　桂枝加竜骨牡蛎湯 315
　　桑螵蛸散 ………………………… 315
　　縮泉丸 …………………………… 316

第5節　固崩止帯剤 ……………… 318
　　固経丸 …………………………… 318
　　　附方　固衝湯 319
　　震霊丹 …………………………… 320
　　完帯湯 …………………………… 321
　　　附方　易黄湯 322

第11章　開竅剤　323

第1節　涼開剤 …………………… 325
　　安宮牛黄丸 ……………………… 325
　　　附方　牛黄清心丸 326
　　紫雪 ……………………………… 327
　　至宝丹 …………………………… 328
　　行軍散 …………………………… 329

第2節　温開剤 …………………… 331
　　蘇合香丸 ………………………… 331
　　　附方　冠心蘇合丸 332
　　紫金錠 …………………………… 333

第12章　理気剤　335

第1節　行気剤 …………………… 337
　　越鞠丸 …………………………… 337
　　金鈴子散 ………………………… 339
　　　附方　延胡索散 340
　　半夏厚朴湯 ……………………… 341
　　栝楼薤白白酒湯 ………………… 343
　　　附方　枳実薤白桂枝湯 343
　　　　　　栝楼薤白半夏湯 344
　　橘核丸 …………………………… 345
　　天台烏薬散 ……………………… 345
　　　附方　導気湯 346
　　暖肝煎 …………………………… 347
　　厚朴温中湯 ……………………… 348
　　　附方　良附丸 349
　　加味烏薬湯 ……………………… 350

第2節　降気剤 …………………… 351

1　肺気上逆証
　　蘇子降気湯 ……………………… 351
　　定喘湯 …………………………… 353
　　四磨湯 …………………………… 354
　　　附方　五磨飲子 355

2　胃気上逆証
　　旋覆代赭湯 ……………………… 356
　　　附方　小半夏湯 358
　　　　　　小半夏加茯苓湯 358
　　　　　　大半夏湯 359
　　　　　　乾姜人参半夏丸 359
　　橘皮竹茹湯 ……………………… 360
　　　附方　橘皮竹茹湯 360
　　　　　　新製橘皮竹茹湯 361

丁香柿蒂湯 …………………………… 362

第13章 ｜ 理血剤　365

第1節　活血祛瘀剤　367

　　桃核承気湯 …………………………… 367
　　　　附方　下瘀血湯 369
　　血府逐瘀湯 …………………………… 370
　　　　附方　通竅活血湯 372
　　　　　　　膈下逐瘀湯 373
　　　　　　　少腹逐瘀湯 373
　　　　　　　身痛逐瘀湯 374
　　復元活血湯 …………………………… 375
　　　　附方　七厘散 376
　　補陽還五湯 …………………………… 377
　　失笑散 ………………………………… 379
　　　　附方　手拈散 379
　　　　　　　丹参飲 380
　　　　　　　活絡効霊丹 380
　　温経湯 ………………………………… 381
　　　　附方　艾附暖宮丸 383
　　生化湯 ………………………………… 384
　　桂枝茯苓丸 …………………………… 385
　　大黃䗪虫丸 …………………………… 387

第2節　止血剤　389

　　十灰散 ………………………………… 390
　　　　附方　四生丸 390
　　　　　　　咳血方 391
　　槐花散 ………………………………… 392
　　　　附方　槐角丸 393
　　小薊飲子 ……………………………… 393
　　黄土湯 ………………………………… 394
　　膠艾湯 ………………………………… 395

第14章 ｜ 治風剤　397

第1節　疏散外風剤　399

　　大秦艽湯 ……………………………… 399

　　　　附方　小続命湯 402
　　消風散 ………………………………… 402
　　　　附方　当帰飲子 404
　　川芎茶調散 …………………………… 405
　　　　附方　菊花茶調散 407
　　　　　　　蒼耳子散 407
　　牽正散 ………………………………… 408
　　　　附方　止痙散 409
　　玉真散 ………………………………… 409
　　小活絡丹 ……………………………… 410
　　　　附方　大活絡丹 411

第2節　平熄内風剤　413

1　実証

　　羚角鉤藤湯 …………………………… 414
　　　　附方　鉤藤飲 416
　　鎮肝熄風湯 …………………………… 417
　　　　附方　建瓴湯 419
　　天麻鉤藤飲 …………………………… 420
　　　　附方　釣藤散 421
　　　　　　　抑肝散 421

2　虚証

　　阿膠鶏子黄湯 ………………………… 422
　　大定風珠 ……………………………… 423
　　　　附方　小定風珠 424
　　　　　　　三甲復脈湯 424

第15章 ｜ 治燥剤　427

第1節　軽宣外燥剤　429

1　涼燥

　　杏蘇散 ………………………………… 429

2　温燥

　　桑杏湯 ………………………………… 432
　　　　附方　翹荷湯 433
　　清燥救肺湯 …………………………… 434
　　　　附方　沙参麦冬湯 435

第2節　滋潤内燥剤 …… 436
養陰清肺湯 …… 436
百合固金湯 …… 437
麦門冬湯 …… 439
玉液湯 …… 441
増液湯 …… 442

第16章　祛湿剤　445

第1節　化湿和胃剤 …… 447
平胃散 …… 447
　附方　不換金正気散 449
　　　　柴平湯 450
藿香正気散 …… 450
　附方　六和湯 452

第2節　清熱祛湿剤 …… 454
茵陳蒿湯 …… 454
　附方　梔子柏皮湯 456
　　　　茵陳四逆湯 456
三仁湯 …… 457
　附方　藿朴夏苓湯 458
　　　　黄芩滑石湯 459
甘露消毒丹 …… 459
連朴飲 …… 460
　附方　蚕矢湯 461
八正散 …… 462
　附方　五淋散 464
二妙散 …… 465
　附方　三妙丸 466
　　　　四妙丸 467

第3節　利水滲湿剤 …… 468
五苓散 …… 468
　附方　四苓散 470
　　　　茵陳五苓散 470
　　　　胃苓湯 471
猪苓湯 …… 472
防已黄耆湯 …… 474
　附方　防已茯苓湯 476

五皮散 …… 477

第4節　温化水湿剤 …… 478
苓桂朮甘湯 …… 478
　附方　苓姜朮甘湯 480
真武湯 …… 481
　附方　附子湯 483
実脾散 …… 484
萆薢分清飲 …… 485

第5節　祛風勝湿剤 …… 487
羌活勝湿湯 …… 487
　附方　蠲痺湯 488
独活寄生湯 …… 489
　附方　三痺湯 491
　　　　大防風湯 492
疎経活血湯 …… 492
　附方　薏苡仁湯 493

第17章　祛痰剤　495

第1節　燥湿化痰剤 …… 497
二陳湯 …… 497
　附方　導痰湯 499
　　　　滌痰湯 500
　　　　茯苓丸 500
温胆湯 …… 501
　附方　十味温胆湯 504
　　　　黄連温胆湯 504
　　　　竹茹温胆湯 505

第2節　清熱化痰剤 …… 506
清気化痰丸 …… 506
小陥胸湯 …… 507
　附方　柴胡陥胸湯 508
滾痰丸 …… 509

第3節　潤燥化痰剤 …… 511
貝母栝楼散 …… 511

第4節　温化寒痰剤 …… 513

苓甘五味姜辛湯 ……………… 513
    附方 苓甘姜味辛夏仁湯 515
        冷哮丸 515

三子養親湯 …………………… 516

第5節　治風化痰剤 …………… 518

1 内風挾痰証

半夏白朮天麻湯 ……………… 518
    附方 半夏白朮天麻湯 520

定癇丸 ………………………… 521

2 外風挾痰証

止嗽散 ………………………… 522

第18章 │ 消導化積剤　525

第1節　消食導滞剤 ……………… 527

保和丸 ………………………… 527
枳実導滞丸 …………………… 529
木香檳榔丸 …………………… 530

第2節　消痞化積剤 ……………… 532

枳朮丸 ………………………… 532
健脾丸 ………………………… 533
枳実消痞丸 …………………… 534

第3節　消癥化積剤 ……………… 536

鱉甲煎丸 ……………………… 536
海藻玉壺湯 …………………… 537

第19章 │ 駆虫剤　541

烏梅丸 ………………………… 542
肥児丸 ………………………… 543
    附方 布袋丸 544

化虫丸 ………………………… 544

第20章 │ 涌吐剤　547

瓜蒂散 ………………………… 548
救急稀涎散 …………………… 549
塩湯探吐方 …………………… 550

第21章 │ 癰瘍剤　551

第1節　外瘍剤 …………………… 553

仙方活命飲 …………………… 554
    附方 牛蒡解肌湯 556

五味消毒飲 …………………… 556
四妙勇安湯 …………………… 557
犀黄丸 ………………………… 558
透膿散 ………………………… 559
陽和湯 ………………………… 560
内補黄耆湯 …………………… 561

第2節　内癰剤 …………………… 562

1 肺癰

葦茎湯 ………………………… 562
    附方 桔梗湯 563

2 腸癰

大黄牡丹湯 …………………… 564
    附方 薏苡附子敗醤散 566

索引
方剤名 ……………………………………567
中医用語 …………………………………571
西洋医学的病名・症状 …………………578

コラム

- 証・症・病 …………………… 70
- 便秘症と瀉下剤 ……………… 99
- エキス剤運用のために ………… 127
- 寒熱に対する考え方と清熱剤 … 139
- イレウスと大建中湯 …………… 198
- 肥満と防風通聖散 ……………… 217
- さまざまな方剤の
　　骨格となる主要方剤 ………… 285
- 不眠症と漢方 …………………… 300
- エキス剤合方のヒント ………… 362
- 漢方薬の副作用 ………………… 396
- 高齢者と抑肝散 ………………… 425
- 意外に知られていない方剤の効能
　 ………………………………… 444
- アトピー性皮膚炎と漢方 ……… 453
- 自己免疫疾患と漢方 …………… 523
- 漢方薬と腸内細菌叢 …………… 539

序章
緒　論

　方剤とは，疾病の病態に合わせて適切な薬味を選択し，その用量を決めてつくられた処方である。方剤学は，適応となる病証の病態，方剤を組成する薬味とその配合原理，およびその臨床応用を研究する学問である。

1 治法と方剤

　東洋医学的に疾病を治療するには，症状や徴候から病因・病性・病位を弁別して証を「弁証」し，それに基づいて治療方針を立てる必要がある。弁証の結果に基づいて治療方針を立てることを「論治」という。「弁証論治」は，疾病の治療における中医学の基本姿勢である。
　治法とは，治療方針に基づいた具体的な治療方法のことである。方剤を決める拠り所であり，方剤は治法の具体的な手段に相当する。方剤を決定するまでには，中医学的基礎理論に基づいて疾病の証を弁証し，弁証の結果に合わせて治法を立てるという流れがあり，方剤はこれら理・法・方・薬の4つの弁証論治の過程を構成する要素の1つということができる。
　実際に治療を行う際には，用いる方剤の効能は，主治する病証と治法に一致していなければならない。すなわち証－法－方を一致させることが，薬物による中医学的治療の大原則である。このことは，古来「方剤は治法によって作成し（方従法出），治法は証に基づいて決定し（法随証立），方剤はすなわち治法そのものである（方即是法）」と表現されてきた。例えば感冒に罹患

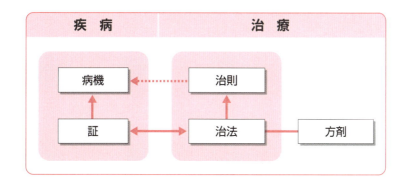

した際に，激しい悪寒・軽い発熱・頭痛・身体痛・汗が出ない・咳嗽・脈浮緊などの症状がみられれば，外感風寒表実証と診断できるので，治法は辛温解表宣肺となり麻黄湯が選択される。もし弁証の結果と合わない治法が選ばれ方剤が投与されれば，効果が得られないばかりか，病態を悪化させてしまうおそれがある。

2 常用される治法

　治法は，疾病の証候を弁別し，病因と病機を明確にしたうえで決定される治療方法である。『黄帝内経』には，すでに治法に関する理論と数多くの具体的な方法が収載されている。張仲景は「勤めて古訓を求め，博く衆方を採り」という理念に基づき，中医学的弁証論治の理論体系を創り出し，治法を充実させ発展させた。その後も，長い歴史の中で多くの医家により治法の理論と具体的方法が考案され実践されてきたが，現在最もよく参考にされるのが，清代の程鐘齢がまとめた「八法」の考え方である。程氏はその著書『医学心悟』の中で，「病の源を論じるには，内傷と外感で概括する。病状を論じるならば，寒・熱・虚・実・表・裏・陰・陽の8文字で概括され，治療法を論じるならば，汗・和・下・消・吐・清・温・補の八法で概括される」と述べている。以下に，その「八法」について解説する。

(1) 汗法

　汗法とは，肺気を宣発させ営衛を調和させて，腠理を開泄し発汗を促して体表の邪気を汗とともに体外へ追い出す治療法である。『素問』陰陽応象大論篇に「皮にあるものは，汗でこれを発する」とある。汗法は，外感六淫の邪気による表証のみならず，腠理閉塞や営衛不和による悪寒や発熱・無汗，あるいは腠理が粗いために汗をかいても悪寒や発熱が改善しない場合などにも応用される。麻疹の初期の透発不全，上半身の浮腫，悪寒や発熱を伴う初期の瘡瘍などが，その例である。また，病態には寒熱や虚実・邪気の兼挟があるので，汗法には辛温と辛涼があり，よく補法や下法・消法などの治法も併用される。

(2) 吐法

　吐法とは，嘔吐させることで，喉や胸膈・胃脘などに留まった痰涎や宿食・毒物などを口から体外へ排出させる治療法である。『素問』至真要大論篇に「高いところにあるものは，これを引きあげる」とある。吐法は胃気を損傷しやすいので，実邪が壅塞し病状が差し迫った場合にのみ使用し，むやみに用いないように心がけるべきである。また，体質が虚弱な者や妊婦には慎重に用いるか，使用を控える必要がある。

(3) 下法

　下法とは，腸胃の通過を促して内容物を洗い流し（盪滌），腸胃に停留する宿食や燥屎・冷積・瘀血・痰結・水飲・熱毒などを下竅から体外へ排出させる治療法である。『素問』至真要大論篇に「下にあるものは，これを引き下げて出し尽くす」「中が満ちたものは，これを瀉す」とある。邪気が腸胃にあるために引き起こされた便秘・燥屎内結・熱結傍流・痰飲・瘀血・積水などの病態で，邪気と正気がともに充実している場合が，下法のよい適応である。また，病態

には寒熱や虚実・邪気の兼挟があるので，下法には寒下・温下・潤下・逐水・攻補兼施などがあり，必要に応じて他の治法も併用される。

（4）和法

和法とは，和解または調和の効能により病邪を取り除く治療法である。汗・吐・下三法のように攻邪を主とするものとも，補法のように扶正を主とするものとも異なった治療法である。『傷寒明理論』に「傷寒の邪気が表にあれば，汗をかかせてそれを追い出し，裏にあれば，利して蕩滌する。内でも外でもない半表半裏にあれば，発汗でも吐下でもなく，まさに和解を用いる」とある。和解とは半表半裏にある病証を治療する方法であり，調和とは寒熱の併用・補瀉の併用・表裏の双解・亢進の抑制などを意味する。和法の適応は，臓腑の気血不和・寒熱錯雑・虚実挟雑などの病証であり，邪気が少陽や膜原にある場合，肝脾不和・腸寒胃熱・営衛不和などの病証にも用いられる。さまざまな病証に応じて，和法には和解少陽・透達膜原・調和肝脾・舒肝和胃・分消上下・調和腸胃などの種類がある。

（5）温法

温法とは，温中・祛寒・回陽・通絡などの効能により，寒邪を除いて陽気を回復させ，経絡を疏通させて血脈を調和させる治療法である。裏寒証に用いられる。『素問』至真要大論篇に「寒は，これを熱する」「寒を治すには，熱をもってする」とある。裏寒証の原因には，外界から寒邪を感受した外感と，陽気の虚衰による内傷があり，寒邪の部位にも上下・臓腑・経絡などの違いがある。それに応じて温法には，温中祛寒・回陽救逆・温経散寒などの種類がある。また，裏寒証には陽気の虚損を伴うことが多いので，温法にはよく補法が併用される。

（6）清法

清法とは，清熱・瀉火・涼血・解毒などの効能により，火熱の邪気を取り除く治療法である。裏熱証に用いられる。『素問』至真要大論篇に「熱は，これを寒する」「熱を治すには，寒をもってする」とある。裏熱証は，熱の存在する部位により気分・営分・血分・臓腑の熱証に分類され，さらに熱が極まり毒となった場合や熱により陰津が耗傷された場合もあるので，清法には，清気分熱・清営涼血・気血両清・清臓腑熱・清熱解毒・養陰清熱などの種類がある。また火熱の邪気は，気津を耗傷しやすいので，清法にはよく生津や益気の薬味が配合される。

（7）消法

消法とは，消食導滞・消堅散結の効能により，気・血・痰・食・水・虫などが積聚して形成された有形の滞結を，徐々に取り除く治療法である。『素問』至真要大論篇に「堅は，これを削る」「結は，これを散じる」とある。消法の適応となる病証は非常に多く，その原因も食積・気滞・血瘀・痰湿・虫積などさまざまである。そのために消法には，消導食積・行気散滞・消痞化瘀・消痰祛湿・消疳殺虫・消瘡散癰などの種類がある。また，消法にはよく補法や下法が併用される。

（8）補法

補法とは，気血陰陽を滋養・補益することで，虚証を治療する治療法である。『素問』三部

八法の適応証

汗法	① 六淫の邪気による外感表証 ② 麻疹の透発不全 ③ 上半身の浮腫 ④ 初期の瘡瘍
吐法	① 痰涎の喉への壅塞 ② 頑痰の胸膈への蓄積 ③ 宿食の胃脘への停滞 ④ 毒物の誤飲
下法	① 便秘・燥屎内結 ② 熱結傍流 ③ 痰飲停留 ④ 瘀血内蓄
和法	① 半表半裏証 ② 臓腑の気血不和 ③ 寒熱錯雑・虚実挟雑 ④ 肝脾不和・肝胃不和
温法	① 寒邪の直中 ② 陽気虚衰による陰寒内生
清法	① 裏熱証（気分証・営分証・血分証・臓腑熱盛証） ② 熱毒証 ③ 虚熱証（陰虚内熱証）
消法	① 食積内停証　② 気滞血瘀証　③ 癥瘕積聚 ④ 痰飲内停証　⑤ 水湿内停証　⑥ 疳積・虫積
補法	① 気血陰陽の虚損（気虚・血虚・陰虚・陽虚） ② 各臓腑の虚証

九候論篇に「虚は，これを補う」とあり，『素問』至真要大論篇に「損すれば，これを益する」とある。補益の効能により，低下した臓腑の機能を高め虚損された気血陰陽を補って，虚弱になった人体を回復させる治療法であり，正気を扶助することで祛邪の力を強化する扶正祛邪の目的で用いられることも多い。補法は，虚損されたものの種類により補陰・補陽・補気・補血，および補心・補肝・補脾・補肺・補腎などに分類され，また病態の緩急により急性期に用いる峻補，慢性期に用いる平補に分類される。

　これら8種は，吐法を除いて日常臨床で非常によく用いられる治療法である。また，実際にはこれら八法を独立して用いることは少なく，むしろいくつかを併せて用いることが多い。「温法と補法を併用して寒証を治療する」などが，その例である。

3 方剤の分類

　方剤の分類法は，古来，医家により見解が異なるためさまざまな種類がある。代表的なものとして，七方・病証分類・主方分類・治法分類などがあげられる。

（1）七方

　方剤の分類法の中で最も古いのは，『黄帝内経』に由来する七方である。七方では，相対的な概念に基づき，方剤を大・小・緩・急・奇・偶・重（複）の7種類に分類している。大方とは，薬味の種類や用量が多く，邪気が盛んな場合や下焦に病変がある場合に用いられる方剤であり，小方とは，薬味の種類や用量が少なく，邪気が軽い場合や上焦に病変がある場合に用いられる方剤である。緩方とは，薬性が緩和で，慢性疾患など長期の服用が必要な場合に用いられる方剤であり，急方とは，薬性が峻猛で即効性があり，すみやかな治療が必要な急性疾患に用いられる方剤である。奇方とは，単味あるいは奇数の薬味で組成される方剤であり，偶方とは，二味あるいは偶数の薬味で組成される方剤である。重方とは，2つ以上の方剤を合わせて組成され，比較的複雑な病態に用いられる方剤であり，のちに金代の成無已により複方と改称されている。一方で，七方の考え方は組方の理論というべきものであり，方剤の分類法ではないとする説もある。実際，歴史的にも七方に基づく分類法を記載した方剤書は存在しない。

（2）病証分類

　方剤を病証に応じて分類する方法を病証分類法という。病証分類の方剤書として最も古いものに『五十二病方』がある。52種の病証と283首の方剤が収載されており，内容は陰陽五行や臓腑の理論が反映されない簡潔なものとなっている。後漢代に入って張仲景が著した『傷寒雑病論』は，弁証論治をもとに理・法・方・薬を融合させて多くの方剤を作り出した「方書の祖」である。現代に通じる多くの方剤を収載しており，後に『傷寒論』と『金匱要略』の2部に再編纂されている。その後の唐代の王燾による『外台秘要』，宋代の王懐隠による『太平聖恵方』，明代の朱橚による『普済方』なども，病証分類法により方剤を分類している。

（3）主方分類

　主方分類法とは，代表的な方剤を主方とし，それに類似する方剤を類方として主方の下に付随させる分類法である。明代の施沛は「仲景の書は衆方の祖である」として『祖剤』を著している。後の医家は，仲景の方剤を祖としたうえで，さらに『和剤局方』の二陳湯・四物湯・四君子湯，李東垣の『脾胃論』の補中益気湯，朱丹渓の『丹渓心法』の越鞠丸などをも，同様に方剤の祖として分類している。

（4）治法分類

　治法分類の原型となったものに十剤がある。十剤は，方剤を10種類に分ける分類法であり，『本草綱目』序例にも引用されている。北斉の徐之才は，著書『薬対』の中で薬味を効能に基づいて宣・通・補・泄・軽・重・渋・滑・燥・湿の10種類に分類している。それによると，宣は壅を取り除き，通は滞を取り除き，補は弱を取り除き，泄は閉を取り除き，軽は実を取り

除き，重は怯を鎮め，渋は脱を固め，滑は着を取り除き，燥は湿を取り除き，湿は燥を取り除くとされる。のちにこの分類法を方剤に当てはめたのが，十剤である。成無已は『傷寒明理薬方論』の序中で，「処方の実体は，宣・通・補・泄・軽・重・渋・滑・燥・湿の十剤である」と明記している。

一方，明代の張景岳は著書『景岳全書』の中で，八陣の分類法を提案している。それによると，方剤は補・和・攻・散・寒・熱・固・因の8種類に分類され，補剤は虚証に，和剤は不和証に，攻剤は実証に，散剤は表証に，寒剤は熱証に，熱剤は寒証に，固剤は脱証に，因剤は雑証に，それぞれ用いるとされる。

（5）総合分類

疾病には非常に多くの種類があり，時代とともに方剤の種類も豊富となってきたために，近年，単一の方法では方剤を分類することが困難となりつつある。そこで現れたのが総合分類法である。清代の汪昂は著書『医方集解』の中で，方剤の新たな分類法を提唱している。治法を主として方剤の効能・病因・病証を結びつけ，さらに臨床各科の特徴をふまえて方剤を分類する総合的な分類法である。それによると，方剤は補養・発表・涌吐・攻裏・表裏・和解・理気・理血・祛風・祛寒・清暑・利湿・潤燥・瀉火・除痰・消導・収渋・殺虫・明目・癰瘍・経産および救急の22種類に分類される。この分類法は，概念が非常に明確であり実際の臨床によく適合するために，現代のさまざまな方剤書に応用されている。さらに最近では，これらの分類法をふまえたうえで，中薬学の薬味の分類を参照して方剤を分ける方法が主流となりつつある。

4 方剤の組成

方剤は，弁証論治と弁病施治の概念に基づき，単味あるいは複数の薬味で組成される処方である。組成する薬味にはそれぞれ長所と短所があるが，合理的に配合することで偏勝を抑えて毒性を制し，本来の効能を増強したり変化させたりすることができる。すなわち，薬味を適切に配合することで，方剤のさまざまな効能を引き出すことができ，複雑な病証にも対応できるようになる。長い歴史の中で，多くの医家がそれぞれの経験に基づいて薬味の組成を工夫し，さまざまな方剤を考案してきた。

（1）薬味の配合

薬味を配合する際に重要なのが薬味同士の相互作用である。薬味は，適切に組み合わせることで必要な効能を強めたり人体に及ぼす悪影響を軽減したりすることができる。『神農本草経』では，薬味間の相互作用を「七情」として，単行・相須・相使・相畏・相殺・相悪・相反の7つの類型に分けて説明している。

①単行

単一の薬味のみで，他薬を配合せずに治療を行うことをいう。例えば独参湯は人参一味で組成され，補気固脱の効能を発揮する。

②相須

同様の効能をもつ薬味を組み合わせて治療効果を高めることをいう。例えば知母と黄柏を合わせると，滋陰降火の効能が強化される。

③相使

主薬に輔薬を配合し，両者に共通の効能について輔薬が主薬を強めることをいう。例えば黄耆に茯苓を配合すると，茯苓が使となり黄耆の補気利水の効能を強化する。

④相畏

ある薬味の毒性や峻烈性が，他薬を配合することにより低減されることをいう。例えば半夏や天南星は，生姜を配合するとその毒性が低減される。

⑤相殺

特定の薬味を配合することで，別の薬味の毒性や峻烈性を低減することをいう。例えば生姜は，半夏や天南星の毒性を低減する。ちなみに相畏と相殺は同じ配合の違った言い方にすぎない。半夏と生姜の組み合わせであれば，「半夏は生姜を畏れ」「生姜は半夏を殺す」という関係にある。

⑥相悪

ある薬味が他薬の効能を減弱させることをいう。例えば萊菔子は，人参の補気の効能を減弱させる。

⑦相反

薬味を組み合わせた際に，毒性や副作用の危険が高まることをいう。例えば烏頭と半夏を組み合わせると，毒性が強化される。

これらのうち相悪と相反は，方剤を用いるうえで障害になることが多いので，実際の臨床では避けることが望ましい。

（2）組成の原則

方剤は，弁証の結果に合わせて適切な薬味を選択し組成されるが，その配合には一定の原則がある。組成の原則として最も重要なのが，『黄帝内経』に由来する君臣佐使である。『素問』至真要大論篇に「病を主るものは君で，君を助けるものは臣で，臣に応じるものは使である」とある。後の医家も君臣佐使の原則を重視している。金代の張元素は「力の大きいものは君である」とし，元代の李東垣は著書『脾胃論』の中で「君薬は分量が最も多く，臣薬はその次で，佐使薬はさらにその次であり，臣は君を超えてはならない。君臣には順序がある」と述べている。明代の何柏齋は「主治するものは君で，輔治するものは臣で，君薬と相反して相助するものは佐で，引経および治病の薬を病所へ導くものは使である」と述べている。

①君薬（主薬）

主病あるいは主証に対して主要な治療効果を発揮する薬味である。方剤の組成に欠かすことのできないものであり，疾病の病因や病機に直接作用する方剤の中心部分である。一般に薬力の強いものが用いられ，配合される薬味の数は少なく，用量は他の薬味より多めのことが多い。

②臣薬（輔薬）

臣薬には2種類ある。1つは君薬を補助して主病あるいは主証に対する治療効果を高める薬味である。もう1つは兼病あるいは兼証に対して治療効果を発揮する薬味である。臣薬は一般

君薬	主病・主証に対して主要な治療効果を発揮する。
臣薬	君薬を補助してその治療効果を高める。
	兼病・兼証に対して治療効果を発揮する。

佐薬	佐助薬	君薬と臣薬を補助する。兼証を治療する。
	佐制薬	君薬と臣薬の峻烈な薬性を緩和し毒性を抑える。
	反佐薬	相反する薬性により君薬や臣薬の効能を際立たせる。

使薬	引経薬	諸薬を病変部へ導く。
	調和薬	諸薬を調和させる。

に，君薬に比べて配合される薬味の数は多いものの薬力が弱く，用量も少ないことが多い。

③ 佐薬

佐薬には，佐助薬・佐制薬・反佐薬の3種類がある。佐助薬とは，君薬と臣薬を補助してその治療効果を強化する，あるいは兼証を治療する薬味である。佐制薬とは，君薬と臣薬の峻烈な薬性を緩和する，あるいは君薬と臣薬の毒性を抑制する薬味である。反佐薬とは，薬性が君薬や臣薬と相反するものを用いることで君薬や臣薬の効能をより際立たせる薬味である。佐薬は一般に，配合される薬味の数が多く，用量は少ないことが多い。

④ 使薬

使薬には，引経薬と調和薬の2種類がある。引経薬とは，方剤中の諸薬を病変部へ導く薬味であり，調和薬とは，方剤中の諸薬を調和させる薬味である。一般に薬力の弱いものが用いられ，配合される薬味の数は少なく，用量も少ない。

どのような方剤であっても君薬を欠かすことはできないが，臣薬・佐薬・使薬は必ずしも配合されるとは限らない。もし君薬や臣薬に毒性がなければ，佐制薬を配合する必要はない。また，君薬や臣薬が佐薬や使薬の役割を兼ねることもある。例えば君薬が直接病変部に届くならば，引経薬を配合する必要がない。

治療の際は，病態の軽重や性質を見極めて疾病を弁証し，治法の原則に基づいて適切な薬味を選択することになるが，さまざまな病態に対応するためには，薬味の君臣佐使の関係を明確にしたうえでその用量を決定することが大切なのである。

(3) 組成の変更

方剤は組成の原則に基づいて厳密に構成されたものであるが，疾病の病態はさまざまである

から，状況により薬味の組成を変える柔軟な姿勢が望まれる。すなわち方剤は，君臣佐使の組成の原則を踏まえつつ，疾病の病状や罹患した者の体質・年齢・性別・生活習慣，さらに季節や気候に合わせて，薬味の組成を変えていく必要がある。

①薬味の変更

薬味の組成を変える手段として薬味の種類の変更があり，その方法には2つある。

1つは，適応となる病証の主証は変わらず兼証が変わった際に，佐使薬を増減，変更する方法である。方剤の効能に大きな変化を生じない加減法であり，随証加減ともいう。例えば，桂枝湯の適応となる風寒表虚証に喘息や咳などの症状を伴う場合は，行気平喘の厚朴と止咳平喘の杏仁を加えて桂枝加厚朴杏仁湯とする。四君子湯の適応となる脾胃気虚証に胸脘部の痞え感や腹脹などの症状を伴う場合は，行気消脹の陳皮を加えて異功散とする。

もう1つは，適応となる病証の主証が変わったために主要な薬味（多くは臣薬）を増減，変更する方法である。方剤の効能が大きく変わることが多い。例えば，麻黄湯は風寒表実証に用いる方剤であるが，桂枝を除けば，発汗の効能が弱められ宣肺止咳平喘の効能が強められた三拗湯となる。桂枝の代わりに石膏を配合すれば，辛涼宣肺・清熱平喘の効能をもつ麻杏甘石湯（麻黄杏仁甘草石膏湯）となる。ここで注意したいのは，いずれの場合も君薬は変更しないということである。

②用量の増減

組成する薬味の種類は変えずに用量を変えて，方剤の効能と主治する病証を変えることができる。薬味の用量の増減には2つある。

1つは，薬味の君臣佐使の関係はそのままで用量のみ変更する方法である。例えば，四逆湯と通脈四逆湯は，いずれも附子を君薬，乾姜を臣薬，甘草を佐薬として組成されるが，両者の効能と主治する病証は異なっている。四逆湯は，附子と乾姜の用量が比較的少なくなっており，回陽救逆の効能により少陰陽衰証を治療する。それに対して通脈四逆湯は，附子と乾姜の用量が多くなっており，回陽通脈の効能を発揮して陰盛格陽証を治療する。

もう1つは，薬味の用量を変えて，その君臣佐使の関係も変える方法である。例えば，小承気湯と厚朴三物湯は，いずれも大黄・枳実・厚朴の三味で組成されるが，両者の効能と主治する病証は異なっている。小承気湯は，用量の多い順に大黄が君薬，枳実が臣薬，厚朴が佐薬として配合され，瀉下熱結の効能により熱結便秘証を治療する。それに対して厚朴三物湯は，用量の多い順に厚朴が君薬，枳実が臣薬，大黄が佐薬として配合され，行気除満の効能により気滞便秘証を治療する。

③剤型の変更

同じ薬味で組成される方剤であっても，剤型が異なると効能に違いが生じることがある。多くの場合，効能の強さと即効性が変化し，一般に湯剤（煎剤）は比較的作用が強く丸剤は穏やかとされている。例えば人参湯と理中丸は，組成する薬味の種類と用量がまったく同じで剤型のみ異なるが，人参湯は中上二焦虚寒証の重症で病勢が急激な場合に用いられ，理中丸は中焦虚寒証の軽症で病勢が緩慢な場合に用いられる。病態の軽重や緩急に応じて，方剤の剤型を選択する必要がある。

5 方剤の剤型

　疾病の病態は多様であり薬味にもそれぞれ特性がある。また病態によって薬の投与経路が異なることもある。これらに対応するために方剤にはさまざまな剤型がある。『黄帝内経』にはすでに，湯剤（煎剤）・丸剤・散剤・膏剤・酒剤・丹剤などの剤型が記載されており，その後の時代の変遷に伴い，さらに多くの剤型が考案されている。ここでは，なかでも今日よく使われる代表的なものをあげてみる。

①湯剤（煎剤）

　薬味を混合して水や酒に浸し，一定の時間煎煮し残渣を除いて得られた煎汁を用いる。最もよく用いられる剤型であり，内服のみならず洗剤や薫剤など外用にも応用される。吸収が速く即効性があり，病態に合わせて薬味の加減もしやすいので，病証が重篤な場合や不安定な場合にも用いられる。作成に時間がかかるため緊急性が高い場合に用いにくく，保存や携帯に不便であることが欠点である。

②丸剤

　薬味を粉末にして蜂蜜や水・米糊・面糊・酒・酢・薬汁などの賦形剤を用いて固体の剤型にしたものである。吸収が穏やかで効果が持続的であり，形状が小さいために，服用・携帯・保存に便利である。一般に慢性疾患や虚弱性疾患に用いられることが多く，加熱し難い芳香薬を用いる際や，峻猛な薬味の性質を緩和させる必要があるときに応用される。

③散剤

　薬味を乾燥させて粉末にし，混合したものである。内服・外用ともに用いられる。内服で用いる場合は，少量を直接沖服するか水で煎じて残渣を除いて服用する。外用で用いる場合は，患部に直接散布したり塗布したりする。点眼薬として眼に用いたり，直接咽に噴霧することもある。吸収が速く少量で効果が得られ，作成が簡単で変性しにくく，携帯にも便利である。

④膏剤

　薬味を水や植物油で煎じ，煎汁を濃縮して膏にしたものである。内服・外用ともに用いられる。内服には流浸膏・浸膏・煎膏の3種類があり，外用には軟膏と硬膏の2種類がある。

⑤酒剤（薬酒）

　薬味を酒（白酒または黄酒）に浸し，有効成分を浸出させたものである。内服・外用ともに用いられる。酒には活血通絡の効能があり，薬効を発散あるいは助長する特性があるので，内服では祛風通絡あるいは補益の目的で，外用では祛風活血・止痛消腫の目的で用いられる。陰虚火旺の者には用いないこと。

⑥丹剤

　内服・外用ともに用いられるが，両者では意味が異なる。内服で用いる丹剤とは，特定の剤型を意味する用語ではない。貴重な薬味や特殊な効能をもつ薬味を含む場合に丹剤と称されることが多く，ほとんどの場合，実際の剤型は丸剤や散剤である。外用で用いる丹剤は，鉱物の薬味（硫黄など）を高温で焼いて得られた結晶状の製剤である。少量で薬効を発揮する。そのまま患部に外用するか，あるいは膏剤に混ぜて外用する。

⑦茶剤

　薬味を粉末にし，賦形剤を混合して固形の剤型にしたものである。蓋付きの容器に入れ熱湯

で薬液を浸出させて，お茶の代わりに服用することから茶剤と称する。感冒や食積・泄瀉などの際に，頓用で用いられることが多い。

⑧片剤（錠剤）

　薬味を粉砕して成分を抽出し，賦形剤を加え圧縮して固形の剤型にしたものである。用量が正確であり，大きさが小さく携帯に便利である。苦い薬味や悪臭のある薬味を用いる場合は糖衣錠とし，腸内で作用させたい場合や胃酸に分解される成分を含む場合は，腸溶錠とする。

⑨沖服剤（エキス顆粒）

　薬味の煎汁を濃縮したものに適量の賦形剤（デンプンや乳糖など）を加えて混合し，乾燥して顆粒状にしたものである。すみやかに薬効が発現し軽いために，服薬しやすく携帯にも便利である。現在，本邦で最もよく用いられる剤型である。

6　方剤の用法

（1）煎法の概要

　煎法とは，薬味を煎じて湯液（煎剤）を作る方法である。湯剤は日常臨床で最もよく用いられる剤型であり，その作成方法である煎法は，古くから歴代の医家により重要視されてきた。

①用具

　蓋付きの陶磁器の鍋が推奨される。ホーロー鍋やアルミ鍋でもよい。ただし，鉄や銅の鍋は，沈殿物が生じて溶解度が低下し，著しい場合は化学変化を起こす危険があるので避けたほうがよい。

②用水

　清潔な水道水か井戸水・蒸留水などを用いる。用いる水量は，薬味の吸水量や煎煮時間・火加減・必要な薬用量などにより異なるが，一般に，容器に入れた薬の表面より2〜4cmほど高くなる量か，薬の体積の2〜3倍量を用いる。薬味60gに対しておおよそ500〜600mlを目安としてもよい。煎煮後，薬液が100〜200mlほどになるのが理想である。

③火加減

　火加減には武火と文火がある。強火で急速に煎じることを武火といい，弱火（とろ火）でゆっくり煎じることを文火という。一般に，始めは武火で煎じ，沸騰したら文火で煎じることが多い。これを「先武後文」という。

④煎煮の方法

　薬味を煎じる前に，容器に入れて水に浸しておくと，煎じる際に薬味の有効成分が溶解しやすくなる。薬面が隠れるまで十分に水に浸すとよい。火をかけて沸騰させた後は，弱火にしてさらに煎じる。薬液がこぼれないように注意し，また，長く煎じ過ぎて煮詰まらないようにする。煎じている間は，蓋を頻回に開けると揮発性の成分が失われるので，気をつけること。解表薬や清熱薬・芳香類の薬味は，揮発性の成分が失われないように武火で短時間煎じ，厚味の滋補の薬味は，有効成分を十分に煎出させるために文火で長時間煎じる。

（2）特殊な煎法

①先煎

牡蛎・竜骨・亀板・鼈甲・代赭石・石膏などの貝類や鉱石類は，質重で硬く有効成分が溶出しにくいので，粉砕して先に煎じ，10～20分後に他薬を入れてさらに煎じる。烏頭や附子など作用が峻烈で毒性のある薬味も，薬性を緩和し毒性を軽減するために，先に1～2時間煎じる。また，泥砂の多い黄土や糯稲根，軽くて量の多い芦根・茅根・夏枯草・竹筎・通草・絲瓜絡などは，先に煎じて，得られた薬液でさらに他薬を煎じるようにする。

②後下

薄荷・木香・砂仁・草豆蔲など芳香性のある薬味は，加熱により有効成分が失われやすいので，先に他薬を煎じてから，煎じ終わる5分ほど前に加えて煎じるようにする。

③包煎

赤石脂・滑石・車前子・旋覆花・蒲黄など，乾燥すると粒状や粉末状になりやすい薬味は，煎煮後の薬液の混濁や咽への刺激を防ぐために，ガーゼや絹布に包んで先煎し，残渣を除いた後さらに他薬を煎煮する。

④別煎・別炖

貴重な薬味を用いる場合などに，有効成分が他薬に吸収されるのを防ぐ目的で，他薬とは別に煎煮することがある。例えば人参は，薄く切って蓋付きの鍋で1～2時間ほど別に煎じ，有効成分が煎出しにくい羚羊角や犀角は，薄く切って2時間ほど別に煎じる。

⑤溶化（烊化）

阿膠・鹿角膠・飴糖・蜂蜜など，膠質で粘性が高く溶解しやすい薬味は，容器が焦げつきやすく，他薬に付着して薬効に影響を及ぼしやすいので，単独で先に温めて溶解し，他薬を煎じた薬液に加えて軽く温めるか，他薬を煎じた薬液に，熱いうちに加えて攪拌し溶解させる。

⑥沖服

牛黄・麝香・琥珀・沈香など，貴重な薬味や芳香薬は，煎じて有効成分が損なわれるのを防ぐために，散剤や丹剤・小丸などの剤型にして，白湯や薬液に溶かして服用する。

（3）服薬時間

食前に服用し，胃腸に刺激のあるものは食後に服用するのが一般的である。ただし，実際の服用時間は，疾病の病証・病位・軽重，用いる薬味の性質などによって異なってくる。例えば，病位が上焦にある場合は食後に，下焦にある場合は食前に服用し，急性の疾病では時間に関係なく，慢性の疾病では定時に服用する。また，補益薬や瀉下薬は空腹時に，安神薬は睡眠時に服用することが多い。特殊なものとして，鶏鳴散は夜明け前（五更時）に空腹で服用するとよい。

（4）服薬方法

一般に1日分を2～3回に分けて服用する。緊急性のあるときは1回で頓服とし，その後，必要に応じて継続して服用し効果を持続させる。

湯剤は一般に温かいまま服用するが，熱証では薬を冷やして服用し，寒証では薬を温めて服用する。真寒仮熱証では熱薬を冷やして服用し，真熱仮寒証では寒薬を温めて服用する。

服薬して嘔吐する場合は，先に少量の姜汁を服用するか少量の陳皮を噛んでから服用する。

冷やして少量ずつ頻回に服用してもよい。意識がない場合や飲み込みが困難な場合は，鼻腔内へ投与する。作用が峻烈な薬味や毒性のある薬味は，少量から投与を開始して徐々に通常量まで増量する。

（5）服薬後の管理

　方剤の効能を効率よく引き出し疾病の治癒を促すためには，服薬後に体調を適切に管理する必要がある。例えば，発汗解表剤を服用した後は，発汗の有無のみならず顔色や体温・脈象などを観察する。服薬後わずかに発汗して解熱するようであれば，表証は取り除かれているので，服薬を止めて過剰な発汗を防止する。服薬後に汗は出ても解熱しないならば，さらに服薬を継続する。服薬後に汗が出ないかあるいは出ても少量であれば，熱いお粥を食べたり部屋を温めたり衣服を重ね着したりして発汗を促すとよい。もし服薬後に大量に汗をかいて，顔面蒼白・脈微欲絶となったら，汗が出すぎたための亡陽虚脱証であるから，回陽固脱の治療を行う必要がある。瀉下剤や駆虫剤を服用した後は，大便の形状や色および量・虫体の排出の有無・排便回数・排便にかかる時間などを観察する。一般に潤下剤など薬力の弱い緩下剤では，服薬を1～2日続けて緩やかに便秘が改善する。一方，峻下剤では，服薬後すみやかに効果が現れるはずであるから，もし服薬しても排便がないか乾いた便が少量出る程度であれば，4時間後に再度服薬する。逐水剤を用いた際，服薬後に下痢が止まらなくなったら，直ちに服薬を止めて冷やしたお粥や湯冷ましを飲んで下痢を止めること。服薬後に激しい腹痛を呈し，下痢が止まらず頻回に嘔吐し，大汗をかいて，動悸や息切れを呈するようであれば，気随津脱の徴候であるから，益気回陽固脱の方法をとる。

　一方，方剤を服用する際は，摂取する飲食物にも注意が必要である。まずどのような病証であっても，肉類や生もの・冷たいもの・豆類，その他消化の悪い食べものは，腸胃に負担をかけ薬物の吸収を妨げるので，食べ過ぎないようにするべきである。また熱証では，辛辣物・酒類・魚類・肉類などは，助熱生痰のおそれがあるので控えるべきであり，虚寒証では，お茶や大根などは，涼性で温補の薬効を妨げかねないので摂り過ぎないようにするべきである。表証では，生ものや冷たいもの・酸味のある食品は，収斂の性質が薬効を妨げるので控えるべきであり，気滞証では，豆類やさつま芋は，腹脹や胸悶などの症状を悪化させうるので控えるべきである。

第1章
解表剤

■ 定 義

　解表剤とは，発汗・解肌（解表）・透疹などの効能をもち，体表から邪気を追い出して表証を治療する方剤である。主に解表薬によって組成される。十剤のうちの「軽剤」に属し，その作用は八法のうちの「汗法」に属する。

■ 概 要

　肌表は人体の障壁である。外感病では，六淫の外邪が人体に侵入すると，まず肌表が邪気を受けて邪正闘争が起こり，悪寒・発熱・頭痛・身体痛・鼻閉・咳嗽・脈浮などの表証を呈する。外感病は，初期であれば邪気がまだ軽く体の浅い部分にあるので，邪気を体表から追い出すために解表剤を用いる。『素問』陰陽応象大論篇に「皮にある邪気は汗で出す」とある。もし，治療の時期が遅れたり治法を誤ったりして六淫の邪気が適切に除かれなければ，邪気が人体に深く侵入して証が変わり病態が複雑化する。『素問』陰陽応象大論篇に「治療の上手な者は皮毛を治し，その次に上手な者は肌膚を治し，次に上手な者は筋脈を治し，次に上手な者は六腑を治し，次に上手な者は五臓を治す。邪気が五臓に至ってから治すようでは，半死半生となる」とある。六淫による外感病では，できるだけ早期に解表剤を用いて邪気を体表から追い出し，その侵入を防ぐことが大切である。

■ 分 類

解表剤	辛温解表剤	麻黄湯・桂枝湯・九味羌活湯
	辛涼解表剤	銀翹散・麻杏甘石湯
	扶正解表剤	参蘇飲・敗毒散・麻黄附子細辛湯

六淫の外邪には寒・熱の違いがあり，人体には虚・実の違いがある。さらにもともと何らかの疾病をもつ人体に外邪が加わる場合もある。さまざまな病態に応じて，解表剤には辛温解表剤・辛涼解表剤・扶正解表剤の3種類があり，それぞれ表寒証・表熱証・正気の虚損を伴う外感表証に用いられる。なお，外邪が体表から人体に侵入する際は，風寒・風熱・風湿・風燥など，風邪が他の邪気を伴って侵入することが多い。

表証
　❶ 表実証：外邪の体表への侵入が主体，体質は丈夫
　　→ 辛散の薬物で外邪を体表から発散させる。
　　・風寒表証には，辛温解表剤を用いる。
　　・風熱表証には，辛涼解表剤を用いる。
　❷ 表虚証：表証かつ虚証，体質が弱い（気血陰陽の虚損）
　　→ 辛散の薬物で外邪を体表から発散させ，同時に正気を補う。
　　・扶正解表剤を用いる。

■ 適応証

　解表剤の適応は，邪気が体表にある表証である。疾病の原因となる外邪が風寒であっても温熱であっても，呈する症状から表証であると判断されれば解表剤で治療する。麻疹・瘡瘍・水腫・マラリヤ・赤痢などの初期も，発熱・悪寒・頭痛・発疹・苔白あるいは黄・脈浮など表証の徴候があれば，解表剤の適応である。

> ①八綱弁証における表証
> 　『傷寒論』の六経弁証では，太陽病に相当。
> 　　【例】太陽傷寒には麻黄湯，太陽中風には桂枝湯
> 　温病学の衛気営血弁証では，衛分証に相当。
> 　　【例】銀翹散など
>
> ②麻疹・瘡瘍・水腫・赤痢などの初期（邪気が体表から侵入した場合）
> 　麻疹では，初期の透発不全に用いられる。
> 　水腫では，主に上半身にみられるもの，初期のものに用いられる。

　現代では，感冒・急性上気道炎・扁桃炎・急性気管支炎・肺炎・気管支喘息・髄膜炎・脳炎・急性糸球体腎炎・関節リウマチ・蕁麻疹・アレルギー性鼻炎・肩関節周囲炎などの疾患が表証に属する場合に応用される。

■ 注意点

● 長時間の煎煮を避ける

解表剤には辛散軽揚の薬物が用いられることが多いので，長く煎じると薬効が弱まるおそれがある。

● 服用後は，衣服を厚く重ね着し，風寒を避ける

衣服の重ね着は，解表剤による発汗を補助するのに役立つ。一方，解表剤は腠理を開いて発汗させるため，服用後には外邪が再び人体に侵入しやすくなる。よって風寒を避け，衣服を重ね着して，外感風寒の再侵入を防止する必要がある。

● 適度な発汗を心がける

解表剤で発汗させる際は，全身にわずかに汗が出る程度がよい。局所にのみ汗が出る程度では，邪気を追い出すことができないし，過剰に発汗させれば，気津が消耗され，著しい場合は亡陰や亡陽となる。

● 適応証を見極める

解表剤を用いる病態は，原則として外邪による表証に限られる。もし，表邪が取り除かれないうちに裏証が現れたなら，表証を先に治療してから裏証を治療するか，あるいは表裏双解の方剤を用いる。邪気がすでに裏に入った場合や，麻疹が透発した場合，瘡瘍が潰れた場合，虚証の水腫，著しい嘔吐や泄瀉に脱水を伴う場合などは，いずれも解表剤の適応ではない。

表証と裏証	疾病に罹患した際，邪気が皮毛や皮膚・筋肉・経絡などの人体の浅い部位に留まる状態を表証という。外感病の初期にみられることが多い。急に発症し，罹患期間が短く，発熱と悪寒を同時に呈するという特徴がある。それに対して，臓腑や気血・骨髄など人体の深い部位に邪気が入った状態を裏証という。外感病の中期以降や内傷病にみられる。表証と比べて病態が複雑で症状も多彩である。

解表剤と表裏	● **表証のみの場合** 解表剤のよい適応。解表することで邪気を体表から追い出す。 【例】感冒の初期で，悪寒・発熱・頭痛・身体痛などの症状を呈するとき。 ● **表証に裏証を伴う場合** 【例】感冒に罹患した際，悪寒・発熱に下痢や便秘を伴うとき。 ・外邪が体表から追い出されず，裏に侵入した場合 　→ 先表後裏：先に解表して体表の邪気を追い出し，それから裏証を治療する。 ・表裏とも急に生じた場合 　→ 表裏双解：表裏の治療を同時に行う。 ● **裏証のみの場合**（邪気が完全に裏に侵入した場合） 解表剤の適応ではない。むしろ禁忌。

第1節
辛温解表剤

　辛温解表剤は，外感風寒による表証に用いる方剤である。風寒表証では，悪寒・発熱・頭痛・身体痛・口渇なし・無汗・舌苔薄白・脈浮緊あるいは浮緩などの症状を呈する。
　主な構成生薬は，麻黄・桂枝・荊芥・防風・蘇葉・羌活などの辛温解表薬である。邪気が肌表を犯して肺の宣発粛降の機能が失調した場合は宣肺止咳薬が，風寒湿の邪気により経絡が阻滞された場合は除湿通絡薬が，肺胃の気機が阻滞された場合は理気行滞薬が，邪気が鬱して化熱した場合は清泄裏熱薬が，もともと寒飲が盛んなところへ邪気を感受した場合は温化痰飲薬が，それぞれ配合される。代表的な方剤に，麻黄湯・桂枝湯・葛根湯・九味羌活湯・香蘇散・小青竜湯がある。

<辛温解表剤>

適応症	風寒表証：悪寒・発熱・頭痛・身体痛・項強・舌苔薄白・脈浮緊（または緩）
構成生薬	辛温解表薬：麻黄・桂枝・荊芥・防風・蘇葉など
代表方剤	麻黄湯・桂枝湯・葛根湯・九味羌活湯・香蘇散・小青竜湯

麻黄湯　まおうとう

【出典】『傷寒論』
【組成】麻黄（去節）6 g，桂枝 4 g，杏仁（去皮尖）9 g，炙甘草 3 g
【用法】水で煎じて服用する。
【効能】発汗解表（辛温解表）・宣肺平喘
【主治】外感風寒表実証（六経弁証では，太陽病の太陽傷寒）
　悪寒・発熱・頭痛・身体痛・無汗・咳嗽・喘鳴・舌苔薄白・脈浮緊。
【病機と治法】
　風寒の邪気に犯されたために，肌表の毛竅が閉じ肺気が不宣となって，衛気が体表に届かなくなり営気の流れも不暢となった病態が，本方剤の適応である。風寒の邪気が衛気を抑制し衛気が体表に届かなくなるために悪寒を呈し（衛鬱），正気と邪気が体表で激しく闘争するために発熱する（邪正闘争）。寒邪の収引の性質により体表の腠理が閉じるために汗が出ず，寒邪が経絡を阻滞すれば，営気が不暢となって頭痛や身体の疼痛を呈する（営渋）。風寒の邪気が

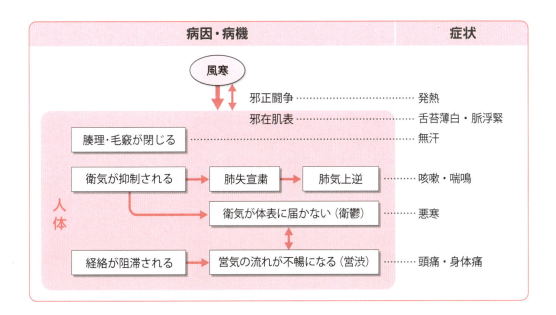

肺の宣発粛降の機能を失調させると，肺気が上逆して咳嗽や喘鳴を呈する。舌苔薄白・脈浮緊は，風寒の邪気が体表にあるための症候である。治療は，発汗解表して体表の風寒の邪気を取り除くとともに，宣肺平喘して肺気の宣発を回復させ，営衛を通暢させる。

【方解】
　辛苦温の麻黄は，腠理を開いて発汗解表するとともに，肺経に入って宣肺平喘する君薬である。適応となる証は営渋衛鬱の状態であり，麻黄の効能は衛気の鬱を解くのみであるから，方剤には温経散寒・解肌発表・透達営衛の効能をもつ桂枝が配合される。桂枝は，麻黄の発汗解表の効能を強化するとともに，経脈を温通して風寒による身体の疼痛を治す臣薬である。麻黄と桂枝は，組んで一方で衛分の鬱を解き，一方で営分の邪気を透発させる。加わる杏仁は，肺気を下降させて平喘する佐薬であり，その粛降作用が，麻黄の宣発作用とあいまって肺の宣発粛降の機能を回復させて止咳平喘する。炙甘草は，麻黄の宣発作用と杏仁の粛降作用を調和させ，麻黄と桂枝の峻烈性を緩和し，さらに発汗による正気の損傷を防止する使薬である。これらの配合により本方剤は，発汗解表・宣肺平喘の効能を発揮して，風寒の邪気を感受して引き起こされた風寒表実証を治療する。

【加減】風寒が比較的軽く，頭痛や身体痛が著しくない場合は，桂枝を除いて蘇葉や荊芥を加える。肺気が鬱滞して痰が生じ，咳嗽に希薄な痰や胸苦しさを伴う場合は，桂枝を除き蘇子や半夏・陳皮を加えて祛痰止咳の力を強化する。風寒に湿を伴い，頭重感や体の重だるさ，舌苔白膩などの症状を呈する場合は，蒼朮や白朮を加えて燥湿健脾する。鼻閉や鼻汁を呈する場合は，蒼耳子や辛夷を加えて宣通鼻竅する。

【応用】感冒・インフルエンザ・急性気管支炎・気管支喘息・関節リウマチ・蕁麻疹などの疾患が風寒表実証に属する場合に，本方剤が応用される。

【注意】風熱や温熱による表証，あるいは表寒証が治癒せず邪気が熱と化した場合は，本方剤の適応ではない。また，発熱に口渇を伴い脈数となった状態，あるいは気血津液が不足した状態，裏熱を伴う場合は，悪寒・発熱・無汗・身体痛・脈浮などの症状があっても，麻黄湯を用いてはならない。柯琴は麻黄湯を「表を開き，邪を追い出し，発汗させる峻烈剤である」と

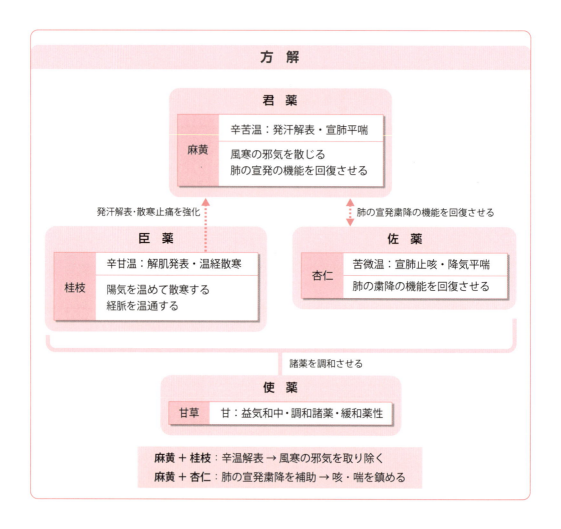

評している。その峻烈性ゆえに『傷寒論』では,「瘡家*(慢性の化膿症)」「淋家(排尿痛・頻尿)」「衄家(鼻出血)」「亡血家(各種の出血症)」および,傷寒であっても表虚自汗,血虚で脈が尺中遅,誤下して「身重心悸」となった状態に対しては,たとえ表寒証を呈していても本方剤を用いてはならないとしている。

　　*「〜家」とは,「その人」「その病気によくなる人」の意味。

附方

麻黄湯に関連する方剤

麻黄加朮湯　　まおうかじゅつとう

【出典】『金匱要略』
【組成】麻黄湯に白朮を加える(祛湿の効能を強めるために,白朮の代わりに蒼朮を用い

てもよい)。

　　麻黄6g，桂枝4g，杏仁9g，炙甘草3g，白朮9g
【用法】水で煎じて服用する。
【効能】発汗解表・散寒祛湿
【主治】風寒湿痺証(湿家の身体の煩痛)
　　身体の疼痛・悪寒・発熱・無汗。
【病機と方解】
　　もともと体内に湿が盛んな者が風寒の邪気を感受して引き起こされた風寒湿痺証が，本方剤の適応である。
　　方剤に含まれる麻黄湯が，発汗解表するとともに散寒祛湿して身体の疼痛を取り除き，加わる白朮が，健脾祛湿するとともに肌表を充実させる。これらの配合により本方剤は，わずかに汗をかかせて，風寒の邪気と体内の湿邪をともに取り除く。本来，体内の湿を治すのに発汗法は適切ではないので，加わる白朮が重要な役割を担っている。
【応用】糸球体腎炎の初期で顔面や眼瞼に浮腫を呈する病態が，風寒湿表実証に属する場合に，本方剤が応用される。
【注意】汗が出る者には用いないこと。

麻杏薏甘湯　まきょうよくかんとう

【別名】麻杏苡甘湯
【出典】『金匱要略』
【組成】麻黄湯から桂枝を除いて，薏苡仁を加える。
　　麻黄6g，杏仁6g，薏苡仁12g，炙甘草3g
【用法】水で煎じて服用する。
【効能】解表祛湿
【主治】風湿侵表・湿鬱化熱
　　全身の疼痛・発熱(日晡発熱*)。
【病機と方解】
　　風寒湿の邪気を感受した後，邪気が体内で鬱滞し化熱して，発熱や全身の疼痛を呈する場合が，本方剤の適応である。
　　麻黄湯から桂枝を除き，清利湿熱の効能をもつ薏苡仁が加わって組成される。麻黄加朮湯と比べて利湿舒経の効能が強化されており，発汗解表の作用は弱められている。

　　*日晡発熱：日晡時に体温が高くなる発熱のこと。日晡時とは日暮れの時刻(午後3時から5時頃)をさす。

大青竜湯　だいせいりゅうとう

【出典】『傷寒論』
【組成】麻黄湯の麻黄を増量し，石膏・生姜・大棗を加える。
　　麻黄 12 g，桂枝 6 g，甘草（炙）5 g，杏仁 6 g，石膏 12 g，生姜 9 g，大棗 3 個
【用法】水で煎じて服用する。
【効能】発汗解表・清熱除煩（表裏同治）
【主治】外感風寒兼裏熱証（寒包火）*
　　著しい発熱と悪寒・身体の疼痛・無汗・煩躁（汗が出ず煩躁する）・脈浮緊。
【病機と方解】
　　体表の風寒が著しく盛んなために腠理が閉じて汗が出ず，衛気が鬱塞して化熱した病態が，本方剤の適応である。このような場合は，すみやかに皮毛を開いて発汗させ，風寒を発散させる必要がある。
　　大量に配合される麻黄は，腠理を開いて発汗解表し，体表の風寒の邪気を散じる。もし辛温発汗のみ行えば，熱を助長して鬱熱煩躁を悪化させかねないので，清熱除煩の石膏が加わり鬱熱を清する。体内に留まる鬱熱も，方剤の猛烈な辛温の性質も，ともに津液を傷つけるので，方剤には炙甘草が配合され，さらに生姜と大棗が加わる。これらは石膏と組んで甘寒生津するとともに益気和中しながら営衛を調和させて汗の源を補い，さらに方剤の発汗解表の効能を強化する。
【注意】本方剤は，麻黄湯の倍量の麻黄が含まれるため発汗の作用が猛烈である。そのため，一服で汗が出た場合は直ちに服薬を中止する必要がある。もし服薬を続ければ，大量に汗が出て脱液し，亡陽となって悪風煩躁し眠れなくなる。『傷寒論』第 38 条に「脈が微弱で，汗が出て悪風するものは服用してはならない。服用すれば，厥逆し筋惕肉瞤となり，逆効果である」とある。
【参考】発汗解表の効能に裏熱を清する効能を併せもつので，本方剤は溢飲に裏熱煩躁を伴う病態にも応用される。

　　*寒包火：寒が体内の熱を包んだ状態。

三拗湯　さんようとう*

【出典】『太平恵民和剤局方』
【組成】麻黄湯から桂枝を除く。
　　麻黄（節を残す）5 g，杏仁（皮尖を残す）5 g，生甘草 5 g
【用法】水で煎じて服用する。
【効能】宣肺解表（発汗作用は弱い）・止咳平喘
【主治】外感風寒・肺気不宣（外感風寒犯肺証）
　　咳嗽・喘鳴・多量の痰・呼吸困難・胸悶感・鼻閉・嗄声・頭痛・眩暈・全身倦怠感など。

【病機と方解】
　風寒の邪気が肺を犯したために，肺気が不宣となって咳嗽や喘鳴・多量の痰などの症状を呈する場合が，本方剤の適応である。よく軽症の風寒感冒に応用される。
　本方剤は麻黄湯から桂枝を除き，かつ麻黄の節と杏仁の皮尖を取らずに用いて組成される。麻黄は，発汗散寒・宣肺平喘するとともに，節が残るために収斂の効能を併せもち，発汗し過ぎることがない。杏仁は，宣降肺気・止咳化痰するとともに，皮尖が含まれるために収渋の効能を併せもち，過剰に宣発することがない。甘草は生を用いることで清熱解毒の効能を併せもち，加えて麻黄や杏仁の利気祛痰の効能を強化する。

【参考】麻黄湯は麻黄の節と杏仁の皮尖を除き，甘草は炙甘草を用いるが，三拗湯は麻黄の節と杏仁の皮尖を取らずに用い，甘草は生甘草を用いる。そのため三拗湯は，麻黄湯と比べて発汗解表や宣発の力が弱められており，風寒による病態でも比較的軽症のものに用いられる。

　＊拗：「逆」「ひねくれた」の意味。

華蓋散　かがいさん*

【出典】『太平恵民和剤局方』
【組成】麻黄湯から桂枝を除いて，桑白皮・蘇子（紫蘇子）・茯苓・陳皮を加える。
　麻黄3g，桑白皮（蜜炙）3g，紫蘇子（炒）3g，杏仁（炒）3g，赤茯苓3g，陳皮3g，炙甘草1.5g
【用法】粉末にしたものを水で煎じて服用する。
【効能】宣肺解表・祛痰止咳
【主治】風寒襲肺（外感風寒犯肺証）
　咳嗽・喘鳴・多量の痰・呼吸困難・胸悶感・脈浮数。
【病機と方解】
　もともと痰の多い者が風寒の邪気を感受して肺気が不宣となり，咳嗽や喘鳴・多量の痰などの症状を呈する場合が，本方剤の適応である。
　麻黄は発汗解表・宣肺平喘し，杏仁は宣降肺気・止咳化痰する。加わる桑白皮と蘇子は降気平喘・祛痰止咳し，赤茯苓と陳皮は理気祛痰する。
【参考】本方剤は，三拗湯と同様に麻黄湯と比べて発汗解表の効能が弱められており，一方で降気祛痰・宣肺平喘の効能が強化されている。

　＊華蓋：馬車を覆う布製の幌のこと。「蓮華の形をした天蓋」を意味し，ここでは肺をさす。『霊枢』
　　九針論篇に「肺は，五臓六腑の蓋也」とあり，一般に肺は「嬌臓で，華蓋」と表現される。

麻黄湯に関連する方剤

方剤名	麻黄湯への加減	主治		
麻黄加朮湯	白朮を加える	風寒湿痺証	身体の疼痛を主訴とするもの	湿があり熱がない
麻杏薏甘湯	桂枝を除き，薏苡仁を加える			湿と熱がある
大青竜湯	麻黄を増量し，石膏・生姜・大棗を加える	外感風寒兼裏熱証	煩熱を主訴とするもの（裏熱を伴う）	
三拗湯	桂枝を除く	外感風寒犯肺証	咳・喘鳴を主訴とするもの	
華蓋散	桂枝を除き，桑白皮・蘇子・茯苓・陳皮を加える			

桂枝湯　けいしとう

【出典】『傷寒論』
【組成】桂枝９ｇ，白芍９ｇ，炙甘草６ｇ，生姜９ｇ，大棗３個
【用法】水で煎じて服用する。
【効能】解肌発表・調和営衛
【主治】外感風寒表虚証（太陽中風証）・営衛不和証
　発熱・悪風・発汗・頭痛・鼻鳴・乾嘔・口渇はない・舌苔白・脈浮緩あるいは浮弱。

【病機と治法】
　風邪偏盛の風寒の邪気を感受したために発熱や悪風を呈し，汗が出る病態が，本方剤の適応である。外界から風寒の邪気を感受すると，悪寒や発熱を呈し，本来ならば汗は出ないが，本方剤の適応証は風邪偏盛の風寒の邪気を感受した状態であり，風邪に開泄の性質があるために汗孔が開いて汗が出る。邪気が肌表を傷つけて腠理が不固となり衛気が外泄すると，営陰も体外へ漏れやすくなる。このような病態を「営衛不和」という。『傷寒論』第53条に「衛気と営気の不調和が原因である」とある。衛気と邪気が肌表で闘争する一方で，汗が出て営陰が体外に漏れるため「衛強営弱」とも称されるが，その実態は衛気と営陰がともに虚損された状態であり，これを表虚証という。

　風寒の邪気と正気が体表で闘争するために発熱を呈し，風邪が偏盛であるために悪風を呈し汗が出る。邪気により経絡が阻滞されるために頭痛や身体痛を呈する。皮毛肌腠は肺胃に通じ，肺は鼻に開竅する。そのために邪気が肺を犯して肺胃の調和が失調すると，肺気が阻滞されて鼻鳴を呈し，胃気が上逆して乾嘔を呈する。舌苔白で口渇がないのは，邪気がまだ化熱してないからであり，体表で邪正闘争し営陰が外泄するために脈は浮緩である。治療は，解肌発表の効能により，肌膚の腠理を直接には開かず少し深いところの表邪を取り除き，あわせて営衛を調和させる。

【方解】
　辛甘温の桂枝は，解肌散寒の効能により体表の風寒の邪気を散じるとともに，透営達衛する君薬である。酸苦微寒の白芍は，益陰斂営の効能により営陰を補って営泄を抑える臣薬である。

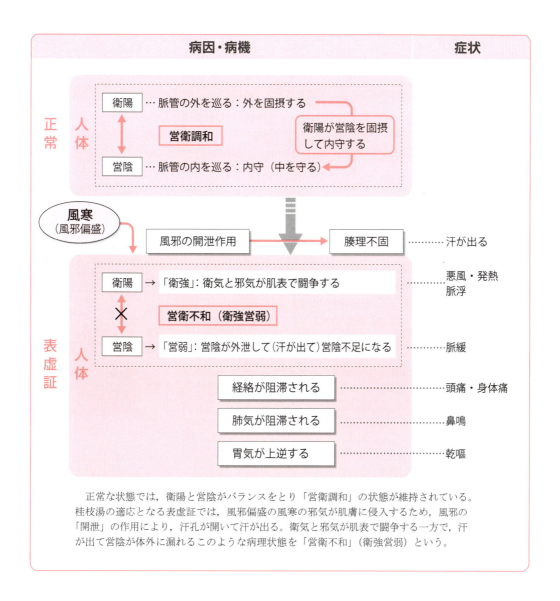

正常な状態では，衛陽と営陰がバランスをとり「営衛調和」の状態が維持されている。桂枝湯の適応となる表虚証では，風邪偏盛の風寒の邪気が肌膚に侵入するため，風邪の「開泄」の作用により，汗孔が開いて汗が出る。衛気と邪気が肌表で闘争する一方で，汗が出て営陰が体外に漏れるこのような病理状態を「営衛不和」（衛強営弱）という。

一般に風寒が体表にある場合は，辛温発散して体表の邪気を取り除くが，本証は表虚・腠理不固・衛強営弱の状態であるから，君薬の桂枝が解肌発表して衛強を治す一方で，臣薬の白芍が益陰斂営して営弱を治し，両者が相須し効果を高め合って営衛を調和させる。辛温の生姜は，桂枝の解肌散邪の効能を強化するとともに胃を温めて止嘔する。甘平の大棗は，益気補中して滋脾生津する。生姜と大棗は，組んで脾胃の気津を挙げて営衛を調和させる佐薬である。甘温の炙甘草は，益気和中するとともに，一方で桂枝と組んで「辛甘化陽」で衛陽を扶助し，一方で白芍と組んで「酸甘化陰」で営陰を補い，あわせて諸薬を調和させる佐使薬である。これらの配合により本方剤は，解肌発表・調和営衛の効能を発揮して，風邪偏盛の風寒の邪気を感受して引き起こされた風寒表虚証を治療する。

【加減】邪気が盛んでかつ衛気も強固なため激しく発熱する場合は，桂枝や生姜を増量して解肌発表の力を強化する。衛陽が虚衰して著しい悪寒を呈する場合は，桂枝と炙甘草を増量するか，あるいは附子を加えて補火助陽する。衛気が著しく虚損されて汗が止まらなくなった場合

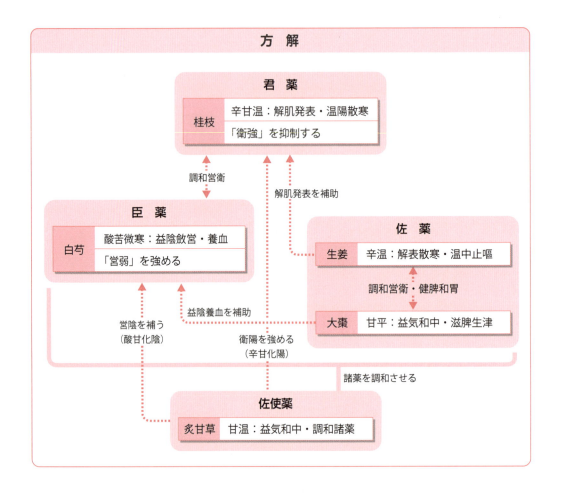

は，黄耆や白朮を加えて益気固表する。営陰が著しく外泄して脈細となった場合は，白芍や炙甘草を増量して益陰斂営の力を強化する。咳嗽を呈する場合は，杏仁・蘇子・桔梗を加えて止咳平喘する。鼻閉や鼻汁を呈する場合は，蒼耳子や辛夷を加えて宣通鼻竅する。

【応用】感冒・インフルエンザ・急性上気道炎・アレルギー性鼻炎・凍瘡・蕁麻疹・レイノー病などの疾患が風寒表虚証あるいは営衛不和証に属する場合に，本方剤が応用される。

【注意】表寒実証（表実無汗）あるいは表寒裏熱証，汗が出ずに煩躁する場合，および温病の初期で発熱・口渇・咽頭痛・脈数などの症状を呈する場合は，いずれも本方剤の適応ではない。

【参考】本方剤は構成生薬が5種類しかないにもかかわらず，その配合は「散の中に補がある」もので，実に巧みである。柯琴は『傷寒論附翼』において，桂枝湯を「仲景の数ある処方の魁で，滋陰和陽・調和営衛・解肌発汗の総方である」と高く評価している。本方剤は，外感風寒の表虚証のみならず，病後や産後，もともと体質が虚弱なものが営衛不和となった場合にも，発熱・自汗・微悪風寒などの症状があれば，用いることができる。

> **比較** 　　　　　　　　　　**麻黄湯と桂枝湯**
>
> 　麻黄湯と桂枝湯は，どちらも辛温解表の効能をもち，風寒の邪気を感受して引き起こされた風寒表証を治療する方剤であるが，両者には効能と適応となる病態に違いがある。麻黄湯は，発汗散寒の力が強く宣肺平喘の作用を併せもっており，外感風寒の表実証で汗が出ない場合に用いられる。それに対して桂枝湯は，発汗散寒の力が比較的弱く営衛を調和する作用を併せもっており，外感風寒の表虚証で汗が出る場合に用いられる。

附方

桂枝湯に関連する方剤

桂枝加厚朴杏子湯　けいしかこうぼくきょうしとう

【別名】桂枝加厚朴杏仁湯
【出典】『傷寒論』
【組成】桂枝湯に厚朴・杏仁を加える。
　桂枝9g，白芍9g，炙甘草6g，生姜9g，大棗3個，厚朴（炙）6g，杏仁6g
【用法】水で煎じて服用する。
【効能】解肌発表・下気平喘
【主治】外感風寒表虚証で喘息を伴う場合。
　悪寒・発熱・頭痛・発汗・鼻閉・喘息・咳嗽。
【病機と方解】
　もともと喘病をもつ者が風寒の邪気を感受して表虚証を呈する場合，あるいは風寒表証に誤って下法を行ったために，表証が治らず風寒が内陥して肺気が阻滞され，わずかに喘咳する場合が，本方剤の適応である。邪気がいまだ体表にありながら裏気が上逆する病態である。
　配合される桂枝湯が外感風寒による表虚証を治し，加わる厚朴と杏仁が下気平喘する。

桂枝加附子湯　けいしかぶしとう

【出典】『傷寒論』
【組成】桂枝湯に附子を加える。
　桂枝9g，白芍9g，炙甘草6g，生姜9g，大棗3個，附子6g
【用法】水で煎じて服用する。
【効能】解肌発表・調和営衛・回陽固表

【主治】外感風寒・陽虚不固証

悪風・大量の発汗・尿量減少・四肢の引きつり・屈伸不利。

【病機と方解】

　風寒による表証（太陽病）を過剰に発汗させたために，気津とともに陽気が外泄した病態が，本方剤の適応である。陽気が虚損されて表虚不固となるために，汗が止まらなくなる。過剰な発汗により腠理が空疎となるために悪風を呈する。発汗により陰血が傷ついて筋脈が栄養を失い，さらに陽気が不足して温煦の力が低下するために，四肢の引きつりや屈伸不利を呈する。尿量の減少は，体内の津液が虧損された症候である。本証は，陰血の損傷が病態の中心であるが，このような場合，治療は陰液を補うよりもむしろその陽気を補うべきである。陽気が盛んとなれば表衛が固密となり津液の外泄が止まるので，筋脈の滋潤を回復させることができる。

　本方剤は，桂枝湯に温経回陽の効能をもつ附子が加わり組成される。桂枝と附子が陽気を温めて血脈を温通させ，白芍は益陰するとともに甘草と組んで柔肝緩急する。

桂枝加葛根湯　けいしかっこんとう

【出典】『傷寒論』

【組成】桂枝湯に葛根を加える。

　葛根 12 g，桂枝 6 g，白芍 6 g，炙甘草 5 g，生姜 9 g，大棗 3 個

【用法】水で煎じて服用する。

【効能】解肌舒筋

【主治】外感風寒（表虚）証・太陽経輸不利証*

　悪風・発汗・項背部の強ばり（項背強几几）。

【病機と方解】

　感受した風寒の邪気が太陽経に入って経脈を阻滞し，項背部の強ばりを呈する場合が，本方剤の適応である。太陽膀胱経の経気が不舒となり津液の散布が滞るために，経脈が濡養されず拘急して項背部の強ばりを呈する。汗が出て悪風するのは，表虚証の症候である。

　桂枝湯の桂枝と白芍の量を減じて葛根を加えることにより，解肌発表・生津舒筋の効能が得られている。桂枝湯証に項背部の強ばりを伴う場合に用いられる。

　　＊太陽経輸不利証：風寒の邪気が太陽膀胱経に入って経絡を阻滞し，項背部の強ばりなどの症状を呈する病態のこと。

葛根湯　かっこんとう

【出典】『傷寒論』

【組成】桂枝湯に葛根・麻黄を加える（あるいは桂枝加葛根湯に麻黄を加える）。

　葛根 12 g，麻黄 9 g，桂枝 6 g，生姜 9 g，白芍 6 g，炙甘草 6 g，大棗 3 個

【用法】水で煎じて服用する。
【効能】辛温解表・解肌通絡・柔肝緩急
【主治】外感風寒（表実）証・太陽経輸不利証
　悪寒・発熱・悪風・項背部の強ばり・頭痛・身体痛・汗が出ない・下痢・舌苔薄白・脈浮緊。
【病機と方解】
　感受した風寒の邪気が太陽膀胱経に入って経脈を阻滞し，経脈が拘急して項背部の強ばりなどの症状を呈する場合が，本方剤の適応である。もともと脾胃が虚弱であれば，体表の衛気が鬱して気津が皮毛に届かず内陥し，清陽が下陥するために，下痢を呈する。
　大量に配合される葛根は，解肌昇陽と解痙の効能により，体表の風寒の邪気を散じるとともに経脈の攣急を解いて項背部の強ばりを治し，あわせて下陥した清陽を昇挙して下痢を止める。麻黄・桂枝・生姜は，辛温解表の効能により葛根と組んで風寒を疏散させ，毛竅を宣通し発汗させて内陥した気津を体表へ導く。白芍・炙甘草・大棗は，柔肝緩急の効能により葛根と組んで経脈を舒緩し，さらに脾胃を調節して腸道の動きを穏やかにする。

比較　桂枝加葛根湯と葛根湯

　桂枝加葛根湯と葛根湯は，どちらも解肌発表・舒筋の効能をもち，風寒の邪気を感受して引き起こされた太陽経輸不利証（項背強ばり）を治療する方剤であるが，両者には効能と適応となる病態に違いがある。桂枝加葛根湯は，解肌発表の力が弱く，外感風寒の表虚証で汗が出る場合に用いられる。それに対して葛根湯は，解肌発表の力が比較的強く，外感風寒の表実証で汗が出ない場合に用いられる。

桂枝加黄耆湯　けいしかおうぎとう

【出典】『金匱要略』
【組成】桂枝湯に黄耆を加える。
　桂枝9g，白芍9g，炙甘草6g，生姜9g，黄耆6g，大棗3個
【効能】通陽益気・温化寒湿・調和営衛
【主治】寒湿黄汗証
　黄汗・発熱・下肢の冷え・体が重だるい（汗が出ると軽減する）・自汗（腰より上に汗をかく）・口渇・腰痛・筋肉の引きつり・食欲不振・煩躁・排尿障害・舌質淡・舌苔薄白・脈浮あるいは弱。
【病機と方解】
　気血が虚損され営衛が虚弱となったところへ寒湿の邪気が侵入し，営衛がさらに損傷さ

れて寒湿が体表に溢れ出た状態が，本方剤の適応である。衛気が虚弱なために，寒湿に犯された営気が外泄して黄汗を呈する。腰より上に汗をかくのは，寒湿が身体の下部に氾濫し，衛気が人体の上部を固摂できなくなるためである。衛気が虚損されると，温煦の力が低下するために下肢の冷えを呈し，寒湿が気機を阻滞すれば，体が重だるくなる。汗が出ると重だるさが軽減するのは，汗とともに寒湿の邪気が体外へ排泄されるためである。寒湿が経気を阻滞すると腰痛を呈し，胃気の下行を妨げると食欲が低下する。寒湿が神明を上擾すれば煩躁を呈し，壅滞する寒湿により気機が阻滞され膀胱の気化が不利となれば，排尿障害を呈する。汗が出て陰津が虧損されると，肌膚を滋養できなくなるために筋肉が引きつる。

　桂枝は，温陽化気の効能により散寒祛湿するとともに営衛を通暢させる。黄耆は，益気固表の効能により衛気を充実させて汗を止め，桂枝と組んで温陽化湿する。白芍は益営斂陰し，生姜は衛中の寒湿を宣散させる。甘草と大棗は，益気和中の効能により営衛を充実させる。

桂枝加桂湯　　けいしかけいとう

【出典】『傷寒論』
【組成】桂枝湯の桂枝を増量する。
　　桂枝 15 g，白芍 9 g，炙甘草 6 g，生姜 9 g，大棗 3 個
【用法】水で煎じて服用する。
【効能】解肌発表・温通心陽・平衝降逆
【主治】（太陽病の誤治による）奔豚証（奔豚気）・寒傷厥陰
　発作性の腹痛・不安・動悸・気が下腹部から心胸部へ突き上げる感じ。
【病機と方解】
　太陽病を誤って発汗させ過ぎたために陽気が虚損され，下焦の寒気が衝逆して引き起こされた奔豚気が，本方剤の適応である。寒気が上衝するために腹痛を呈し，心陽が虚衰するために著しい不安感を呈する。上逆する寒気が衝心すれば動悸を呈する。

　大量に配合される桂枝は，体内に留まる陰寒の邪気を温散させるとともに上逆する衝気を降下させ，辛温の生姜は，桂枝の解肌発表の効能を強化する。白芍は柔肝解痙し，甘草と大棗は緩急止痛し，これら三薬は協力し合って柔肝緩急するとともに腸道の痙攣を解く。

桂枝加芍薬湯　　けいしかしゃくやくとう

【出典】『傷寒論』
【組成】桂枝湯の白芍を増量する。
　　桂枝 9 g，白芍 18 g，炙甘草 6 g，生姜 9 g，大棗 3 個
【効能】解肌発表・調和営衛・和裏緩急（柔肝）
【主治】太陽病の誤治による腹満痛・衛強営弱・経脈攣急

腹部膨満感・腹痛。

【病機と方解】
　太陽病を誤って攻下したために経脈が攣急して引き起こされた腹満痛が，本方剤の適応である。太陽病の表証に誤って下法を行うと，寒邪が体内に入り込むために経脈が攣急して腹痛を呈する。寒邪が体表に残りながら体内の営陰が虧損された衛強営弱の状態である。実際の臨床では，虚弱な脾気に肝気が乗じて腹満感や腹痛を呈する場合（土虚木乗）に応用されることが多い。

　桂枝と生姜は，体表の衛気を疏通させて体表に留まる寒邪を散じ（衛強を改善），白芍・甘草・大棗は，柔肝緩急の効能により経脈の攣急による腹痛を治すとともに，益陰和営する（営弱を改善）。本方剤は，桂枝湯と同様に営衛を調和させて衛強営弱の状態を改善させるが，白芍を増量することで益陰和営・柔肝の効能が強化されている。

【応用】出産後の営血不足による乳房の脹痛にも応用される。

桂枝湯に関連する方剤

方剤名	桂枝湯への加減	主治		
桂枝加厚朴杏子湯	厚朴・杏仁を加える	表証	風寒表虚証	喘息・咳嗽
桂枝加附子湯	附子を加える	表証	風寒表虚証	四肢の引きつり・屈伸不利
桂枝加葛根湯	葛根を加える	表証	風寒表虚証	項背部の強ばり
葛根湯	葛根・麻黄を加える	表証	風寒表実証	項背部の強ばり
桂枝加黄耆湯	黄耆を加える	裏証	黄汗証	黄汗・下肢の冷え・体の重だるさ
桂枝加桂湯	桂枝を増量する	裏証	奔豚証	発作性の腹痛・不安・動悸
桂枝加芍薬湯	芍薬を増量する	裏証	衛強営弱の腹痛	腹部膨満感・腹痛

九味羌活湯
くみきょうかつとう

【出典】『此事難知』
【組成】羌活5g，防風5g，蒼朮5g，細辛1g，川芎3g，白芷3g，生地黄3g，黄芩3g，甘草3g
【用法】水で煎じて服用する。
【効能】発汗祛湿・清裏熱
【主治】外感風寒湿証（風寒湿表証）兼裏熱証
　悪寒・発熱・無汗・頭痛・項部の強ばり・四肢や体幹が重だるく痛い（肢体痠痛）・口苦・口渇・舌苔白・脈浮。

【病機と治法】
　風寒湿邪（湿邪を伴う風寒の邪気）を感受して，邪気が体内に壅滞し蘊熱を生じた病態が，本方剤の適応である。風寒湿の邪気が肌表に留まって皮毛を閉塞し，陽気が外達できなくなる

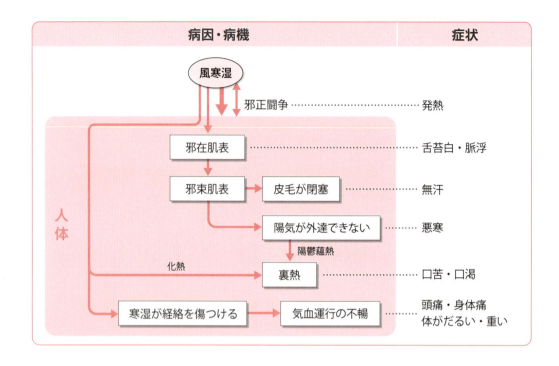

ために悪寒や無汗を呈し，邪気と正気が体表で闘争するために発熱する。寒湿の邪気が経絡を傷つけて気血の運行が不暢となるために，頭痛・四肢体幹の重だるさや痛みなどの症状を呈する。口苦や口渇は裏に蘊熱があるための，舌苔白・脈浮は邪気が体表にあるための，それぞれ症候である。治療は，発汗させて祛風解表・散寒除湿するとともに行気活血・通絡止痛し，あわせて裏熱を清する。

【方解】
　辛温芳香の羌活は，太陽経に入って上行し，解表散寒・祛風勝湿の効能により体表の風寒湿の邪気を取り除く君薬である。防風は祛風除湿・散寒止痛し，蒼朮は発汗解表・燥湿健脾し，これら二薬は羌活の祛風散寒除湿の効能を補助する臣薬である。細辛は散寒止痛し，川芎は行気活血するとともに祛風止痛し，白芷は祛風散寒し，これらはいずれも風寒の邪気を散じるとともに祛湿し，気血をめぐらせて止痛する。黄芩は気分の熱を清し，生地黄は血分の熱を清し，二薬はともに裏熱を清するとともに，他の辛温香燥薬による津液の損傷を防止する。これらはいずれも佐薬である。加わる甘草は，諸薬を調和させる使薬である。これら9種の薬味の配合により本方剤は，発汗祛湿するとともに宣痹止痛し，あわせて体内にこもった裏熱を清する。

【加減】口苦や口渇がなければ，黄芩と生地黄を除く。湿邪が著しいために舌苔白厚膩を呈する場合は，生地黄を除いて蒼朮を増量し，枳殻や厚朴・茯苓を加えて行気化湿の力を強化する。

【応用】感冒・インフルエンザ・関節リウマチ・蕁麻疹・坐骨神経痛などの疾患が風寒湿表証兼裏熱証に属する場合に，本方剤が応用される。

【注意】多くの辛温燥烈薬が配合されるので，風熱表証や陰虚内熱証には使用しないこと。

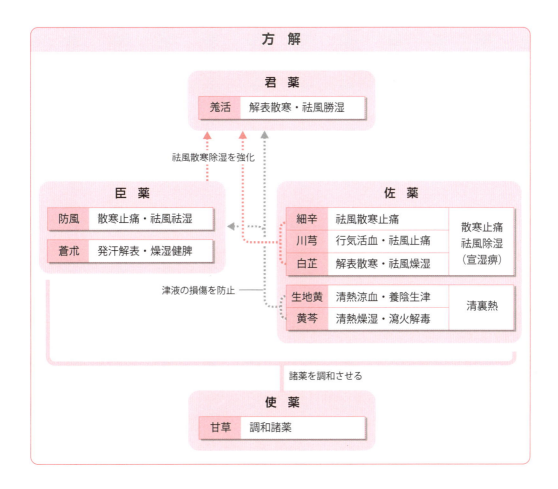

附方

九味羌活湯に関連する方剤

大羌活湯　だいきょうかつとう

【出典】『此事難知』
【組成】羌活9g，独活9g，防風9g，細辛3g，防已9g，黄芩9g，黄連3g，蒼朮9g，炙甘草9g，白朮9g，知母9g，川芎15g，生地黄15g
【用法】水で煎じて服用する。
【効能】発散風寒・祛湿清熱
【主治】風寒湿表証兼裏熱証（風寒湿邪による表証で裏熱を兼ねるもの）
頭痛・発熱・悪寒・口乾・口渇・煩満。
【病機と方解】
　表裏がともに風寒湿の邪気を感受して，体表に寒邪が留まり，体内に熱がこもった外寒裏熱証が本方剤の適応である。

羌活は太陽経の風寒の邪気を散じ，独活は少陰経の風寒の邪気を取り除く。防風・川芎・蒼朮・細辛は，羌活と独活を補助して表裏に留まる邪気を散じ，寒熱を調節して頭痛を治す。黄芩・黄連・知母・生地黄は，裏熱を清して陰液を滋養し，煩渇を抑える。防已は利水祛湿するとともに裏熱を下へ導く。白朮と甘草は，益気健脾するとともに表裏を調和させ，祛邪による正気の損傷を防止する。

【参考】本方剤は九味羌活湯から白芷を除き，黄連・知母・防已・白朮を加えて組成され，清熱祛湿の力が強められている。よって，風寒湿の邪気を感受した表証で裏熱が著しいものが，よい適応である。

香蘇散　こうそさん

【出典】『太平恵民和剤局方』
【組成】香附子12g，紫蘇葉12g，陳皮（橘皮）6g，炙甘草3g
【用法】粉末にして，1回9gずつを1日3回，水で煎じて服用する。
【効能】疏風散寒・理気和中
【主治】外感風寒表証兼気滞証（気滞を伴う外感風寒表証）・四時瘟疫傷寒（季節と関係ない感冒）
　発熱・悪寒あるいは悪風・頭痛・身体の疼痛・無汗・胸脘部の痞悶感・食欲不振・舌苔薄白・脈浮。

【病機と治法】
　もともと気滞があるところへ風寒の邪気を感受して引き起こされた風寒表証が，本方剤の適応である。邪気が軽くまだ浅い場合に用いられる。邪気と正気が体表で闘争するために悪寒や発熱を呈する。風寒の邪気が肌表に留まって毛竅が閉塞するために汗は出ず，邪気により経脈が阻塞されて不暢となるために，頭痛や身体痛を呈する。もともと気滞があり気機が不暢であるために胸脘部の痞悶感を呈し，胃気が滞って胃の和降の機能が失調すれば，食欲不振を呈する。舌苔薄白・脈浮は，風寒の邪気が体表に留まるための症候である。治療は，体表の風寒の邪気を疏散させるとともに理気和中する。

【方解】
　紫蘇葉は，辛温解表の効能により腠理を開いて風寒の邪気を散じ，あわせて理気和中する君薬である。香附子は，疏肝理気解鬱の効能により紫蘇葉の理気の効能を強化する臣薬である。陳皮は，理気燥湿の効能により紫蘇葉と香附子の理気の効能を補助して調中する佐薬である。甘草は，益気和中するとともに諸薬を調和させる使薬である。これらの配合により本方剤は，芳香闢穢・理気解表の効能を発揮して，気滞を伴う外感風寒の表証を治療する。

【加減】風寒表証が著しいために激しい悪寒や鼻汁・鼻閉を呈する場合は，葱白や生姜を加えて辛温解表の力を強化する。風寒の邪気が経脈を阻塞して激しい頭痛を呈する場合は，細辛や白芷を加えて祛風散寒止痛する。風邪が上擾して頭重感や眩暈を呈する場合は，蔓荊子や白蒺藜を加えて頭目を清利する。湿濁が内停して胸満感や舌苔膩を呈する場合は，蒼朮や木香を加えて燥湿健脾する。肺気が下へ降りなくなって咳嗽や多量の痰を呈する場合は，蘇子や半夏を加えて降気化痰・止咳平喘する。気滞が著しいために胸脇部の脹痛を呈する場合は，青皮や厚

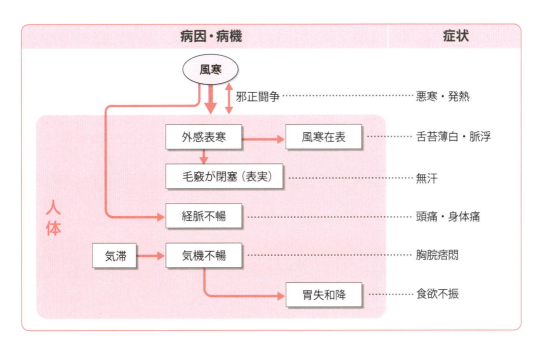

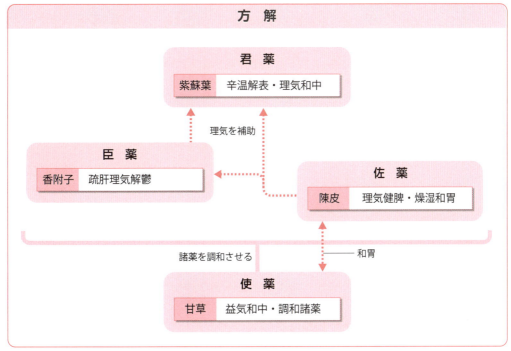

朴を加えて破気除脹する。

【応用】日常的に精神的ストレスの多い者が，感冒・インフルエンザ・急性胃腸炎などに罹患して風寒表証兼気滞証を呈する場合に，本方剤が応用される。

【注意】薬力が弱いので，風寒表実証の重症には効果が期待できない。

附方

香蘇散に関連する方剤

加味香蘇散　かみこうそさん

【出典】『医学心悟』
【組成】紫蘇葉5g，陳皮4g，香附子4g，炙甘草2.5g，荊芥3g，秦艽3g，防風3g，蔓荊子3g，川芎1.5g，生姜3g
【用法】水で煎じて服用する。
【効能】発汗解表・理気解鬱
【主治】外感風寒表証兼気滞証・四時感冒（季節と関係ない感冒）
　　頭痛・項部の強ばり・鼻閉・鼻汁・身体の疼痛・発熱・悪寒あるいは悪風・無汗・胸脘部の痞悶感・舌苔薄白・脈浮。
【病機と方解】
　香蘇散と同様，もともと気滞があるところへ風寒の邪気を感受して引き起こされた風寒表証の軽症が，本方剤の適応である。
　辛温芳香の紫蘇葉と荊芥は，発汗解表の効能により腠理を開いて風寒の邪気を散じる。防風と秦艽は，肌膝の風湿の邪気を取り除いて身体の疼痛を治し，蔓荊子は，昇散の性質により風邪を散じて頭痛を治す。香附子は三焦の気を調節し，川芎は血中の気をめぐらせ，陳皮は肺脾の気を伸びやかにして気血を調和させる。生姜は風寒の邪気を辛散し，甘草は益気和中するとともに諸薬を調和させる。
【注意】本方剤は，薬性が穏やかであることから体質が虚弱な者や月経期の女性の風寒感冒に用いられることが多い。体質が丈夫な者の風寒湿表証の重症には，効果が期待できない。
【参考】風寒の邪気は季節を問わず身の周りに存在し，人体は多かれ少なかれ常にそれにさらされている。体質が強健であれば人体は風寒の邪気の影響を受けにくいが，体質が虚弱で腠理が粗ければ，日常生活に不摂生があると風寒の邪気を感受して感冒に罹りやすい。そのような場合は，病邪が軽く病位も浅いので強力な薬を用いる必要はない。考案者である程鐘齢は，本方剤を「薬性が穏やかで効く。医門の良法である」として，表寒の軽証を治療する際に麻黄湯や桂枝湯の代わりに用いていた。

香蘇葱豉湯　こうそそうしとう

【出典】『通俗傷寒論』
【組成】紫蘇葉10g，陳皮（橘皮）8g，香附子8g，葱白3g，淡豆豉9g，炙甘草5g
【用法】水で煎じて服用する。
【効能】発汗解表・調気安胎
【主治】妊婦傷寒（妊婦の感冒）
　　悪寒・発熱・無汗・頭痛・身体の疼痛・胸脘部の痞悶感・舌苔薄白・脈浮。

【病機と方解】
　香蘇散と同様，もともと気滞があるところへ風寒の邪気を感受して引き起こされた風寒表証の軽症が，本方剤の適応である。妊婦に用いられることが多い。
　本方剤は，香蘇散と葱豉湯を1つにまとめたものである。紫蘇葉は風寒の邪気を散じるとともに理気和中し，あわせて安胎する。香附子は疏肝理気解鬱し，陳皮は理気調中・燥湿化痰する。葱白は発汗解表・通陽散寒し，淡豆豉は解肌宣散する。甘草は，益気和中するとともに諸薬を調和させる。
【参考】本方剤の発汗解表の力は，香蘇散よりも強く加味香蘇散よりも弱い。

小青竜湯　しょうせいりゅうとう

【出典】『傷寒論』
【組成】麻黄9g，白芍9g，細辛3g，乾姜3g，炙甘草6g，桂枝6g，半夏9g，五味子3g
【用法】水で煎じて服用する。
【効能】解表散寒・温肺化飲＊（蠲飲）・止咳平喘
【主治】風寒客表・水飲内停証（外寒内飲証＊＊：外感風寒表証兼内飲証）
　悪寒・発熱・無汗・咳嗽・喘鳴・痰が薄く多い・横になれない（起座呼吸）・体が重く痛い・顔面や四肢の浮腫・乾嘔・舌苔白滑・脈浮。

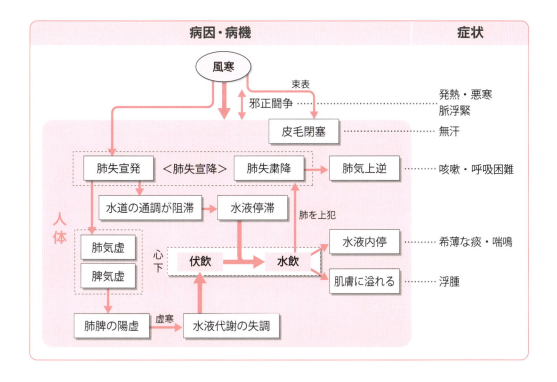

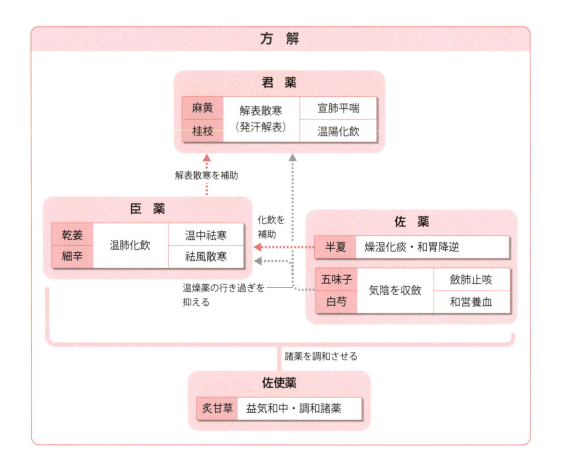

【病機と治法】

　もともと体内に水飲が内停している者が風寒の邪気を感受した場合，あるいは痰飲による喘咳証に風寒表証を伴う場合が，本方剤の適応である。肺脾の気が虚して心下に伏飲が停滞している状態に風寒の邪気を受けると，皮毛が閉じ肺気が縛られ水道の通調が阻滞されて，水液が停滞する。停滞した水液は，心下の伏飲と結びついて水飲となる。心下の水飲が上行して肺を犯すと，肺気の粛降が阻まれて肺気が上逆するために，咳嗽・呼吸困難などの症状を呈する。希薄な痰・喘鳴・舌苔白滑などは，水飲が内停したための症候である。水飲が肌膚に溢れれば浮腫を呈する。悪寒・発熱・無汗・脈浮緊は，風寒の邪気が肌表を外束したための症候である。このような病態では，発汗解表するだけでは水飲を取り除くことができないし，水飲を除去するだけでは外邪を取り除くことができない。治療の際は，発汗蠲飲の方法により解表散寒するとともに温肺化飲し，内外を同時に治療する必要がある。

【方解】

　麻黄と桂枝は，発汗解表の効能により体表の外寒を散じるとともに肺気を宣発させる君薬である。乾姜と細辛は温肺化飲の効能により体内の水飲を化すとともに，麻黄と桂枝の散寒解表の作用を補助する臣薬である。半夏は，燥湿化痰するとともに和胃降逆する。肺気が上逆した状態に辛温発散の薬を用いると肺気を損傷するおそれがあり，また温燥薬は津液を傷つけやすい。そのため方剤には，斂肺止咳の効能をもつ五味子と和営養血の効能をもつ白芍が配合される。これらはいずれも佐薬である。炙甘草は，益気和中するとともに諸薬を調和させる佐使薬

である。これらの配合により本方剤は，風寒の邪気を散じて水飲を取り除き，肺気を通暢させ肺の宣発と粛降の機能を回復させて，疾病を治癒へと向かわせる。

【加減】寒痰や水飲が盛んなために胸満感や多量の痰を呈する場合は，細辛や半夏を増量して温肺化飲の力を強化する。水飲が鬱して熱と化し，煩躁を呈する場合は，石膏を加えて清熱除煩し，痰鳴を呈する場合は，杏仁や射干を加えて清熱祛痰・止咳平喘する。鼻汁や鼻閉を伴う場合は，辛夷や蒼耳子を加えて宣通鼻竅する。

【応用】感冒・急性上気道炎・急性気管支炎・慢性気管支炎・肺炎・気管支喘息・肺気腫・肺水腫・アレルギー性鼻炎などの疾患が外寒内飲証に属する場合に，本方剤が応用される。

【注意】辛散温化の力が強いので，熱痰による病態や陰虚証には用いるべきでない。

＊温肺化飲：肺を温めて水飲を分解し，肺の宣発粛降の機能を回復させること。
＊＊外寒内飲証：体表に風寒の邪気があると同時に体内に水飲が停滞する病態。

附方

小青竜湯に関連する方剤

小青竜加石膏湯　しょうせいりゅうかせっこうとう

【出典】『金匱要略』
【組成】小青竜湯に石膏を加える。
　　麻黄9ｇ，白芍9ｇ，細辛3ｇ，乾姜3ｇ，炙甘草6ｇ，桂枝6ｇ，半夏9ｇ，五味子3ｇ，石膏9ｇ
【用法】水で煎じて服用する。
【効能】解表蠲飲・清熱除煩・止咳平喘
【主治】風寒客表・水飲内停証兼有熱象（肺脹・心下水気）
　　咳嗽・喘息・呼吸困難・発熱・煩躁・舌苔微黄・脈浮緊。
【病機と方解】
　　水飲が内停するところへ風寒の邪気を感受した外寒内飲証に邪熱を伴う場合が，本方剤の適応である。
　　配合される小青竜湯が解表散寒するとともに温肺化飲し，加わる石膏が邪熱を清して煩躁を治す。
【注意】体質の強弱に合わせて，用量を加減すること。

射干麻黄湯　やかんまおうとう

【出典】『金匱要略』
【組成】小青竜湯から桂枝・白芍・炙甘草を除いて，射干・紫菀・款冬花・大棗を加える。
　　射干6ｇ，麻黄9ｇ，生姜9ｇ，細辛3ｇ，紫菀6ｇ，款冬花6ｇ，大棗3ｇ，半夏9ｇ，

五味子 3 g
【用法】水で煎じて服用する。
【効能】宣肺祛痰・下気止咳
【主治】痰飲犯肺・咳嗽上気
　咳嗽・呼吸困難・喉の痰鳴・喘鳴・舌苔白滑・脈浮緊。
【病機と方解】
　痰飲が鬱結して肺気が上逆したために咳嗽や喉の痰鳴を呈する病態が，本方剤の適応である。
　麻黄は宣肺平喘の効能により肺気を宣発させて咳を鎮め，射干は祛痰散結の効能により痰結を解く。生姜・細辛・半夏・紫菀・款冬花は，祛痰するとともに肺気を降下させ，加わる五味子は肺気を収斂させる。大棗は，脾胃を養うことで方剤の祛痰の効能を強化して気をめぐらせる。

比較　小青竜湯と射干麻黄湯

　小青竜湯と射干麻黄湯は，どちらも解表散寒，温肺化飲の効能をもち，外寒内飲証を治療する方剤であるが，両者には効能と適応となる病態に違いがある。小青竜湯は，解表散寒と温肺化飲の効能を併せもち，外寒と内飲の表裏を同治する方剤であるが，解表散寒の力が比較的強いために，表証が著しい場合に用いられる。それに対して射干麻黄湯は，温肺化飲・下気平喘の効能を主とする方剤であり，解表の力は弱い。そのために咳嗽や喘鳴などの症状が著しい場合に用いられる。

第2節
辛涼解表剤

　辛涼解表剤は，外感風熱による表証に用いる方剤である。風熱表証では，発熱・微悪風寒・頭痛・口渇・咽頭痛・発汗・咳嗽・舌苔薄白あるいは微黄・脈浮数などの症状を呈する。
　主な構成生薬は，薄荷・牛蒡子・桑葉・菊花・葛根などの辛涼解表薬である。感受した風熱の邪気が口や喉に入り咽頭痛を呈する場合は解毒利咽薬が，肺を犯して肺の宣発と粛降の機能が失調し咳嗽を呈する場合は宣肺止咳薬が，熱が鬱滞して津液が耗傷され口渇を呈する場合は清熱生津薬が，それぞれ配合される。代表的な方剤に，桑菊飲・銀翹散・麻黄杏仁甘草石膏湯がある。

＜辛涼解表剤＞

適応症	風熱表証：発熱・微悪風寒・頭痛・口渇・咽頭痛・発汗・咳嗽・舌苔薄白（微黄）・脈浮数
構成生薬	辛涼解表薬：薄荷・牛蒡子・桑葉・菊花・葛根など
代表方剤	桑菊飲・銀翹散・麻黄杏仁甘草石膏湯

桑菊飲　そうきくいん

【出典】『温病条弁』
【組成】桑葉 7.5 g，菊花 3 g，杏仁 6 g，連翹 5 g，薄荷 2.5 g，桔梗 6 g，（生）甘草 2.5 g，芦根 6 g
【用法】水で煎じて服用する。
【効能】疏風清熱・宣肺止咳
【主治】風温の初期（外感風熱表証）
　咳嗽・微熱・わずかな口渇・舌苔薄白あるいは薄黄・脈浮数。
【病機と治法】
　風温の邪気を感受したために肺の静粛の機能が失調し，肺気が上逆して咳嗽を呈する場合が，本方剤の適応である。邪気が軽くまだ身体の浅い部位にあるため，高い熱が出ることもなく口渇もわずかである。このような場合，治療は風熱を疏散させるとともに肺気を軽宣して咳を鎮める。

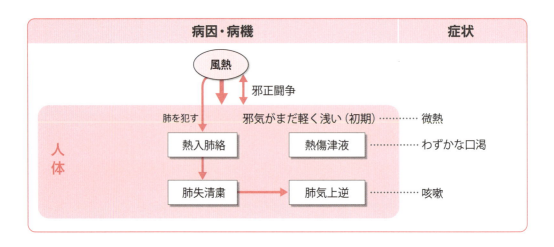

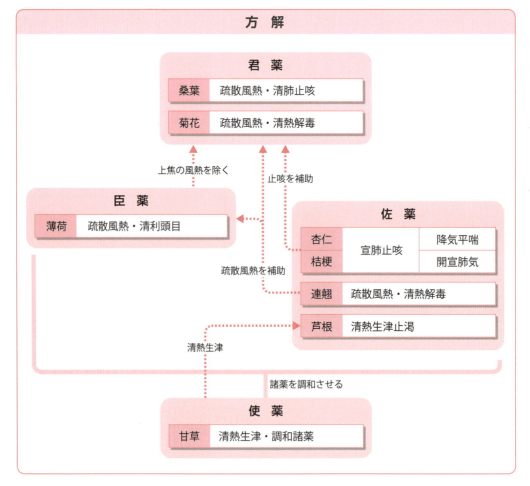

【方解】

　桑葉は風熱の邪気を散じるとともに肺絡の熱を清して潤肺止咳し，菊花は上焦の風熱を清散するとともに清熱解毒する。これらはともに君薬である。薄荷は，辛涼透表の効能により桑葉と菊花を補助して上焦の風熱を散じるとともに，頭目を清利する臣薬である。桔梗は肺気を開

宣し，杏仁は肺気を降下させ，二薬は相反する昇と降の性質が協調して肺気を理して咳を鎮める。連翹は清熱解毒の効能により膈上に浮遊する熱を清し，芦根は清熱生津止渇する。これらはいずれも佐薬である。甘草は清熱生津するとともに諸薬を調和させる使薬である。これらの配合により本方剤は，疏風清熱・宣肺止咳の効能を発揮して，風温の邪気を感受して引き起こされた咳嗽を治療する。

【加減】肺熱が盛んで呼吸促迫や激しい咳嗽・喘鳴などを呈する場合は，石膏や知母・黄芩を加えて清肺止咳する。津液が著しく耗傷されて激しい口渇を呈する場合は，天花粉を加えて清熱生津する。熱により肺絡が傷ついて喀血や血痰を呈する場合は，白茅根や藕節・牡丹皮を加えて涼血止血する。喀痰が黄色く粘稠で喀出し難い場合は，栝楼皮や浙貝母・桑白皮を加えて清肺化痰する。

【応用】感冒・急性上気道炎・急性咽頭炎・扁桃炎・急性気管支炎・肺炎・麻疹などの疾患が風熱表証に属する場合に，本方剤が応用される。

【注意】軽清の薬味が多く配合されるので，長く煎じ過ぎないこと。薬力が弱いので，邪気が盛んな場合は薬味を適当に加減するか他の方剤を用いること。風寒による病態は，本方剤の適応ではない。

銀翹散　ぎんぎょうさん

【出典】『温病条弁』

【組成】連翹9g，銀花9g，桔梗6g，薄荷6g，竹葉4g，(生)甘草5g，荊芥5g，淡豆豉5g，牛蒡子9g

【用法】水で煎じて服用するか，あるいは粉末を散剤として服用する（粉末にしたものを1回9gずつ鮮芦根とともに水で煎じて服用してもよい）。軽症例は1日3回服用。重症例は1日4回服用し，効果がなければさらに服用する。

【効能】辛涼透表・清熱解毒

【主治】温病の初期（風熱表証）

発熱・無汗・汗がすっきり出ない・わずかな悪風寒・頭痛・口渇・咳嗽・咽頭痛・舌尖紅・苔薄白あるいは薄黄・脈浮数。

【病機と治法】

風熱の邪気を感受して引き起こされた温病の初期が本方剤の適応である。風熱の邪気は，体の上部を犯しやすく肺に影響を及ぼしやすい。よって多くの場合，口や鼻から人体に侵入し，体内を通って肺に至る。「温邪は上から入り，まず肺を犯す」とされる。肺は皮毛に合するので，風熱の邪気が肺衛に侵入すると，発熱・頭痛・わずかな悪風寒などの症状を呈し，邪気が衛分に留まれば，腠理が閉じるために汗が出ない。一方，熱が腠理を開泄させると，汗は出るものの，衛気が不暢となるためにすっきりは出ない。風熱の邪気が口や咽頭へ侵入すると咽頭痛を呈し，熱により津液が耗傷されると口渇を呈する。邪気が肺に至り肺の清粛の機能が失われれば，咳嗽を呈する。治療は，辛涼解表の効能により風熱の邪気を透泄させるとともに，肺熱を清泄して肺気の宣降を促し，肺の清粛の機能を回復させる。

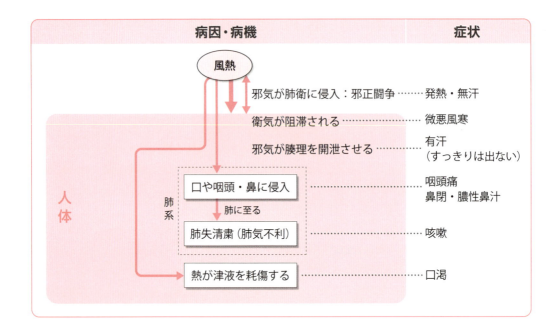

【方解】
　金銀花と連翹は，辛涼透表の効能により風熱の邪気を透泄しながら芳香の性質により辟穢解毒する君薬である。辛涼の薄荷と牛蒡子は，君薬を補助して風熱を疏散させるとともに咽喉を清利し，辛温の荊芥と淡豆豉は，君薬を補助して皮毛を開いて邪気を散じる。これらはいずれも臣薬である。桔梗は宣肺利咽し，竹葉は上焦の熱を清泄し，芦根は清熱生津止渇する。これらはいずれも佐薬である。生甘草は諸薬を調和させるとともに清熱解毒利咽する佐使薬である。これらの配合により本方剤は，疏風透表・清熱解毒の効能を発揮して，風熱の邪気を感受して肺衛が阻滞され肺の清粛が失われた病態を治療する。

【加減】熱毒が盛んで激しい咽頭痛を呈する場合は，馬勃や玄参・大青葉を加えて清熱解毒の力を強化する。津液が著しく耗傷されて激しい口渇を呈する場合は，天花粉を加えて清熱生津する。肺気が不利となって激しい咳を呈する場合は，杏仁を加えて肺気を宣利する。熱が経絡を傷つけて鼻出血を呈する場合は，荊芥と淡豆豉を除き，白茅根や側柏炭・梔子炭を加えて清熱涼血止血する。2～3日たっても病態が改善せず，熱が裏に入って咳が持続する場合は，荊芥を除き生地黄や麦門冬を加えて養陰生津し，それでも改善せず尿量が少なくなった場合は，知母や黄芩・山梔子を加えて清熱瀉火する。熱に湿濁を伴い胸膈部の満悶感を呈する場合は，藿香や佩蘭・石菖蒲を加えて芳香化濁する。

【応用】感冒・インフルエンザ・急性咽頭炎・急性扁桃炎・急性上気道炎・肺炎・流行性耳下腺炎・麻疹などの疾患が，風熱表証に属する場合に，本方剤が応用される。

【注意】軽清の薬味が配合されるので，長く煎じ過ぎないこと。

【参考】本方剤の配合には2つの特徴がある。1つは芳香の性質により辟穢し清熱解毒することであり，もう1つは多くの辛涼薬の中に少量の辛温薬が配合されていることである。配合される辛温薬は温でありながら燥性がなく，大量の辛涼薬の配合により温性が弱められ，邪気を取り除く効能は強められている。

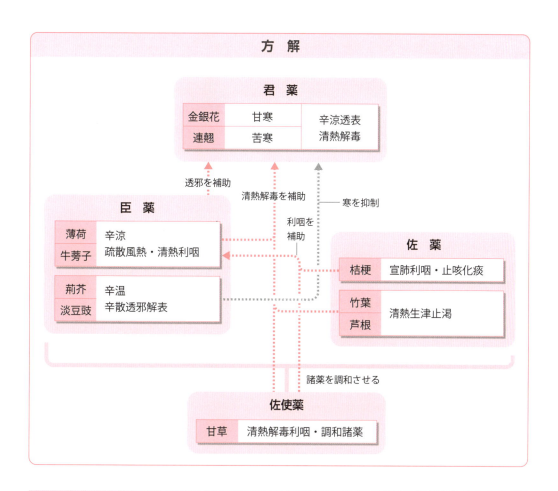

比較 桑菊飲と銀翹散

　桑菊飲と銀翹散は，どちらも温病の初期に用いる辛涼解表剤であり，連翹・桔梗・薄荷・芦根・甘草の五味が共通の薬味として配合されるが，両者には効能と適応となる病態に違いがある。桑菊飲は，桑葉・菊花・杏仁が配合されることで粛肺止咳の力が強化されており，温熱病の初期で発熱に咳嗽を伴う場合に用いられる。それに対して銀翹散は，金銀花・荊芥・淡豆豉・牛蒡子・竹葉が配合されることで解表清熱の力が強化されており，温病の初期で咽頭痛や口渇を呈する場合に用いられる。

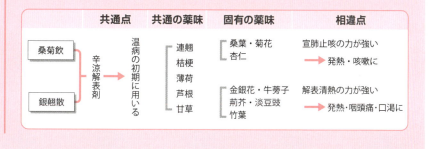

第2節｜辛涼解表剤　45

附方

銀翹散に関連する方剤

銀翹湯　ぎんぎょうとう

【出典】『温病条弁』
【組成】金銀花 15 g，連翹 9 g，竹葉 5 g，生甘草 3 g，麦門冬 12 g，生地黄 12 g
【用法】水で煎じて服用する。
【効能】滋陰透表
【主治】陽明温病・瀉後陰傷
　発熱・無汗・頭痛・咽頭痛・口渇・脈浮。
【病機と方解】
　下法を行って積穢を取り除いたところ，腑気は通じたものの余邪が体表に残り，気陰がともに損傷されて，無汗・脈浮などの症状を呈する場合が，本方剤の適応である。
　金銀花と連翹は，体表に留まる邪気を軽宣するとともに清熱解毒し，竹葉は上焦の熱を清する。生甘草は益気清火し，麦門冬と生地黄は滋陰清熱する。
【注意】下法を行った後に汗が出ない場合でも，脈が浮洪あるいは脈が浮でなく数の場合は，本方剤の適応ではない。
【参考】本方剤は透表清熱の軽剤であるため，病態が比較的軽い場合に用いられることが多い。

麻黄杏仁甘草石膏湯　まおうきょうにんかんぞうせっこうとう

【別名】麻杏甘石湯・麻杏石甘湯
【出典】『傷寒論』
【組成】麻黄 5 g，杏仁 9 g，炙甘草 6 g，石膏 18 g
【用法】水で煎じて服用する。
【効能】辛涼宣泄・清肺平喘
【主治】外感風邪・肺熱壅盛証
　発熱・熱がなかなか下がらない・咳嗽・呼吸困難・呼吸促迫（咳逆気急）・鼻翼呼吸（鼻翼煽動）・口渇・発汗あるいは無汗・舌苔薄白あるいは黄・脈滑数。
【病機と治法】
　外界から風熱の邪気を感受して肺が犯された場合（風熱襲肺），あるいは風寒の邪気を感受して，邪気が体内に留まって化熱し肺に壅滞した場合が，本方剤の適応である。肺に熱が盛んとなるために発熱・熱がなかなか下がらない・脈数などの症状を呈し，体表に邪気が留まるために悪風や悪寒を呈する。熱により津液が外泄されると汗が出て，熱により衛気が鬱閉されれば汗は出ない。肺熱が盛んになると，肺気が上逆するために咳嗽・呼吸困難・呼吸促迫などの症状を呈する。熱により津液が耗傷されるために口渇・無汗などの症状を呈する。治療は，肺

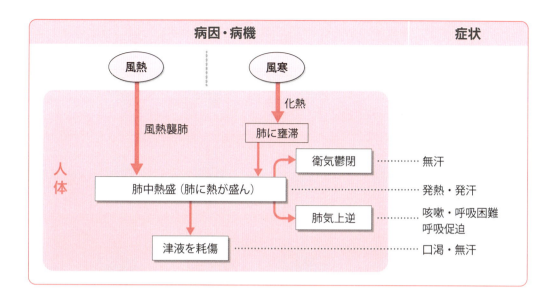

熱をすみやかに清泄するとともに肺気を開宣させて降気平喘する。
【方解】
　麻黄は，体表の邪気を散じるとももに，宣肺平喘の効能により肺気を宣発して喘咳を鎮める君薬である。加わる大量の石膏は，大寒の性質により肺熱を清するとともに透熱生津し，あわせて麻黄の温性を抑える臣薬である。麻黄に石膏を組み合わせることで，熱を助長せずに邪気を散じ，清肺するも邪気を残さず，肺気の宣発と粛降の機能を回復させて喘急を治すことができる。杏仁は，肺気を降下させて止咳平喘し，麻黄と石膏の清肺平喘の効能を補助する佐薬である。炙甘草は，益気和中して麻黄による正気の耗傷を防止するとともに，石膏と組んで生津止渇し，あわせて諸薬を調和させる佐使薬である。これらの配合により本方剤は，宣肺散邪・清肺平喘の効能を発揮して，風熱あるいは風寒の邪気を感受して引き起こされた肺熱壅盛証を治療する。
【加減】風寒の邪気が体表に留まり無汗・悪寒を呈する場合は，麻黄を増量し荊芥や淡豆豉を加えて辛温解表の力を強化する。風熱の邪気が残存し微悪風寒を呈する場合は，金銀花や薄荷を加えて風熱を疏散させる。肺熱が著しく盛んで汗が大量に出る場合は，石膏を増量して清熱の力を強化する。熱により津液が著しく耗傷されて口渇や煩躁を呈する場合は，知母や芦根を加えて清熱生津し，津液の損傷に伴い痰が生じて黄色の粘稠痰を呈する場合は，栝楼皮や貝母・桑白皮を加えて清肺化痰する。気の鬱滞を伴い胸満感や喘鳴・呼吸促迫を呈する場合は，桑白皮や葶藶子を加えて瀉肺平喘する。汗が出ず悪寒する*ならば，体表に風寒の邪気が残留したまま邪気が裏に入って熱と化したか，あるいは風温と風寒が混雑している。このような場合は，荊芥・薄荷・淡豆豉・牛蒡子などの解表薬を適宜加えて皮毛を開き，肺熱の清泄を促進するとよい。
【応用】感冒・急性咽頭炎・急性上気道炎・急性気管支炎・肺炎・気管支喘息・百日咳などの疾患が表邪未解・肺熱壅盛証に属する場合に，本方剤が用いられる。
【注意】風寒による実喘や虚証の喘咳には，用いないこと。
【参考】本方剤はわずか4種類の薬味により組成されるが，その配合は実に緻密で分量もよく考えられている。特に肺熱の治療における麻黄と石膏の組み合わせは絶妙で，清泄肺熱の効果

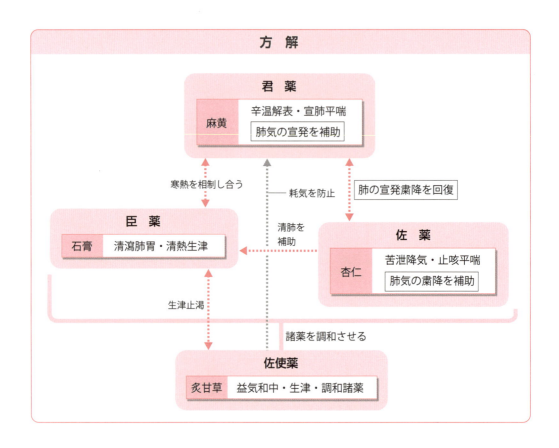

　が確実である。また，本方剤は『傷寒論』が原典であり，もともとは太陽病の治療に用いられた方剤である。それによれば，風寒の邪気を感受し，発汗するも治癒せず，邪気が裏に入って熱と化して，汗が出て喘するものが適応である。現在では，風寒による化熱証に限らず，風熱に犯されて生じた肺中熱盛証で，発熱・咳嗽・呼吸困難・呼吸促迫・口渇・脈数などの症状があれば，汗の有無にかかわらず用いられる。

　　＊汗が出ず激しく悪寒する状態を「寒包火」という。体表の寒が体内の火を包む状態である。

附方

麻黄杏仁甘草石膏湯に関連する方剤

五虎湯　ごことう

【出典】『万病回春』
【組成】麻杏甘石湯に桑白皮を加える。
　　麻黄 5 g，杏仁 9 g，甘草 6 g，石膏 18 g，桑白皮 6 g
【用法】水で煎じて服用する。
【効能】清肺泄熱・止咳平喘

【主治】肺熱喘咳証

　発熱・悪寒・咳嗽・呼吸困難・呼吸促迫・多量の黄色痰・脈浮滑数。

【病機と方解】

　外界から感受した風寒の邪気が体内に留まり化熱して肺に壅滞し，咳嗽や呼吸困難・黄色の喀痰などの症状を呈する場合が，本方剤の適応である。

　麻杏甘石湯に清肺止咳平喘の効能をもつ桑白皮を加えて組成される。加わる甘寒の桑白皮は，肺熱を清瀉するとともに降気平喘止咳する。麻杏甘石湯と比べて肺熱を清する力が強力であり，桑白皮に消痰の効能があるために，咳嗽や呼吸困難に多量の痰を伴う場合に用いられる。

越婢湯　えっぴとう

【出典】『金匱要略』
【組成】麻黄9g，石膏18g，生姜9g，甘草5g，大棗5個
【用法】水で煎じて服用する。
【効能】発汗利水
【主治】風水悪風

　全身の浮腫・発熱(高熱ではない)・口渇はない・自汗(発汗がダラダラ続く)・脈浮。

【病機と方解】

　外界から風邪を感受したために肺の宣発粛降の機能が失調し，それにより生じた水湿の邪気が肌表に溢れて引き起こされた全身の浮腫が本方剤の適応である。浮腫は，顔面の眼周囲から生じて次第に全身に広がることが多い。

　麻黄は肺気を宣発させるとともに水道を通暢させて利水退腫し，石膏は麻黄の辛温発汗の作用を抑制する。生姜は温胃することで散水し，加わる大棗は滋脾するとともに生姜と組んで営衛を調和する。甘草は益気和中しながら諸薬を調和させる。

【参考】本方剤の適応証は発汗を伴う病態であるから，麻黄の発汗解表の効能を極力抑える必要がある。よって石膏の配合は欠かすことのできないものである。

比較　麻黄杏仁甘草石膏湯と越婢湯

　麻黄杏仁甘草石膏湯と越婢湯は，どちらも麻黄と石膏が配合され清肺泄邪の効能をもつ点で共通であるが，両者には効能と適応となる病態に違いがある。麻黄杏仁甘草石膏湯は，杏仁が加わることで降気止咳平喘の効能が強化されており，咳嗽や呼吸困難・呼吸促迫などの症状を呈する場合に用いられる。それに対して越婢湯は，麻黄が増量され生姜が加わることで肌表の水湿を発泄させる効能をもち，水湿が肌表に溢れて全身の浮腫を呈する場合に用いられる。

越婢加朮湯　えっぴかじゅつとう

【出典】『金匱要略』
【組成】越婢湯に白朮を加える。
　　麻黄9g，石膏18g，生姜9g，白朮6g，甘草5g，大棗5個
【用法】水で煎じて服用する。
【効能】宣肺利水・健脾（脾気を補って滲湿利水の効能を強化する）
【主治】水腫（裏水）
　　全身の浮腫・発熱・悪風・尿量減少・舌苔白・脈沈。
【病機と方解】
　もともと脾気が虚弱で湿が内生されたところへ外界から風邪を感受して，風と水が結びつき浮腫を呈する病態が，本方剤の適応である。
　越婢湯に白朮を加えて組成される。配合される越婢湯が宣肺利水し，加わる白朮が益気健脾の効能により脾の運化の機能を回復させて水湿を取り除く。

升麻葛根湯　しょうまかっこんとう

【出典】『閻氏小児方論』
【組成】升麻3g，葛根3g，芍薬6g，(炙)甘草3g
【用法】水で煎じて服用する。
【効能】解肌透疹
【主治】麻疹初期未発（まだ発疹がみられない麻疹の初期）・発疹不透（発疹が十分に出きらない）
　　発熱・悪風・頭痛・身体の疼痛・咳嗽・眼が赤い・口渇・舌質紅・舌苔乾燥・脈浮数。
【病機と治法】
　もともと肺胃に蘊熱があるところへ邪気を感受して発疹が出現した麻疹が，本方剤の適応である。発疹がまだ出現していない初期や，ある程度時間を経ても順調に透発しない場合に用いられる。感受した邪気と正気が体表で闘争するために発熱し，邪気が肺に侵入して肺の宣発と粛降の機能が失調するために咳嗽を呈する。熱により津液が消耗されると口渇や舌質紅・舌苔乾燥などの症状を呈し，邪熱が頭部や顔面部に上攻すれば，頭痛を呈し眼が赤くなる。発疹が体表に出にくいのは，邪気が肌表に鬱滞するために麻毒が外達できないからである。治療は，肌腠を開いて皮毛を疏し，発疹を体表へ透発させて邪気を体外へ導き出す。邪気が体外へ出る道を開けば，疾病は治癒へと向かい自然に解熱する。
【方解】
　升麻は，陽明経に入って風邪を疏散させるとともに胃中の清陽を昇挙し，解肌透疹する君薬である。葛根は，腠理を開き発汗を促して解肌透疹するとともに，内熱を清して生津する臣薬である。芍薬は和営泄熱する佐薬である。甘草は益気解毒するとともに諸薬を調和させる佐使薬である。芍薬と甘草は，組んで養陰和中の効能を発揮して発汗に伴う気陰の損傷を防止する

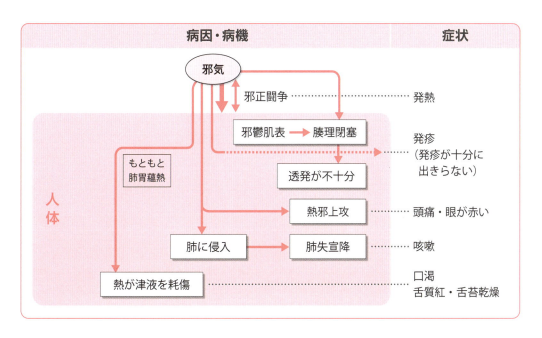

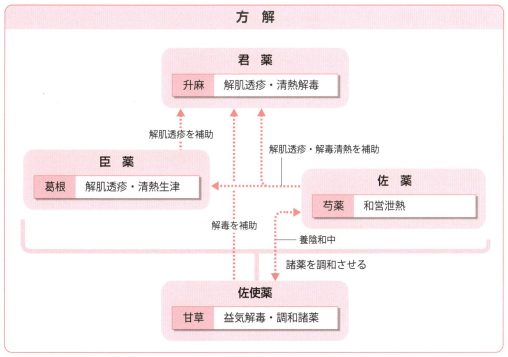

とともに，升麻と葛根の解肌透疹・解毒清熱の効能を強化する。なお芍薬は，体内の鬱熱が盛んであれば清熱涼血の効能をもつ赤芍を，津液の損傷が著しければ養陰の効能をもつ白芍を用いるとよい。

【加減】 透疹が不十分で風熱が体表に留まる場合は，薄荷や荊芥・蝉退・牛蒡子・金銀花を加えて疏風透疹の力を強化する。風寒が体表に留まる場合は，荊芥や紫蘇葉・防風を加えて祛風

解表散寒する。熱が血分に入って皮下出血や吐血・鼻出血を呈する場合は，芍薬を赤芍とし牡丹皮や紫草・大青葉を加えて清熱涼血する。熱毒が上攻して咽喉の腫脹や疼痛を呈する場合は，桔梗や馬勃・玄参を加えて清熱解毒利咽する。熱毒が盛んなために発熱や煩躁・口渇を呈する場合は，石膏や知母を加えて清熱瀉火除煩する。

【応用】麻疹・風疹・水痘・帯状疱疹・感冒・急性胃腸炎などの疾患が，邪鬱肌表・肺胃蘊熱証に属する場合に，本方剤が応用される。

【注意】麻疹であっても，発疹が十分に出た場合や，疹毒が内陥して呼吸促迫や喘咳を呈する場合には用いないこと。

【参考】本方剤は，もともと天然痘（痘瘡）に用いられたものであるが，現在では麻疹の初期に用いられることが多い。

附方

升麻葛根湯に関連する方剤

宣毒発表湯　せんどくはっぴょうとう

【出典】『痘疹仁端録』
【組成】升麻3g，葛根3g，前胡5g，杏仁6g，桔梗3g，枳殻3g，荊芥3g，防風3g，薄荷3g，木通3g，連翹5g，牛蒡子5g，淡竹葉2g，（生）甘草2g
【用法】水で煎じて服用する。
【効能】解表透疹・止咳利咽
【主治】麻疹の初期で発疹が出にくい場合
　　発熱・無汗・咳嗽・咽頭痛・口渇・尿が濃い。

【病機と方解】
　麻疹の初期で，発疹が出そうで出ず，発熱し，汗が出ず，咳嗽・咽頭痛・口渇・尿が濃いなどの症状を呈する場合が，本方剤の適応である。薬味の組成が辛涼に偏るため，体表に熱がある場合に用いられることが多い。

　升麻は風邪を疏散させて解表透疹し，葛根は解肌透疹するとともに解熱生津する。荊芥・防風・牛蒡子・薄荷は，解肌清熱の効能により升麻と葛根の透疹除熱の効能を強化する。枳殻・桔梗・杏仁・前胡は，理肺祛痰の効能により肺気を通暢させて止咳する。連翹は上焦の熱を清泄し，木通は熱を下へ導き（導熱下行），竹葉は清熱除煩する。加わる甘草は解毒和中する。

【参考】本方剤は，升麻葛根湯から芍薬を除いて，前胡・杏仁・桔梗・枳殻・荊芥・防風・薄荷・木通・連翹・牛蒡子・淡竹葉を加えたものであり，宣肺開表・清熱解毒の力が強化されている。芍薬を除くのは，芍薬のもつ涼血斂陰の効能が透疹を妨げるおそれがあるためである。

竹葉柳蒡湯　　ちくようりゅうぼうとう

【出典】『先醒斎医学広筆記』
【組成】西河柳 6 g，荊芥穂 4.5 g，葛根 4.5 g，蝉退 3 g，薄荷 3 g，(炒)牛蒡子 4.5 g，知母 3 g，玄参 6 g，甘草 3 g，麦門冬 9 g，淡竹葉 1.5 g (重症例には石膏と少量の粳米を追加)
【用法】水で煎じて服用する。
【効能】透疹解表・清泄肺胃
【主治】麻疹の初期の透発不暢(発疹が十分に出ない)・肺胃鬱熱証
　咳嗽・喘鳴・発熱(高熱)・煩悶・躁乱・咽喉の腫脹や疼痛。

【病機と治法】
　体表を外寒に困束されたまま体内に内熱が鬱積した麻疹の初期で，透発が不十分な場合が，本方剤の適応である。体表を寒邪が困束して腠理が閉塞するために発疹が透発できず，腠理が閉じて汗が出ないと，体内の鬱熱が外泄されなくなるために高熱を呈する。体内に熱がこもって肺気が上逆すれば，咳嗽・喘鳴・咽喉の腫脹や疼痛などの症状を呈し，熱が清竅を上擾すれば，煩悶・躁乱などの症状が現れる。このような状態を治療する際には，すみやかに透疹させる必要がある。本方剤は，辛涼発散の効能により解表するとともに，清泄肺胃の効能により体内の鬱熱を清除して発疹を体表へ透発させる。

【方解】
　西河柳は，血分に入って発泄の効能により発疹を透発させる君薬である。牛蒡子は風熱を疏散させて清熱解毒し，竹葉は上焦の煩熱を清泄し，これら二薬は西河柳の温性を抑制するとともに西河柳と組んで表裏を清解する。荊芥と葛根は，腠理を開き皮毛を疏して透疹を助け，知母と玄参は，煩熱を清して津液を生じる。これらはいずれも臣薬である。薄荷は風熱を疏散させ，蝉退は肺熱を清泄し，麦門冬は清熱生津する。これらはいずれも佐薬である。甘草は益気解毒するとともに諸薬を調和させる佐使薬である。これらの配合により本方剤は，解表を妨げずに裏熱を清し，裏熱を助長せずに表邪を発散させて，透発が不十分な初期の麻疹を治療する。

【加減】裏熱が盛んな場合は，石膏や粳米を加えるか白虎湯を併用して清熱生津の力を強化する。熱により津液が耗傷されて口渇を呈する場合は，沙参や生地黄を加えて養陰生津する。激しい咽頭痛を呈する場合は，金銀花や連翹を加えて清熱解毒する。激しい咳嗽や喘鳴を呈する場合は，杏仁や前胡を加えて降気止咳平喘する。気虚を伴う場合は，西洋参を加えて補気養陰する。

【応用】麻疹・風疹・蕁麻疹・皮膚瘙痒症などの疾患が透発不暢・肺胃鬱熱証に属する場合に，本方剤が応用される。

【注意】発疹がすでに透発したものには，本方剤を使ってはならない。西河柳は発泄の力が強いので，過量に用いてはいけない。

柴葛解肌湯　　さいかつげきとう

【出典】『傷寒六書』
【組成】柴胡 6 g，葛根 9 g，甘草 3 g，黄芩 6 g，羌活 3 g，白芷 3 g，白芍 6 g，桔梗 3 g

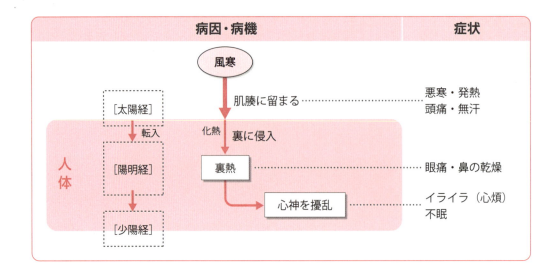

【用法】生姜3g，大棗2個，石膏5gを加えて水で煎じ，熱いうちに服用する。
【効能】解肌清熱
【主治】風寒感冒・邪鬱化熱証
　わずかな悪寒・著しい発熱・無汗・頭痛・眼痛・眼周囲の疼痛・鼻の乾燥・イライラ（心煩）・不眠・舌苔薄黄・脈浮やや洪。

【病機と治法】
　感受した風寒の邪気が肌腠に留まって熱と化し，生じた邪熱がさらに陽明経に転入した病態が，本方剤の適応である。風寒による感冒では，邪気が肌表にあれば悪寒・発熱・頭痛・汗が出ないなどの症状を呈するが，その後の経過で，悪寒は徐々に軽快するものの身熱が徐々に盛んとなり，鼻が乾燥し，眼周囲の疼痛・イライラ・不眠などの症状が現れることがある。これは，風寒の邪気が肌腠に留まり鬱して熱と化し，裏に侵入したためであり，太陽経の風寒が化熱して陽明経に転入した証である。体表の邪気が未だ取り除かれないために，悪寒・頭痛・無汗などの症状を呈し，陽明経に裏熱があるために，眼痛や鼻の乾燥を呈する。邪熱が心神を擾乱すれば，イライラ・不眠などの症状が現れる。脈浮やや洪は，体表に邪気が残ったまま裏熱が生じたための症候である。本証は，太陽の風寒が取り除かれないまま鬱して熱と化し，徐々に陽明経に転入して，少陽経にも影響が及び始めた「三陽の合病」である。治療は辛涼の性質により解肌発表するとともに，あわせて裏熱を清する。

【方解】
　葛根は解肌発表するとともに脾胃の清陽を昇発させ，柴胡は解肌退熱の効能により解肌透表するとともに裏熱を清する。これら二薬は，組んで解肌透熱する君薬である。羌活は太陽経の風寒の邪気を疏散させ，白芷は陽明経の風邪を散じ，二薬はともに，柴胡と葛根の解肌透表の効能を強化するとともに頭痛や眼痛を抑える臣薬である。黄芩と石膏は邪気が鬱して生じた裏熱を清泄し，桔梗は肺気を開宣して外邪の透泄を促し，白芍は甘草と組んで酸甘化陰・和営泄熱し，生姜と大棗は営衛を調和するとともに他薬の解肌の効能を強化する。これらはいずれも佐薬である。甘草は諸薬を調和させるとともに清熱生津する使薬である。羌活は太陽経への，葛根は陽明経への，それぞれ引経薬として諸薬を導くため，いずれも使薬としての役割を兼ね

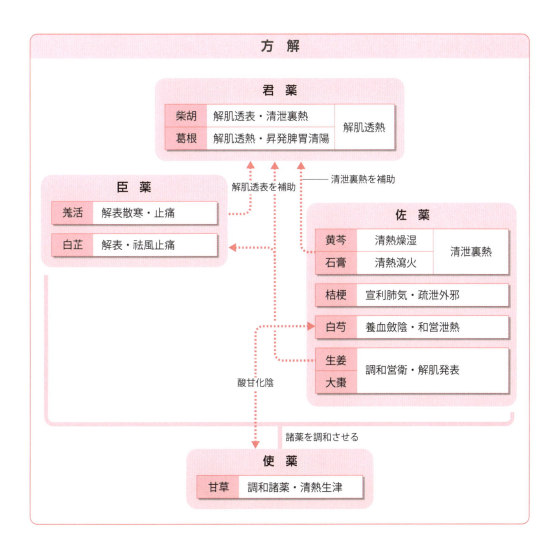

ている。これらの配合により本方剤は，解肌発表・清泄裏熱の効能を発揮して，風寒の邪気が肌表に留まって熱と化し裏熱が生じた，太陽陽明少陽三陽の合病を治療する。

【加減】表寒が著しいために汗が出ず，激しい悪寒を呈する場合は，黄芩と石膏を除き麻黄や紫蘇葉を加えて解表散寒する。表寒が軽く，悪寒や頭痛を伴わない場合は，羌活と白芷を除く。裏熱が盛んで高熱や煩渇を呈する場合は，白芷を除き金銀花や連翹・石膏を加えて清熱瀉火除煩する。熱により津液が耗傷されて口渇や舌の乾燥を呈する場合は，知母や天花粉を加えて清熱生津する。

【応用】感冒・インフルエンザ・急性上気道炎・歯肉炎・結膜炎などの疾患が，外感風寒・邪鬱化熱証に属する場合に，本方剤が応用される。

【注意】邪気が太陽経にあってまだ陽明経に入っていない段階には，本方剤を用いるべきでない。

葱豉桔梗湯　そうしききょうとう

【出典】『通俗傷寒論』
【組成】（鮮）葱白6g，桔梗5g，（炒）山梔子6g，淡豆豉9g，薄荷4g，連翹6g，（生）甘草2g，（鮮）淡竹葉3g
【用法】水で煎じて服用する。
【効能】疏風解表・清肺泄熱
【主治】風温の初期。
　頭痛・発熱・わずかな悪風寒・咳嗽・咽頭痛・口渇・舌尖紅・舌苔薄白・脈浮数。
【病機と治法】
　風温の病は，外界から風熱の邪気を感受して引き起こされる病態であり，春や初冬の比較的暖かい時期に発症しやすい。風熱の邪気と正気が体表で闘争するために頭痛や発熱・悪風寒を呈する。風熱の邪気が肺に侵入すると，肺気が上逆するために咳嗽を呈し，肺熱が上薫すれば咽頭痛を呈する。熱により津液が耗傷されるために口渇を呈する。舌尖紅・脈数は，体内に熱が盛んなための症候である。治療は，辛涼解表の方法により肌表に留まる風熱の邪気を疏散させるとともに，盛んとなった肺熱を清泄する。
【方解】
　葱白は辛温解表通陽し，淡豆豉は辛涼解表し，二薬は組んで発汗解表して体表の邪気を疏散させる。桔梗は解肌するとともに肺気を開宣して咳を止める。これらはいずれも君薬である。薄荷は風熱を清散し，連翹は膈上の熱を清除し，山梔子は心肺の熱を清瀉し，淡竹葉は清熱除煩の効能により山梔子と組んで胸中の熱を尿として体外へ排泄する。これらはいずれも臣薬である。生甘草は，諸薬を調和させるとともに清熱解毒し，桔梗と組んで咽喉を清利する佐使薬である。これらの配合により本方剤は，肺中の風熱の邪気を体表から辛散させるとともに尿からも体外へ清泄する。
【加減】熱邪が盛んで高熱や煩渇を呈する場合は葱白を除き，発汗を伴う場合は葱白と淡豆豉を除く。熱が盛んなために激しい咽頭痛を呈する場合は，大青葉を加えて清熱解毒の力を強化する。激しい咳嗽や多量の痰を呈する場合は，杏仁や貝母を加えて袪痰止咳する。
【応用】感冒・インフルエンザ・急性咽頭炎・急性気管支炎などの疾患が外感風熱証（初期）に属する場合に，本方剤が応用される。
【参考】本方剤は，著者の兪根初により，通陽発汗の葱豉湯と清泄上焦の桔梗散を合わせ黄芩を除いて作られたものである。辛涼解表剤に新たな方向性を与えたものとして評価されている。

> | 比 較 |　　　　　桑菊飲と葱豉桔梗湯
>
> 　桑菊飲と葱豉桔梗湯は，いずれも疎風泄熱・宣肺止咳の効能をもち，風熱の邪気を感受した風温の初期で，肺の静粛の機能が失調して肺気が上逆し咳嗽を呈する場合を治療する方剤であるが，両者には効能と適応となる病態に違いがある。桑菊飲は，肺気を清粛させる効能に重点が置かれており，風熱の邪気が比較的軽い場合に用いられる。それに対して葱豉桔梗湯は，解肌しながら邪熱を清泄する効能に重点が置かれており，風熱の邪気が比較的重い場合に用いられる。

附方

葱豉桔梗湯に関連する方剤

葱豉湯　そうしとう

【出典】『肘後備急方』
【組成】葱白6g，淡豆豉6g
【用法】水で煎じて服用する。服用後に発汗しない場合は，葛根6gと升麻6gを加えて煎じ再度服用する。それでも発汗しない場合は，麻黄4gを追加する。
【効能】通陽発汗
【主治】外感病（外感風寒）の初期。
　悪寒・発熱・無汗・頭痛・鼻閉など。
【病機と方解】
　風寒の邪気を感受して引き起こされた風寒表証の初期で比較的病態が軽い場合が，本方剤の適応である。葱白は発汗解表・散寒通陽し，淡豆豉は辛涼解表・昇散発汗する。

第3節
扶正解表剤

　扶正解表剤は，もともと体質が虚弱な者が外邪を感受して引き起こされた表証に用いる方剤である。正虚の外感表証では，悪寒・発熱・全身倦怠感・舌質淡などの症状を呈する。表証の治療の中心は解表であるが，それにより正気が損傷されるおそれがあるので，正気が虚弱な者に対しては，同時に虚損された正気を補う必要がある。そのために扶正解表剤には，解表薬に益気・助陽・滋陰・養血などの効能をもつ補益薬が配合される。代表的な方剤に，敗毒散・再造散・葱白七味飲・加減葳蕤湯がある。

＜扶正解表剤＞

適応症	虚証の外感表証：悪寒・発熱・全身倦怠感・舌質淡
構成生薬	解表薬＋補益薬（益気薬・助陽薬・滋陰薬・養血薬）
代表方剤	敗毒散・再造散・葱白七味飲・加減葳蕤湯

敗毒散　はいどくさん

【別名】人参敗毒散
【出典】『小児薬証直訣』
【組成】柴胡9g，前胡9g，川芎9g，枳殻9g，羌活9g，独活9g，茯苓9g，桔梗9g，人参9g，甘草4.5g
【用法】粉末にして1回6gずつ1日2回服用する。あるいは生姜3gと薄荷3gを加え，水で煎じて服用してもよい。
【効能】益気解表・散風祛湿
【主治】気虚証兼外感風寒湿表証（感冒風寒湿邪）
　悪寒・発熱（壮熱）・頭痛・項部の強ばり・四肢体幹のだるさと痛み（肢体疼痛）・無汗・鼻閉・嗄声・咳嗽・喀痰・胸膈部の痞満感・舌苔白膩・脈浮濡あるいは浮数で圧すると無力。
【病機と治法】
　もともと体質が虚弱な者が風寒湿の邪気を感受して引き起こされた表証で，正気が虚弱なために邪気を除去できない場合が，本方剤の適応である。邪気と正気が肌腠で闘争するために悪寒や発熱（壮熱）を呈し，邪気により経気が阻滞されるために頭痛や項部の強ばり・四肢体幹

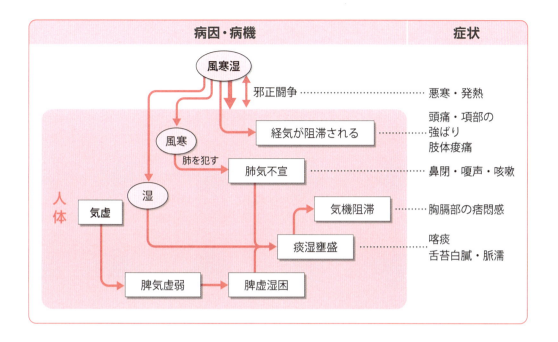

のだるさや痛みを呈する。風寒の邪気が肺を犯すと，肺の宣発の機能が失調するために鼻閉や嗄声・咳嗽などの症状を呈する。脾気が虚弱なために湿痰が内生されやすく，さらに肺気が不宣となって津液の輸布が滞るために，咳嗽に喀痰を伴う。痰濁が気機を阻滞するために，胸膈部の痞悶感を呈する。舌苔白膩・脈浮濡は，邪気に湿が混じるための症候である。治療は，散寒解表・祛風除湿するとともに益気健脾化痰して気機を通暢させる。

【方解】
　羌活と独活は，辛温発散の効能により全身の風寒湿邪を取り除いて通絡止痛する君薬である。川芎は行血祛風し，柴胡は辛散解肌し，これら二薬は，羌活と独活の祛邪の作用を強化して痛みを止める臣薬である。枳殻は寛胸理気の効能により肺気を降下させ，桔梗は肺気を開宣し，前胡は降気祛痰し，茯苓は滲湿利水する。これらは肺気を利して痰湿を除き，咳を鎮める。加わる人参は，益気健脾の効能により正気を充実させて祛邪の力を強化するとともに，祛邪による正気の損傷を防止する。これらはいずれも佐薬である。甘草は諸薬を調和させるとともに益気和中し，生姜と薄荷は風寒の邪気を発散させる。これらはいずれも佐使薬である。これらの配合により本方剤は，益気解表・散風祛湿の効能を発揮して，気虚の外感風寒湿証を治療する。

【加減】気虚を伴わない場合は，人参を除く。湿濁が内停して胸膈部の痞満感や寒熱往来・舌苔厚膩などの症状を呈する場合は，草果や檳榔を加えて燥湿化濁・行気散滞する。鬱熱を伴い口苦や舌苔黄を呈する場合は，黄芩を加えて裏熱を清する。湿邪が経絡を阻滞して四肢や体幹に激しい疼痛を呈する場合は，威霊仙や桑枝・秦艽を加えて祛風除湿・通絡止痛する。

【応用】感冒・急性気管支炎・蕁麻疹・アトピー性皮膚炎・アレルギー性接触皮膚炎・関節リウマチなどの疾患が気虚兼外感風寒湿証に属する場合に，本方剤が応用される。

【注意】多くの辛温香燥薬が配合されるので，外感風熱証や陰虚の外感証，暑温や湿熱が腸に入って下痢する場合などには用いないこと。邪気がすでに裏へ入った場合も，本方剤の適応ではない。

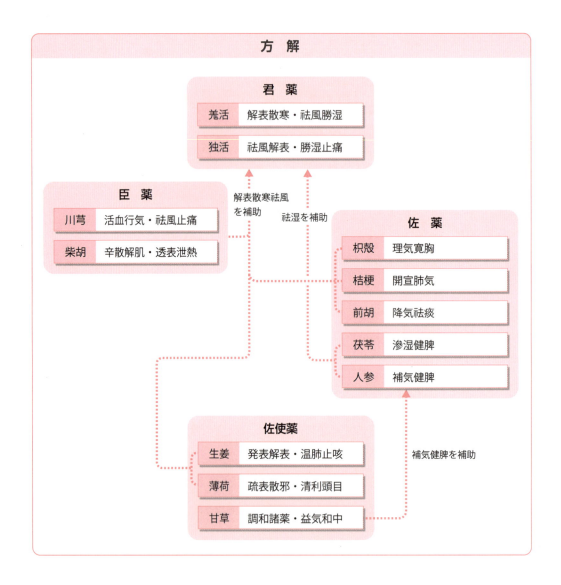

【参考】本方剤は，もともと小児に用いられた方剤である。小児は元気がまだ充実していないので，元気を補う目的で方剤中に少量の人参が配合されることが多い。現代では，高齢者・出産後・病後，あるいはもともと体質が虚弱な者などが，風寒湿の邪気を感受して表寒証を呈する場合に広く用いられる。

本方剤の名前の由来については，『医方考』に「正気を養って邪毒を敗する。よって敗毒という」との解釈がある。

附方

敗毒散に関連する方剤

荊防敗毒散　けいぼうはいどくさん

【出典】『摂生衆妙方』
【組成】羌活5g，独活5g，柴胡5g，前胡5g，枳殻5g，茯苓5g，荊芥5g，防風5g，桔梗5g，川芎5g，甘草3g
【用法】水で煎じて服用する。
【効能】発汗解表・消瘡止痛
【主治】瘡腫の初期で表証を伴うもの
　局所の発赤や腫脹および疼痛・悪寒・発熱・無汗・口渇なし・舌苔薄白・脈浮数。
【病機と方解】
　もともと体質が虚弱な者が風寒湿の邪気を感受して引き起こされた表証，あるいは悪寒・発熱・無汗などの表証を呈する瘡瘍の初期が，本方剤の適応である。敗毒散証よりも体質が比較的丈夫な者に用いられる。
　敗毒散から人参・生姜・薄荷を除いて，荊芥と防風を加えて組成される。これら二味が加わることで，敗毒散と比べて肌腠を開いて風寒の邪気を取り除く力が強化されている。
【参考】敗毒散も，本方剤と同様に瘡瘍の初期に用いることができる。発散風寒・疏導経絡・行気和血の効能をもつために，風寒湿の邪気が肌腠に鬱して引き起こされた瘡瘍の初期で，膿がまだ形成されず，悪寒・発熱・無汗などの表証を伴う場合に応用される。

参蘇飲　じんそいん

【出典】『太平恵民和剤局方』
【組成】人参6g，蘇葉6g，葛根6g，前胡6g，半夏（姜汁炒）6g，茯苓6g，陳皮6g，甘草3g，桔梗6g，枳殻6g，木香6g
【用法】粉末にして1回12gずつ服用する。あるいは生姜3gと大棗3個を加えて水で煎じて服用してもよい。
【効能】益気解表・祛痰止咳
【主治】内に痰飲を伴う外感風寒証
　悪寒・発熱・頭痛・鼻閉・咳嗽・痰が多い・胸膈部の満悶感・全身倦怠感・嘔気・舌苔白・脈浮。
【病機と方解】
　もともと体質が虚弱で体内に痰飲を有する者が風寒の邪気を感受した場合が，本方剤の適応である。
　敗毒散から羌活・独活・川芎・柴胡・薄荷を除き，蘇葉・葛根・半夏・陳皮・木香を加えて組成される。蘇葉・葛根・前胡は風寒の邪気を体表で疏散させ，人参・茯苓・甘草は

虚損された正気を補う。半夏と陳皮は痰を除いて嘔気を止める。桔梗と枳殻は肺気を開宣し行気寛中して胸膈部の満悶感を治し，加わる木香は行気破滞の効能によりそれを補助する。生姜と大棗は営衛を調和させる。これらの配合により本方剤は，扶正解表・発散風寒・調和営衛の効能を発揮して，扶正しながら風寒の邪気を疏散させ，あわせて体内の痰飲を取り除く。

【参考】本方剤は，発散の力が弱く作用が比較的穏やかなので，高齢者や幼児・体質が虚弱なものの外感風寒証で，痰湿が内在する場合に用いられる。発熱を伴う感冒に用いる際は，さらに温かい飲食物を摂り布団に入って温まり，わずかに発汗させるとよい。

再造散　さいぞうさん

【出典】『傷寒六書』
【組成】黄耆6ｇ，人参3ｇ，桂枝3ｇ，甘草1.5ｇ，熟附子3ｇ，細辛2ｇ，羌活3ｇ，防風3ｇ，川芎3ｇ，(煨)生姜3ｇ，大棗3ｇ，白芍3ｇ
【用法】水で煎じて温かいうちに服用する。
【効能】助陽益気・散寒解表
【主治】陽気虚弱・外感風寒証
　頭痛・発熱・悪寒（発熱は軽く悪寒が著しい）・無汗・四肢の冷え・全身倦怠感（横になりたい）・顔面蒼白・声に力がない（言語低微）・舌質淡・舌苔白・脈沈無力あるいは浮大無力。
【病機と治法】
　もともと陽気が虚損された者が外界から風寒の邪気を感受した場合が，本方剤の適応である。風寒の邪気が肌表を外束するために，発熱・悪寒・無汗・頭痛などの症状を呈する。もともと陽気が虚弱なところへ風寒の邪気を感受してさらに陽気が損傷されるために，著しい悪寒・四

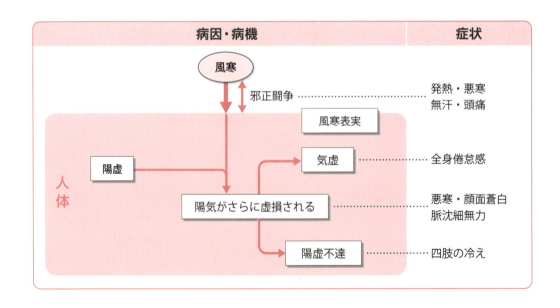

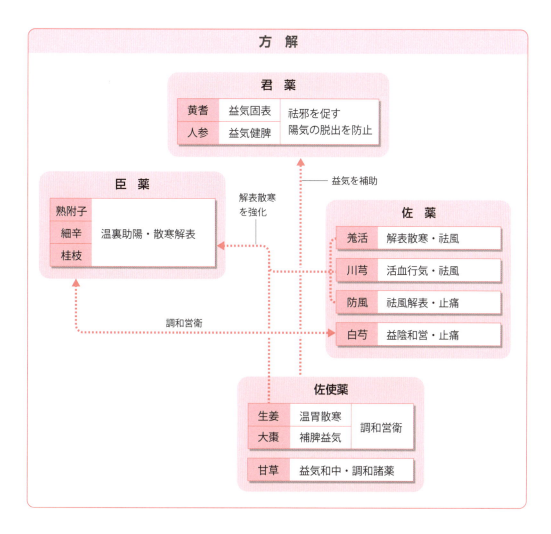

肢の冷え・だるくて横になりたい・疲れて言葉が少ない（神疲懶言）・顔面蒼白・脈沈細無力などの症状を呈する。このような場合，辛温解表剤だけでは散寒解表するのに不十分であり，無理に発汗させて解表すれば，汗とともに陽気も失われるおそれがある。治療は，散寒解表するとともに助陽益気し，陽気を補いながら風寒の邪気を疏散させ，祛邪に伴う正気の損傷を防止する。

【方解】
　黄耆と人参は，元気を補って邪気の体外への駆逐を助けるとともに，肌表を固めて発汗による陽気の脱出を防止する君薬である。熟附子・桂枝・細辛は，助陽散寒の効能により表邪を取り除く臣薬である。羌活・川芎・防風は，方剤の解表散寒の効能を強化し，白芍は，益陰和営の効能により辛熱温燥薬の行き過ぎを抑えて発汗による陰液の損傷を防ぎ，桂枝と組んで営衛を調和させる。これらはいずれも佐薬である。（煨）生姜は温胃散寒し，大棗は脾を滋養し，二薬は組んで営衛を調和させる。甘草は益気和中するとともに諸薬を調和させる。これらはいずれも佐使薬である。これらの配合により本方剤は，助陽益気・散寒解表の効能を発揮して，陽虚の外感風寒証を治療する。

【加減】腠理が閉じて汗が出ない場合は，紫蘇葉や荊芥を加えて解表散寒の力を強化する。中

焦に虚寒があって腹痛や下痢・泥状便を呈する場合は，生姜の代わりに乾姜を用い，白朮を加えて温中健脾祛湿する。陽気が虚衰したために寒飲が生じ，咳嗽や希薄な痰を呈する場合は，半夏や茯苓を加えて温肺化飲する。

【応用】高齢者の感冒・関節リウマチなどの疾患が陽気虚弱・外感風寒証に属する場合に，本方剤が応用される。

【注意】血虚の感冒や，湿温証には用いないこと。

【参考】本方剤は，発汗させるものの正気を傷つけず，扶正するものの邪気を留めない構成となっており，その配合は非常に巧みで，薬味の選択にも細かい配慮がなされている。助陽解表の方意は麻黄附子細辛湯を模したものであるが，陽気を過剰に発散しかねない麻黄は用いずに，桂枝湯に羌活・防風・川芎を加えたものを主軸とすることで，解肌発表の効能に営衛を調和する効能を併せもたせている。

附方

再造散に関連する方剤

麻黄附子細辛湯　まおうぶしさいしんとう

【出典】『傷寒論』
【組成】麻黄5g，附子3g，細辛3g
【用法】水で煎じて，温かいうちに1日3回服用する。
【効能】助陽解表
【主治】少陰病の初期・陽気虚弱・外感風寒証
　　発熱・悪寒（発熱は軽く悪寒が著しい）・頭痛・無汗・四肢の冷え・全身倦怠感・舌質淡・舌苔白・脈沈無力。

【病機と方解】
　もともと陽気が虚損された者が外界から風寒の邪気を感受した場合が，本方剤の適応である。再造散と比べて温陽益気の力が弱いために，陽気の虚衰が著しくない場合に用いられる。

　麻黄は解表散寒の効能により体表の風寒の邪気を疏散させる君薬である。附子は補火助陽の効能により麻黄と組んで助陽解表する。細辛は麻黄と組んで体表の風寒の邪気を辛散するとともに，附子と組んで陽気を補助して体内の裏寒を取り除く。

【参考】陽虚の外感風寒証では，表邪の駆逐に固執して裏証である陽気の虚損を放置すれば，邪気を除去できないばかりか陽気の虚損を助長してしまい，亡陽となるおそれがある。よって治療は，散寒解表するとともに補火助陽し，表裏を同時に兼治する。

麻黄附子甘草湯　まおうぶしかんぞうとう

【出典】『傷寒論』
【組成】麻黄5g，炙甘草5g，附子3g
【用法】水で煎じて，温かいうちに1日3回服用する。
【効能】助陽益気・発汗利尿
【主治】少陰病（罹患して2～3日後）・陽気虚弱・外感風寒証
　悪寒・身体の疼痛・無汗・微熱・脈沈微，あるいは水病における全身や顔面の浮腫・息切れ（気短）・排尿障害（小便不利）・脈沈小。
【病機と方解】
　もともと陽気が虚損された者が外界から風寒の邪気を感受した場合が，本方剤の適応である。邪気を感受してから数日が経過し，正気がわずかに損傷された場合に用いられることが多い。
　麻黄は体表の風寒の邪気を疏散させ，附子は麻黄と組んで助陽解表する。炙甘草は益気和中の効能により虧損された正気を補うとともに，あわせて諸薬を調和させる。

比較　麻黄附子細辛湯と麻黄附子甘草湯

　麻黄附子細辛湯と麻黄附子甘草湯は，どちらも陽気が虚損された者の外感風寒証に用いる方剤であるが，両者には適応となる病態に違いがある。麻黄附子細辛湯は，疾病に罹患したばかりで正気に虚損はあるものの，ひどくはなく，邪気もまだ体内に深く入っていない時期に用いられる。『傷寒論』では，本方剤の適応証を「少陰病の初期でありながら，かえって発熱し，脈沈なるもの」としている。邪気がまだ肌表から深く入っていないために，発汗解表することで疾病を治すことができる。一方，麻黄附子甘草湯の適応は，疾病に罹患して2～3日が経過し，裏証にはなっていないものの邪気が取り除かれないために正気が傷つき始めた時期である。『傷寒論』に「少陰病に罹患して2，3日…，2，3日目は裏証でないから，わずかに発汗させる」と記載されている。わずかながらも正気の虚損があるために，麻黄附子細辛湯から細辛を除くことで解表の力が弱められ，炙甘草が加わることで益気和中の効能が加わっている。

葱白七味飲　そうはくしちみいん

【出典】『外台秘要』
【組成】葱白９ｇ，葛根９ｇ，淡豆鼓６ｇ，生姜６ｇ，麦門冬９ｇ，乾地黄９ｇ
【用法】水で煎じて，温かいうちに１日３回服用する。
【効能】養血解表
【主治】血虚の外感風寒証・病後の陰血虧虚，あるいは出血後に不摂生をして風寒感冒に罹患した場合
　　頭痛・発熱・わずかな悪寒・無汗。
【病機と治法】
　もともと陰血が虚損された者が風寒の邪気を感受して引き起こされた風寒表証が，本方剤の適応である。風寒の邪気が肌表を外束するために頭痛や発熱・悪寒を呈し，もともと陰血が不足するために汗は出ない。外邪を感受した際，邪気が体表にあって汗が出なければ，治療の基本は発汗解表である。しかし汗と血は同源であるから，血虚の者を発汗させるとさらに陰血を傷つけるおそれがある。汗が全く出なくなることもあるし，もし発汗させ過ぎれば陰血を大きく傷つけて証を思わぬ方向へ変化させかねない。『霊枢』営衛生会編篇に「血を奪われたものは無汗，汗を奪われたものは無血」という戒めがあり，仲景も「亡血したものは汗をかかせてはならない」「尺（脈）が遅であれば発汗させてはならない」としている。とはいえ，発汗解表しなければ邪気を取り除くことはできない。このような場合，治療は，養血し汗源を養いながら解表して風寒の邪気を疏散させる標本同治の方法をとる。
【方解】
　葱白と淡豆鼓は，発汗解表の効能により体表の風寒の邪気を疏散させる君薬である。乾地黄と麦門冬は，養血滋陰の効能により陰血を養って汗源を補充する臣薬である。葛根は解肌発表し，生姜は表邪を辛散し，これらはいずれも君薬の発汗解表の効能を補助する佐薬である。これらの配合により本方剤は，養血滋陰・解表散邪の効能を発揮して，血虚の外感風寒証を治療する。
【加減】寒邪が盛んで激しい悪寒を呈する場合は，紫蘇葉や荊芥を加えて解表散寒の力を強化する。邪気が化熱して激しく発熱する場合は，金銀花や連翹・黄芩を加えて清熱解毒する。出血が止まらない場合は，阿膠・藕節・白茅根・白芨を加えて養血止血する。食欲不振を伴う場合は，陳皮を加えて理気健脾する。
【応用】感冒・急性上気道炎などの疾患が血虚の外感風寒証に属する場合に，本方剤が応用される。

加減葳蕤湯　かげんいずいとう

【出典】『通俗傷寒論』
【組成】葳蕤（玉竹）９ｇ，葱白６ｇ，桔梗５ｇ，白薇３ｇ，淡豆鼓９ｇ，薄荷５ｇ，炙甘草1.5ｇ，大棗２個
【用法】水で煎じて温服する。
【効能】滋陰清熱・発汗解表

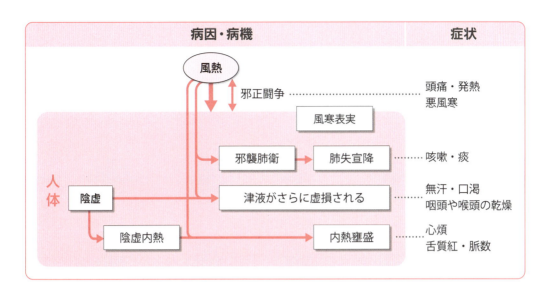

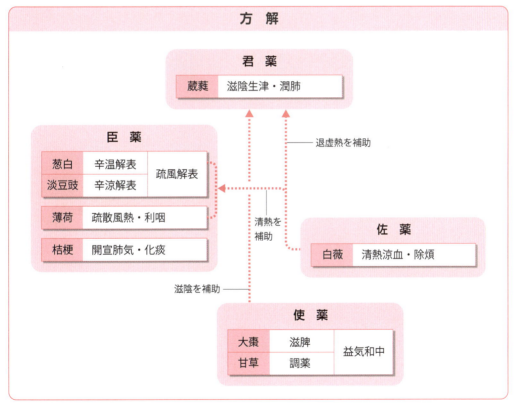

【主治】陰虚の外感風熱証
　頭痛・発熱・わずかな悪風寒・無汗あるいは微汗・咳嗽・心煩・口渇・咽頭や喉頭の乾燥・舌質紅・脈数。

【病機と治法】
　もともと陰液が虚損されて内熱を有する者が，外界から風熱の邪気を感受した場合が，本方剤の適応である。感受した風熱の邪気と正気が体表で闘争するために頭痛や発熱・わずかな悪風寒などの症状を呈し，邪気により肺の宣発と粛降の機能が失調するために咳嗽や痰を呈する。無汗・口渇・咽頭や喉頭の乾燥などは，陰液が不足するための症候である。もともと陰虚の体質であれば内熱が生じやすく，また外邪を感受した際に邪気も化熱しやすい。そのために本証では，心煩・舌質紅・脈数などの熱象を認める。治療は，滋陰清熱しながら風熱の邪気を疏散させ，肺の宣発の機能を回復させる。

【方解】
　甘平柔潤の葳蕤（玉竹）は，滋陰潤燥の効能により汗の源を養うとともに肺燥を潤す君薬である。葱白・淡豆豉・薄荷・桔梗は，風熱を疏散させながら肺気を宣利して咳を鎮め，かつ咽喉を清利する臣薬である。苦鹹寒の白薇は，涼血清熱の効能により煩渇を治す佐薬である。甘潤の甘草と大棗は，益気和中の効能により脾を滋潤して葳蕤の滋陰の作用を補助し，甘草はあわせて諸薬を調和させる。これらはいずれも使薬である。これらの配合により本方剤は，解表を妨げずに滋陰清熱し，陰液を傷つけずに発汗解表して，陰虚の外感風熱証を治療する。

【加減】表証が著しいために悪寒や無汗を呈する場合は，防風や葛根を加えて祛風解表の力を強化する。風熱が上攻して咽頭部の腫脹や疼痛を呈する場合は，牛蒡子や金銀花・白僵蚕を加えて清熱解毒・散結消腫する。陰虚に伴って熱痰が生じ，喀出し難い喀痰を呈する場合は，栝楼皮や浙貝母を加えて潤燥化痰する。熱が盛んなために激しい心煩や口渇を呈する場合は，竹葉や天花粉を加えて清熱生津除煩する。

【応用】高齢者の感冒・出産後の婦人の感冒・急性扁桃炎・急性咽頭炎などの疾患が，陰虚兼外感風熱証に属する場合に，本方剤が応用される。また，初冬に咽頭部の乾燥を自覚する場合にも用いることができる。

【注意】陰虚の症候がみられない場合は，本方剤の適応ではない。

【参考】本方剤の由来は『備急千金要方』の葳蕤湯である。葳蕤湯から麻黄・独活・杏仁・川芎・木香・石膏を除き，葱白・淡豆豉・薄荷・桔梗・大棗を加えて組成される。

附方

加減葳蕤湯に関連する方剤

葳蕤湯　いずいとう

【出典】『備急千金要方』
【組成】葳蕤（玉竹）9 g，白薇 3 g，炙甘草 1.5 g，麻黄 6 g，独活 6 g，杏仁 3 g，川芎 6 g，木香 3 g，石膏 12 g
【用法】水で煎じて服用する。
【効能】滋陰清熱・宣肺解表
【主治】陰虚の外感風熱証・風温病による表寒裏熱証

発熱・頭痛・咽頭や舌の乾燥・喘息・発汗・胸脘部の痞悶感・排尿障害・うわごと（譫語）・構音障害・舌苔白・脈浮。

【病機と方解】

　陰液が虚損されて内熱を有する者が，風熱の邪気を感受した場合が，本方剤の適応である。

　葳蕤は滋陰生津の効能により肺燥を潤し，白薇と石膏は清熱涼血する。麻黄と杏仁は，肺気の宣発と粛降の機能を補助して透邪平喘し，独活・川芎・木香は，舒経活絡するとともに理気行血する。加わる甘草は，清熱解毒しながら諸薬を調和させる。

比較　加減葳蕤湯と葳蕤湯

　加減葳蕤湯と葳蕤湯は，どちらも葳蕤（玉竹）・白薇・甘草が配合され，陰虚の外感風熱証を治療する方剤であるが，両者には効能と適応となる病態に違いがある。加減葳蕤湯は，葱白・淡豆豉・薄荷・桔梗・大棗が配合され，解肌清熱の効能に養陰の効能を併せもつ軽剤であり，陰虚の外感風熱証に用いられるが，葳蕤湯は，麻黄・独活・川芎・木香・杏仁・石膏が配合され，解表散邪の効能に清泄裏熱の効能を併せもつ気血併治の重剤であり，陰虚の外感風熱証のみならず風温病の表寒裏熱証にも用いられる。

〈参考〉正気の虚損と扶正解表剤

　扶正解表剤は，虚損された正気の種類によって使い分けるとよい。以下にその種類と対応する扶正解表剤を**表**にして示す。

正気の虚損	邪気	扶正解表剤
気虚	風寒湿	敗毒散
	風寒＋痰飲	参蘇飲
陽虚	風寒	再造散
		麻黄附子細辛湯
血虚		葱白七味飲
陰虚	風熱	加減葳蕤湯

コラム ― 証・症・病 ―

　中医学で用いられる用語で，非常に重要でありながらその意味が混同されているものに証・症・病がある。ここではこれらの用語の意味を整理してみたい。

　「証」とは，時々刻々と変化する病態の診察時点における中医学的総括である。疾病を時間軸のある時点で切った病態の断面を東洋医学的に捉えたものに相当する。疾病の部位・原因・性質および邪正の関係を含んだ病態の本質であり，治療法を選択するうえで重要な根拠となる。一方「症」とは，疾病の具体的な臨床表現，すなわち症状のことである。自覚する主観的な症状のみならず，診察によって得られた所見も含まれる。証と異なり直接は治療法選択の根拠になりえない。「病」とは，疾病の略称である。人体の病理変化の全過程であり，病因・発病形式・病機・疾病の転帰などすべてを包括した概念である。例えば感冒を八綱弁証するならば，経過中のある時点で弁証した風寒表証・風熱表証・半表半裏証・裏熱証などの病態が「証」であり，悪寒や発熱・頭痛・口渇・咳嗽など，それぞれの時点で呈する症状が「症」であり，感冒という疾患の全過程が「病」である。これらの用語は，意味を正しく把握し，明確に区別しておく必要がある。

第2章
瀉下剤

■ 定　義

　瀉下剤とは，大便を通導し，腸胃の積滞を除き，実熱を蕩滌し（洗い流し），水飲や寒積を攻逐する効能をもち，裏実証を治療する方剤である。主に瀉下薬によって組成され，その作用は八法のうちの「下法」に属する。

■ 概　要

　裏実証には多くの病態があり，痰飲や水湿・瘀血・宿食・燥屎＊・結石・虫積などの有形の邪気，および熱邪・寒邪・湿邪・気滞などの無形の邪気がその原因となる。瀉下剤の適応は，これらのうち有形の邪気や熱邪による病態であり，実邪が体内に停積し腑気が阻閉され不通となって引き起こされるものである。本章では主に大便の秘結や水飲の内停を治療する方剤をとり上げる。

　＊燥屎：乾燥し固くなった便。

■ 分　類

瀉下剤	寒下剤	大承気湯・小承気湯・調胃承気湯・複方大承気湯・大陥胸湯
	温下剤	大黄附子湯・温脾湯・三物備急丸・白散
	潤下剤	麻子仁丸・潤腸丸・五仁丸・済川煎
	逐水剤	十棗湯・舟車丸・疏鑿飲子
	攻補兼施剤	新加黄竜湯・黄竜湯・増液承気湯・承気養営湯

　裏実証には，病因により熱結・寒結・燥結・水結の区別があり，人体の体質にも強弱がある。それに応じて，瀉下剤には寒下剤・温下剤・潤下剤・逐水剤・攻補兼施剤の5種類があり，ま

た，裏実証の重症度や罹病期間の長短に応じて，瀉下の方法に峻下と緩下の区別がある。

■ 適応証

　瀉下剤の適応は，実邪が体内に積滞し腑気が不通となって引き起こされた裏実証である。現代では，イレウス・胆嚢炎・感染性胃腸炎・習慣性便秘・腹水などの疾患が，裏実証に属する場合に応用される。

■ 注意点

● 証を見極める

　瀉下剤は，基本的に裏実証を治すために用いるものであるから，表証がまだ取り除かれないうちに裏実証が現れた場合は，表裏の軽重を判断したうえで，先に表を治してから裏を治すか，あるいは表裏双解の方法をとる必要がある（表裏双解剤の章を参照のこと）。

● 虚実を配慮する

　瀉下剤は正気を損傷しやすいので，病態の虚実や緩急に応じて慎重に用いるべきである。高齢者や体質が虚弱な者，産後の血虚，病後の津傷，亡血した者などでは，大便の秘結があっても，攻下するのみならずその虚を補う必要がある。先に攻下して後に扶正するか，あるいは，はじめから虚実を配慮して攻補兼施するとよい。

● 胃気の損傷に注意する

　瀉下剤は一般に胃気を損傷しやすいので，過量に用いないようにし，効果が得られたらすみやかに中止する。服薬中は，胃気の損傷を防ぐため，脂ものや消化しにくい食物を避けるなど飲食にも気を配る必要がある。また，峻下の方剤は，妊婦に対しては使用を控えるか，用いる際には慎重に使用する。

第1節
寒下剤

　寒下剤は，積滞を攻下し実熱を蕩滌する（洗い流す）効能をもち，裏熱と積滞が結びついた実証（熱結裏実証）を治療する方剤である。熱結裏実証では，便秘・腹部膨満感・腹痛・腹部の圧痛（拒按）・午後の発熱（潮熱）・うわごと（譫語）・舌質紅・舌苔黄・脈実有力などの症状を呈する。主に大黄や芒硝などの寒下薬で組成され，積滞の内阻に気滞を伴う場合には枳実や厚朴などの行気導滞薬が，血瘀を伴う場合には桃仁や牡丹皮などの活血逐瘀薬が，それぞれ配合される。代表的な方剤に大承気湯や大陥胸湯がある。

＜寒下剤＞

適応症	熱結裏実証：便秘・腹部膨満感・腹痛・拒按・潮熱・譫語・舌質紅・舌苔黄・脈実有力
構成生薬	寒下薬：大黄・芒硝など
代表方剤	大承気湯・大陥胸湯

大承気湯　だいじょうきとう

【出典】『傷寒論』
【組成】大黄12g，厚朴（炙）24g，枳実12g，芒硝9g
【用法】水で煎じて服用する。厚朴と枳実を先煎した後，大黄を加えてさらに煎じ，薬液に芒硝を溶かして服用する。
【効能】峻下熱結
【主治】
①陽明腑実証（陽明熱結証）
　便秘（大便不通）・腹鳴・脘腹部の痞満感・腹痛・腹部の圧痛（拒按）・板状硬・発熱（潮熱）・うわごと（譫語）・手足の発汗・舌苔黄燥・著しい場合は焦黒色で芒刺を伴うかあるいは燥裂・脈沈実。
②熱結傍流
　水様性の下痢（下痢清水）・臍周囲の腹痛・腹部を圧すると硬い塊を触れる・口舌乾燥・脈滑実。
③裏熱実証の熱厥・痙病，あるいは発狂など。

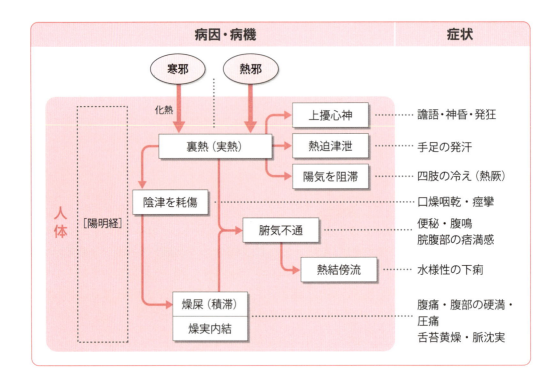

【病機と治法】

　傷寒の邪気が陽明の腑に伝わり，裏に入って化熱して腸の中で燥屎と結びついて引き起こされた裏熱実証が，本方剤の適応である。実熱と積滞が結びつき濁気が壅滞し腑気が不通となるために，便秘・腹鳴・脘腹部の痞満感や疼痛などの症状を呈し，裏熱が津液を耗傷して糟粕が結聚し燥屎が腸中に積滞するために，腹痛・腹部の硬満や圧痛（拒按）などの症状を呈する。邪熱が裏で盛んとなり心神を上擾すれば，譫語を呈するようになる。四肢は陽明から気を受けるため，陽明に裏熱が盛んであれば，蒸された津液が外泄されて手足に汗をかく。舌苔黄燥あるいは焦黒色で芒刺を伴う・脈沈実は，熱盛により津液が損傷され燥実が内結したための症候である。

　盛んになった裏熱が燥屎と結びついて腸中に留まり，その傍らを水液が流れ出ると，腐臭の著しい水様性の下痢・臍部の疼痛などの症状を呈し，触診にて腹部に硬結を触れるようになる。このような病態を「熱結傍流」という。熱が津液を焼灼して陰精が著しく損傷されるために陰精が上昇できなくなり，口や咽喉の乾燥・舌苔焦黄燥裂などの症状を呈する。

　体内に積滞した実熱が陽気を阻滞すれば，陽気が四肢に届かなくなるために，四肢末端の冷えを呈する。このような病態を「熱厥証」という。盛んとなった熱により陰液が著しく耗傷されると，筋脈を養うことができなくなって痙攣（抽搐）を呈し，著しい場合は牙関緊急（胸満口噤）・横になれないなどの症状が現れ，脚が攣急する痙病となる。もし邪熱が内擾すれば，神昏となり，著しい場合は発狂する。

　以上の諸証は，症状は異なるものの病機は同じである。いずれも実熱が腸胃で積滞して結びつき，体内の熱が盛んなために津液が大きく損傷されて引き起こされる。このような場合，すみやかに下から実熱燥結を取り除いて陰液を保護（存陰救陰）する必要がある。いわゆる「釜底抽薪，急下存陰*」の治法の適応である。

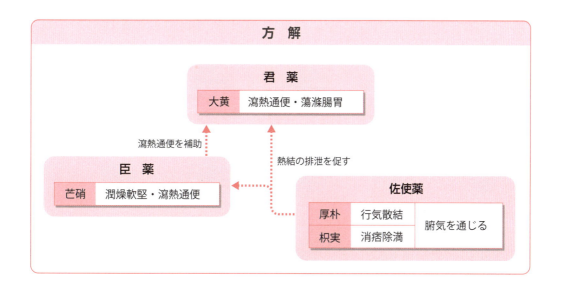

【方解】
　苦寒の大黄は，瀉熱通便・蕩滌腸胃（胃腸を洗い流す）の効能により，体内に積滞する実熱燥結を取り除く君薬である。鹹寒の芒硝は，軟堅潤燥するとともに大黄の瀉熱通便の作用を補助する臣薬である。二薬は協力し合って（相須）体内に滞る熱結を峻下する。厚朴は行気散結し，枳実は消痞除満し，二薬は組んで腑気を通じて積滞を洗い流し，大黄と芒硝を補助して熱結の排泄を促す佐使薬である。これらの配合により本方剤は，峻下熱結の効能を発揮して，実熱と積滞が結びついて引き起こされた陽明熱結証を治療する。

【加減】熱により津液が著しく耗傷されて口渇を呈する場合は，玄参や麦門冬・生地黄を加えて滋陰潤燥する。気虚を伴う場合は，人参を加えて正気を補い，瀉下に伴う気の耗傷を防止する。熱に瘀血を伴う場合は，牡丹皮や赤芍・桃仁を加えて，清熱涼血・活血散瘀する。脘腹部の痞満感が軽い場合は，厚朴を減量する。

【応用】イレウス・急性胆嚢炎・急性虫垂炎・感染性胃腸炎などの疾患が陽明腑実証に属する場合に，本方剤が応用される。

【注意】高齢者や体質が虚弱な者・妊婦には使用を控えた方がよい。

【参考】本方剤の適応証は，一般に痞・満・燥・実の4文字で表現される。「痞」は心窩部の悶塞感を，「満」は脘腹部の脹満感を，「燥」は腸内に燥糞があり便秘する状態を，「実」は腹部に硬満があり，腹痛・腹部の圧痛（拒按）・便秘などの症状を呈する状態を，それぞれ意味する。これら四証に，舌苔黄・脈実などの症候を認めることが，本方剤の適応証を診断する拠りどころとなる。

　大黄と芒硝は長く煎じると瀉下作用が弱まるので，煎じる際は，まず枳実と厚朴を先に煎じてから大黄を加え，最後に芒硝を加えるとよい。

　なお，本方剤の「承気」の呼称は，熱結を瀉して胃気の下行を承順にし，塞を通じて閉を暢通させるという方意に由来するものである。

　　＊「釜底抽薪，急下存陰」：釜の底から薪を抜く，すなわち瀉下剤を用いて通便泄熱し熱結を除くことで，熱邪によるさらなる津液の損傷を防止することを意味する。

附方
大承気湯に関連する方剤

小承気湯　しょうじょうきとう

【出典】『傷寒論』
【組成】大黄12g，厚朴（炙）6g，枳実（炙）9g
【用法】水で煎じて服用する。
【効能】軽下熱結
【主治】陽明腑実証（陽明熱結証）の軽症
　便秘（大便秘結）・便が硬い・胸腹部の痞満感・うわごと（譫語）・潮熱・舌苔老黄・脈滑疾。
【病機と方解】
　陽明熱結証の軽証で，痞・満・実の三証があるものの燥はない場合が，本方剤の適応である。
　大黄は泄熱通便の効能により熱結を攻下し，枳実と厚朴は痞満と脹痛を消除する。本方剤は，大承気湯から芒硝を除きさらに枳実と厚朴を減量した構成となっており，大黄・枳実・厚朴の三薬を同時に煎じるため，瀉熱攻下の力が大承気湯よりも弱められている。
【参考】本方剤は，痢疾の初期で，下痢・腹部の脹痛・脘腹部の脹満感・裏急後重などの症状を呈する場合にも用いることができる。（「通因通用」の治法）

調胃承気湯　ちょういじょうきとう

【出典】『傷寒論』
【組成】大黄12g，甘草（炙）6g，芒硝12g
【用法】水で煎じて服用する。大黄と甘草を先煎した後，芒硝を加えて煎じ，少しずつ温服する。
【効能】緩下熱結
【主治】陽明病の胃腸燥熱
　便秘（大便不通）・口渇・心煩・発熱・腹部の脹満感・うわごと・舌苔黄燥・脈滑数。
【病機と方解】
　陽明熱結証の軽症で，燥・実の二証があるものの痞・満のない場合が，本方剤の適応である。
　苦寒の大黄は，瀉熱通便するとともに腸胃を蕩滌し，鹹寒の芒硝は，軟堅潤燥しながら大黄の瀉熱通便の作用を補助する。加わる甘草は，これら二薬の峻烈な薬性を緩和する。本方剤は，大承気湯から枳実と厚朴を除いて甘草を加えた構成となっており，大黄と甘草を先煎した後に芒硝を加えて煎じるため，瀉熱攻下の力が上述の二剤よりもさらに穏やかである。
【参考】本方剤は，腸胃熱盛による皮下出血や鼻出血・吐血・歯や咽喉の腫痛などにも用いることができる。

> **比較** 　　　　大承気湯・小承気湯・調胃承気湯
>
> 　大承気湯・小承気湯・調胃承気湯の3剤は，いずれも『傷寒論』を原典とし，腸胃の積熱を取り除くことにより陽明腑実証（陽明熱結証）を治療する方剤であり，合わせて「三承気湯」と呼称される。痞・満・燥・実の4文字を用いるならば，大承気湯は痞・満・燥・実の四証がそろった陽明腑実の重症に用いられ，小承気湯は痞・満・実の三証を呈する軽症に，調胃承気湯は燥・実の二証を呈する軽症に，それぞれ用いられる。
>
> | | | | | |
> |---|---|---|---|---|
> | **大承気湯** | 痞 | 満 | 燥 | 実 |
> | **小承気湯** | 痞 | 満 | | 実 |
> | **調胃承気湯** | | | 燥 | 実 |

複方大承気湯　ふくほうだいじょうきとう

【出典】『中西医結合治療急腹症』
【組成】厚朴15〜30g，(炒)莱菔子15〜30g，枳実15g，桃仁9g，赤芍15g，大黄15g（後から加える），芒硝9〜15g（沖服）。
【用法】水で煎じて服用する。
【効能】通裏攻下・行気活血
【主治】腸閉塞（単純性イレウス）の陽明腑実証・気脹が著しいもの。
【病機と方解】
　陽明熱結証で，気血の瘀滞を伴う場合が，本方剤の適応である。
　大量に配合される厚朴と莱菔子は下気除脹し，枳殻・大黄・芒硝は積滞を洗い流して腸道の閉塞を解除する。桃仁と赤芍は活血化瘀するとともに潤腸し，他薬の瀉結の効能を強化しながら血瘀によって引き起こされる局所の組織の壊死を防止する。これらの配合により本方剤は，熱結を攻下しながら血瘀を取り除き，気脹（腹満）の著しい急性の腸閉塞を治療する。
　本方剤も大承気湯の加減方である。消食降気の莱菔子や活血化瘀の桃仁と赤芍が加わることで，瀉熱通便の効能に行気祛瘀の効能が加味されている。
【参考】本方剤を胃管から注入し，2〜3時間後にさらに本方剤を用いて灌腸すれば，攻下の力を最大限に引き出すことができる。

大黄甘草湯　だいおうかんぞうとう

【出典】『金匱要略』
【組成】大黄12g，甘草3g
【用法】水で煎じて服用する。
【効能】通腑瀉熱・和胃止嘔
【主治】胃腸積熱・濁腐の気の上逆証
　　食べるとすぐに嘔吐する・激しい勢いで吐く・便秘・舌苔黄・脈滑実。
【病機と方解】
　　実熱が腸胃に壅滞して腑気が不通となったために胃気が降りず，穢濁となった火熱により気が上衝して，食べるとすぐに嘔吐する場合が，本方剤の適応である。
　　大黄は，瀉下攻積・清熱瀉火の効能により腸胃の実熱を蕩滌し，甘草は和胃緩急の効能により大黄による正気の損傷を防止する。これら二薬の配合により本方剤は，腑気を通じて積熱を便から排出し，胃気を降下させ濁気を降ろして嘔吐を止める。
【参考】本方剤は薬味の組成が簡素なため，よく便秘の基本方剤として用いられる。

大陥胸湯　だいかんきょうとう

【出典】『傷寒論』
【組成】大黄10g，芒硝10g，甘遂1g
【用法】大黄を先煎し，滓を除いた薬液に芒硝を溶解して煮沸し，甘遂の粉末を加えて服用する。
【効能】瀉熱逐水
【主治】結胸証（水熱互結証）
　　心窩部から少腹部にかけての腹壁の緊張と疼痛・便秘（大便秘結）・日晡時（午後）の軽い発熱・息切れ（短気）・煩躁・口渇・舌質紅乾燥・舌苔黄膩・脈沈緊有力。
【病機と治法】
　　水飲が内蘊して邪熱と結びつき，胸中に積滞して引き起こされた結胸証が，本方剤の適応である。水熱が互結すると，気機が阻滞されて気が不通となるために心窩部の腹壁の緊張や腹痛を呈し，著しい場合はそれが心窩部から少腹部にかけて広がるとともに日晡時に発熱し，息切れや煩躁を呈する。邪熱と水飲が胸部で結びつくと，津液が散布されなくなるために，舌の乾燥や口渇を呈し，影響が下に及べば腸燥となって便秘する。脈沈緊かつ有力は，邪気が裏で盛んであっても正気がまだ虚損されていない症候であるから，治療は，瀉熱逐水の方法によりすみやかにその実を瀉す。
【方解】
　　苦寒の甘遂は，泄水逐飲の効能により水飲を取り除き，あわせて瀉熱散結する君薬である。大黄は瀉下攻積・清熱の効能により腸胃を洗い流して（蕩滌して）瀉結泄熱する臣薬であり，芒硝は瀉熱通便するとともに潤燥軟堅する佐薬である。これら二薬は，ともに甘遂の瀉熱逐水

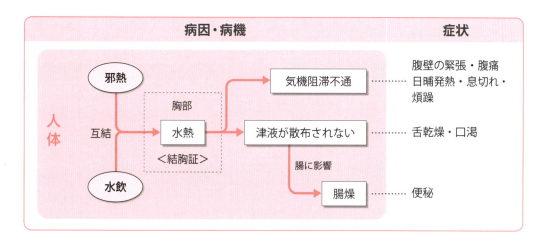

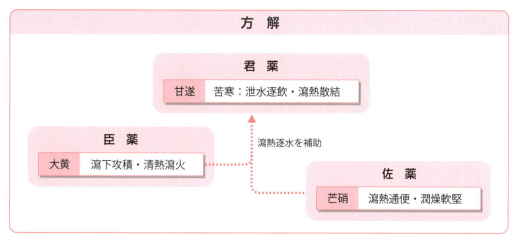

の効能を強化する。これらの配合により本方剤は，水飲を取り除いて実熱を瀉し，胸中の水熱を大便とともに排出して，諸証を治癒へと向かわせる。

【加減】熱邪が盛んな場合は，黄連や栝楼を加えて泄熱通便・理気散結する。

【応用】イレウス・急性胆嚢炎・胸膜炎などの疾患が水熱互結証に属する場合に，本方剤が応用される。

【注意】薬力が峻烈なので，通便した後は即座に使用を中止して正気の損傷を防止すること。もともと体質が虚弱な者や高齢者・妊婦に用いてはならない。

> **附方**

大陥胸湯に関連する方剤

大陥胸丸　だいかんきょうがん

【出典】『傷寒論』
【組成】大黄 25 g，葶藶子 15 g，芒硝 15 g，杏仁 15 g，甘遂 1 g
【用法】粉末を蜜丸にして，1 回 5～10 g ずつ服用する。
【効能】瀉熱逐水
【主治】結胸証（水熱互結証）
　胸部の硬満感や疼痛・項部の強ばり・息切れ・煩躁・発汗・舌質紅・舌苔黄膩・脈沈あるいは数。

【病機と方解】
　水飲と邪熱が結びついて胸中に積滞した結胸証が，本方剤の適応である。
　本方剤は，大陥胸湯に葶藶子と杏仁を加えて蜜丸としたものである。葶藶子は瀉肺利水し，杏仁は瀉肺しながら潤腸通便し，白蜜は方剤の峻烈な性質を和らげる。

比較　大陥胸湯と大陥胸丸

　大陥胸湯と大陥胸丸は，どちらも瀉熱逐水の効能をもち，水熱互結による結胸の実証を治療する方剤であるが，両者には適応となる病態に違いがある。大陥胸湯は心窩部から少腹部にかけて腹壁が緊張して痛み，便秘する場合に用いられるが，大陥胸丸は胸部が硬満して痛み，項部が強ばる場合に用いられ，水熱の互結する部位が大陥胸湯と比べて身体のやや上である。

第2節
温下剤

　温下剤は，寒凝を温散し積滞を攻下することで，裏に寒結がある裏実証（寒結裏実証）を治療する方剤である。寒結裏実証では，便秘・脘腹部の脹満感・腹痛・腹痛が温めて改善する（喜温）・寒がり・四肢の冷え（厥冷）・舌苔白滑・脈沈緊などの症状を呈する。主に附子や乾姜・細辛などの温裏薬と，大黄などの瀉下薬によって組成され，寒積が著しい場合は，猛攻急下するために辛熱峻下薬の巴豆が配合される。代表的な方剤に大黄附子湯や温脾湯・三物備急丸がある。

＜温下剤＞		
適応症	寒結裏実証：便秘・脘腹部の脹満感・腹痛・喜温・寒がり・四肢の冷え・舌苔白滑・脈沈緊	
構成生薬	温裏薬：附子・乾姜・細辛など 瀉下薬：大黄など	
代表方剤	大黄附子湯・温脾湯・三物備急丸	

大黄附子湯　だいおうぶしとう

【出典】『金匱要略』
【組成】大黄９ｇ，炮附子９ｇ，細辛３ｇ
【用法】水で煎じて服用する。
【効能】温陽散寒・瀉結行滞・通便止痛
【主治】寒積裏実証（裏寒結実証）
　腹痛・便秘（大便秘結）・手足の冷え（厥逆）・脇下の疼痛・発熱・舌苔白膩・脈緊弦。
【病機と治法】
　陽気が不足するために虚寒が生じ，それにより裏寒が結実した病態が，本方剤の適応である。陽気が不足すると，脾胃に虚寒が生じて脾の運化の機能が低下する。このような状態が長く続くと，寒積が生じて腑気が不通となるために，腹痛や便秘などの症状が現れる。陽気が不足すると，四肢に陽気が届かなくなるために手足が冷える。虚寒の気が下から上へ上逆すれば，脇下に疼痛が生じる。積滞が腸胃に留まって化熱すれば，発熱を呈する。舌苔白膩・脈緊弦は，

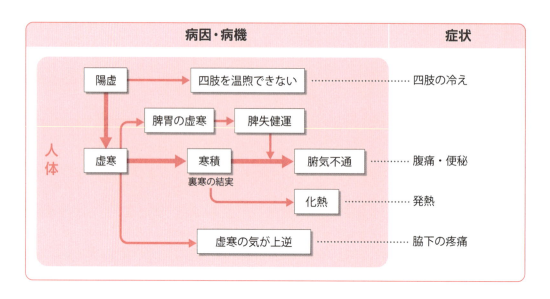

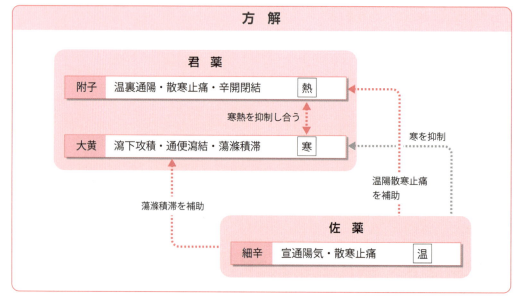

裏寒が結実するための症候である。治療は，温陽祛寒することで寒凝を温散させて散結し，通便行滞することで寒積を取り除く。

【方解】
　辛熱の附子は温裏通陽することで散寒し，苦寒の大黄は瀉下攻積の効能により通便瀉結する。これら二薬は，寒熱の行き過ぎを互いに抑制し合いながら寒積を取り除く君薬である。加わる細辛は，附子の温陽散寒止痛の効能を強化するとともに，大黄と組んでの腸胃を洗い流して（蕩滌して）積滞を取り除く佐薬である。これらの配合により本方剤は，積컨を散じて通便し，大便とともに裏実を体外へ排出して腑気を通じさせ，腹痛や手足の冷え・発熱などの症状を改善させる。

【加減】気血の虚損を伴う場合は，党参や当帰を加えて益気養血する。著しい寒象を伴い，激しい腹痛を呈する場合は，肉桂や乾姜を加えて温陽散寒の力を強化する。気滞を伴い腹脹を呈

する場合は，木香や厚朴を加えて行気消脹する。
【応用】慢性胆嚢炎・虫垂炎・イレウスなどの疾患が寒積裏実証に属する場合に，本方剤が応用される。
【注意】裏熱実証の便秘には用いないこと。

温脾湯 おんぴとう・うんぴとう

【出典】『備急千金要方』
【組成】大黄12g，附子9g，乾姜6g，人参9g，甘草3g
【用法】水で煎じて服用する。
【効能】温補脾陽・攻下冷積
【主治】脾陽不足・冷積内停証
　便秘（大便秘結）・血便が混じる慢性下痢症・腹痛・手足の冷え・舌質淡・舌苔白・脈沈弦。

【病機と治法】
　もともと脾陽が虚弱で，あるいは生ものや冷たいものを食べ過ぎて脾陽が損傷されて虚寒が生じ，腸道に冷積が内停した病態が，本方剤の適応である。内停する冷積が腸中で阻結するために便秘を呈し，冷積により腑気が通じなくなるために腹痛を呈する。寒湿が盛んとなって冷積が長く溜まれば，脾気が虚損されて下痢を呈し，著しい場合は腸絡が損傷されて血便の混じる下痢が続くようになる。陽気が不足するために四肢を温煦できず，手足が冷えて脈が沈弦となる。このような場合，脾陽を温補し裏寒を除くだけでは，積滞を取り除くことはできないし，攻下するだけでは，中陽をさらに損傷するばかりで寒積を取り除くことはできない。よって治療は，脾陽を温補しながら冷積を攻下する。

【方解】
　辛熱の附子は温陽散寒の効能により虚寒を散じ，苦寒の大黄は瀉下通便の効能により積滞を攻下する。二薬は組んで冷積を温下する君薬である。乾姜は温中祛寒の効能により附子の温陽散寒の効能を補助する臣薬である。人参は，補脾益気することで附子の温脾の効能を補助する佐薬である。甘草は人参の補脾益気の効能を補助するとともに諸薬を調和させる佐使薬である。これらの配合により本方剤は，寒邪を温散しながら積滞を洗い流し（蕩滌），脾陽を回復させて，諸証を改善させる。

【加減】陽虚に伴う虚寒により激しい腹痛を呈する場合は，肉桂や膠飴（飴糖）を加えて温中散寒止痛する。気滞を伴い腹部の脹痛を呈する場合は，木香や厚朴を加えて行気止痛する。胃気が上逆して嘔吐する場合は，半夏や砂仁を加えて和胃降逆止嘔する。血便を混じる下痢が続いて陰血が損傷され，舌質淡・脈細を呈する場合は，当帰や白芍を加えて陰血を滋養する。

【応用】消化性潰瘍（胃潰瘍・十二指腸潰瘍・急性胃粘膜病変）・口内炎・イレウス・慢性腎不全・尿毒症などの疾患が冷積停滞証（寒積内停証）に属する場合に，本方剤が応用される。

【注意】大量の温熱薬が配合される温下剤であるから，熱結や陰虚による便秘には用いないこと。

【参考】本方剤は，大黄附子湯から細辛を抜いて乾姜・人参・甘草を加えたものである。また，見方を変えれば，四逆湯に人参と大黄を加えたものともいえる。

> **比較** 　　　　　　　　　大黄附子湯と温脾湯
>
> 　大黄附子湯と温脾湯は，大黄と附子が配合され，温陽散寒しながら瀉下攻積する点で共通であるが，両者には効能と適応となる病態に違いがある。大黄附子湯は，寒積を攻下する効能に力点が置かれ，著しい冷積があるものの未だ正気に虚損がない場合に用いられる。それに対して温脾湯は，益気健脾の効能を併せもち，冷積の内結に脾胃の虚寒を伴う虚実錯雑証に用いられる。

三物備急丸　さんもつびきゅうがん

【出典】『金匱要略』
【組成】大黄 30 g，乾姜 30 g，巴豆 30 g
【用法】粉末を丸剤にして，1 回 0.5～1.5 g を湯で服用する。小児は適宜減量。開口できない場合は鼻腔から注入する。
【効能】攻逐寒積
【主治】寒実冷積証
　突然の心腹部の脹痛あるいは刺痛・開口障害（牙関緊急）・便秘（大便不通）。
【病機と治法】
　冷たい飲食物を摂るなどして体内に寒実が冷積したために，突然腹痛や便秘を呈する場合が，本方剤の適応である。寒冷の邪気が腸胃に積滞し気機を痞塞するために，心腹部の脹痛や刺痛・便秘などの症状を呈する。著しい場合は，気機が逆乱して，脘腹部の脹満感や開口障害・意識障害など重篤な症状が現れる。このような場合，治療は大辛大熱の薬味によって開結散寒するとともに，急攻峻下してその実を取り除く。
【方解】
　辛熱の巴豆は，体内に冷積する寒実を峻下して開結通閉する君薬である。辛温の乾姜は，巴豆の袪寒開結の効能を補助しながら脾陽を温補する臣薬である。苦寒の大黄は，腸胃の積滞を洗い流す（蕩滌する）とともに巴豆の辛熱の行き過ぎを抑える佐使薬である。これらの配合により本方剤は，体内に滞る寒積（寒実冷積）をすみやかに攻下する。
【加減】嘔吐を伴う場合は，半夏や砂仁を加えて和胃降逆止嘔する。
【応用】食中毒やイレウスなどの疾患が寒実冷積証に属する場合に，本方剤が応用される。
【注意】本方剤は冷積の攻除を目的とするものであるから，服薬後に吐いたり下痢したりして邪気が取り除かれたら，服薬を中止して正気の回復に努めるべきである。服薬後に下痢が続く場合は，冷えた粥を食べるとよい。
　巴豆は大辛大熱の性質をもち作用が強く毒性も強い。そのため妊婦や高齢者・体質が虚弱な者，あるいは熱邪による急性の腹痛には，本方剤を用いるべきでない。

附方

三物備急丸に関連する方剤

白散 はくさん

【別名】三物白散
【出典】『傷寒論』
【組成】桔梗9g，巴豆3g，貝母9g
【用法】粉末にして，1回0.5gずつ湯で服用する。
【効能】温下逐水・化痰散結
【主治】寒実結胸証
　四肢の冷え（厥逆）・便秘（大便不通）・咳嗽・喀痰・胸苦しい（胸膈満悶）
【病機と方解】
　寒邪と痰水が胸中で結びついて引き起こされた寒実結胸証が，本方剤の適応である。
　巴豆は冷積を攻下するとともに逐水し，あわせて化痰する。桔梗は肺気を開宣しながら痰水を化し，貝母は化痰散結する。
【参考】本方剤は，峻下攻積の力は三物備急丸に及ばないものの，化痰散結の効能を併せもつという特徴がある。「白散」の名は，配合される3つの薬味がいずれも白色であり，かつ散剤として用いられることによるものである。

第3節
潤下剤

　潤下剤は，潤燥滑腸の効能をもち，腸胃を滋潤することで大便の排出を促して腸燥便秘証を治療する方剤である。腸燥便秘証では，便秘・便の乾燥・発熱・口渇・舌の乾燥・全身倦怠感などの症状を呈する。
　主な構成生薬は，麻子仁（火麻仁）や杏仁・郁李仁などの潤腸緩下薬である。熱邪により津液が耗傷された場合やもともと火盛の体質で腸胃が乾燥する場合は，大黄などの寒下薬が配合される。代表的な方剤に麻子仁丸がある。便秘証が腎陽不足や病後の腎虚に伴う関門不利によるものであれば，肉蓯蓉や当帰など，温補腎陽・潤腸通便の効能をもつ薬味が配合される。代表的な方剤に済川煎がある。

<潤下剤>

適応症	腸燥便秘証：便秘・便の乾燥・発熱・口渇・舌の乾燥・全身倦怠感
構成生薬	潤腸緩下薬：麻子仁・杏仁・郁李仁など
代表方剤	麻子仁丸・済川煎

麻子仁丸　ましにんがん

【出典】『傷寒論』
【組成】麻子仁（火麻仁）48g，白芍24g，枳実（炙）24g，大黄48g，厚朴（炙）30g，杏仁24g
【用法】粉末を蜜丸にし，1回9gずつを1日1～2回，湯で服用する。あるいは水で煎じて服用してもよい。
【効能】潤腸泄熱・行気通便
【主治】腸胃燥熱・津液不足・脾約便秘
　便秘・大便が乾燥して硬い・頻尿・口乾・口渇・舌質紅・舌苔微黄乾燥・脈浮渋。
【病機と治法】
　胃に燥熱があるために脾陰が損傷された胃強脾弱の病態が，本方剤の適応である。脾の津液が損傷されて脾の運化の機能が低下すると，津液の生成と散布が失調する。津液が不足して腸道の濡潤（滋潤）が低下するために，大便が乾結して便秘となる。全身に散布されずに残った津液が膀胱に入れば，頻尿となる。脾陰が不足するために脾の運化の機能が低下して津液の散

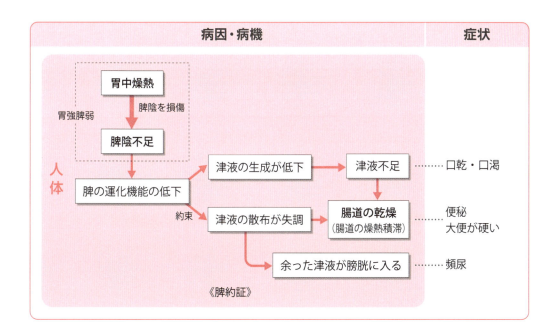

布が約束されるこのような病態を脾約という。治療は潤腸通便するとともに，あわせて泄熱行気する。

【方解】
　甘平の麻子仁は，潤腸通便の効能により腸道を潤して通便するとともに，脾胃の陰液を補う君薬である。杏仁は降気しながら潤腸通便し，白芍は養血斂陰するとともに和裏緩急し，大黄は泄熱通便する。これらはいずれも臣薬である。枳実は破気消結・消積導滞し，厚朴は行気消結・消脹除満し，二薬はともに他薬の降泄通便の作用を強化する。蜂蜜は補中しながら潤燥滑腸する。これらはいずれも佐使薬である。これらの配合により本方剤は，潤腸泄熱しながら行気通便し，胃の燥熱により脾陰が損傷されて引き起こされた脾約便秘を治療する。

　本方剤は，小承気湯に麻子仁・杏仁・芍薬・蜂蜜を加えたものである。小承気湯と同様に腸胃の燥熱積滞を取り除く効能があるが，薬量が少ないために効果は弱い。加わる麻子仁・杏仁・芍薬・蜂蜜は，益陰増液することで潤腸通便し，腑気を通じさせて津液の運行を促進する。これらの薬味は性が甘潤であるから，小承気湯の峻烈性を緩和するとともに，治療に伴う正気の損傷を防止する役割も兼ねている。

【加減】 燥熱により津液が著しく損傷され，激しい口渇や舌の乾燥を呈する場合は，玄参や生地黄を加えて養陰生津する。熱結が著しく，舌苔黄・脈数を呈する場合は，大黄を増量するかあるいは芒硝を加えて瀉熱通便の力を強化する。熱により経絡が損傷されて肛門から出血する場合は，槐角や地楡を加えて涼血止血する。

【応用】 習慣性便秘・高齢者の便秘・産後の便秘などの疾患が腸胃燥熱証に属する場合に，本方剤が応用される。

【注意】 本方剤は，潤腸通便の効能を主とする緩下剤であり，腸道に燥熱が積滞する便秘症が最もよい適応である。純粋な津虧血少の便秘症には長期間用いないこと。妊婦には慎重に用いるか使用を控えること。

【参考】 本方剤は，脾約便秘に用いられることから，脾約麻仁丸あるいは脾約丸とも称される。

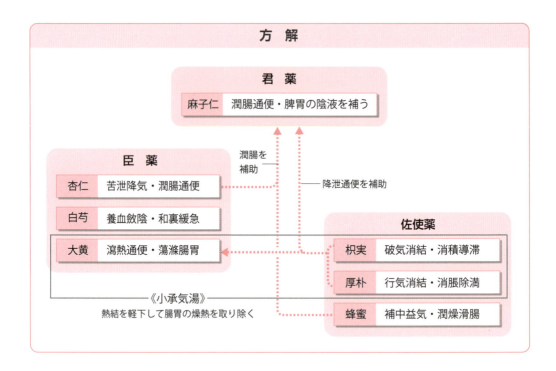

附方

麻子仁丸に関連する方剤

潤腸丸　じゅんちょうがん

【出典】『脾胃論』
【組成】大黄 15 g，当帰 15 g，羌活 15 g，桃仁 30 g，麻子仁 37.5 g
【用法】粉末を蜜丸にして，1 回 12 g を空腹時に湯で服用する。
【効能】潤腸通便・活血祛風
【主治】血滞腸燥による便秘，および風結・結血証
　便秘・大便が乾燥して硬い・食欲不振。
【病機と方解】
　飲食の過多や労倦が原因で生じた風熱が，大腸に入って血燥と結びついて引き起こされた腸燥便秘証が，本方剤の適応である。
　大黄は瀉下攻積の効能により破結通便するとともに瘀血を散じ，当帰と桃仁は活血祛瘀・潤腸通便する。羌活は祛風の効能により搜風散邪し，麻子仁は潤腸通便の効能により腸道を潤して通便する。

五仁丸　ごにんがん

【出典】『世医得効方』
【組成】桃仁15 g，杏仁（炒）30 g，柏子仁3.75 g，郁李仁3 g，松子仁3 g，陳皮120 g
【用法】粉末を蜜丸にして，1回12 gを空腹時に湯で服用する。
【効能】潤腸通便
【主治】津枯腸燥の便秘（虚秘）
　便秘・大便が乾燥して硬い・口渇・皮膚の乾燥・舌乾燥・脈細渋。
【病機と治法】
　全身の陰液が耗傷されたために腸道を滋潤できず，大便が秘結した津枯腸燥証が，本方剤の適応である。高齢者や出産後の婦人に多くみられる。治療は，腸道を滋潤して滑腸通便する。
【方解】
　苦微温の杏仁は，降気しながら潤腸通便する君薬である。桃仁は活血散結するとともに潤燥滑腸し，杏仁の潤腸通便の効能を強化する臣薬である。柏子仁は潤腸通便しながら益脾し，郁李仁は潤腸通便し，松子仁は潤腸通便しながら益気養血し，加わる陳皮は理気行滞することで方剤の通便の効能を強化する。これら四薬は，いずれも方剤中の佐薬である。また，丸剤にする際に用いる蜂蜜は，補気するとともに潤腸滑腸する佐使薬である。
【加減】津液の損傷が著しく，激しい口渇や舌の乾燥を呈する場合は，麦門冬や玄参を加えて滋陰潤燥する。血虚を伴い舌質淡白を呈する場合は，当帰や生地黄を加えて滋陰養血する。腸液の虧損が著しく，大便が乾燥して硬い場合は，麻子仁や栝楼仁を加えて潤腸通便の力を強化する。
【応用】体質が虚弱な者の習慣性便秘・高齢者や出産後の便秘などが津虧腸燥証に属する場合に，本方剤が応用される。
【注意】桃仁には活血破瘀の効能があるので，妊婦には使用を控えるか慎重に用いること。
【参考】本方剤に配合される五仁（杏仁・桃仁・柏子仁・郁李仁・松子仁）は，いずれも油脂の豊富な種子であり，腸道を潤すとともに通便に伴う津液の損傷を防止する効能がある。

比較　麻子仁丸・潤腸丸・五仁丸

　麻子仁丸・潤腸丸・五仁丸は，いずれも潤腸通便の効能をもち，津液が枯燥した腸燥便秘を治す方剤であるが，効能と適応となる病態に違いがある。麻子仁丸は，潤腸薬に小承気湯を配合した方剤であり，潤下の効能に泄熱導滞の効能を併せもち，津液不足に腸胃燥熱を伴う便秘に用いられる。潤腸丸は，潤腸薬に活血祛風薬を配合した方剤であり，大腸に入った風熱が血燥と結びついて引き起こされた腸燥便秘に用いられる。五仁丸は，主に油脂に富む種子で組成される方剤であり，潤燥滑腸の効能に優れ，津液不足による便秘に用いられる。

済川煎　さいせんせん

【出典】『景岳全書』
【組成】当帰9～15g，牛膝6g，肉蓯蓉6～9g，沢瀉4.5g，升麻1.5～3g，枳殻3g
【用法】水で煎じて，食前に服用する。
【効能】温腎益精・潤腸通便
【主治】腎虚便秘（腎陽虚弱・陰津不足証）
　便秘・便が硬い・尿が薄くて多い（小便清長）・眩暈・腰や膝がだるい（腰膝痠軟）・全身倦怠感・舌質淡・舌苔白・脈沈遅あるいは沈渋。

【病機と治法】
　腎陽が虚損されたために腸道を滋潤できず引き起こされた便秘症が，本方剤の適応である。腎陽が虚衰すると，腎精が不足して腸道を滋潤できなくなり，かつ大腸の伝導の機能が低下するために，便秘を呈する。腎陽が虚弱になって下元に温める力がなくなると，気化の機能が失調するために，尿が薄く多くなる。腰は腎の府であるから，腎精が虧損されると腰や膝が重だるくなる。舌質淡・舌苔白・脈沈遅あるいは沈渋は，腎陽が不足し精血が虧損されたための症候である。治療は，腎陽を温めながら腎精を養い，あわせて潤腸通便する。

【方解】
　肉蓯蓉は，腎陽を温めながら腎精を養い，潤腸通便する君薬である。当帰は養血和血しながら潤腸通便し，牛膝は肝腎を補益して筋骨を強めるとともに，下行の性質により引経薬として諸薬の作用を下へ向かわせる。これらはともに臣薬である。枳殻は下気寛腸の効能により他薬の通便の効能を強化し，沢瀉は利水滲湿の効能により濁陰を体外へ排泄する。これらはともに佐薬である。加わる少量の升麻は，清陽を昇らせることで濁陰の自然な降下を促して，諸薬の通便の効能を補助する使薬である。これらの配合により本方剤は，腎陽を温めながら腎精を養いかつ潤腸通便して，腎陽が衰弱し腎精が虚損されて引き起こされた便秘症を治療する。

【加減】脾気の虚損を伴い，食欲不振や全身倦怠感などの症状を呈する場合は，人参や白朮を加えて益気健脾する。腎精の虧損が著しい場合は，熟地黄や枸杞子を加えて補腎填精する。津虧による腸燥を伴う場合は，麻子仁や杏仁を加えて滋燥潤腸する。筋骨が濡養を失い四肢の筋力低下を呈する場合は，杜仲や鎖陽を加えて強筋壮骨する。

【応用】習慣性の便秘・高齢者の便秘などが腎虚証に属する場合に，本方剤が応用される。
【注意】作用が温補に偏るので，熱結による便秘症には用いないこと。

第4節
逐水剤

　逐水剤は，水飲を攻逐する効能をもち，体内に留まる水飲を便や尿から排出して積水腫脹を取り除く方剤である。水飲が裏で壅盛となった裏実証に用いられる。水飲が内停すると，胸脇部の疼痛・浮腫・胸水や腹水・尿量減少・便秘・脈沈実有力などの症状を呈する。

　主な構成生薬は，芫花・甘遂・大戟・牽牛子などの峻瀉逐水薬である。水飲の停滞は気機を阻滞させやすいので，よく青皮や木香などの行気薬が配合され，逐水すると正気を損傷しやすいので，大棗などの益気扶正薬も配合される。代表的な方剤に十棗湯や舟車丸・疏鑿飲子がある。

　逐水剤は，毒性をもつものが多く逐水の力が峻猛であるから，体質が虚弱な者には使用を控えるかあるいは慎重に用いる。

＜逐水剤＞

適応症	水飲内停証：胸脇部の疼痛・浮腫・胸水・腹水・尿量減少・便秘・脈沈実有力	
構成生薬	峻瀉逐水薬：芫花・甘遂・大戟・牽牛子など	
代表方剤	十棗湯・舟車丸・疏鑿飲子	

十棗湯　じっそうとう

【出典】『傷寒論』
【組成】芫花・甘遂・大戟を各等量ずつ。
【用法】粉末にしたものを1回0.5〜1gずつ，大棗10g（10個）を煎じた薬液に混ぜて，1日1回早朝空腹時に服用する。下痢をしたら粥を摂取する。
【効能】攻逐水飲
【主治】
①懸飲*

　咳嗽・喀痰・胸脇部の疼痛（咳嗽時に増悪）・心窩部の痞鞕・乾嘔・息切れ（短気）・頭痛・眩暈・胸背部が痛くて息ができない・脈沈弦。

②実水

全身の浮腫（特に下半身に著しい）・腹脹・喘鳴・尿量減少・便秘・舌苔滑・脈沈弦。

【病機と治法】
　水飲の邪気が裏で壅盛となり，身体の上下内外に氾濫した病態が，本方剤の適応である。胸脇部に水飲が停滞し気機が不暢となるために，胸脇部の疼痛を呈し，著しい場合は胸背部が痛くて息ができなくなる。水飲が肺を侵襲すれば，肺気が不利となるために咳嗽や息切れなどの症状が現れる。水飲は陰邪であるから気の流れに沿って下行しやすい。下行した水飲が心下に留まり気と結びつけば，心窩部の痞鞭を呈する。結びついた水と気が胃を犯せば，胃の和降の機能が失調して乾嘔を呈する。水飲が脘腹部に留まって気機を阻滞すると，腹脹や便秘・尿量減少を呈し，水飲が肌膚に溢れれば，全身の浮腫を呈する。陰邪が清陽を侵襲すれば，頭痛や眩暈を呈する。脈沈弦は，飲邪が裏に留まり，気機が阻滞されたための症候である。これらの症状は，いずれも壅盛となった水飲が，気の流れに沿って身体の上下内外に氾濫して引き起こされたものである。このような場合，通常の化飲や滲湿利水の方法では治療として不十分であり，峻下逐水の効能をもつ方剤で水飲を攻逐する必要がある。

【方解】
　苦甘寒の甘遂は，経隧に滞る水湿を強力に攻逐し，苦辛寒の大戟は，臓腑の水湿を清泄し，苦辛温の芫花は，胸脇部に留まる伏飲や痰飲を消除する。これら三薬は，互いに作用を強め合って水飲を攻逐して積聚を取り除き，腫満を消退させて，経隧**や臓腑・胸脇部の積水を攻逐する。三薬はいずれも薬力が峻猛で毒性があり正気を傷つけやすい。そのために本方剤には，甘温の大棗が大量に配合される。大棗は諸薬の峻烈性と毒性を緩和して正気の損傷を防止し，健脾益胃することで培土制水する。

【加減】体質が虚弱な者に用いる際は，人参や白朮を加えて益気健脾し，攻下による正気の損傷を防止する。

【応用】各種疾患に伴う胸水・肝硬変による腹水・腎炎に伴う浮腫などが水飲内盛証に属する場合に，本方剤が応用される。

【注意】本方剤は水飲を攻逐する峻烈剤であるから，水飲が除かれたなら直ちに使用を中止すること。体質が虚弱で攻下に耐えられない場合は，適宜，補益剤を併用すること。妊婦には禁用。
　芫花と大戟は甘草に反するので，甘草を加えてはならない。

【参考】方剤を用いて瀉した後も水飲を除ききれない場合は，量を増やして翌日も続けて服用させる。

　　　＊懸飲：中陽不足などにより水液を運化輸布できず，胸肋部に水飲が停聚した病態のこと。痰飲の一種。胸脇部の脹満感や咳嗽・喀痰・胸痛などの症状を呈する。
　　＊＊経隧（けいすい）：営衛が流れる道のこと。『内経』に『五臓の道はすべて経隧に出て血気を流す。血気が和さなければ百病の変化が生じる』とある。

舟車丸　しゅうしゃがん

【出典】『景岳全書』
【組成】牽牛子120ｇ，甘遂30ｇ，芫花30ｇ，大戟30ｇ，大黄60ｇ，青皮15ｇ，陳皮15ｇ，

木香 15 g，檳榔 15 g，軽粉 3 g

【用法】粉末を丸剤にして，1回3〜6gを1日1回，早朝空腹時に湯で服用する。

【効能】行気逐水

【主治】水熱内壅・気機阻滞証

浮腫（水腫水脹）・胸水・腹水・口渇・呼吸が荒い（気粗）・腹部が硬い・便秘・尿量減少・脈沈数有力。

【病機と治法】

水湿が長く留まり化熱して，生じた水熱が体内で盛んとなって気機を阻滞し，浮腫を生じた病態が本方剤の適応である。水熱が脘腹部や経隧に留まり腸胃の気機が阻滞されると，浮腫を呈し，二便が閉塞して便秘や尿量減少を呈する。水熱湿濁の邪気が体内で壅盛となれば，気機が上逆して津液の散布が滞り，腹部の脹満感や口渇・呼吸が荒い・腹部が硬いなどの症状が現れる。裏に水熱が溜まっていながら正気はまだ虚していないので，脈は沈数有力である。これらは邪気が盛んでかつ正気も充実している症候であるから，治療は，攻逐峻下の方法ですみやかに逐水消腫する。

【方解】

甘遂・芫花・大戟は，胸脇部や脘腹部・経隧に留まる水湿を攻逐する君薬である。大黄と牽牛子は，腸胃を洗い流して瀉水し，あわせて泄熱する臣薬である。これら君薬と臣薬は，互いに協力し合って水熱の邪気を二便から体外へ排出する。気機が不暢であれば水湿を除去し難いので，方剤には疏肝破気・散結の効能をもつ青皮や，脾と肺の気をめぐらせて通暢胸膈する陳皮，さらに下気利水・破堅の効能をもつ檳榔が配合される。加わる木香は，三焦の導滞を取り除いて気機を通暢させ，水液をめぐらせて腫脹を消退させる。軽粉は，通便するとともに逐水消腫する。これらは互いに協力し合って分消下泄する佐使薬である。以上の配合により本方剤は，峻下逐水，行気破結の効能を発揮して，水熱が盛んなために気機が阻滞されて引き起こされた水腫を治療する。

【加減】回虫や糸状虫などの寄生虫感染による病態には，蕪荑を加える。

【応用】慢性腎炎・腹膜炎・肝硬変による腹水・寄生虫感染に伴う浮腫・便秘症などの疾患が水熱内壅・気機阻滞証に属する場合に，本方剤が応用される。

【注意】本方剤は作用が峻烈であるから，邪気が盛んでかつ正気も充実している場合に限って使用すること。体質が虚弱な者や妊婦には使用しない。服薬しても水腫脹満が改善しない場合は，翌日あるいは翌々日に再び同じ量を服用するか，あるいは少し減量して服用する。

方剤中の軽粉や芫花・大戟・甘遂は毒性が強いので，用量に気をつけ，長く服用しないようにすること。

【参考】本方剤は十棗湯の加減方である。水飲を攻逐する力が強く，水熱壅実の邪気を二便からすみやかに体外へ排出させることから，「舟車丸」と称される。

疏鑿飲子　そさくいんし

【出典】『済生方』

【組成】沢瀉 12 g，赤小豆（炒）15 g，商陸 6 g，羌活 9 g，大腹皮 15 g，椒目（山椒の種子）9 g，

　　　　木通12g，秦艽9g，檳榔（檳榔子）9g，茯苓皮30g，生姜皮3g
【用法】水で煎じて服用する。
【効能】瀉下逐水・疏風発表
【主治】陽水実証・水湿壅盛
　　全身の浮腫・喘息・呼吸困難・口渇・便秘・尿量減少・脈沈実。
【病機と治法】
　　水湿が三焦に壅滞し表裏に氾溢した病態が，本方剤の適応である。身体の表裏に水湿が氾溢するために，全身に浮腫が生じる。水湿が裏に留まって三焦の気機が閉阻されると，二便が不通となって便秘や尿量減少を呈する。水湿が肺を侵襲すれば，肺気が不利となるために喘息や呼吸困難を呈する。壅盛となった水湿が気と結びつけば，津液の散布が妨げられるために，津液が上へ上れず口渇を呈する。治療は，水湿を表裏から分消させる方法をとる。
【方解】
　　苦寒の商陸は，瀉下逐水の効能により二便を通利する君薬である。茯苓皮・沢瀉・木通は滲湿利水し，椒目・赤小豆は利水消腫し，これらは協力し合って裏に滞る水湿を二便から排出させる臣薬である。羌活・秦艽・生姜皮は，皮膚に働き疏風発表して水湿を肌膚から取り除き，檳榔と大腹皮は，行気することで導水し利水する。これらはいずれも方剤中の佐薬である。これらの配合により本方剤は，疏表攻裏・内消外散の効能を発揮して，壅盛となった表裏の水湿をすみやかに取り除く。
【加減】脾気の虚損を伴う場合は，白朮を加えて益気健脾する。裏熱が生じて発熱する場合は，黄芩や連翹を加えて邪熱を清瀉する。尿量が著しく減少する場合は，車前草を加えて利水の力を強化する。
【応用】急性糸球体腎炎・頭蓋内圧亢進症などの疾患が水湿壅盛証に属する場合に，本方剤が応用される。
【注意】陰水証は本方剤の適応ではない。妊婦には使用しないこと。
【参考】「疏」には，通りをよくする・分散させる・分けるの意味があり，「鑿」には，掘る・穴を開けるの意味がある。本方剤は，運河やトンネルを掘って河川の流れをよくするように水湿をすみやかに分消することから，「疏鑿飲子」と称される。

第5節
攻補兼施剤

　攻補兼施剤は，裏実積滞を攻下する効能と正気を扶正する効能を併せもち，裏に邪気が盛んでかつ正気が虚損された裏実正虚証を治療する方剤である。裏実正虚証では，便秘・腹部膨満感・発熱・口渇・全身倦怠感・舌の乾燥・脈虚などの症状を呈する。

　裏実を取り除くためには邪気を攻下する必要があるが，攻下すればさらに正気を損傷しかねず，正気の虚損を補うのみでは裏実を助長しかねない。よって裏実積滞に正虚を伴う場合には，邪気を攻下すると同時に正気を補う必要があり，「攻しても正気を傷つけず，補しても邪気を助けない」攻補兼施剤が用いられる。

　主な構成生薬は，大黄や芒硝などの瀉下薬に，人参や当帰などの益気養血薬，生地黄・玄参・麦門冬などの養陰生津薬である。代表的な方剤に，黄竜湯や新加黄竜湯・増液承気湯がある。

＜攻補兼施剤＞

適応症	裏実正虚証：便秘・腹部膨満感・発熱・口渇・全身倦怠感・舌の乾燥・脈虚
構成生薬	瀉下薬：大黄・芒硝など 益気養血薬：人参・当帰など 養陰生津薬：生地黄・玄参・麦門冬など
代表方剤	黄竜湯・新加黄竜湯・増液承気湯

黄竜湯　おうりゅうとう

【出典】『傷寒六書』
【組成】大黄9g，芒硝9g，枳実9g，厚朴6g，甘草3g，人参6g，当帰9g，桔梗3g，生姜3g，大棗3g（2個）
【用法】水で煎じて服用する。
【効能】瀉熱通便・補気益血
【主治】陽明腑実（陽明熱結）・気血不足証

　便秘（大便秘結）あるいは水様下痢（熱結傍流）・脘腹部の脹満感・腹痛・腹部の圧痛（拒按）・腹壁の緊張・発熱・口渇・うわごと（譫語）・意識障害（神昏）・四肢の冷え（肢厥）・全身倦怠感・

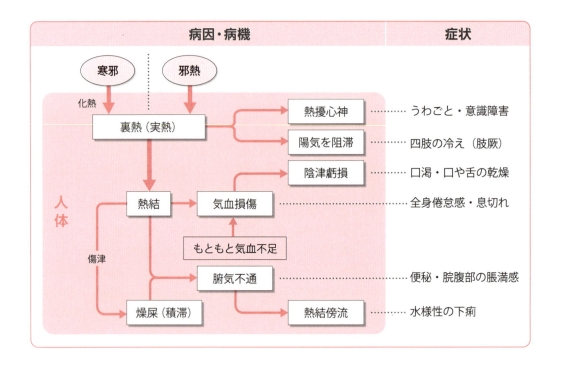

息切れ（神倦少気）・口や舌の乾燥・舌苔焦黄あるいは焦黒燥裂・脈虚。

【病機と治法】

　陽明腑実証（裏熱実証）が改善せず遷延したために，生じた熱結が気血を耗傷した場合，あるいはもともと気血が不足するところへ，感受した邪熱が裏へ入り引き起こされた陽明熱結証が，本方剤の適応である。熱結が腑に留まり腑気が不通となるために，便秘や脘腹部の脹満感・腹痛・腹部の圧痛・発熱などの症状を呈する。盛んとなった裏熱が，心神を上擾すればうわごとや意識障害を呈し，陽気を阻滞すれば四肢の冷えを呈する。熱結により陰血が損傷され精気も耗傷されると，全身倦怠感や息切れ・口渇・口や舌の乾燥・脈虚などの症状が現れる。水様性の下痢を呈する場合は，熱が燥屎と結びついて腸中に留まり，その傍らを水液が流れ出る熱結傍流証である。治療は，熱結を攻下して実熱を清するとともに，益気養血の方法により虧損された気血を補う。

【方解】

　大承気湯（大黄・芒硝・厚朴・枳実）に人参・当帰・桔梗・生姜・大棗・甘草を加えて組成される。配合される大承気湯は，瀉熱通便の効能により腸胃の実熱積滞を洗い流す君薬である。人参は益気健脾し，当帰は滋陰養血し，二薬は正気を補うことで祛邪を助けるとともに，攻下による正気の損傷を防止する臣薬である。加わる桔梗は肺気を開宣することで便通を促す佐薬である。生姜と大棗は和胃調中し，甘草は益気和中するとともに諸薬を調和させる。これらはいずれも佐使薬である。以上の配合により本方剤は，熱結を攻下するとともに気血を補益し，気血の不足を伴う裏熱実証を治療する。

【加減】 裏熱が盛んで高熱を呈する場合は，石膏や黄芩を加えて瀉熱の力を強化する。陰液が著しく耗傷されて舌苔焦黄燥裂・脈細を呈する場合は，玄参や生地黄を加えて滋陰潤腸する。気血が著しく虚損された者に用いる際は，芒硝を除いて瀉下の力を弱める。

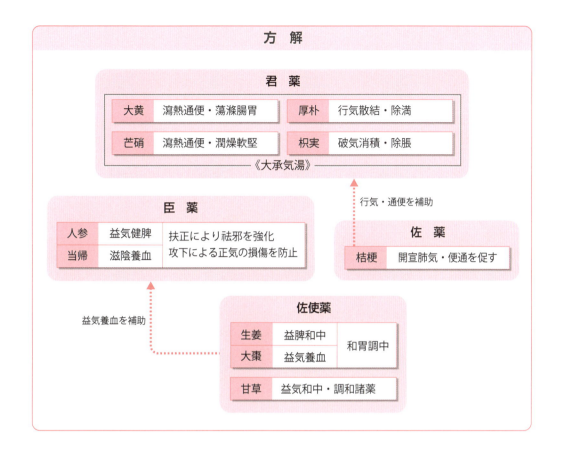

【応用】脳炎・髄膜炎・イレウスなどの疾患が陽明腑実兼気血不足証に属する場合に，本方剤が応用される。

【注意】作用が比較的峻烈なので，長期間の使用は避け，症状が改善したら使用を中止すること。体質が虚弱な者や妊婦には使用を控える。

附方

黄竜湯に関連する方剤

新加黄竜湯　しんかおうりゅうとう

【出典】『温病条弁』

【組成】生地黄15g，生甘草6g，人参4.5g（別煎），大黄9g，芒硝3g，玄参15g，麦門冬15g，当帰4.5g，海参2本

【用法】人参以外を水で煎じて3杯に分け，そのうちの1杯に人参の煎汁と姜汁2匙を加えて頓服する。1〜2時間後に便通がなければ2杯目を服用し，24時間以内に便通がなければ，さらに3杯目を服用する。便通があれば中止し，益胃湯（沙参・麦門冬・氷砂糖・

生地黄・玉竹）を服用する。
【効能】滋陰益気・瀉熱通便
【主治】熱結裏実・気陰両虚証

便秘（大便秘結）・腹部膨満感・腹壁の緊張（腹中脹満硬）・全身倦怠感・息切れ・口や咽頭部の乾燥・口唇の亀裂（唇裂）・舌焦・舌苔焦黄あるいは焦黒燥裂。

【病機と方解】
腸胃の熱結証が遷延して気陰両傷となった場合や，もともと気陰両虚の状態に腸胃の熱結が生じた場合など，熱結と気陰両虚が同時に存在する病態が，本方剤の適応である。

調胃承気湯（大黄・芒硝・甘草）に，人参・生地黄・玄参・麦門冬・当帰・海参などの滋陰益気薬が加わり組成される。大黄と芒硝は瀉熱通便するとともに軟堅潤燥する。玄参・生地黄・麦門冬・海参は滋陰増液の効能により腸道を潤し，人参と当帰は，正気を補って陰血を回復させ，腑気の不通を解除し大便を通暢させて邪熱を取り除く。加わる生姜汁は，服薬時の嘔逆を防ぐとともに和胃調中し，甘草は益気和中するとともに諸薬を調和させる。

【参考】本方剤は，正気を補助して陰液を補う力が強いために，腸胃に熱結があると同時に気陰が大いに損傷された病態に用いられる。もともとは，陽明温病の裏実に対して，下すべき時期を逸して気陰両傷を招き，正気が虚損されたために瀉せなくなった状態に用いられていたものである。

比較　黄竜湯と新加黄竜湯

黄竜湯と新加黄竜湯は，どちらも瀉熱通便（瀉下熱結）・益気養血の効能をもち，気血の不足を伴う熱結証を治療する方剤であるが，両者には効能と適応となる病態に違いがある。黄竜湯は，扶正の力は弱く攻下の力が比較的強力である。そのために，気血の不足を伴うものの裏実の壅盛が主体の熱結証に用いられる。それに対して新加黄竜湯は，養陰増液・益気扶正の力が強く攻下の力は比較的穏やかである。そのために，熱結裏実証に著しい正気の虚損を伴う場合に用いられる。前者は攻下泄熱に，後者は滋陰扶正に，それぞれ重点が置かれていることを参考にして，病態に応じて使い分けるとよい。

増液承気湯　ぞうえきじょうきとう

【出典】『温病条弁』
【組成】玄参30g，麦門冬25g，生地黄25g，大黄9g，芒硝5g
【用法】水で煎じて服用する。服用後に効果がみられない場合はさらに服用する。
【効能】滋陰増液・泄熱通便
【主治】陽明温病・熱結陰虧証

便秘（大便乾結）・腹部膨満感・口唇の乾燥・舌質紅・舌苔黄乾燥・脈細数。

【病機と治法】
　熱結が腸胃に留まり，邪熱により津液が耗傷されて，大便が燥結し排出されなくなった熱結陰虧証が，本方剤の適応である。もともと津液が不足する者にみられやすい。熱結が腸胃に留まるために便秘や腹部膨満感・腹痛などの症状を呈する。邪熱により津液が耗傷されるために口唇が乾燥する。舌質紅・舌苔黄・脈細数は，体内に邪熱がありかつ津液が耗傷されたための症候である。燥屎が下へ降りないと，邪熱が盛んとなって津液をさらに耗傷し，腸中の便がいっそう燥結して便秘になるという悪循環がある。呉鞠通のいう「津液不足，無水舟停」の状態である。治療は，甘涼の濡潤薬で滋陰清熱するとともに鹹甘の潤降薬で軟堅泄下する。

【方解】
　増液湯（玄参・生地黄・麦門冬）に大黄と芒硝を加えて組成される。苦甘鹹寒の玄参は，滋陰清熱するとともに通便する君薬である。甘寒の生地黄と麦門冬は，養陰生津する臣薬である。以上の三薬（増液湯）は，協力し合って滋陰増液して潤燥滑腸する。大黄と芒硝は，軟堅潤燥・泄熱通便する佐薬である。これらの配合により本方剤は，滋陰増液するとともに瀉熱通便し，熱結陰虧の便秘証を治療する。

【加減】熱結の程度が軽い場合は，大黄と芒硝の代わりに麻子仁や郁李仁を用いる。気虚を伴い全身倦怠感や食欲不振を呈する場合は，人参や炙甘草を加えて益気健脾する。気滞を伴い著しい腹部膨満感を呈する場合は，枳実や厚朴を加えて行気除満する。

【応用】習慣性便秘・熱病後の便秘・治癒し難い痔疾などが熱結陰虧証に属する場合に，本方剤が応用される。

コラム ― 便秘症と瀉下剤 ―

　日頃しつこい便秘に悩まされ，漢方薬でなんとか治したいと思う人は多いのではないだろうか。長期間にわたり続く便秘症であれば，洋の東西を問わず，まずは器質的疾患の有無を確認することが不可欠であろう。大腸癌など重篤な疾患によるものであれば，その治療が優先されることはいうまでもない。そのような疾患が除外され対症療法をという場面で，瀉下剤の出番がある。

　同じ瀉下剤でも西洋薬と漢方薬では違いがある。東洋医学では，瀉下を行うと正気が損傷されると考える。よって，瀉下剤を長い間使い続ける場合や高齢者に用いる場合は，正気の損傷を予防することが多い。瀉下剤のなかには，瀉下すると同時に正気の虚損を補うものがある。例えば黄竜湯は，気血を補う人参や当帰が配合されて気血の虚損を補うようになっており，増液承気湯は，増液湯（玄参・生地黄・麦門冬）が加わることで，津液の虚損を補う工夫がなされている。これらの組成は，見方を変えれば，治療によって生じる正気の損傷を前もって予防するものと捉えることができる。治療による正気の耗傷をあらかじめ予測し，同一処方において薬味を加減し予防するという姿勢は，東洋医学独特のものである。

【注意】陽虚の便秘症には用いないこと。
【参考】陰液の虚損が著しい場合は，瀉下すると正気を損傷しかねないので，先に増液湯を投与して排便を促すとよい。それでも便通がみられない場合は，増液承気湯を投与する。
　本方剤の攻補兼施の方法は，「無水舟停」の状態に「川の水を増やして舟を動かす」ことにたとえられ，「増水行舟」と表現される。

附方

増液承気湯に関連する方剤

承気養営湯　じょうきようえいとう

【出典】『瘟疫論』
【組成】知母9g，当帰6g，生地黄12g，大黄12g，枳実9g，厚朴9g，白芍15g
【用法】水で煎じて服用する。
【効能】泄熱通便・滋陰潤燥
【主治】熱結傷陰・腹脹便秘
　便秘・口唇や咽頭の乾燥・口渇・発熱・腹部膨満感・腹痛・腹壁の緊張。
【病機と方解】
　陰血が虚損された熱結便秘証が，本方剤の適応である。
　小承気湯（大黄・厚朴・枳実）に四物湯（当帰・白芍・川芎・地黄）を合わせ，辛燥の川芎を除いて苦寒滋陰の知母を加えて組成される。泄熱通便しながら滋陰養血する効能がある。

比較　増液承気湯と承気養営湯

　増液承気湯と承気養営湯は，どちらも滋陰瀉結・泄熱通便の効能をもち，熱結陰虧の便秘証を治療する方剤であるが，効能と適応となる病態に違いがある。増液承気湯は滋陰増液の力が強く，陰津が大いに虚損された熱結便秘を治すのに対して，承気養営湯は攻下しながら滋陰養血する効能があり，陰血の虚損を伴う熱結便秘を治す。

第3章
和解剤

■ 定 義

　和解剤とは，和解少陽・調和肝脾・調和腸胃・截瘧などの効能をもち，少陽半表半裏証や肝脾不和証・腸胃不和証・上下の寒熱互結・瘧疾（マラリア）などの病証を治療する方剤である。その作用は「調和」の方法を基礎とし，八法のうちの「和法」に属する。

■ 概 要

　和解剤は，寒熱・補瀉・疏斂などの薬味を組み合わせることで，調和寒熱・疏調気血・扶正祛邪・調理臓腑などの効能を発揮して，さまざまな偏盛を調整し，いわゆる「不和」の病証を治療する方剤である。祛邪薬と扶正薬，解表薬と清裏薬，疏肝薬と調脾薬，祛寒薬と清熱薬のように，作用が相対する薬味により組成され寒熱や扶正祛邪の偏りがないために，実際の臨床で応用される機会がとても多い。

　和解剤は，もともとは足の少陽胆経の病証を治療するために用いられたものである。少陽経は人体の表裏の間を通るため，邪気が少陽経に入ると半表半裏証を呈する。そのために和解剤は，寒熱往来や胸脇苦満を呈する半表半裏証に用いられる。一方，胆は肝に付着する臓器であり肝と胆には表裏の関係がある。そのために邪気を感受したり身体の機能が失調したりすると，肝と胆が相互に影響を及ぼし合いやすく，その影響はさらに脾胃や腸道にも及びやすい。よって肝脾不和証や腸胃不和証，上下の寒熱互結に伴う気機昇降の失調などは，いずれも和解剤の適応である。

■ 分 類

　「不和」の病証には少陽不和証・肝脾不和証・脾胃不和証などがあり，それに応じて，和解剤には和解少陽剤・調和肝脾剤・調和腸胃剤（調和脾胃剤）の3種類がある。

和解剤	和解少陽剤	小柴胡湯・蒿芩清胆湯
	調和肝脾剤	四逆散・逍遙散・痛瀉要方・芍薬甘草湯
	調和腸胃剤	半夏瀉心湯

■ 適応証

和解剤の適応は，少陽半表半裏証や肝脾不和証・腸胃不和証・上下の寒熱互結証などである。現代では，感冒・急性胃腸炎・慢性肝炎・胆嚢炎・胃炎・乳腺炎などの疾患に応用される。

■ 注意点

和解剤は作用が比較的穏やかであるが，あくまでも祛邪を目的に用いるべきであり，その際に病位の表裏・上下・気血・寒熱・虚実の状態を見極めて薬味を適宜配合するとよい。邪気が半表半裏にない場合や，寒熱・虚実が急速に変化する場合に用いると，邪気が裏に入ったり証が思わぬ方向へ変化したりするので注意が必要である。

第1節
和解少陽剤

　和解少陽剤は，邪気が足の少陽胆経にある少陽病証に用いる方剤である。往来寒熱・胸脇苦満・心煩・嘔気・食欲不振・口が苦い・咽頭の乾燥・眩暈・舌苔薄黄・脈弦などの半表半裏証を呈する場合に用いられ，半表の邪気を透解すると同時に半裏の邪気を清泄して，少陽の半表半裏証を治療する。

　主に柴胡や青蒿・黄芩などの辛散透解薬や苦寒清熱薬で組成され，半夏や竹筎などの和胃降逆薬，人参・甘草・大棗などの健脾益気薬，枳殻・陳皮・滑石・茯苓などの行気分利薬が病態に応じて適宜配合される。代表的な方剤に，小柴胡湯や蒿芩清胆湯がある。

　和解少陽剤を用いる際は，邪気が消退した後も，新たな邪気の侵入を防いで疾病の再発を予防する必要がある。

<和解少陽剤>

適応症	**少陽病証**：往来寒熱・胸脇苦満・心煩・嘔気・食欲不振・口苦・咽頭の乾燥・眩暈・舌苔薄黄・脈弦
構成生薬	**辛散透解薬・苦寒清熱薬**：柴胡・青蒿・黄芩など
代表方剤	小柴胡湯・蒿芩清胆湯

小柴胡湯　しょうさいことう

【出典】『傷寒論』
【組成】柴胡24g，黄芩9g，人参9g，半夏12g，炙甘草9g，生姜9g，大棗12個
【用法】水で煎じて服用する。
【効能】和解少陽
【主治】
①傷寒少陽証
　往来寒熱・胸脇苦満・食欲不振・心煩・悪心・嘔吐（喜嘔）・口が苦い・咽頭の乾燥・眩暈・舌苔薄白・脈弦。
②婦人の傷寒病・熱入血室証・瘧疾（マラリア）・黄疸，その他の内傷雑病で少陽証を呈する場合。

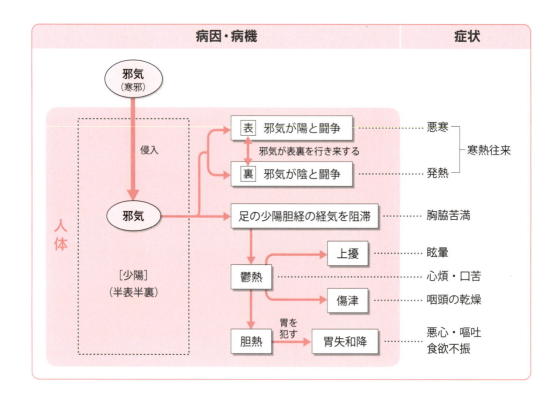

【病機と治法】

　傷寒病における少陽証が，本方剤のもともとの適応である。正気に虚損があるために邪気が少陽経に侵入して引き起こされる。少陽は三陽の中心であり太陽経と陽明経の表裏の間に位置する。邪気が少陽経に入ると表裏の間で邪正闘争が生じ，邪気は表裏の間を行き来する。邪気が外（太陽経）で陽と争えば寒が生じ，内（陽明経）で陰と争えば熱が生じる。そのために悪寒と発熱が交互に現れる往来寒熱を呈する。足の少陽胆経は，目の外眼角（外眥）から起こり耳の後方をめぐって前額部から後頸部に至り，缺盆を経て胸中に入った後，脇肋部をめぐる。そのため邪気が少陽に入ると，少陽経の経気が不利となって胸脇苦満を呈し，経気が鬱して熱となれば，心煩・口が苦い・咽頭の乾燥・眩暈などの症状が現れる。少陽経の鬱熱に伴って生じた胆熱が胃を犯して胃の和降の機能が失調すれば，悪心・嘔吐・食欲不振などの症状を呈する。舌苔薄白は邪気が裏に入ったもののまだ熱と化していない場合の症候であり，邪気が鬱して熱と化せば舌苔薄黄となる。脈弦は少陽の経気が鬱して疏泄されないための症候である。治療は，半表の邪気を透解し半裏の邪気を清泄して半表半裏の邪気を取り除くとともに，少陽経の経気を疏暢させて和胃降逆し，あわせて虚損された正気を補益する。

【方解】

　苦辛平の柴胡は，少陽経に入って少陽の半表の邪気を疏散させて透表するとともに，経気の鬱滞を疏暢させる君薬である。苦寒の黄芩は，清熱瀉火の効能により少陽の半裏の熱を清泄し，柴胡と組んで邪熱を外透内清する臣薬である。辛温の半夏は，和胃降逆止嘔するとともに散結消痞して君薬と臣薬の攻邪の働きを補助し，生姜は，温中止嘔するとともに半夏の毒を抑える。人参と大棗は，益気健脾の効能により胃気を益して津液を生じ，正気を補うことで祛邪を助けて邪気のさらなる侵入を防ぎ，大棗は，さらに生姜と組んで営衛を調和させる。これらはいず

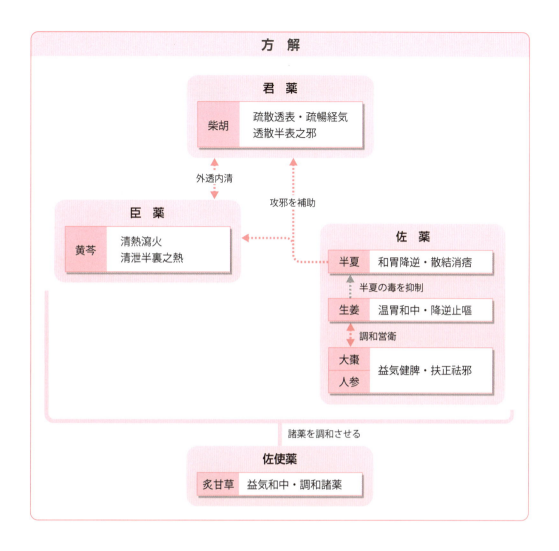

れも佐薬である。加わる炙甘草は，益気和中するとともに諸薬を調和させる佐使薬である。これらの配合により本方剤は，和解少陽するとともに少陽経の経気を疏暢させ胃気を調和させて正気を補益し，邪気が少陽経に入って引き起こされた少陽の半表半裏証を治療する。『傷寒論』に「上焦が通じ，津液が下り，胃気が調和を取り戻して，体に汗が出て治る」とある。

【加減】小柴胡湯は和解少陽の代表方剤であり，実際の臨床で用いられる機会の多い方剤である。そのために，古くからさまざまな薬味の加減が工夫されてきた。心煩があっても嘔気がない場合は，胸に熱が集まるものの胃気上逆はないので，半夏や人参を除いて栝楼を加え煩熱を清除する。口渇を呈する場合は，熱により津液が消耗されているので，半夏を除いて人参と天花粉（栝楼根）を加え清熱生津する。腹痛を伴う場合は，胆病が肝に及んで肝気の鬱結が脾に乗じているので，苦寒傷脾の黄芩を除いて芍薬を加え，柔肝することで脾気を守って（泄木安土）痛みを止める。脇下に痞鞕があれば，経気が鬱滞して津液が滞り痰が生じているから，大棗を除いて牡蛎を加え化痰軟堅して消痞する。動悸や尿量減少があれば，水気が上逆して心陽を阻遏している（水気凌心）から，黄芩を除いて茯苓を加え，滲湿利水して水飲を取り除く。口渇がなく微熱を呈する場合は，表邪が残存しているから，人参を除いて桂枝を加え，解肌発

表して表邪を疏散させる。咳を伴う場合は，肺に寒があって肺気が上逆しているから，人参や大棗・生姜を除いて五味子や乾姜を加え，温肺散寒して咳を鎮める。黄疸を呈する場合は，茵陳蒿や山梔子を加える。熱入血室証には，牡丹皮や赤芍・桃仁を加える。

【応用】感冒・慢性肝炎・慢性胆嚢炎・胸膜炎・乳腺症・精巣炎・慢性胃炎・胃潰瘍・うつ病・瘧疾（マラリア）などの疾患が少陽証に属する場合に，本方剤が用いられる。

【注意】陰虚血少，および脾胃に虚寒がある者には，慎重に用いるか使用を控える。

【参考】熱入血室証とは，邪熱が血室に入って血と結びついて引き起こされる病態である。往来寒熱・胸脇部の脹痛・下腹部が硬く痛む・月経不順・夜間の精神異常・錯乱などの症状を呈する。血室は女子胞（子宮）に相当する。

附方

小柴胡湯に関連する方剤

柴胡桂枝乾姜湯　さいこけいしかんきょうとう

【出典】『傷寒論』
【組成】柴胡15ｇ，炙甘草6ｇ，桂枝9ｇ，乾姜9ｇ，天花粉（栝楼根）15ｇ，牡蛎24ｇ，黄芩9ｇ
【用法】水で煎じて服用する。
【効能】和解少陽・温化水飲（和解散寒・生津斂陰）
【主治】傷寒少陽証兼水飲証（傷寒胸脇満微結）
　発熱・悪風・項部痛・胸脇部の膨満感・口渇・嘔気なはい・心煩・頭だけ汗をかく・往来寒熱・尿量減少。

【病機と方解】
　傷寒病の表証に対して解表や攻下を行ったところ，治療が適切でなかったために邪気が少陽に陥入し，少陽の枢機が阻滞されて水飲が凝結した病態が，本方剤のもともとの適応である。『傷寒論』に「傷寒五六日，発汗させ，またこれを下したところ，胸脇部の膨満感や微結が生じ，尿量減少，口渇するも嘔気はない，頭だけ汗をかく，往来寒熱，心煩などの症状を呈するのは，未解の状態であり，柴胡桂枝乾姜湯の適応である」とある。現代では，傷寒の少陽証に水飲を伴う場合に広く用いられる。

　柴胡と黄芩は和解少陽し，乾姜と桂枝は温陽化飲し，牡蛎は化痰軟堅散結し，天花粉は生津止渇し，加わる炙甘草は益気和中するとともに諸薬を調和させる。

柴胡加竜骨牡蛎湯　　さいこかりゅうこつぼれいとう

【出典】『傷寒論』
【組成】柴胡 12 g，黄芩 9 g，人参 4.5 g，半夏 10 g，竜骨 4.5 g，牡蛎 4.5 g，桂枝 4.5 g，茯苓 4.5 g，大黄 6 g，炙甘草 6 g，生姜 4.5 g，大棗 6 g
【用法】水で煎じて服用する。
【効能】和解少陽・通陽泄熱・重鎮安神（調気活血・利痰定驚）
【主治】傷寒下後・邪陥正傷証（肝胆気鬱・血滞・津凝）
　　往来寒熱・胸脇苦満・煩躁・驚狂・不安・うわごと（譫語）・体が重くて寝返りも打てない。
【病機と方解】
　表証を誤って攻下したために邪気が内陥し，少陽の枢機が阻滞された病態が，本方剤のもともとの適応である。『傷寒論』に「傷寒八九日，これを下して，胸満煩驚し，尿量減少や譫語（うわごと）を呈し，全身がとても重だるく，寝返りも打てない場合が，柴胡加竜骨牡蛎湯の適応である」とある。現代では，薬味の組成に基づいて，邪気が少陽経に入って腑病が臓に及び，肝の疏泄の機能が失調して，気滞や血鬱・津凝を生じた病態に用いられる。
　柴胡・桂枝・黄芩は，和裏解外することで往来寒熱や身体の重だるさを治し，竜骨と牡蛎は，重鎮安神の効能により煩躁や驚狂を治す。加わる半夏と生姜は和胃降逆し，大黄は裏熱を瀉下して胃気を調和させる。茯苓は健脾安神するとともに利水滲湿して排尿を促し，人参と大棗は，益気養営の効能により正気を強めて祛邪を補助する。

柴胡桂枝湯　　さいこけいしとう

【出典】『傷寒論』
【組成】柴胡 12 g，桂枝 4.5 g，芍薬 4.5 g，黄芩 4.5 g，人参 4.5 g，炙甘草 3 g，半夏 4.5 g，大棗 6 個，生姜 4.5 g
【用法】水で煎じて服用する。
【効能】解表和裏
【主治】外感風寒証・表証未解
　　発熱・発汗・わずかな悪寒・往来寒熱・関節痛・鼻鳴・乾嘔・頭痛・項部の強ばり・胸脇部の脹痛・軽い心下痞鞕（心下支結）・舌苔薄白・脈弦あるいは浮大。
【病機と方解】
　太陽と少陽の合病が本方剤の適応である。『傷寒論』に「傷寒六七日，発熱してわずかに悪寒し，四肢の関節が痛み，わずかな嘔気や心下支結を呈するのは，表証がまだ去っていない状態であり，柴胡桂枝湯の適応である」とある。
　小柴胡湯と桂枝湯を半量ずつ合わせて組成される。解肌発表の効能により残存する表証を治すとともに和解少陽する。

柴胡枳桔湯　さいこききつとう

【出典】『重訂通俗傷寒論』
【組成】柴胡4g，枳殻4.5g，半夏4.5g，生姜3g，黄芩4g，桔梗3g，陳皮4.5g，緑茶3g
【用法】水で煎じて服用する。
【効能】和解透表・暢利胸膈（舒利気機）
【主治】少陽半表半裏証で半表に偏るもの・少陽痰湿鬱滞証
　　往来寒熱・側頭部痛・難聴・眩暈・胸脇部の脹満痛・舌苔白滑・脈右弦滑および左弦浮大。
【病機と方解】
　少陽の半表半裏証で邪気が比較的半表に偏る場合が，本方剤の適応である。胸膈部の気機の鬱滞を伴うことが多い。
　小柴胡湯から益気扶正の人参・甘草・大棗を除き，枳殻・桔梗・陳皮・緑茶を加えて組成される。柴胡は少陽経の邪気を疏散させて透表し，黄芩は少陽経の邪熱を清泄する。半夏は和胃降逆・燥湿化痰し，枳殻・桔梗・陳皮は，胸膈部の気機を疏暢させ上焦を開いて，半表に偏る邪気を外透させる。加わる生姜は，辛散の性質により柴胡の透邪の働きを助け，緑茶は，清熱降火の効能により黄芩を補助して邪熱を清泄するとともに利水祛痰する。

柴苓湯　さいれいとう

【出典】『世医得効方』『丹渓心法附余』
【組成】柴胡8g，半夏3.5g，黄芩3g，人参3g，甘草3g，白朮3.8g，猪苓3.8g，茯苓3.8g，沢瀉6.3g，桂枝2.5g
【用法】生姜3片を加えて，水で煎じて服用する。
【効能】分利陰陽・和解表裏
【主治】傷寒・温熱病・傷暑・瘧疾・痢疾などで，邪気が半表半裏にある場合。
　　発熱・寒熱往来・泄瀉・排尿障害，あるいは小児の麻疹・痘瘡・疝気など。
【病機と方解】
　邪気が半表半裏にあり，かつ水湿が内停して，浮腫や水様便など裏湿の症候を呈する場合が，本方剤の適応である。
　本方剤は，小柴胡湯と五苓散の合方である。小柴胡湯が和解少陽の効能により半表半裏の邪気を疏解し，五苓散が利水滲湿の効能により内停する水湿を滲利する。

蒿芩清胆湯

こうごんせいたんとう

【出典】『重訂通俗傷寒論』
【組成】青蒿6g，竹茹9g，半夏5g，赤茯苓9g，黄芩6g，枳殻5g，陳皮5g，碧玉散（滑石・甘草・青黛〈包煎〉）9g
【用法】水で煎じて服用する。
【効能】清胆利湿・和胃化痰
【主治】少陽湿熱痰濁証

　往来寒熱（著しい発熱と軽い悪寒を繰り返す）・口が苦い・胸悶感・苦い水を吐く（呑酸）・黄色い粘性の涎・乾嘔・吃逆・胸脇部の脹痛・胸膈部の痞悶感・尿の色が濃い・舌質紅・舌苔黄膩・脈滑数あるいは弦数。

【病機と治法】

　湿熱の邪気が少陽経（足の少陽胆経と手の少陽三焦経）に入った病態で，熱邪が盛んなために胆経が不舒となり，湿邪が停滞し三焦の気機が不利となって痰濁が生じ，生じた痰濁が中焦を阻滞して胃の和降の機能が失調した状態が，本方剤の適応である。邪気が少陽の半表半裏に停滞して邪正が闘争するために発熱と悪寒を繰り返し，少陽の熱が盛んなために悪寒は軽く発熱が著しい。口が苦い・胸悶感なども少陽熱盛の症候である。胸脇部は肝胆経脈が通るので，少陽経に湿熱が壅滞して経気が不利になると胸脇部の脹痛を呈する。胆熱が胃を犯すと，胃気が上逆するために乾嘔や吃逆・呑酸などの症状を呈し，胃液とともに胆汁が上逆すれば，黄色い粘性の涎を呈する。湿熱が下注すれば，尿の色が濃くなる。『霊枢』四時気篇に「邪が胆にあり，逆が胃にあり，胆液が泄すれば口苦を呈し，胃気が上逆すれば嘔苦を呈する」とある。舌質紅・舌苔黄膩・脈弦数あるいは弦滑は，いずれも湿熱が壅盛となって痰濁が生じたための症候である。治療は胆熱を清するとともに化痰利湿し，あわせて和胃降逆する。

【方解】

　苦寒芳香の青蒿は，少陽の邪熱を清透するとともに化湿辟穢し，苦寒の黄芩は，胆熱を清泄しながら燥湿する。二薬は協力し合って体内の湿熱を清除して邪気を体外へ透泄する君薬である。竹茹は胆胃の熱を清泄するとともに化痰止嘔し，半夏は燥湿化痰・降逆止嘔する。二薬は協力し合って痰濁を清化するとともに和胃止嘔する臣薬である。枳殻は行気寛胸し，陳皮は理気化痰し，これらは組んで気機を疏暢させて利湿化痰する。赤茯苓と滑石は，清熱利湿の効能により湿熱の邪気を清利して尿から排泄させ，青黛は清熱解毒の効能により肝胆経の鬱熱を清泄する。これらはいずれも佐薬である。甘草は益気和中するとともに諸薬を調和させる佐使薬である。これらの配合により本方剤は，少陽の邪熱を清するとともに痰濁を化し，気機を通暢させ胃気の上逆を抑えて，少陽に湿熱が停滞して引き起こされた病態を治療する。

【加減】胆熱が胃を犯して激しく嘔吐する場合は，左金丸（黄連・呉茱萸）を併用して清胆和胃の効能を強化する。湿熱による黄疸を呈する場合は，茵陳蒿や山梔子を加えて利湿退黄する。胸脇部の疼痛が著しい場合は，川楝子や延胡索を加えて理気止痛する。痰熱が擾心して煩躁や失眠を呈する場合は，栝楼皮や琥珀を加えて化痰寧心する。痰熱が肺に盛んとなって咳嗽や痰を呈する場合は，冬瓜仁や芦根を加えて清肺化痰する。湿熱が下注して尿が混濁する場合は，木通や山梔子を加えて利湿通淋する。湿熱が腸道に壅滞して便秘を呈する場合は，大黄や杏仁を加えて行滞通腑する。湿熱が経絡を阻滞して四肢の痛みを呈する場合は，薏苡仁や絲瓜絡を

加えて通絡舒経する。
【応用】急性胆嚢炎・急性肝炎・胃炎・膵炎・マラリア・レプトスピラ症・腎盂腎炎などの疾患が，少陽湿熱証に属する場合に，本方剤が用いられる。
【注意】体質が虚弱な者には，慎重に用いるか使用を控える。

第2節
調和肝脾剤

　調和肝脾剤は，肝脾不和証を治療する方剤である．肝脾不和証とは，肝気の鬱結が脾胃へ横逆して，あるいは脾虚の影響が肝におよび肝の疏泄機能が失調して引き起こされた病態である．胸悶感や胸脇部の疼痛・脘腹部の脹痛・食欲不振・下痢，著しい場合は寒熱往来などの症状を呈する．

　主に柴胡や香附子・枳殻・陳皮・当帰・白芍などの理気疏肝薬（理気舒肝薬）や養血和血薬で組成され，よく白朮や茯苓・甘草などの健脾助運薬が配合される．また，肝気の鬱結に伴い鬱熱が生じた場合は清肝薬が，血滞が生じた場合は活血薬がそれぞれ配合され，脾気の虚損に伴い停湿が生じた場合は袪湿薬が，気滞が生じた場合は暢脾薬がそれぞれ配合される．代表的な方剤に四逆散・逍遙散・痛瀉要方・芍薬甘草湯がある．

＜調和肝脾剤＞

適応症	肝脾不和証：胸悶感・胸脇部の疼痛・脘腹部の脹痛・食欲不振・下痢・寒熱往来
構成生薬	理気疏肝薬：柴胡・香附子・枳殻・陳皮など 養血和血薬：当帰・白芍など
代表方剤	四逆散・逍遙散・痛瀉要方・芍薬甘草湯

四逆散　　しぎゃくさん

【出典】『傷寒論』
【組成】柴胡6g，白芍9g，枳実6g，炙甘草6g
【用法】水で煎じて服用する．
【効能】透邪解鬱・疏肝理脾
【主治】
①陽鬱厥逆証（少陰病四逆証）
　四肢の冷え・微熱・咳嗽・動悸（心悸）・尿量減少・腹痛・下痢・裏急後重・脈弦．
②肝脾不和証（肝気鬱滞証）
　胸脇部の脹悶感・脘腹部の脹痛・抑うつ感・イライラ・脈弦．

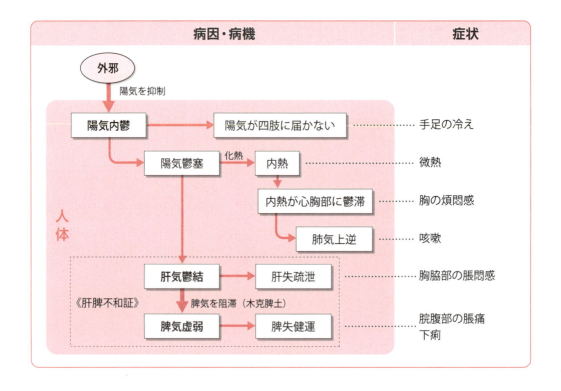

【病機と治法】

　陽気が内鬱（鬱塞）して引き起こされた少陰病の陽鬱四逆証が，本方剤のもともとの適応である。そのために四逆散の名がある。四逆とは手足不温の意味である。陽衰陰盛による四肢の厥逆とは異なり，陽気が内鬱して四肢に届かない状態であり，四肢の冷えは著しいものではなく指先がわずかに温かい。「脾は四肢を主る」から，脾気がもともと虚弱であることが本証の本態である。脾気が虚弱な者が外邪を受け，邪気が少陰に入って陽気を抑制し，陽気が内鬱して四肢に到達できなくなるために四逆を呈する。『素問』陰陽応象大論篇に「清陽は四肢を実す」とある。陽気が鬱塞して熱が生じるが，明確な熱証はみられないのが本証の特徴である。内熱が心胸部に鬱滞すると，胸部の煩悶感や咳嗽を呈する。陽気が鬱塞して肝経の経気が鬱滞すれば，胸脇部の脹悶感を呈する。脾気が阻滞されて脾の運化の機能が失調すると脘腹部の脹痛や下痢を呈し，その影響が下焦に及べば尿量が減少する。後に本方剤は，肝脾不和証に用いられるようになった。気機が鬱滞し肝の疏泄の機能が失調して，脾気が滞り脾の運化の機能が低下した状態であり，少陰病の四逆証と病因は異なるものの病機が類似する病態である。治療は，気機を宣暢して鬱滞する陽気を四肢末端に到達させ，肝の疏泄の機能を補助して脾気を通暢し，気機の昇降を回復させる。

【方解】

　軽清昇散の柴胡は，肝胆経に入って疏肝解鬱するとともに透邪昇陽する君薬である。肝は体陰用陽の臓であるから，陽気が鬱すると容易に熱と化し陰血を損傷する。そのために斂陰瀉熱・補血養肝の効能をもつ白芍が臣薬として配合される。柴胡と白芍の組み合わせは，発散と収斂の互用により気血を調和させる。苦辛涼の枳実は，破気消結するとともに柴胡と組んで肝脾を調和させ，気機の昇降を調節する佐薬である。加わる炙甘草は，益気和中するとともに白芍と

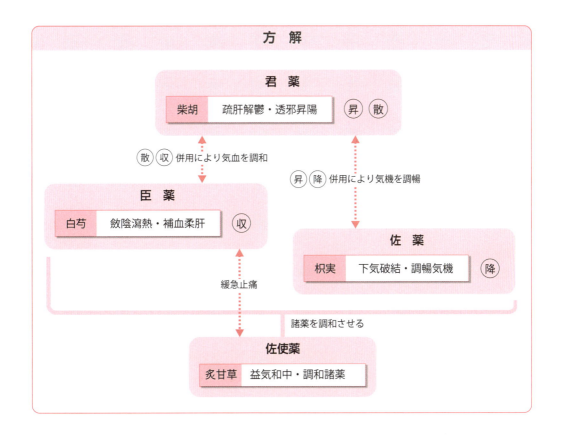

組んで緩急止痛し，あわせて諸薬を調和させる佐使薬である。これらの配合により本方剤は，疏肝理脾して気機の昇降を調節し，内鬱する陽気を透散させるとともに緩急止痛する。

【加減】気機の鬱滞が著しいために胸脇部の脹痛を呈する場合は，香附子や鬱金・延胡索を加えて解鬱止痛する。気機の鬱滞により熱が内蘊し心胸部の煩熱を呈する場合は，山梔子や淡豆豉を加えて鬱熱を宣泄させる。胸陽が阻滞されて動悸を呈する場合は，桂枝を加えて辛散温通する。肝胆に鬱熱があり黄疸を呈する場合は，茵陳蒿や山梔子を加えて利胆退黄する。陽気の内鬱が著しいために発熱する場合は，柴胡の量を増やして疏鬱透熱の力を強化する。気虚を伴い全身倦怠感や息切れを呈する場合は，白朮や人参を加えて益気健脾する。脾に寒があり腹痛を呈する場合は，乾姜や附子を加えて温中祛寒する。脾気が虚損されて内湿が盛んとなり尿量が減少する場合は，茯苓を加えて健脾利湿する。咳を伴う場合は，五味子と乾姜を加え温肺散寒して止咳する。

【応用】慢性肝炎・胆嚢炎・胆石症・肋間神経痛・胃潰瘍・胃炎・乳腺炎などの疾患が肝脾不和証に属する場合に，本方剤が応用される。

【注意】熱厥証や陽虚陰盛の寒厥証には，本方剤を用いてはならない。

附方

四逆散に関連する方剤

枳実芍薬散　きじつしゃくやくさん

【出典】『金匱要略』
【組成】枳実・白芍各等量
【用法】粉末にして1日3回服用する。
【効能】行気和血・緩急止痛
【主治】産後の腹痛・煩満して眠れない，あるいは癰腫・癰膿
【病機と方解】
　鬱滞する気と瘀滞する血が結びつき化熱して引き起こされた産後の腹痛が，本方剤の適応である。
　出産後は正気が虚損されているので強く破瀉することができない。そのため本方剤には，破気の効能が穏やかな枳実が配合される。白芍は和血するとともに緩急止痛する。二薬は協力し合って気を散じるとともに血をめぐらせ，鬱熱を取り除く。四逆散と比べて散結和血の効能に重点が置かれるが，その力は比較的穏やかである。

柴胡疏肝散　さいこそかんさん

【出典】『景岳全書』
【組成】柴胡6g，陳皮6g，川芎4.5g，香附子4.5g，枳殻4.5g，白芍4.5g，炙甘草1.5g
【用法】水で煎じて食前に服用する。
【効能】疏肝理気・活血止痛（疏肝解鬱・行気止痛）
【主治】肝気鬱結・気滞血瘀証
　胸脇部の疼痛・往来寒熱・胸悶感・憂うつ感・易怒（怒りっぽい）・脘腹部の脹満感・脈弦。
【病機と方解】
　肝気が鬱結して肝の疏泄機能が失調し，気の鬱滞に伴い血が瘀滞した病態が，本方剤の適応である。
　四逆散から枳実を除いて，陳皮・枳殻・川芎・香附子を加えて組成される。柴胡は疏肝解鬱の効能により肝気を暢達させ，香附子は疏肝行気止痛する。川芎は活血行気止痛し，白芍は養血柔肝するとともに緩急止痛する。陳皮は理気和胃し，枳殻は行気寛胸し，炙甘草は益気和中するとともに白芍と組んで酸甘化飲・柔肝緩急し，あわせて諸薬を調和させる。四逆散と比べて行気疏肝と和血止痛の効能が強化されており，肝気を条達させ血脈を通暢させて営衛の調和を取り戻し，痛みを止めて寒熱の偏りを取り除く。

逍遙散　しょうようさん

【出典】『太平恵民和剤局方』
【組成】柴胡6g，当帰6g，白芍6g，白朮6g，茯苓6g，炙甘草3g
【用法】煨姜3g，薄荷1gを加えて水で煎じて服用する。あるいは粉末を丸剤にして1日2回，6〜9gずつ服用してもよい。
【効能】疏肝解鬱・健脾和営・養血
【主治】肝鬱血虚脾弱証（肝鬱血虚・脾気虚弱）
　両側胸脇部の脹痛・憂うつ感・イライラ・寒熱往来・頭痛・眩暈・口や喉の乾燥・全身倦怠感・食欲不振・月経不順・乳房の脹痛・舌質淡白・舌苔薄・脈弦あるいは虚。

【病機と治法】
　情志の異常などによって肝気が鬱結した状態に，陰血の不足と脾気の虚損を伴う場合が，本方剤の適応である。肝は血を蔵し疏泄を主る。一方，脾は運化を主り気血を化生する気血生化の源である。もし情志の異常により肝気が鬱結すれば，肝の疏泄の機能が失調して陰血が徐々に消耗される。一方，脾気が虚弱であれば，気血の生化が低下するために肝の陰血が不足する。肝は疏泄の機能を陰血をもとに行う体陰用陽の臓腑であるから，陰血が不足すると肝気がさらに失調する。一方，肝気が鬱結すると，脾に影響が及んで脾気はさらに虚弱となる（脾虚肝乗）。このように肝気の鬱結と脾気の虚損は，お互いに影響を及ぼし合って悪循環に陥りやすい。肝気が鬱結するために，憂うつ感やイライラを呈し，脾気が虚弱で脾の運化の機能が失調するために，全身倦怠感や食欲不振を呈する。脾気が虚弱で統血の力が低下したところへ肝気の鬱結と陰血の不足が重なると，月経が不順となる。足の厥陰肝経は，胸脇部をめぐり喉の後ろを経て鼻咽部に入り，上行して目系に達し前額部へ出て頭頂で督脈と交わる。よって肝気が鬱結し

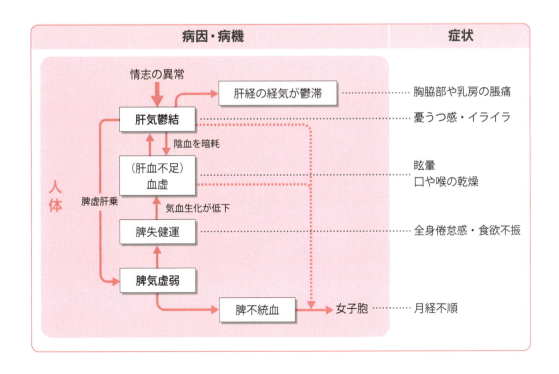

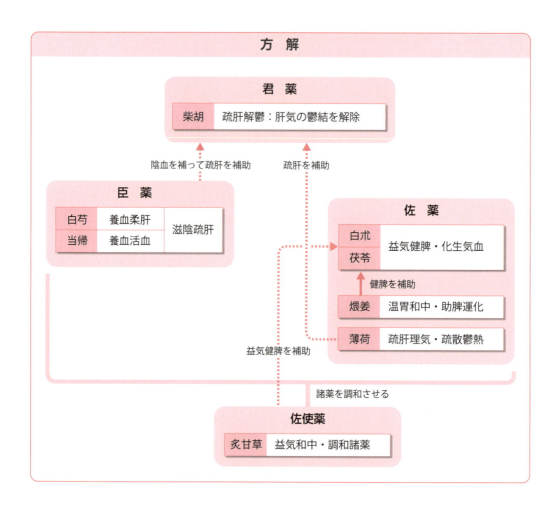

て肝経の経気が鬱滞すると，胸脇部や乳房の脹痛を呈し，肝の陰血が虚損されると，眩暈や口や喉の乾燥を呈する。舌質淡白・脈弦あるいは虚は，いずれも肝鬱血虚の症候である。治療は，養血柔肝するとともに疏肝解鬱し，あわせて益気健脾する。

【方解】
　柴胡は，疏肝解鬱の効能により肝気の鬱結を解除する君薬である。白芍は養血柔肝し，当帰は養血活血する。二薬は協力し合い肝の陰血を養って柔肝し，肝の疏泄の機能を回復させる臣薬である。肝の陰血を補うことで，柴胡の疏泄の作用の行き過ぎを抑える効果も期待される。白朮と茯苓は，益気健脾の効能により脾の運化の機能を回復させて気血生化の源を充実させる。煨姜は温胃和中し，薄荷は柴胡の疏肝の効能を強化する。これらはいずれも佐薬である。加わる炙甘草は，益気和中するとともに肝急を緩和し，諸薬を調和させる佐使薬である。これらの配合により本方剤は，肝の陰血を補って肝の疏泄の機能を回復させるとともに，脾気を補って気血生化の源を充実させる。
　本方剤は薬味の組成が非常に巧みであり，気血をともに調節して疏肝理気しながら養血柔肝し，あわせて脾気を補って肝脾を併治する調和肝脾の名方である。

【加減】肝鬱気滞が著しい場合は，香附子や鬱金・川芎を加えて疏肝解鬱の力を強化する。肝気の鬱結が悪化して火と化した場合（肝鬱化火）は，牡丹皮や山梔子を加えて清熱瀉火する。

瘀血を伴う場合は，丹参や桃仁を加えて活血祛瘀する。脇下に腫瘤を触知する場合は，鼈甲や牡蛎を加えて軟堅散結する。脾気の虚損が著しい場合は，人参や山薬を加えて健脾益気する。脾胃に気滞がある場合は，陳皮や枳殻を加えて理気暢脾する。血虚が著しい場合は，何首烏や地黄を加えて補腎養血する。陰液の虚損があれば，麦門冬や沙参を加えて滋陰養液する。

【応用】慢性肝炎・肝硬変・慢性胆嚢炎・胃十二指腸潰瘍・慢性胃炎・月経不順・月経前症候群(PMS)・うつ病・乳腺炎などの疾患が肝鬱血虚脾弱証に属する場合に，本方剤が応用される。

【注意】陰虚陽亢証には慎重に用いるか，あるいは使用を控える。

附方

逍遙散に関連する方剤

加味逍遙散　かみしょうようさん

【別名】丹梔逍遙散
【出典】『内科摘要』
【組成】逍遙散に，牡丹皮・山梔子を加える。
　柴胡6g，当帰6g，白芍6g，白朮6g，茯苓6g，炙甘草3g，牡丹皮3g，山梔子3g
【用法】水で煎じて服用する。
【効能】疏肝泄熱・養血健脾(和血調経)
【主治】肝鬱化火(気鬱化熱)兼脾虚証
　イライラ・煩躁・怒りっぽい(易怒)・自汗・寝汗(盗汗)・頭痛・かすみ目・頬部の紅潮・口乾・月経不順・少腹部の疼痛・小腹部の下垂感(墜脹感)・排尿時痛。

【病機と方解】
　肝気の鬱結が進行して熱と化した状態に，陰血の不足と脾気の虚損を伴う場合が，本方剤の適応である。陰血が不足すると虚熱が生じるため，さらに化熱するという悪循環がある。
　逍遙散に火熱を清する牡丹皮と山梔子を加えて組成される。逍遙散が陰血を補いながら肝の疏泄の機能を回復させ，あわせて脾気を補う。加わる牡丹皮は血中の伏火を瀉し，山梔子は三焦の火を瀉して熱を下へ導くとともに水道を通利する。二薬はともに営血に入るので，本方剤は血虚に熱を伴う月経不順にも応用される。

黒逍遙散　こくしょうようさん

【出典】『医略六書』女科指要
【組成】逍遙散に，熟地黄あるいは生地黄を加える。
　柴胡6g，当帰6g，白芍6g，白朮6g，茯苓6g，炙甘草3g，熟地黄6g
【用法】水で煎じて服用する。

【効能】疏肝健脾・養血調経
【主治】肝鬱気滞・脾弱血虚
　　月経痛・脈虚あるいは弦。
【病機と方解】
　　肝気の鬱結に陰血の不足と脾気の虚損を伴う病態で，陰血の不足が著しい場合が，本方剤の適応である。
　　逍遙散に養血滋陰の効能をもつ地黄を加えて組成される。逍遙散が肝の疏泄の機能を回復させて脾気を補い，加わる地黄が陰血を補充する。血虚に内熱を伴う場合は生地黄を用い，血虚が著しい場合は熟地黄を用いる。

滋陰至宝湯　じいんしほうとう

【出典】『万病回春』
【組成】逍遙散に，陳皮・香附子・麦門冬・知母・地骨皮・貝母を加える。
　　当帰3g，白芍3g，白朮3g，茯苓3g，陳皮3g，知母3g，貝母3g，香附子3g，地骨皮3g，麦門冬3g，薄荷1.5g，柴胡1.5g，甘草1.5g，煨姜1.5g
【用法】水で煎じて服用する。
【効能】疏肝解鬱・健脾養血・養陰潤肺
【主治】肝鬱血虚兼肺陰虚証
　　乾性咳嗽・痰が少ない・口乾・全身倦怠感・微熱・盗汗・舌質紅・脈細数。
【病機と方解】
　　肝気の鬱結が長期間改善しないために化熱して，肺の陰津が消耗されて引き起こされた肺陰虚証が，本方剤の適応である。肺の気陰が損傷されて肺の清粛が失調するために，肺気が上逆して乾性咳嗽を呈する。全身の津液が虧損されるために口乾を呈し，陰虚に伴い内熱が生じるために微熱や盗汗を呈する。
　　逍遙散に陳皮・香附子・麦門冬・知母・地骨皮・貝母を加えて組成される。逍遙散は疏肝解鬱・健脾養血し，陳皮と香附子は理気化痰する。麦門冬は肺陰を滋潤し，知母と地骨皮は陰虚に伴う虚熱を清し，貝母は潤肺しながら化痰する。

逍遙散に関連する方剤

方剤名	逍遙散への加減	主治
加味逍遙散	牡丹皮・山梔子を加える	肝鬱化火兼脾虚証：イライラ・易怒・煩躁・自汗・頭痛・月経不順
黒逍遙散	地黄を加える	肝鬱気滞・脾弱血虚：月経痛・脈虚
滋陰至宝湯	陳皮・香附子・麦門冬・知母・地骨皮・貝母を加える	肝鬱血虚兼肺陰虚証：乾性咳嗽・口乾・倦怠感・微熱

当帰芍薬散　とうきしゃくやくさん

【出典】『金匱要略』
【組成】当帰9g，白芍30g，白朮12g，茯苓12g，沢瀉12g，川芎6g
【用法】粉末にして服用するか，水で煎じて服用する。
【効能】養血調肝・健脾祛湿・緩急止痛
【主治】肝鬱血瘀・脾虚湿滞証（肝血不足・脾虚湿停証）

　顔色が悪い（面色萎黄）・腹痛・脘脇部の脹痛・眩暈・食欲不振・全身倦怠感・下痢・下肢の浮腫・尿量減少・四肢のしびれ・舌質淡・舌苔白・脈濡細緩あるいは弦細。

【病機と治法】
　肝血の不足に血の瘀滞を伴い，さらに脾気が虚弱なために湿が停滞した肝脾不和証が，本方剤の適応である。脾気が虚弱で脾の運化の機能が低下すると湿が生じるために，下痢や下肢の浮腫・尿量の減少などの症状を呈する。脾の運化の機能が失調すると気血の化生が低下するために，気虚となって食欲不振や全身倦怠感を呈し，血虚となって顔色が悪い・四肢のしびれなどの症状を呈する。肝血が不足して血が瘀滞すれば，経脈が攣急し血行が不暢となるために腹痛を呈する。治療は，肝血の不足を補って血の瘀滞を解除し，柔肝して経脈の攣急を解くとともに，脾の運化の機能を回復させて滲湿利水する。

【方解】
　当帰は，白芍と組んで養血柔肝し，川芎と組んで活血化瘀して血の瘀滞を解除する。白朮は補脾益気の効能により脾の運化の機能を回復させ，茯苓と沢瀉は，滲湿利水の効能により滞る水湿を取り除く。当帰・白芍・川芎の三薬が調血柔肝し，白朮・茯苓・沢瀉の三薬が益気健脾利湿する組み合わせである。これらの配合により本方剤は，調血柔肝して血の瘀滞を解くとともに，益気健脾して体内に滞る水湿を取り除く。

　本方剤は，逍遙散から柴胡・薄荷・煨姜・炙甘草を除いて，川芎・沢瀉を加えたものとみることができる。逍遙散と比べると和血利湿の効能に重点が置かれており，肝脾の気血に不調のある肝脾不和証でかつ湿滞を伴う場合に用いられる。

【加減】脾気の虚損が著しく，倦怠感を伴う場合は，人参を加えて益気健脾する。湿が盛んで著しい浮腫を呈する場合は，車前子や薏苡仁を加えて滲湿利水の力を強化する。血の瘀滞が著しい場合は，川芎を増量する。

【応用】特発性浮腫・骨盤内炎症性疾患・機能性子宮出血・月経痛・更年期障害・慢性胃炎・腎炎症候群・肝硬変による腹水などの疾患が，肝鬱血瘀・脾虚湿滞証に属する場合に，本方剤が応用される。

痛瀉要方　つうしゃようほう

【原名】白朮芍薬散
【出典】『景岳全書』
【組成】白朮（炒）9g，白芍6g，陳皮4.5g，防風3g
　長い間下痢が止まらない場合は，升麻（炒）1.5gを加える。

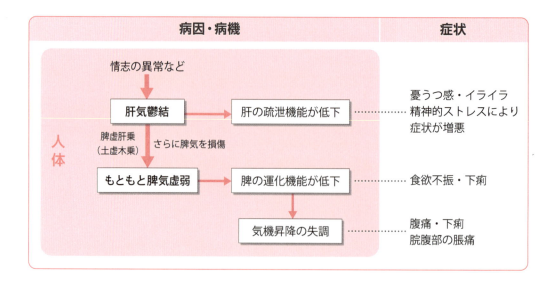

【用法】水で煎じて服用する。あるいは粉末を丸剤にして服用してもよい。
【効能】補脾瀉肝（補脾柔肝）・緩痛止瀉
【主治】脾虚肝旺証（脾虚肝乗）・痛瀉

腹痛・腸鳴・腹痛を伴う下痢（腹痛は下痢すると軽減するが止まらない）・精神的ストレスで症状が悪化する・食欲不振・脘腹部の脹痛・舌苔薄白・脈弦緩あるいは虚・左右の関脈が異なる。

【病機と治法】

痛瀉とは，腹痛を伴う下痢のことである。精神的ストレスによって悪化し，腹痛は下痢すると軽減するものの止まらず，食欲不振や脘腹部の脹痛を伴うことも多い。痛瀉の原因にはさまざまなものがあるが，多くの病態のうち，虚損された脾気に肝気が乗じて引き起こされた「土虚木乗」の痛瀉が，本方剤の適応である。肝は疏泄を主り脾は運化を主る。肝と脾の関係が正常であれば，気機が調暢であり運化の機能も正常である。もし脾気が虚弱であれば，肝気がそれに乗じるためにさらに脾気が虚損され，運化の機能が低下し気機の昇降が失調して（清陽不昇）痛瀉となる。痛瀉では，脾の運化の機能が失調するために下痢や食欲不振を呈し，気機の昇降が失調するために下痢に腹痛を伴う。肝気が鬱結して肝の疏泄の機能が低下するために，症状が精神的ストレスによって悪化する。治療は，健脾助運・養血柔肝するとともに気機を疏調させ，気機の昇降を回復させて下痢を止める。

【方解】

甘苦温の白朮は，益気健脾の効能により脾気を強めて燥湿利水する君薬である。白芍は，養血柔肝・緩急止痛するとともに脾陰を収斂し，白朮と組んで補脾瀉肝（扶土抑木）する臣薬である。陳皮は，理気燥湿しながら醒脾和胃し，白朮の補脾の作用を強化する佐薬である。防風は，疏肝理脾するとともに昇陽勝湿し，白朮の祛湿止瀉の作用を強化しながら白芍と組んで肝の疏泄の機能を回復させる佐使薬である。これらの配合により本方剤は，脾気を補って脾の運化の機能を回復させるとともに，養血柔肝して肝の疏泄の機能を強化し，気機の昇降を整えて痛瀉を治療する。本方剤の原名は白朮芍薬散であるが，張景岳に「痛瀉を治す要方」と評価されたことから，現在では痛瀉要方と称される。「補脾瀉肝」すなわち「扶土抑木」することで痛瀉を治す主要方剤である。

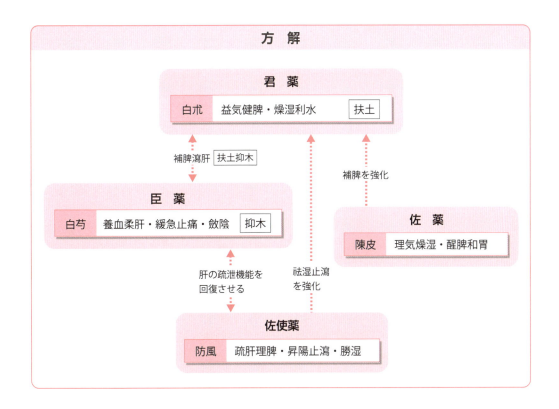

【加減】脾気の虚損が著しいために全身倦怠感や脱力を呈する場合は，人参や山薬を加えて益気健脾する。中焦に虚寒があり脘腹部の冷感や痛みを呈する場合は，乾姜や呉茱萸を加えて温中袪寒する。脾気が下陥して下痢が止まらない場合は，升麻や黄耆・葛根を加えて昇陽止瀉する。脾胃に気滞があり脘腹部の脹満感を呈する場合は，厚朴や木香を加えて理気行滞する。水湿が下注して水様の下痢を呈する場合は，茯苓や車前子を加えて利湿止瀉する。湿が鬱して化熱し，舌苔黄膩となった場合は，黄連や黄芩を加えて清熱燥湿する。

【応用】急性胃腸炎・過敏性腸症候群・慢性肝炎・小児の消化不良などの疾患が脾虚肝乗証に属する場合に，本方剤が用いられる。

【注意】脾腎陽虚による下痢には慎重に用いること。湿熱による下痢や陽明熱盛による熱結傍流証には，用いてはならない。

芍薬甘草湯　しゃくやくかんぞうとう

【別名】戊己湯
【出典】『傷寒論』
【組成】白芍 12 g，炙甘草 12 g
【用法】水で煎じて服用する。
【効能】調和肝脾・緩急止痛
【主治】肝脾不和・脘腹疼痛

四肢の筋肉の引きつりや痙攣・腹痛。

【病機と治法】
　陰津が損傷されたために陰血が不足し，筋脈が濡養を失った病態が，本方剤の適応である。陰血が不足して筋脈を濡養できず，さらに肝の陰血が虧損されて肝気を抑制できないために，四肢の筋肉の引きつりや痙攣を呈する。肝気が脾気の虚損に乗じて横逆し，脾気を阻滞するために腹痛を呈する。

【方解】
　酸微寒の白芍は，養血斂陰の効能により肝血を補って肝陰を収斂し，肝気を鎮めて柔肝止痛・止痙する。甘微温の炙甘草は，健脾益気生津するとともに緩急止痛する。これら二薬の配合により本方剤は，酸甘化陰することで肝脾を調和させ，緩急止痛・止痙する。

【応用】こむら返り（腓腹筋痙攣）・片側顔面痙攣・三叉神経痛・頸椎症・坐骨神経痛・胃痙攣・胃十二指腸潰瘍・機能性ディスペプシア（FD）・過敏性腸症候群（IBS）・尿管結石・月経痛などの疾患が，陰血虧虚・肝脾失調証に属する場合に，本方剤が応用される。

【注意】本方剤は，本邦でこむら返りに頻用されるが，甘草の用量が多いので，高血圧・心不全・低カリウム血症等の基礎疾患がある者には，使用を控えるか慎重に投与すること。

【参考】本方剤は，養陰柔肝・舒筋緩急止痛の基本方剤である。柔肝とは，肝の陰血を滋養することで肝気を柔和にする治法をいう。

第3節
調和腸胃剤（調和脾胃剤）

　調和腸胃剤は，邪気により腸胃が犯されたために寒熱が錯雑となり，気機の昇降が失調した病態に用いる方剤である。心窩部が痞えて脹る（心下痞満）・悪心・嘔吐・脘腹部の脹痛・腹鳴・下痢などの症状を呈する。
　主に乾姜・黄芩・黄連・半夏などの辛開苦降薬で組成され，よく人参や大棗・甘草などの補気和中薬が配合される。代表的な方剤に半夏瀉心湯がある。

＜調和腸胃剤＞

適応症	寒熱錯雑・気機昇降失調：心下痞満・悪心・嘔吐・脘腹部の脹痛・腹鳴・下痢
構成生薬	辛開苦降薬：乾姜・黄芩・黄連・半夏など
代表方剤	半夏瀉心湯

半夏瀉心湯　はんげしゃしんとう

【出典】『傷寒論』
【組成】半夏9g，黄芩6g，乾姜6g，人参6g，黄連3g，大棗4個，炙甘草6g
【用法】水で煎じて服用する。
【効能】寒熱平調・和胃降逆・消痞散結
【主治】寒熱錯雑（挟雑）・胃気不和による痞証
　心窩部が痞えて脹る（心下痞満）・悪心・嘔吐・腹鳴（腸鳴）・下痢・食欲不振・舌質淡・舌苔薄黄膩・脈弦数あるいは濡数。

【病機と治法】
　小柴胡湯証を誤って攻下したために，中陽（脾陽）が損傷されて内より寒が生じ，虚に乗じて客邪が内陥し寒熱が結びついて，心窩部に痞証を呈する病態が，本方剤のもともとの適応である。『傷寒論』に「小柴胡湯証を誤って攻下し，痞となるものを治す」とある。現代では，原因の如何を問わず，脾胃（中焦）に寒熱が互結し気機の昇降が失調して，心下に痞結が生じた病態に広く用いられる。心下とは胃脘部のことであり，痞とは気機が停滞して気の昇降が失調し，痞えや脹満感・按ずると軟（濡）などの症状を呈する状態である。寒熱が結びつき気の昇降が失

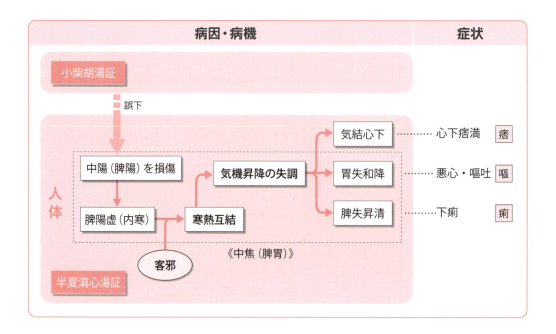

調して脾胃の調和が崩れると，胃気の降下が失調するために悪心や嘔吐を呈し，脾気が上昇できなくなるために下痢を呈する。本方剤の適応証は，「痞」「嘔」「痢」の三症を呈する点に特徴がある。治療は，脾胃を補うとともに寒熱を調整してその結滞を開き，気の昇降を回復させる。

【方解】
　辛温の半夏は，和胃降逆するとともに消痞散結する君薬である。苦寒の黄連と黄芩は，泄熱清降の効能により裏熱を清瀉し，辛温の乾姜は，温中散寒の効能により半夏の温胃消痞の作用を強化する。寒熱の異なるこれら三薬は，互結する寒熱を取り除く臣薬である。甘温の人参と大棗は，益気健脾（補虚和中）することで津液を生じ，黄連と黄芩による苦寒傷陽と半夏と乾姜による辛熱傷陰を防ぐ佐薬である。加わる炙甘草は，益気和中するとともに諸薬を調和させる佐使薬である。本方剤は，寒熱の薬味をほどよく配合することで寒熱の偏りを是正し，辛苦の薬味を併用することで辛開苦降*し気機を通暢して，気の昇降を回復させる。補気和中の効能をも兼ね備えた，攻補兼施の名方である。

　以上の他，本方剤には清熱化湿・開降気機・消痞除満などさまざまな効能があるので，現在では湿熱（あるいは痰熱）中阻によって引き起こされた痞満や嘔逆などにも用いられる。

【加減】寒よりも熱が著しい場合は，黄芩と黄連を増量し，山梔子や蒲公英を加えて清熱瀉火する。熱よりも寒が著しい場合は，乾姜を増量して温中祛寒する。脾気の虚損がなく，舌苔白膩を呈する場合は，人参と大棗を除き，厚朴や蒼朮を加えて行気燥湿する。気機の結滞が著しく，痞満が治らない場合は，枳実や青皮を加えて開結散滞する。脘腹部の脹痛が著しい場合は，延胡索や川楝子を加えて行気活血止痛する。

【応用】急性胃腸炎・胃十二指腸潰瘍・心因性嘔吐症・慢性肝炎・慢性胆嚢炎・妊娠悪阻・口内炎などの疾患が，寒熱錯雑・脾胃不和証に属する場合に，本方剤が用いられる。

【注意】脾胃陽虚証や食積・痰濁壅盛による痞証には，用いてはならない。

＊辛開苦降：辛味で結滞を開いて痞を解消し，苦味で気機を降下させて逆を治す方法のこと。

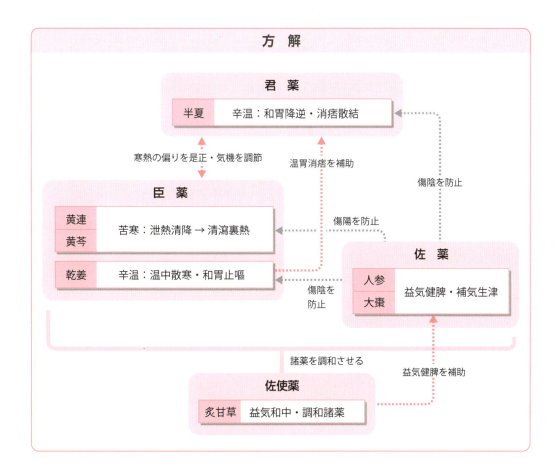

附方

半夏瀉心湯に関連する方剤

生姜瀉心湯　しょうきょうしゃしんとう

【出典】『傷寒論』
【組成】半夏瀉心湯の乾姜を減量して，生姜を加える。
　半夏9g，黄芩6g，乾姜3g，人参6g，黄連3g，大棗4個，炙甘草6g，生姜12g
【用法】水で煎じて服用する。
【効能】和胃消痞・散結除水（和胃降逆・散水消痞）
【主治】水熱互結・心下痞満
　心窩部の痞え（心下痞鞕）・腐臭のある噯気・腹鳴（腹中雷鳴）・下痢。
【病機と方解】
　脾胃が虚弱なために水気が内停し，裏に入った邪気と水気が結びついた状態が，本方剤の適応である。心窩部の痞えや下痢に腐臭のある噯気を伴う場合に用いられる。『霊枢』

第3節｜調和腸胃剤（調和脾胃剤）

口問篇に「寒気が胃にあり，厥逆が下から上へ散じ，胃を出て噯気になる」とある。

本方剤は，半夏瀉心湯の乾姜の量を減らして大量の生姜を加えたものである。温胃止嘔するとともに水気を散じて邪熱を清し，脾胃の機能を回復させて，心窩部の痞えや下痢・噯気などの症状を呈する水熱互結証を治療する。

甘草瀉心湯　かんぞうしゃしんとう

【出典】『傷寒論』
【組成】半夏瀉心湯の炙甘草を増量する。
　半夏9ｇ，黄芩6ｇ，乾姜6ｇ，人参6ｇ，黄連3ｇ，大棗4個，炙甘草9ｇ
【用法】水で煎じて服用する。
【効能】益気和胃・消痞止嘔
【主治】胃気虚弱・心下痞満
　腹鳴・下痢・未消化便（水穀不化）・心窩部の痞え（心下痞鞕）・乾嘔・心煩・息切れ。
【病機と方解】
　半夏瀉心湯証で，脾胃の虚損が著しいために下痢が持続して未消化便となり，客気の上逆があるために心煩・息切れなどの症状を呈する場合が，本方剤の適応である。
　炙甘草を増量することで補虚緩急の力が強化されている。

黄連湯　おうれんとう

【出典】『傷寒論』
【組成】半夏瀉心湯の黄連を増量して黄芩を除き，桂枝を加える。
　黄連5ｇ，炙甘草6ｇ，乾姜5ｇ，桂枝5ｇ，人参3ｇ，半夏9ｇ，大棗4個
【用法】水で煎じて服用する。
【効能】平調寒熱・和胃降逆
【主治】胸中有熱・胃中有寒（胸中に熱があり，胃中に寒がある状態）
　胸部の煩悶感・悪心・嘔吐・腹痛・腹鳴・下痢（泄瀉）・舌苔白滑・脈弦。
【病機と方解】
　胸中に熱があり胃中に寒があるために，胸部の煩悶感や嘔吐・腹痛・下痢などの症状を呈する場合が，本方剤の適応である。
　小柴胡湯から柴胡・黄芩・生姜を除き，桂枝・黄連・乾姜を加えたものであり，半夏瀉心湯の黄連を増量して黄芩を除き，桂枝を加えたものに相当する。黄連は胸中の熱を清瀉し，乾姜と桂枝は胃中の寒を散じる。半夏は和胃降逆止嘔し，人参・甘草・大棗は，益気和中の効能により虚損された正気を補う。

> **コラム**
>
> ## ― エキス剤運用のために ―
>
> 　日常臨床においてエキス剤が頻用されている。漢方薬を用いる際は，臨床症状と診察所見から証を弁別し，それに応じて方剤の組成を決め，さらに経過に合わせて薬味の量を加減していく必要がある。そのためには煎じ薬を用いるのが理想であるが，日常生活の中で毎日薬を煎じるとなると，負担が大きいと感じる人も多いであろう。服薬する側の利便性からすれば，エキス剤は大変魅力的であり，治療の継続に寄与するところも大きいと思われる。ところが，ともするとこの利便性が，臨床家にとっては処方の気軽さにつながりやすいので注意が必要である。西洋医学的病名や症状にあわせて気軽にエキス剤を処方し，改善がみられなければ次々に変更したりしていないだろうか。証を無視して漢方薬を用いれば，たとえエキス剤とはいえ治療に失敗するおそれがあるばかりか，方剤の性質に合わせて患者の体質を変えてしまい，新たな病態をも引き起こしかねない。長期にわたり治療を継続する場合は，なおさらである。エキス剤による治療であっても，証を弁別してそれに基づいて適切な治療方法を決定する「弁証論治」の姿勢は，貫かれなければならない。

第4章
清熱剤

■ 定 義

清熱剤とは，清熱・瀉火・涼血・解毒・滋陰透熱などの効能をもち，裏熱証を治療する方剤である。主に清熱薬によって組成され，その作用は八法のうちの「清法」に属する。

■ 概 要

温と熱と火は，程度の違いがあるのみで基本的に同じものである。温が盛んになったものが熱であり，熱が極まったものが火である。また，火熱がさらに壅盛となれば熱毒となる。これらはまとめて熱と総称される。

裏熱証の原因には，外感によるものと内傷によるものがある。外感による裏熱証は，外界から感受した六淫の邪気が裏に入って化熱して引き起こされ，内傷による裏熱証は，五志の過極や飲食の不節，過度の労逸などにより臓腑の気血陰陽が失調し生熱化火して引き起こされる。これらの原因により裏で熱が盛んとなった病態を，裏熱証と称する。

裏熱証の治療の原則は，清熱薬（寒涼性の薬物）によって裏熱を清することである。『素問』至真要大論篇に「熱はこれを寒する」「温はこれを清する」とある。

■ 分 類

清熱剤	清気分熱剤	白虎湯・竹葉石膏湯
	清営涼血剤	清営湯・犀角地黄湯
	清熱解毒剤	黄連解毒湯・涼膈散・普済消毒飲
	気血両清剤	清瘟敗毒飲
	清臓腑熱剤	導赤散・竜胆瀉肝湯・瀉白散・玉女煎・白頭翁湯・清心蓮子飲
	清虚熱剤	青蒿鼈甲湯・秦艽鼈甲散・清骨散

裏熱証には実熱と虚熱の区別があり，さらに，外感による場合は病期により気分・営分・血分の違いが，内傷による場合は病位により臓腑の違いがある。さまざまな病態に応じて，清熱剤には清気分熱剤・清営涼血剤・清熱解毒剤・気血両清剤・清臓腑熱剤・清虚熱剤の6種類がある。

■ 適応証

　清熱剤の適応は，表証はすでに解決したものの，裏に熱が入って裏熱が盛んとなった場合，あるいは裏熱が盛んであるものの実(熱結)にはなっていない場合である。さまざまな感染症・非感染性炎症性疾患・糖尿病・甲状腺機能亢進症・腫瘤性病変・心血管病なども，裏熱が盛んと判断されれば，清熱剤の適応である。

■ 注意点

　清熱剤を用いる際には，熱証の病期や病位・性質・程度・表邪の有無・熱結の有無を弁別し，熱の所在を正確に把握する必要がある。邪熱が表にある場合は先に解表し，裏熱が実となったら攻下する。表邪が取り除かれないまま裏熱が生じた場合は表裏両解(双解)する。熱邪が気分にあるにもかかわらず血分を治療すれば，邪気がより深く侵入するおそれがあり，熱邪が血分にあるにもかかわらず気分を治療すれば，血熱を治すことはできない。

　熱証の虚実を弁別し，熱が臓にあるか腑にあるかを見極めること。陰液が虧損された真陰不足による虚熱証は，清熱剤のみで治療せず，陰液を滋養して清熱する。また，熱証の真仮を正確に弁別すること。真寒仮熱証には用いてはならない。

　清熱剤は苦寒の薬味が多く胃気を損傷しやすいので，長期間の服用は控えるとともに，必要に応じて健脾和胃の効能をもつ薬味を配合して脾胃の損傷を防ぐこと。一方，清熱剤を組成する薬味に少量の熱薬を反佐の薬物として配合することがある。それは，裏熱による寒熱格拒証を抑えるためであり，熱で熱を(熱薬で熱証を)治療することが目的ではない。よって用いる熱薬はあくまでも少量に留めるようにする。このような用量の注意を忘れば，反佐の意義が失われてしまう。

第1節
清気分熱剤

　清気分熱剤は，清熱除煩・生津止渇の効能をもち，熱が気分に盛んとなった気分の熱盛証を治療する方剤である。高熱（壮熱）・煩躁・口渇・多汗・冷たいものを飲みたい・舌質紅・舌苔黄・脈洪大などの症状を呈する。
　主に石膏や知母・竹葉・山梔子などの清熱瀉火薬で組成され，盛んな気分の熱により気津が損傷された場合には，人参・麦門冬・粳米・甘草などの益気養陰薬が配合される。代表的な方剤に白虎湯や竹葉石膏湯がある。

＜清気分熱剤＞

適応症	気分熱盛証：壮熱・煩躁・口渇・多汗・冷たいものを飲みたい・舌質紅・舌苔黄
構成生薬	清熱瀉火薬：石膏・知母・竹葉・山梔子など
代表方剤	白虎湯・竹葉石膏湯

白虎湯　びゃっことう

【出典】『傷寒論』
【組成】石膏50g，知母18g，炙甘草6g，粳米9g
【用法】水で煎じて服用する（1日3回，温服）。
【効能】清熱生津（清熱瀉火・除煩生津）
【主治】陽明気分熱盛証
　発熱（高熱）・顔面の紅潮・口渇・冷たいものを飲みたい・発汗・悪熱・脈洪大有力あるいは滑数。
【病機と治法】
　陽明気分熱盛証が本方剤の適応である。外界から感受した風寒の邪気が化熱して陽明経に入った場合や，温病の邪熱が気分に伝入（転入）した場合に引き起こされる病態である。邪気が内に入って裏熱が盛んとなった状態であるから，高熱や顔面の紅潮を呈し，悪寒はない。裏熱によって津液が蒸されて体外へ外泄するために，大量に汗が出る。熱が津液を傷つけ，発汗することでさらに津液が消耗されるので，口渇を呈し，冷たいものを欲するようになる。脈洪大有力は，熱

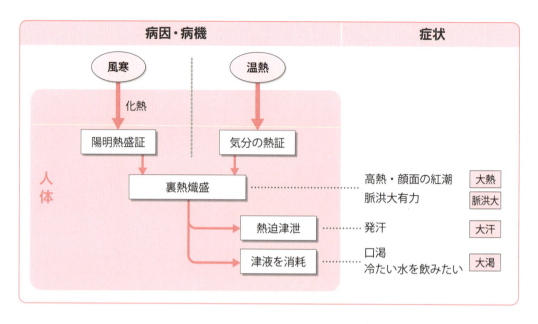

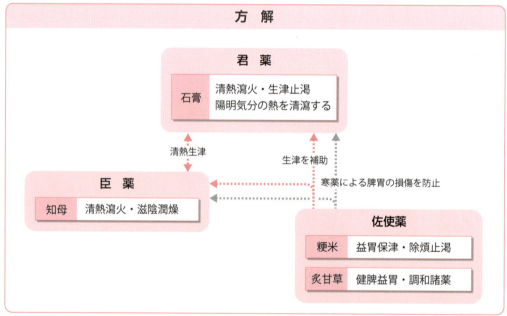

が陽明経で盛んなための症候である。治療は，盛んとなった裏熱を清するとともに除煩生津する。
【方解】
　辛甘大寒の石膏は，肺経と胃経に入って陽明気分の熱を清するとともに生津止渇する君薬である。苦寒潤の知母は，清熱養陰の効能により石膏を補助して肺胃の実熱を清瀉し，津液の損傷を防ぐ臣薬である。石膏と知母は，相須の関係で互いに清熱生津の力を強め合う。粳米と炙甘草は，益胃することで津液を保護し，大寒の石膏と知母による脾胃の損傷を防止する佐使薬である。これらの配合により本方剤は，清熱生津・除煩止渇の効能を発揮して，陽明経に盛んな裏熱を清して煩躁を鎮め，津液を生じて口渇を止める。

【加減】本方剤の効能を十分に発揮させるためには，石膏の用量を多くする必要がある。陽明腑実証を伴い，便秘・意識障害・うわごと（譫語）などの症状を呈する場合は，大黄・芒硝を加えて瀉熱攻積する。熱邪が気分のみならず血分に入り，高熱・煩渇・意識障害・うわごと・痙攣・皮下出血などの症状を呈する場合（気血両燔証）は，羚羊角・水牛角・釣藤鈎を加えて清熱涼血・熄風止痙する。津液の損傷が著しい場合は，麦門冬・栝楼根（天花粉）・芦根を加えて清熱生津の力を強化する。

【応用】本方剤の適応は，一般に大熱・大汗・大渇・脈洪大の四大症状を呈する気分の熱盛証であるが，実際には，高熱・大汗・煩渇・脈数有力などの症状を認めれば，さまざまな病態に用いることができる。感冒・肺炎・糖尿病・麻疹・日本脳炎・腎症候性出血熱・歯髄炎などの疾患が気分熱盛証に属する場合に，本方剤が応用される。

【注意】表証が残り，発熱するものの汗が出ず口渇がない場合，血虚発熱証や気虚発熱証，真寒仮熱の陰盛格陽証などには，本方剤を用いてはならない。

【参考】本方剤の適応証は，『傷寒論』の六経弁証においては陽明熱証であり，温病学の衛気営血弁証においては気分の熱証である。これら2つの証は，いずれも裏熱証に属する。

附方

白虎湯に関連する方剤

白虎加人参湯　びゃっこかにんじんとう

【出典】『傷寒論』
【組成】白虎湯に人参を加える。
　　石膏50g，知母18g，炙甘草6g，粳米9g，人参9g
【用法】水で煎じて服用する（1日3回，温服）。
【効能】清熱・益気・生津
【主治】陽明熱盛（気分熱盛）・気津両傷証，または暑病熱盛証
　　高熱・心煩・発汗・背中のわずかな悪寒・口渇・冷たいものを飲みたい・口や舌の乾燥・脈大無力。

【病機と方解】
　白虎湯証で，裏熱があまりに盛んなために大量に発汗し気津が著しく耗傷された場合が，本方剤の適応である。暑熱により大汗をかき，気津が消耗されて口渇を呈する暑病の気津両傷証にも応用される。

　白虎湯に人参が加わったものであり，清熱に益気生津の効能を併せもつ扶正祛邪の方剤である。加わる人参が，益気生津の効能により傷ついた気と津液をともに補う。暑熱は気津を傷つけやすく，大量に汗をかけば陰津がさらに耗傷される。よって本方剤は，暑温による熱盛津傷証にも応用される。『傷寒論』に「渇して水を飲まんと欲し，口舌乾燥するものは，白虎加人参湯これを主る」とある。

白虎加桂枝湯　びゃっこかけいしとう

【出典】『金匱要略』
【組成】白虎湯に桂枝を加える。
　　石膏 50 g，知母 18 g，炙甘草 6 g，粳米 9 g，桂枝 6〜9 g
【用法】水で煎じて服用する（温服）。
【効能】清熱生津・解表通絡・調和営衛
【主治】
①温瘧
　　高熱（悪寒なし）・口渇・関節痛・ときに嘔気や嘔吐・舌苔白・脈平。
②風湿熱痺証
　　関節の腫脹や疼痛・発熱・口渇・舌苔白・脈弦数。
【病機と方解】
　　白虎湯証に温瘧の症状を伴う場合や風湿熱痺証が，本方剤の適応である。温瘧とは，裏熱が盛んでありながら表寒を伴う病態である。
　　白虎湯に桂枝が加わったものであり，清熱に調和営衛，さらに解肌通絡の効能を兼ね備えている。白虎湯が盛んな裏熱を清し，加わる桂枝が解肌散寒する。風湿熱痺証に対しては，白虎湯が清熱し桂枝が通絡する。

白虎加蒼朮湯　びゃっこかそうじゅつとう

【出典】『類証活人書』
【組成】白虎湯に蒼朮を加える。
　　石膏 50 g，知母 18 g，炙甘草 6 g，粳米 9 g，蒼朮 9 g
【用法】水で煎じて服用する（温服）。
【効能】清熱祛湿
【主治】湿温病（熱が湿より著しい），あるいは風湿熱痺証
　　発熱・多汗・口渇・胸苦しい（胸痞）・全身倦怠感・舌質紅・舌苔白膩・脈洪大。
【病機と方解】
　　白虎湯証に湿温証を伴う病態で，熱が湿よりも著しい場合が，本方剤の適応である。気分の裏熱が盛んなために，発熱・多汗・口渇・舌質紅・脈洪大などの症状を呈し，体内の湿が盛んなために，胸苦しい・全身倦怠感・舌苔白膩などの症状を呈する。
　　白虎湯に蒼朮を加えたものであり，清熱に燥湿の効能を兼ね備えている。白虎湯が盛んな裏熱を清し，加わる蒼朮が燥湿健脾の効能により体内に滞る湿を取り除く。

竹葉石膏湯　ちくようせっこうとう

【出典】『傷寒論』
【組成】竹葉6g，石膏50g，半夏9g，麦門冬20g，人参6g，炙甘草6g，粳米10g
【用法】水で煎じて服用する。
【効能】清熱生津・益気和胃
【主治】熱病後期（傷寒・温熱・暑病等の後）の余熱残留・気津両傷証

　発熱（身熱）・多汗・心胸部の煩悶感・嘔気や嘔吐（気逆欲嘔）・口乾・口渇・水を飲みたい（喜飲）・虚煩不眠・舌質紅・舌苔少・脈虚数。

【病機と治法】
　熱病の後に邪熱が残って引き起こされた気津両傷証が，本方剤の適応である。体内に余熱が留まるために発熱や発汗を呈し，熱により気機が阻滞されるために心胸部の煩悶感や虚煩・不眠などの症状を呈する。熱により津液が消耗されるために口乾・水を飲みたいなどの症状を呈し，胃の和降の機能が失調して胃気が上逆するために嘔気を呈する。舌質紅・舌苔少・脈細数は，熱により気津が耗傷されたための症候である。治療は，体内に残留する余熱を清するとともに益気生津して胃の和降の機能を回復させる。

【方解】
　竹葉と石膏は，清熱除煩するとともに生津止渇する君薬である。人参は益気生津し，麦門冬は養陰生津する。これら二薬は協力し合って気と津液をともに補う臣薬である。半夏は降逆止嘔するとともに，その温燥の性質により他薬の清熱生津の行き過ぎを抑えて醒胃布津し，粳米は養胃和中することで他薬の清熱生津の効能を強化する。これらはともに佐薬である。炙甘草は益気健脾しながら諸薬を調和させる使薬である。これらの配合により本方剤は，清熱除煩するとともに気津を補い，胃の和降の機能を回復させる。

　本方剤は，白虎湯から知母を除き，人参・麦門冬・竹葉・半夏を加えた構成となっている。加わる人参と麦門冬が益気滋陰の効能を，竹葉と半夏が和胃除煩の効能を，それぞれ白虎湯の効能に加えて発揮するとみることができる。

【加減】陰液の虚損が著しいために虚火が生じ，口内炎や舌炎を呈する場合は，石斛や栝楼根（天花粉）・沙参を加えて養陰清熱する。胃火が熾盛となって消穀善飢を呈する場合は，知母や黄連・玄参を加えて清熱生津の力を強化する。

【応用】熱中症・脳炎・髄膜炎・肺炎・糖尿病などの疾患が，余熱残留・気津両傷証に属する場合に，本方剤が応用される。

【注意】余熱残留証であっても気津がまだ損傷されていない場合や，湿熱が旺盛な場合は，本方剤の適応ではない。

第2節
清営涼血剤

　清営涼血剤は，清営透熱・涼血散瘀・清熱解毒の効能をもち，邪熱が営分に伝入した邪熱伝営証や，邪熱が血分に入った熱入血分証を治療する方剤である。邪熱が営分に入ると，夜間に増悪する発熱（身熱夜甚）・煩躁・不眠・うわごと（譫語）・わずかな皮下出血（斑疹）などの症状を呈し，邪熱が血分に入ると，吐血・鼻出血（衄血）・皮下出血・発狂・うわごと・舌質紅絳などの症状を呈する。

　主に犀角や水牛角・生地黄・玄参などの清営涼血薬で組成される。営分や血分に入る邪熱は，多くの場合気分から伝入するので，邪熱を気分を通して透泄するために，よく金銀花や連翹・竹葉などの辛涼透熱薬（軽宣透達薬）が配合され，邪熱は血と結びついて瘀血を形成しやすく，また血熱により出血すると瘀血が生じるので，牡丹皮や赤芍・丹参などの涼血散瘀薬も配合される。代表的な方剤に，清営の効能をもつ清営湯や，涼血の効能をもつ犀角地黄湯がある。

＜清営涼血剤＞

適応症	邪熱伝営証：身熱夜甚・煩躁・不眠・譫語・斑疹 熱入血分証：吐血・衄血・皮下出血・発狂・譫語・舌質紅絳
構成生薬	清営涼血薬：犀角・水牛角・生地黄・玄参など
代表方剤	清営湯・犀角地黄湯

清営湯　せいえいとう

【出典】『温病条弁』
【組成】犀角2g（あるいは水牛角30g），生地黄15g，玄参9g，竹葉3g，麦門冬9g，丹参6g，黄連5g，金銀花9g，連翹6g
【用法】水で煎じて服用する。
【効能】清営透熱・養陰活血（清営解毒・透熱養陰）
【主治】熱入営分証（邪熱伝営）
　夜間に増悪する発熱（身熱夜甚）・煩躁・不眠・うわごと（譫語）・口渇あるいは口が渇かない・わずかな皮下出血（斑疹）・舌質紅絳乾燥・脈細数。

【病機と治法】

　邪熱が営分に内伝したために営陰が損傷された病態が，本方剤の適応である。侵入した邪熱が心営を擾乱するために，夜間に増悪する発熱・煩躁・不眠・うわごとなどの症状を呈する。邪熱が陰津を灼焼するために口渇を呈するが，邪熱が営陰を蒸騰すれば口の渇きはない。営分に入った邪熱が血絡を傷つけるために斑疹を呈するが，邪熱がまだ血分に入っていないために認める斑疹はわずかである。舌質紅絳乾燥・脈細数は，営陰に熱が盛んなために陰液が損傷された症候である。治療は，営分に侵入した邪熱を透泄し，失われた営陰を補うとともに活血散瘀する。

【方解】

　鹹寒の犀角（水牛角）は，清営涼血の効能により営分の邪熱を透発させる君薬である。甘寒の生地黄は営分の邪熱を清するとともに滋陰養液し，鹹寒の玄参は滋陰しながら清熱解毒し，甘寒の麦門冬は養陰生津清熱する。これら三薬は，君薬の清営透熱・養陰生津の効能を補助する臣薬である。『素問』至真要大論篇に「熱淫が内にあれば，治療は鹹寒をもって行い，苦甘をもって佐とする」とある。金銀花と連翹は，清熱解毒・軽宣透泄の効能により，営分に入った邪熱を気分へ転出させて清泄（透熱転気）し，黄連は清心解毒し，竹葉は清心除煩し，丹参は涼血活血の効能により熱と瘀血が結びついた瘀熱を取り除く。これらはいずれも佐薬である。黄連・竹葉・丹参は，心経への引経薬としての役割も兼ねている。これらの配合により本方剤は，清営透熱・養陰活血の効能を発揮して，邪熱が営分に侵入して引き起こされた熱傷営陰証を治療する。

【加減】気分の熱が盛んな場合は，金銀花や連翹・竹葉など清熱解毒の効能をもつ薬味を増量して，犀角・生地黄・玄参を減量する。意識障害・うわごとなどの症状を呈する場合は，安宮牛黄丸を併用して清心開竅する。高熱や煩躁・痙攣（抽搐）を呈する場合は，羚羊角や釣藤鈎を加えるか，さらに紫雪丹を服用して涼肝熄風する。口や舌の乾燥が著しい場合は，苦燥傷陰の黄連を除く。

【応用】脳炎・髄膜炎・敗血症・腸チフスなどの疾患が熱入営分証に属する場合に，本方剤が応用される。

【注意】舌苔白滑を呈する場合は，本方剤を用いてはならない。

犀角地黄湯　さいかくじおうとう

【出典】『備急千金要方』

【組成】犀角3g（または水牛角30g），生地黄30g，芍薬12g，牡丹皮9g

【用法】水で煎じて服用する。

【効能】清熱解毒・涼血散瘀

【主治】熱入血分証・熱傷血絡証

　発熱・身体の灼熱感・吐血・鼻出血（衄血）・血尿・血便・紫斑（暗紫色の皮下出血斑）・煩躁・意識障害・うわごと・狂躁・口が渇くが水を飲みたくない・胸の煩悶感・腹部膨満感・舌質紅絳・脈細数。

【病機と治法】

　邪熱が盛んになって熱毒となり，血分に入って血絡を傷つけた熱入血分証が，本方剤の適応

である。血分に熱が盛んなために発熱や身体の灼熱感を呈する。盛んな邪熱が迫血妄行し，血絡を傷つけて血を溢れさせるために，吐血や鼻出血・血尿・血便・紫斑など，さまざまな出血症状を呈する。心は血脈を主り神を蔵するので，熱が血分に入ると心神が擾乱されて，意識障害やうわごと・狂躁などの症状を呈する。盛んな邪熱は血を損傷しやすく，また出血すれば離経の血が滞るために，血熱があると瘀血が生じやすい。瘀と熱が結びついて瘀熱となれば，口が渇くが水を飲みたくない・胸の煩悶感などの症状が現れる。舌質紅絳・脈細数は，盛んな邪熱によって血分の陰津が損傷されたための症候である。治療は，血分に盛んな熱毒を清するとともに血脈に生じた瘀滞を取り除く。

【方解】
　鹹寒の犀角は，清熱解毒・涼血して血分の熱毒を清解する君薬である。生地黄は，清熱涼血養陰するとともに止血する臣薬である。芍薬と牡丹皮は，清熱涼血するとともに活血散瘀する佐薬である。これらの配合により本方剤は，血分に盛んな熱毒を清解するとともに涼血止血し，あわせて血分の瘀滞を取り除く。

　本方剤の配合の特徴は，涼血と活血散瘀（散血）の併用である。散血の必要があるのは，離経の血が滞れば，熱と血が結びついて瘀熱となるためである。葉天士の言葉に「邪熱が血分に入ったならば，耗血動血の恐れがあるので，直ちに涼血散血しなければならない」とある。

【加減】血瘀が著しい場合は芍薬を赤芍とし，出血に伴う陰血の損傷が著しい場合は芍薬を白芍とする。肝火が熾盛な場合は，柴胡・黄芩・山梔子を加えて肝火を清瀉する。心火が盛んであれば，黄連・山梔子を加えて清心瀉火の力を強化する。熱が盛んなために意識障害を呈する場合は，紫雪丹や安宮牛黄丸を併用して清熱開竅する。吐血する場合は，三七や側柏葉・白茅根を加えて清胃止血し，鼻出血を呈する場合は，黄芩・青蒿・白茅根を加えて清肺止血する。血尿を呈する場合は，白茅根や小薊を加えて通淋止血し，血便を呈する場合は，槐花や地楡を加えて清腸止血し，皮下出血を認める場合は，紫草や青黛を加えて涼血化斑する。

【応用】劇症肝炎・肝性昏睡・播種性血管内凝固症候群・敗血症・急性白血病・尿毒症・流行性脳脊髄膜炎・消化性潰瘍による出血などが血分の熱盛証に属する場合に，本方剤が応用される。

比較　清営湯と犀角地黄湯

　清営湯と犀角地黄湯は，どちらも主要な薬味として犀角と生地黄を配合し，清熱涼血することで熱入営血証を治療する方剤であるが，両者には効能と適応となる病態に違いがある。清営湯は，清気の効能をもつ薬味が加わることで，営分に入った邪熱を気分へ転出させて取り除く方剤であり，邪熱が営分に入ったばかりで血分に至らず，まだ動血の証がみられない段階に用いられる。それに対して犀角地黄湯は，清熱解毒と涼血散瘀の効能に重点がおかれており，邪熱が深く侵入して血分に至り，耗血動血の証を呈する場合に用いられる。これら二剤は，体内に留まる邪熱の深さによって使い分ける必要がある。

解説　温病学では，外界から温熱の邪気を感受して引き起こされた温熱病を，衛分・気分・営分・血分の4つの段階を進行するとして，衛気営血弁証法を用いて弁別する。邪気が表から裏，浅から深へと順伝するならば，病態は衛分証から気分証・営分証・血分証の順に進行する。「分」とは「段階」の意味である。

衛分証　→　気分証　→　営分証　→　血分証

衛分証は，温熱病の初期で，外界から感受した温熱の邪気と身体の衛気が体表で闘争し，表証を呈する病態である。

気分証は，衛分証からさらに進行して邪気が裏に入ったものの，まだ営血には至らない病態である。表証は呈さないが邪正の闘争が激しく，影響の及んだ臓腑によりさまざまな症状を呈する。

営分証は，温熱の邪気がさらに深く侵入して営分に入った病態であり，邪熱が営陰を消耗して心神を擾乱するために，夜間に増悪する発熱・煩躁・不眠・神昏・うわごと・口渇あるいは口が渇かない・舌質紅絳乾燥・脈細数などの症状を呈する。

血分証は，温熱の邪気がさらに深く侵入して血分に入った重篤な病態であり，邪熱が耗血動血するために，吐血・鼻出血・血尿・血便・紫斑などさまざまな出血症状を呈するようになる。

コラム

― 寒熱に対する考え方と清熱剤 ―

　最近，多くのメディアで体を温める食材を積極的に勧める動きがある。体を温めることが，さまざまな疾病の予防や治療に役立つというのである。果たして本当にそうであろうか。寒熱に関して「温めればそれでよし」とする一方向的な考え方は，少なくとも東洋医学ではありえない。現代では，辛い食べものや酒などの食材，社会生活における多くの精神的ストレスなど，体内に熱がこもる環境が増えつつあり，停滞する熱により引き起こされた病態に遭遇する機会が多くなっている。手足に冷えがあっても体内には熱がこもった真熱仮寒証も，よく見かける病態である。体内に滞る熱を放置すれば，熱により津液が耗傷されてさらに内熱が生じ，熱が熱を呼ぶ悪循環に陥る危険がある。このような場合，積極的に清熱剤を用いて体内にこもった熱を清し，熱による津液の耗傷を防ぐ必要がある。すでに津液が耗傷されている場合は，滋陰潤燥剤を併用するとよい。東洋医学では，寒と熱のいずれが偏盛であるかを見極めて，その平衡を取り戻すべく治療を行うことが重要なのである。

第3節

清熱解毒剤

　清熱解毒剤は，清熱・瀉火・解毒の効能をもち，三焦の火毒熱盛証（熱毒壅盛証）や上焦と中焦の邪熱熾盛証，あるいは風熱疫毒の邪気が頭部や顔面に壅滞した大頭瘟などを治療する方剤である。三焦の火毒熱盛証では，発熱（高熱）・煩躁・錯語・吐血・鼻出血（衄血）・皮下出血（発斑），および癰疽疔毒などの症状を呈し，上焦と中焦の邪熱熾盛証では，発熱・顔面紅潮・胸があつ苦しい（胸膈煩熱）・口内炎や舌炎（口舌生瘡）・尿の色が濃い・便秘などの症状を，大頭瘟では，頭部や顔面部の発赤や腫脹および疼痛・咽喉の腫脹や疼痛などの症状を呈する。

　主に黄芩・黄連・黄柏・山梔子・連翹などの清熱瀉火解毒薬で組成される。胸があつ苦しい・便秘などの症状があれば，大黄や芒硝などの瀉下薬を配合して熱を下へ導き（導熱下行）泄熱解毒する。風熱疫毒による顔面の発赤や腫脹（大頭瘟など）があれば，牛蒡子・薄荷・白僵蚕などの辛涼疏散薬を配合して風熱を疏散させる。

　代表的な方剤に，瀉火解毒の効能をもつ黄連解毒湯，通利導熱下行の効能をもつ涼膈散，清熱解毒の効能に辛涼疏散の効能を兼ねた普済消毒飲がある。

<清熱解毒剤>

適応症	**三焦火毒熱盛証**：発熱（高熱）・煩躁・錯語・吐血・衄血・発斑・癰疽疔毒 **上焦と中焦の邪熱熾盛証**：発熱・顔面紅潮・胸膈煩熱・口舌生瘡・尿の色が濃い・便秘 **大頭瘟**：頭部や顔面部の発赤や腫脹および疼痛・咽喉の腫脹や疼痛
構成生薬	**清熱瀉火解毒薬**：黄芩・黄連・黄柏・山梔子・連翹など
代表方剤	黄連解毒湯・涼膈散・普済消毒飲

黄連解毒湯　おうれんげどくとう

【出典】『外台秘要』
【組成】黄連9g，黄芩6g，黄柏6g，山梔子9g
【用法】水で煎じて服用する。
【効能】瀉火解毒

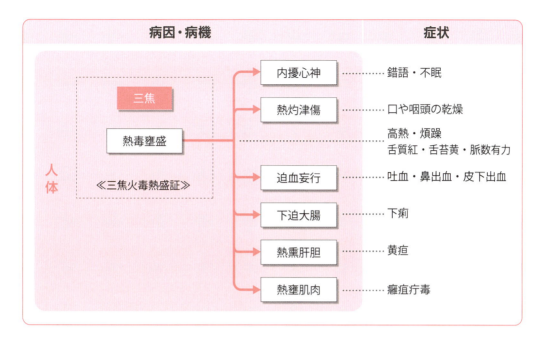

【主治】三焦火毒熱盛証（三焦熱毒壅盛証）
　発熱（高熱）・煩躁・口や咽頭の乾燥・錯語・不眠・吐血・鼻出血（衄血）・皮下出血（発斑）・下痢を伴う発熱・湿熱による黄疸・癰疽疔毒・尿の色が濃い・便秘・舌質紅・舌苔黄・脈数有力。

【病機と治法】
　三焦で壅盛となった実熱火毒が，人体の上下内外に氾濫した病態が，本方剤の適応である。体内で熱毒が盛んなために高熱や煩躁を呈し，盛んな熱毒が心神を内擾するために錯語や不眠などの症状を呈する。熱により津液が消耗されれば口や咽頭が乾燥する。熱毒が血分に迫って，血が熱を伴い上逆すれば，吐血や鼻出血を呈し，火熱が絡脈を傷つけて血が肌膚に溢れれば，皮下出血を呈する。熱毒が下へ向かって大腸に迫れば下痢を呈し，外に溢れれば黄疸を呈し，肌肉に留まれば癰疽疔毒を呈する。尿の色が濃い・舌質紅・舌苔黄・脈数有力などは，いずれも体内で熱毒が盛んなための症候である。治療は，瀉火解毒の効能により三焦の熱を清瀉して，体内に盛んな熱毒を取り除く。

【方解】
　大苦大寒の黄連は，清心解毒の効能により心火を清瀉するとともに中焦の火熱を清する君薬である。黄芩は，清瀉肺熱の効能により黄連を補助して上焦の火熱を瀉す臣薬である。黄柏は下焦の火熱を瀉し，山梔子は三焦の火熱を瀉して下へ導く。これらはともに佐使薬である。これらの配合により本方剤は，清熱瀉火解毒の効能を発揮して三焦の熱毒を清瀉し，火毒が盛んなために引き起こされたさまざまな症状を改善させる。

【加減】熱結による便秘があれば，大黄を加えて瀉熱通便する。熱が著しいために動血し，吐血や鼻出血・皮下出血などの症状を呈する場合は，生地黄や玄参・牡丹皮を加えて清熱涼血する。湿熱による黄疸には，茵陳蒿や大黄を加えて清熱祛湿退黄する。

【応用】急性腸炎・急性肝炎・肺炎・菌血症・敗血症・尿路感染症・流行性脳脊髄膜炎などの疾患が熱毒壅盛証に属する場合に，本方剤が応用される。

【注意】本方剤は大苦大寒の剤であり脾胃を傷つけやすいので，適応を体質が丈夫な者に限り，

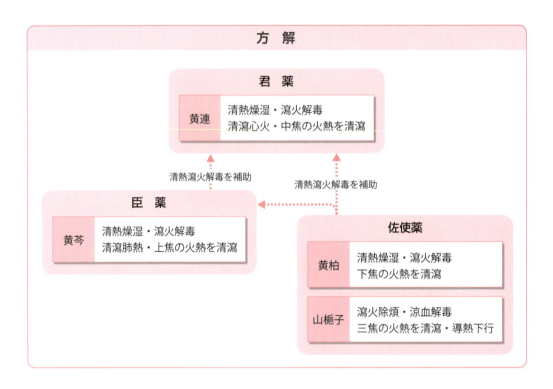

長期間にわたり使用しないようにすること。津液の損傷が著しい者に用いてはならない。

【参考】本方剤は，瀉火解毒の効能により熱毒壅盛証を治すものであって，通下して実熱を瀉すものではない。『外台秘要』に「胃に燥屎があれば錯語を呈する。熱盛でもまた錯語を呈する。もし便秘して錯語を呈するならば承気湯を用いるべきであり，通利して錯語を呈するならば四味黄連除熱湯（黄連解毒湯）を用いるべきである」とある。

附方

黄連解毒湯に関連する方剤

温清飲　うんせいいん

【出典】『万病回春』
【組成】当帰 4.5 g，白芍 4.5 g，熟地黄 4.5 g，川芎 4.5 g，黄連 4.5 g，黄芩 4.5 g，黄柏 4.5 g，山梔子 4.5 g
【用法】水で煎じて服用する。
【効能】補血調血・清熱解毒
【主治】血虚・熱毒熾盛証
　皮膚の乾燥・顔色が萎黄・腹痛・臍部の刺痛・寒熱往来・女子の月経不順・崩漏。
【病機と方解】
　三焦の熱毒が盛んなために陰血が耗傷されて、皮膚の乾燥・顔色が萎黄・月経不順など

の症状を呈する病態が，本方剤の適応である。

　本方剤は，黄連解毒湯と四物湯の合方である。黄連解毒湯は，瀉火解毒の効能により三焦の熱を清瀉して，盛んとなった熱毒を取り除き，四物湯は，失われた陰血を滋養するとともに，血虚に伴う血の瘀滞を取り除く。

涼膈散　りょうかくさん

【出典】『太平恵民和剤局方』
【組成】大黄9g，芒硝9g，炙甘草9g，山梔子6g，薄荷6g，黄芩6g，連翹24g
【用法】粉末にしたものを1回6〜12gずつ，竹葉3gと少量の蜂蜜を加えて水で煎じて服用する。
【効能】瀉火通便・清上泄下
【主治】上焦と中焦の邪熱熾盛証

　発熱・口渇・顔面紅潮・口唇の乾燥・胸があつ苦しい（胸膈煩熱）・口内炎および舌炎（口舌生瘡）・咽頭痛・鼻出血・吐血・便秘・排便困難・舌質紅・舌苔黄・脈滑数。

【病機と治法】
　上焦と中焦に邪気が鬱滞して化熱し，熱が胸膈に集まった火熱熾盛証が，本方剤の適応である。盛んになった火熱が胸膈に集まり陰津を焼灼するために，発熱・口渇・胸があつ苦しいなどの症状を呈する。火熱が上衝するために，顔面紅潮・口唇の乾燥・口内炎・舌炎・咽頭痛・鼻出血・吐血などの症状を呈する。燥熱が内結して腑気が不暢となるために，便秘を呈する。舌質紅・舌苔黄・脈滑数は，体内に実熱が盛んなための症候である。治療は，胸膈に鬱結した火熱を清瀉する。

【方解】
　苦微寒の連翹は，清熱解毒の効能により上焦の熱を取り除く君薬である。黄芩は胸膈の鬱熱を清し，山梔子は三焦の火熱を通瀉して下へ導く（引火下行）。これらはともに臣薬である。薄荷と竹葉は，軽清疏散の効能により君薬と臣薬を補助して上焦の鬱火を疏散させる。大黄と芒硝は，瀉火通便の効能により燥結を瀉下して胸膈の邪熱を蕩滌する。これらはいずれも佐薬である。加わる蜂蜜と甘草は，大黄と芒硝の峻烈な薬性を緩和するとともに，益胃養陰・潤腸通便する佐使薬である。これらの配合により本方剤は，瀉火通便・清上泄下の効能を発揮して，胸膈に鬱聚した火熱を清瀉する。

【加減】便秘が著しい場合は，大黄と芒硝を増量する。上焦の熱が著しく，高熱・口渇・煩躁を呈する場合は，芒硝を除き石膏や栝楼根（天花粉）を加えて清熱生津する。心経の火熱が盛んで口内炎や舌炎を繰り返す場合は，黄連を加えて清心瀉火する。咽頭の腫脹や疼痛が著しい場合は，板藍根や山豆根・桔梗を加えて解毒利咽する。吐血や鼻出血が止まらない場合は，鮮茅根や鮮藕節を加えて涼血止血する。

【応用】咽頭炎や喉頭炎・口内炎・急性扁桃炎・胆道感染症・黄疸・流行性脳脊髄膜炎などの疾患が上焦と中焦の邪熱熾盛証に属する場合に，本方剤が応用される。

【注意】妊婦や体質が虚弱な者には，慎重に用いるか使用を控える。服用後に下痢した場合は中止すること。

【参考】本方剤の配合の特徴は，清上と瀉下の併用である．瀉下の効能には「瀉下をもって清する」すなわち，瀉下することで胸膈の鬱熱を清泄する目的がある．

普済消毒飲　ふさいしょうどくいん

【出典】『東垣試効方』
【組成】黄芩 (酒炒) 15 g，黄連 (酒炒) 15 g，陳皮 6 g，(生) 甘草 6 g，玄参 6 g，柴胡 6 g，桔梗 6 g，連翹 3 g，板藍根 3 g，馬勃 3 g，牛蒡子 3 g，薄荷 3 g，白僵蚕 2 g，升麻 2 g
【用法】粉末にしたものを湯に溶かして頻回に服用するか，あるいは蜜丸にして嚙んで服用する．水で煎じて服用してもよい (便秘する者には大黄を加える)．
【効能】清熱解毒・疏風散邪
【主治】大頭瘟

悪寒・発熱・頭部や顔面部の発赤や腫脹・頭部や顔面部の熱感や疼痛・著しい場合は眼を開けられない・咽頭の発赤や腫脹および疼痛・口渇・舌質紅乾燥・舌苔黄・脈数有力．

【病機と治法】

外界から感受した風熱疫毒の邪気が上焦で盛んとなり，頭部や顔面部に至って引き起こされた大頭瘟 (大頭天行) が，本方剤の適応である．盛んとなった風熱疫毒の邪気が肌表に滞るために悪寒や発熱を呈し，上へ昇って頭部を攻めるために，頭部や顔面部の発赤・腫脹・熱感・疼痛を呈し，著しい場合は眼を開けられないほどとなる．風熱疫毒が咽頭に壅滞すれば，咽頭の発赤・腫脹・疼痛を呈し，熱毒により津液が消耗されれば口渇を呈する．舌質紅・舌苔黄・脈数有力などは，いずれも熱毒が体内で盛んなための症候である．治療は清熱解毒・疏風散邪の効能により，頭部や肌表に盛んとなった風熱疫毒の邪気を清解する．

【方解】

黄芩と黄連は，清熱瀉火解毒の効能により頭部や顔面部の熱毒を清泄する君薬である．牛蒡子・連翹・薄荷・白僵蚕は，いずれも辛涼疏散の効能により頭部や顔面部，さらに肌表の風熱を疏散させる臣薬である．玄参・馬勃・板藍根は，清熱解毒の効能により君薬を補助して上焦の熱毒を清し，薄荷・桔梗・甘草と組んで咽頭を清利する．玄参には陰液の損傷を防ぐ働きもある．陳皮は理気疏壅の効能により邪熱の鬱結を散じて消腫する．これらはいずれも佐薬である．疏散風熱の効能をもつ升麻と柴胡は，引経薬として黄芩や黄連を上へ導いて頭部や顔面部の熱毒を宣散透発し，加わる (生) 甘草は，熱毒を清解するとともに諸薬を調和させる．これらはいずれも佐使薬である．これらの配合により本方剤は，清熱解毒・疏風散邪の効能を発揮して，頭部や顔面・肌表に壅滞する風熱疫毒の邪気を清解する．

【加減】表証が著しい場合は，荊芥や防風・蝉退・桑葉を加えて疏風散邪の効能を強化する．便秘を伴う場合は，大黄を加えて瀉熱通便する．精巣の疼痛を伴う場合は，川楝子や竜胆草・蒲公英を加えて瀉肝清熱散結する．気虚を伴う場合は，人参を加えて扶正祛邪する．
【応用】顔面の丹毒・流行性耳下腺炎・急性扁桃炎・急性上気道炎・急性中耳炎・リンパ節炎・顎下腺炎・帯状疱疹などの疾患が風熱毒邪証に属する場合に，本方剤が応用される．
【注意】もともと陰虚の者や脾気が虚弱な者には，慎重に用いるか使用を控える．

# 第4節
気血両清剤

　気血両清剤は，清気涼血・瀉火解毒の効能をもち，外界から感受した疫毒や身体の内外に氾濫する熱毒により，気分と血分がともに犯された気血両燔証を治療する方剤である。気分の熱が盛んになれば，高熱や煩躁・口渇などの症状を，熱毒により血熱が妄行すれば，吐血や鼻出血（吐衄）・皮下出血（発斑）などの症状を，熱毒が内陥すれば，意識障害やうわごと（神昏譫語）などの症状を，それぞれ呈する。

　気分の熱を清する石膏や知母などの清気泄熱薬，血分の熱を清する犀角や水牛角・生地黄などの清熱涼血薬，熱毒を清解する黄連や黄芩・黄柏などの清熱解毒薬により組成される。代表的な方剤に，清瘟敗毒飲がある。

<気血両清剤>

適応症	気血両燔証：高熱・煩躁・口渇・吐血・吐衄・発斑・神昏譫語
構成生薬	清気泄熱薬：石膏・知母など 清熱涼血薬：犀角・水牛角・生地黄など 清熱解毒薬：黄連・黄芩・黄柏など
代表方剤	清瘟敗毒飲

清瘟敗毒飲　　せいおんはいどくいん

【出典】『疫疹一得』
【組成】
　生石膏（大剤：180〜240ｇ，中剤：60〜120ｇ，小剤：24〜36ｇ）
　生地黄（大剤：18〜30ｇ，中剤：9〜15ｇ，小剤：6〜12ｇ）
　犀角（大剤：18〜24ｇ，中剤：9〜15ｇ，小剤：6〜12ｇ）
　黄連（大剤：12〜18ｇ，中剤：6〜12ｇ，小剤：3〜4.5ｇ）
　山梔子9ｇ，桔梗6ｇ，黄芩9ｇ，知母9ｇ，赤芍10ｇ，玄参10ｇ，連翹10ｇ，生甘草6ｇ，牡丹皮9ｇ，鮮竹葉15ｇ（以上十味は，原書に用量の記載なし）
【用法】石膏を先に煎じ，後から他薬を入れて煎じる。犀角は粉末にして薬液に混ぜて服用する（重症には大剤を，中等症には中剤を，軽症には小剤を，それぞれ用いる）。

【効能】清熱解毒・涼血瀉火
【主治】瘟疫熱毒による気血両燔証

発熱（高熱）・口渇（大熱渇飲）・激しい頭痛・煩躁・乾嘔・狂躁・意識障害・うわごと（譫語）・かすみ目（視物昏瞀）・皮下出血（斑疹）・吐血・鼻出血（衄血）・四肢の痙攣（抽搐）あるいは冷え（厥逆）・舌質紅絳唇焦・脈沈数（沈細数）あるいは浮大数。

【病機と治法】

外界から瘟疫の熱毒を感受し，盛んとなった熱毒により気分と血分がともに犯された気血両燔証が，本方剤の適応である。熱毒が火と化し，さらに盛んとなった火が津液を損傷するために，高熱・口渇・煩躁・舌質絳紅唇焦などの症状を呈する。熱毒が上へ昇って清竅を攻め神明を内擾すると，激しい頭痛や狂躁・意識障害・うわごとなどの症状を呈する。熱毒が血分を犯せば（熱迫血燔），皮下出血・吐血・鼻出血などの出血症状を呈し，熱がさらに深く入れば四肢が厥逆して冷える。脈象は病勢の軽重を反映しており，沈細数であれば重症を，沈数であれば中等症を，浮大数であれば軽症を意味する。治療は，清熱解毒・涼血瀉火の効能により，気分と血分に盛んな熱毒を清解する。

【方解】

白虎湯と黄連解毒湯・犀角地黄湯の3つを合わせ，薬味を加減して組成される。白虎湯に由来する石膏・知母・甘草は，清熱生津の効能により気分の熱を清して津液を保持し，黄連解毒湯に由来する黄連・黄芩・山梔子は，連翹と組んで三焦の火熱を通瀉し，犀角地黄湯に由来する犀角・生地黄・赤芍・牡丹皮は，玄参と組んで清熱解毒・涼血散瘀する。加わる桔梗と竹葉は，引経薬として諸薬を上行させて浮遊する火熱を清する。これらの配合により本方剤は，清熱解毒・涼血瀉火の効能を発揮して，気分と血分に盛んな熱毒を清解する。

本方剤は，気分の熱毒を清することに重点をおいて気血両燔証を治療するものである。すなわち，3つの方剤の方意が含まれるものの，効能はあくまで白虎湯のもつ陽明気分の熱を清する作用が主体である。清熱解毒・涼血散瘀の効能を併せもつことで，全体として清瘟敗毒の効能を発揮する。

【加減】頭痛が著しく，眩暈を伴う場合は，菊花や夏枯草を加えて肝経の火熱を清瀉する。骨関節の痛みを伴う場合は，黄柏や知母を加えて腎経の火毒を清する。熱が盛んなために四肢の痙攣（抽搐）など熱盛動風の症状を呈する場合は，羚羊角や釣藤鈎を加えて涼肝熄風する。熱が心包経に入り意識障害やうわごとを呈する場合は，安宮牛黄丸等を併用して清心開竅する。体質が虚弱であれば，西洋参を加えて気陰を双補する。

【応用】脳炎・流行性脳脊髄膜炎・敗血症などの疾患が気血両燔証に属する場合に，本方剤が応用される。

【注意】石膏・生地黄・犀角・黄連の用量は，熱毒の軽重に応じて加減する必要がある。

第5節
清臓腑熱剤

　清臓腑熱剤は，臓腑や経絡の邪熱を取り除く効能をもち，邪熱偏盛による各臓腑のさまざまな火熱証を治療する方剤である。

　方剤に配合される清熱薬は，邪熱が盛んな臓腑によってさまざまである。心熱が盛んであれば，清心瀉火の効能をもつ黄連・山梔子・蓮子心・木通などが，肝胆に実火があれば，清肝瀉火の効能をもつ竜胆草・夏枯草・青黛などが，肺に熱があれば，清肺泄熱の効能をもつ黄芩・桑白皮・知母などがそれぞれ配合される。また，脾胃に熱があれば，清胃涼血の効能をもつ石膏・升麻・生地黄などが，盛んな胃熱により陰液が損傷されれば，養陰益胃の効能をもつ熟地黄や麦門冬が配合され，腸腑に熱があれば，清腸解毒の効能をもつ白頭翁・黄連・黄柏などが配合される。その他，邪熱が盛んな臓腑の特性と伴う病態に応じて，益陰養血・利水通淋・瀉熱通腑・疏散行滞・涼血活血などの効能をもつ薬味が適宜配合される。代表的な方剤に，導赤散や竜胆瀉肝湯・左金丸・瀉白散・玉女煎・芍薬湯・白頭翁湯がある。

＜清臓腑熱剤＞

適応症	臓腑の火熱証
構成生薬	**清心瀉火薬**：黄連・山梔子・蓮子心・木通など **清肝瀉火薬**：竜胆草・夏枯草・青黛など **清肺泄熱薬**：黄芩・桑白皮・知母など **清胃涼血薬**：石膏・升麻・生地黄など **養陰益胃薬**：熟地黄・麦門冬など **清腸解毒薬**：白頭翁・黄連・黄柏など
代表方剤	導赤散・竜胆瀉肝湯・左金丸・瀉白散・玉女煎・芍薬湯・白頭翁湯

導赤散　どうせきさん

【出典】『小児薬証直訣』
【組成】生地黄9g，木通9g，生甘草梢9g，竹葉6g
【用法】水で煎じて服用する。
【効能】清心養陰・利水通淋

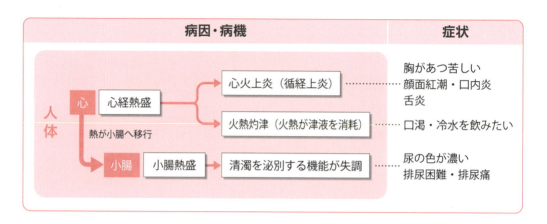

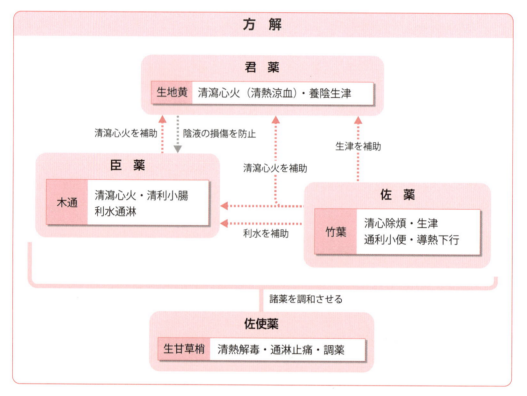

【主治】心経熱盛証

　胸があつ苦しい（心胸煩熱）・口渇・冷水を飲みたい・顔面紅潮・口内炎や舌炎（口舌生瘡）・尿の色が濃い・排尿困難・排尿痛・舌質紅・脈数。

【病機と治法】

　心経に熱が盛んとなった病態，あるいは心経の熱が下へ降りて小腸へ移った病態が，本方剤の適応である。心経に熱があると，経脈に沿って火熱が上行（循経上炎）するために，胸があつ苦しい・顔面紅潮・口内炎・舌炎などの症状を呈する。熱により陰液が消耗されるために，口渇・冷水を飲みたいなどの症状を呈する。一方，心と小腸は互いに表裏の関係にあるため，心の火熱は容易に小腸へ移行する。熱が小腸へ移って小腸に熱が盛んとなれば，小腸の清濁を泌別する機能が失調するために，尿の色が濃い・排尿困難・排尿痛などの症状が現れる。舌質

紅・脈数は，心経に熱が盛んなための症候である。治療は，心経の火熱を清瀉するとともに利水通淋し，あわせて失われた陰液を補充する。

【方解】
　甘寒の生地黄は，清熱涼血・滋陰生津の効能により心火を清して陰液を滋潤する君薬である。苦寒の木通は，上で心経の火熱を清瀉しながら下で小腸の熱を清し，あわせて利水通淋する臣薬である。木通が利水するものの生地黄が陰液を補うために，本方剤は陰液を傷つけることがない。甘淡寒の竹葉は，清心除煩するとともに通利小便し，火熱を下へ導く佐薬である。生甘草梢は，茎中に直達して清熱解毒・通淋止痛するとともに，諸薬を調和させる佐使薬である。これらの配合により本方剤は，清心・養陰・利水しながら導熱下行し，心経と小腸に火熱が盛んな病証を治療する。『医宗金鑑』刪補名医方論に「赤色は心に属する。導赤とは，心経の熱を小腸へ導き出すことであり……」とある。導赤散の名の由来である。

【加減】心火が著しく盛んな場合は，黄連を加えて心火を清瀉する。小腸の熱が著しく，尿がすっきり出ない・排尿困難などの症状を呈する場合は，車前子や赤茯苓を加えて清熱利水の力を強化する。排尿時の痛みが激しい場合は，萹蓄・瞿麦・滑石を加えて利水通淋の力を強化する。血尿を呈する場合は，旱蓮草・小薊・白茅根を加えて涼血止血通淋する。

【応用】口内炎・尿路感染症・小児の手足口病・夜泣きなどの疾患が心経熱盛証に属する場合に，本方剤が応用される。

【注意】生地黄・木通など苦寒の薬味が配合されるので，脾胃が虚弱な者には使用を控える。

附方

導赤散に関連する方剤

清心蓮子飲　せいしんれんしいん

【出典】『太平恵民和剤局方』
【組成】黄芩15g，麦門冬15g，地骨皮15g，車前子15g，炙甘草9g，蓮子20g，茯苓20g，黄耆20g，人参20g
【用法】水で煎じて服用する。あるいは粉末にしたものを1回10gずつ水で煎じて冷やし，空腹時に服用する。
【効能】清瀉心火・益気養陰・止淋濁
【主治】心火偏旺・気陰両虚・湿熱下注証
　遺精・混濁尿・排尿困難・排尿痛（淋濁）・不正出血（崩漏）・過労時に症状が出やすい・口や舌の乾燥・発熱・煩躁・不眠・五心煩熱など。
【病機と方解】
　過度の思慮や過労により気陰が耗傷されて心に虚火が生じ，生じた心火が上炎して心腎不交となった病態，あるいはもともと肺腎に虧損があるところへ心火が妄動して気陰が耗傷された病態が，本方剤の適応である。湿熱が下注した病態にも応用される。心火が盛んなために発熱や煩躁を呈する。心火により肺陰が損傷されるために口や舌が乾燥する。腎

精に虧損があるために遺精を呈する。湿熱が下注すれば，混濁尿・排尿困難・排尿痛などの症状が現れる。病態が長引けば消渇や四肢の倦怠感を呈し，いつまでも気陰が収斂されないと五心煩熱を呈するようになる。

蓮子は，養心することで心の虚火を清し，腎精を固渋して心腎を交通させる。地骨皮と黄芩は，退虚熱の効能により蓮子を補助して心火を清する。茯苓は利水滲湿し，車前子は利水通淋清熱し，二薬はともに利水することで心火を下泄させる。茯苓はまた安神の効能をも兼ねている。加わる人参・黄耆・麦門冬は，益気養陰の効能により失われた気陰を補充し，炙甘草は健脾益気するとともに諸薬を調和させる。

比較 ― 導赤散と清心蓮子飲

導赤散と清心蓮子飲は，どちらも清心養陰利水の効能をもち，心経の火熱壅盛証を治療する方剤であるが，両者には効能と適応となる病態に違いがある。導赤散は，専ら清心利水の効能を発揮して心経熱盛証を治療する方剤であるが，清心蓮子飲は，清心利水の効能に気陰を補う効能を併せもち，気陰両虚を伴う心火偏旺証や湿熱下注証を治療する補瀉兼施の方剤である。

三黄瀉心湯　さんおうしゃしんとう

【別名】瀉心湯
【出典】『金匱要略』
【組成】大黄 10 g，黄連 5 g，黄芩 5 g
【用法】水で煎じて服用する。
【効能】瀉火解毒・燥湿泄熱
【主治】心内火盛・邪火内熾・迫血妄行・三焦積熱・湿熱内蘊，あるいは外科の瘡瘍

① 心気不足・心内火盛
　焦燥感・不眠・多夢・動悸・顔面紅潮・口内炎・舌尖の痛み・舌尖紅・脈数。

② 邪火内熾・迫血妄行
　鼻出血（衄血）・吐血・喀血・尿が濃い・便秘。

③ 三焦積熱・積熱上衝
　目の充血や腫脹・口内炎・舌炎。

④ 湿熱内蘊
　黄疸・胸が痞えてあつ苦しい（胸痞煩熱）・舌苔黄膩。

⑤ 外科の瘡瘍

【病機と治法】
　本方剤は，実熱火毒によるさまざまな病証に用いられる。心気が虚損されて心火が上炎する

と，心神が擾乱されるために焦燥感・不眠・多夢・動悸などの症状を呈し，火熱が上炎するために顔面が紅潮する。邪火が盛んになって迫血妄行すれば，血脈が焼灼されるために鼻出血・吐血・喀血などの症状を呈する。熱毒が三焦に積滞して上衝すれば，目の充血や腫脹・口内炎・舌炎などの症状を呈する。湿熱が内蘊すれば黄疸を呈し，湿熱により気機が阻滞されると，胸が痞えてあつ苦しい・舌苔黄膩などの症状を呈する。

【方解】
　大黄は，清熱瀉火・瀉下攻積の効能により熾盛となった火熱（火毒）を便とともに降下させ，黄連と黄芩は，瀉火解毒の効能により火毒を清瀉するとともに清熱燥湿する。黄連は主に中焦の火毒を，黄芩は主に上焦の火毒を，それぞれ清瀉する。これら苦寒の三薬の配合により本方剤は，瀉火解毒・燥湿泄熱の効能を発揮して，上中下三焦の実熱火毒や湿熱を清泄する。

【応用】高血圧症・上部消化管出血・感染性胃腸炎・急性結膜炎・統合失調症などの疾患が，実熱火毒証に属する場合に，本方剤が応用される。

竜胆瀉肝湯　りゅうたんしゃかんとう

【出典】『医方集解』
【組成】竜胆草6g，黄芩9g，山梔子9g，沢瀉12g，木通9g，車前子9g，当帰3g，生地黄9g，柴胡6g，生甘草6g
【用法】水で煎じて服用する。あるいは粉末を丸剤にして1回6〜9gずつ1日2回服用する。
【効能】清瀉肝胆実火・清利下焦湿熱
【主治】
①肝胆実火上炎証
　頭痛・イライラ・易怒・眼の充血・胸脇部の疼痛・口が苦い・突然の難聴・耳鳴り・耳閉塞感・舌質紅・舌苔黄・脈弦数。
②肝経湿熱下注証

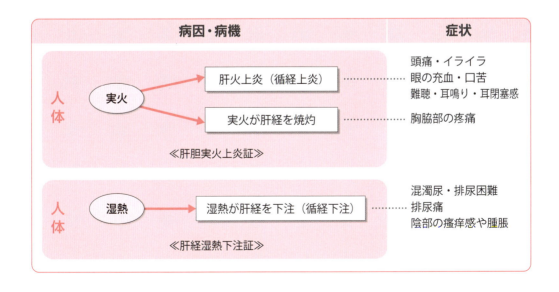

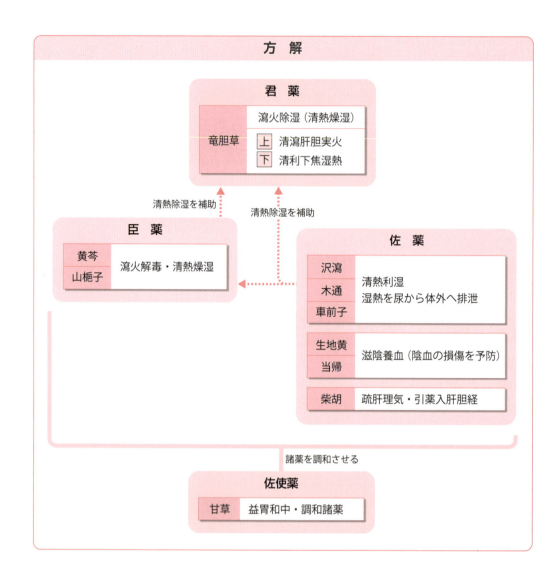

混濁尿・排尿困難・排尿痛・陰部の瘙痒や腫脹・インポテンス・悪臭を伴う黄色帯下（湿熱帯下）・舌質紅・舌苔黄膩・脈弦あるいは濡数。

【病機と治法】

　実火が肝胆の経脈に沿って上炎した肝胆実火上炎証，あるいは湿熱が肝経を下注した肝経湿熱下注証が，本方剤の適応である。肝胆の経脈に沿って実火が上炎するために，頭痛や眼の充血・口が苦い・突然の難聴・耳鳴り・耳閉塞感などの症状を呈し，実火が肝経を焼灼するために，胸脇部の疼痛を呈する。足の厥陰肝経は陰器（外生殖器）をめぐるので，湿熱が経脈に沿って下注すると，混濁尿や排尿困難・排尿痛・陰部の瘙痒や腫脹・インポテンス・悪臭を伴う黄色帯下などの症状を呈する。舌質紅・舌苔黄あるいは黄膩・脈弦数は，肝胆経に実火あるいは湿熱が盛んなための症候である。治療は，肝胆経に盛んな実火を清瀉するか，あるいは肝経の湿熱を清利する。

【方解】
　大苦大寒の竜胆草は，瀉火除湿の効能により，上で肝胆の実火を清瀉し下で下焦の湿熱を清利する君薬である。苦寒の黄芩と山梔子は，瀉火解毒・清熱燥湿の効能により君薬を補助して清熱除湿する臣薬である。沢瀉・木通・車前子は，清熱利湿の効能により湿熱を水道から体外へ排泄させる。肝は蔵血を主るので，肝経に熱があれば陰血が耗傷されやすく，苦寒燥湿の薬味を用いれば，さらに陰血が傷つく恐れがある。そのため方剤には，滋陰養血の効能をもつ生地黄と当帰が配合される。実火や湿熱が内鬱すると肝気が不舒となり，また苦寒降泄の薬味を用いると肝胆の気が抑制される。そのため方剤には柴胡が配合され，肝気を疏暢させるとともに引経薬として諸薬を肝胆経へ導く。これらはいずれも佐薬である。加わる甘草は，諸薬を調和させるとともに苦寒薬による胃の損傷を防止する佐使薬である。これらの配合により本方剤は，肝胆の実火を清瀉するとともに下焦の湿熱を清利し，あわせて陰血を滋養して正気の損傷を防止する。

【加減】肝胆の実火が盛んな場合は，木通と車前子を除き黄連を加えて瀉火の力を強化する。火熱が上炎して頭痛や眩暈・眼が赤い・易怒などの症状を呈する場合は，菊花や桑葉・夏枯草を加えて清肝疏風する。熱よりも湿が著しい場合は，黄芩と生地黄を除き滑石や薏苡仁を加えて利湿の力を強化する。陰嚢が赤く腫れて痛む場合は，柴胡を除き大黄・金銀花・連翹を加えて瀉火解毒消癰する。

【応用】難治性の頭痛・湿疹・高血圧症・結膜炎・外耳道炎・突発性難聴・急性肝炎・黄疸・急性胆嚢炎・腎盂腎炎・膀胱炎・尿道炎・睾丸（精巣）炎・ベーチェット病・帯状疱疹などの疾患が肝胆実火証あるいは肝経湿熱証に属する場合に，本方剤が応用される。

【注意】苦寒の薬味が多く含まれ脾胃を損傷する恐れがあるので，大量にあるいは長期間にわたり使用してはならない。脾胃虚寒証の者には使用を控える。

附方

竜胆瀉肝湯に関連する方剤

瀉青丸　しゃせいがん

【出典】『小児薬証直訣』
【組成】当帰6g，竜胆草6g，川芎6g，山梔子6g，大黄6g，羌活6g，防風6g
【用法】粉末を丸剤にして，1回6gずつ1日2回服用する。あるいは竹葉を加えて水で煎じて服用する。
【効能】清肝瀉火
【主治】肝経鬱火証
　眼の充血や腫脹あるいは疼痛・煩躁・易怒・じっとしていられない・尿が濃い・便秘・脈洪実，および小児の急驚（驚きやすい）・熱盛抽搐（高熱・痙攣）。
【病機と方解】
　肝気が鬱結して肝の疏泄の機能が低下し，生じた肝火が内鬱した肝火内鬱証が，本方剤の適応である。

竜胆草と山梔子は内鬱する肝火を清瀉し，大黄は瀉下通便泄熱し，羌活と防風は透熱疏散する。加わる当帰と川芎は，肝血を補うことで柔肝し，あわせて活血散瘀する。

当帰竜薈丸　とうきりゅうかいがん

【別名】当帰芦薈丸
【出典】『丹渓心法』
【組成】当帰 30 g，竜胆草 15 g，山梔子 30 g，黄連 30 g，黄柏 30 g，黄芩 30 g，芦薈 15 g，大黄 15 g，木香 5 g，麝香 1.5 g（あるいは青黛を 20 g 加える）。
【用法】粉末を丸剤にして，1 回 6 g ずつ 1 日 2 回，湯で服用する。
【効能】清瀉肝胆実火
【主治】肝胆実火証
　眩暈・頭痛・意識障害（神志不寧）・心煩・うわごと（譫語）・発狂（狂躁）・耳鳴り・難聴・便秘・尿の色が濃い。

【病機と方解】
　実火が肝胆経で著しく盛んになった肝胆実火熾盛証が，本方剤の適応である。
　大苦大寒の竜胆草は肝胆経の実火を清瀉し，苦寒の山梔子・黄連・黄柏・黄芩は，竜胆草を補助して盛んな実火を清泄する。大黄と芦薈は，瀉下通便の効能により便から泄熱し，当帰は補血活血柔肝し，木香は行気止痛する。加わる麝香は開竅通閉の効能により擾乱された心神を鎮める。これらの配合により本方剤は，火熱を二便へ分消して肝胆経の実火を清瀉する。

比較　竜胆瀉肝湯・瀉青丸・当帰竜薈丸

　竜胆瀉肝湯・瀉青丸・当帰竜薈丸は，いずれも苦寒の性質により肝経の実火を清瀉する方剤であるが，効能と適応となる病態に違いがある。竜胆瀉肝湯は，瀉火の力が比較的強く，湿熱を清利する効能と肝の陰血を補う効能を併せもち，肝火上炎証や湿熱下注証に用いられる。瀉青丸は，瀉火の力は比較的弱いものの，肝胆の鬱火を疏散させる効能を併せもち，肝火内鬱証に用いられる。当帰竜薈丸は，苦寒降火の薬味に瀉下薬が配合されることで実火を二便へ分消させて清瀉する効能をもち，肝経実火証の重症に用いられる。

左金丸　さきんがん

【出典】『丹渓心法』
【組成】黄連 180 g，呉茱萸 30 g
【用法】粉末を丸剤にして，1回2～3gずつを湯で服用する。あるいは黄連12g，呉茱萸2gを水で煎じて服用してもよい。
【効能】清肝瀉火・降逆止嘔
【主治】肝火犯胃証

　胸脇部の脹痛・胸焼け（胃脘嘈雑）・呑酸・嘔吐・口が苦い・上腹部の痞え感（脘痞）・噯気・舌質紅・舌苔黄・脈弦数。

【病機と治法】
　肝気の鬱結が長引いて火と化し，生じた肝火により胃が犯され胃気が上逆した肝火犯胃証が，本方剤の適応である。肝気が鬱結して肝経の経気が不利となるために胸脇部の脹痛を呈し，生じた肝火が上炎するために口が苦くなる。肝火が横逆して胃を犯すと，胃の和降の機能が失調し胃気が上逆するために，胸焼け・呑酸・嘔吐・上腹部の痞え感・噯気などの症状を呈する。舌質紅・舌苔黄・脈弦数は，肝気が鬱結して火と化した肝鬱化火による症候である。嘔吐や呑酸などの症状は，いずれも火熱の上衝によるものであり，病態の基礎は肝に火があり胃に熱がある状態である。『素問』至真要大論篇に「諸逆衝上は，みな火に属する」「諸嘔吐酸，暴注下迫はみな熱に属する」とある。

【方解】
　大量に配合される苦寒の黄連は，心経と肝経・胃経に入り，肝火を清瀉するとともに胃熱を清し，胃の和降の機能を回復させて胃気を降下させる君薬である。黄連は心火を清瀉する効能に優れるため，その役割は古くから五行の理論における母子関係の「実すればその子を瀉す」で説明されてきた。すなわち，子である心火を瀉すことで，母である肝火を抑制するという考え方である。加わる呉茱萸は，辛熱の性質により黄連の苦寒の行き過ぎを抑えるとともに，肝経に入って肝気の鬱結を開き，胃気を降逆させて黄連の和胃降逆止嘔の効能を補助し，肝胃を調和させる佐薬である。これらの配合により本方剤は，肝火を清瀉するとともに胃気の和降を回復させて，肝火が横逆し胃を犯して引き起こされた肝火犯胃証を治療する。

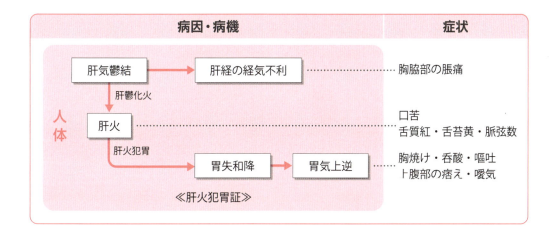

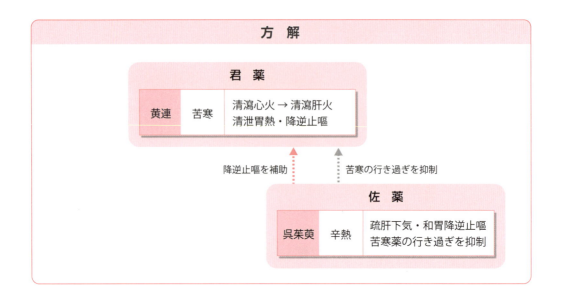

【加減】胸脇部の疼痛が著しい場合は，川楝子や延胡索を加えるか四逆散を併用して疏肝理気止痛の効能を強化する。呑酸が著しい場合は，烏賊骨や（煅）瓦楞子を加えて制酸止痛する。
【応用】逆流性食道炎・胃炎・胃潰瘍・十二指腸潰瘍などの疾患が肝火犯胃証に属する場合に，本方剤が応用される。
【注意】陽気の虚損が著しい虚寒証には，慎重に用いるか使用を控えること。

瀉白散　しゃはくさん

【別名】瀉肺散
【出典】『小児薬証直訣』
【組成】地骨皮30g，桑白皮30g，炙甘草3g
【用法】粳米を加えて水で煎じて服用する。
【効能】清瀉肺熱・止咳平喘
【主治】肺熱咳喘証（肺臓伏火咳喘証）

　咳嗽・喘鳴・呼吸促迫・呼吸困難・体表の熱感（皮膚蒸熱）・午後3～5時頃に増悪する発熱（日晡潮熱）・舌質紅・舌苔黄・脈細数。

【病機と治法】
　伏火が肺に壅滞して引き起こされた肺の鬱熱証が，本方剤の適応である。肺は気を主り呼吸を主る臓腑であり，清粛の機能が保たれてはじめて気を順調に下降させることができる。肺に鬱熱があると，肺気が上逆し下降できなくなるために，咳や喘鳴・呼吸困難などの症状を呈する。また肺は皮毛に合し肌表を主るので，肺に熱があると皮膚が蒸されて体表に熱感が生じる。伏熱が長い間体内に留まれば，陰液が徐々に消耗されて，午後に発熱するいわゆる日晡潮熱を呈するようになる。舌質紅・舌苔黄・脈細数は，いずれも肺に熱が盛んとなって陰液が損傷されたための症候である。治療は，甘寒の薬味を用いて肺中の伏火を清瀉し，体内に留まる鬱熱

を消退させる。
【方解】
　甘寒の桑白皮は，肺熱を清瀉しながら肺気を降下させて止咳平喘する君薬である。甘淡寒の地骨皮は，陰分に入って肺の伏火を清瀉するとともに虚熱を消退させる臣薬である。桑白皮を補助して肺熱を清し，肺の粛降の機能を回復させる。炙甘草と粳米は，養胃和中することで肺気を補い（培土生金），炙甘草はあわせて諸薬を調和させる。これらはともに佐使薬である。これらの配合により本方剤は，肺中の伏火を清瀉して体内の鬱熱を消退させ，あわせて止咳平喘する。
【加減】肺熱が著しい場合は，黄芩や知母を加えて清泄肺熱の力を強化する。燥熱による咳嗽を呈する場合は，栝楼皮や川貝母・沙参を加えて潤肺止咳する。陰虚が著しいために潮熱を呈する場合は，鼈甲や青蒿・銀柴胡を加えて滋陰清熱する。煩熱や口渇を呈する場合は，栝楼根（天花粉）や芦根・麦門冬を加えて清熱生津する。
【応用】急性上気道炎・気管支炎・肺炎・百日咳・小児の麻疹などの疾患が肺熱咳喘証に属する場合に，本方剤が応用される。
【注意】外感風寒による咳喘証は，本方剤の適応ではない。陽気が虚損された虚寒証には，用いてはならない。

附方

瀉白散に関連する方剤

辛夷清肺飲　しんいせいはいいん

【別名】辛夷清肺湯・辛夷清肺散
【出典】『外科正宗』
【組成】辛夷1.8ｇ，黄芩3ｇ，山梔子3ｇ，麦門冬3ｇ，百合3ｇ，石膏3ｇ，知母3ｇ，甘草1.5ｇ，枇杷葉1.8ｇ，升麻0.9ｇ
【用法】水で煎じて服用する。
【効能】清肺通竅・滋陰
【主治】風熱鬱滞肺経・鼻淵
　　鼻閉・鼻汁・鼻ポリープ・頭痛・頭重感など。
【病機と方解】
　風熱が肺に壅滞したために，肺陰が耗傷され鼻竅が閉塞した病態が，本方剤の適応である。
　辛夷は，通鼻竅の効能により鼻塞を通じ，黄芩・山梔子・石膏・升麻は，清熱解毒の効能により壅滞する肺熱を清瀉する。麦門冬・百合・知母は，失われた肺陰を滋養して肺熱を清し，枇杷葉は清肺化痰・降気する。加わる甘草は，清熱解毒しながら諸薬を調和させる。
【応用】鼻炎・副鼻腔炎・鼻ポリープ・鼻茸などの疾患が，肺熱壅盛証に属する場合に，本方剤が応用される。

清胃散　せいいさん

【出典】『蘭室秘蔵』『脾胃論』
【組成】生地黄6ｇ，当帰6ｇ，牡丹皮9ｇ，黄連6ｇ，升麻6ｇ
【用法】水で煎じて服用する。
【効能】清胃涼血
【主治】胃有積熱・胃火上攻証

　歯痛（痛みが頭部に放散し，温めると悪化して冷やすと軽減する）・顔面の熱感や紅潮・歯肉の腫脹や疼痛およびびらん・歯肉出血・口唇や舌の腫脹や疼痛・頬部の腫脹や疼痛・口臭・口や舌の乾燥・舌質紅・舌苔黄・脈滑大数。

【病機と治法】
　胃中に積熱が壅滞し，盛んとなった胃熱が足の陽明経脈に沿って上攻した胃火上攻証が，本方剤の適応である。足の陽明胃経は，頬部を走行して上歯根部に入り口唇をめぐった後，オトガイから下顎骨を後方へ進む。よって胃熱が経脈に沿って上攻すると，歯痛・顔面の熱感や紅潮・歯肉の腫脹や疼痛およびびらん・口唇や舌の腫脹や疼痛・頬部の腫脹や疼痛・口臭などの症状を呈する。熱により津液が消耗されるために，口や舌が乾燥する。胃は多気多血の腑であるから，胃に熱があると血絡が容易に損傷されて歯肉から出血する。舌質紅・舌苔黄・脈滑大数は，胃に熱が盛んなための症候である。治療は，清胃涼血の効能により胃に盛んな積熱を清解する。

【方解】
　苦寒の黄連は，清熱瀉火の効能により胃中の実火を清瀉する君薬である。辛甘微寒の升麻は，胃経と大腸経に入って清熱解毒するとともに，昇散の性質により鬱火を散じ，苦降の黄連と組んで気機の昇降を調節する臣薬である。これら二薬は，諸薬を陽明経へ導く引経薬でもある。甘寒の生地黄は涼血止血するとともに滋陰生津し，牡丹皮は清熱涼血し，加わる当帰は養血和血することで消腫止痛する。これらはいずれも佐薬である。これらの配合により本方剤は，清胃涼血の効能を発揮して，上攻する火熱を清瀉し降下させて血熱を清し，陽明経脈に沿って生じたさまざまな火熱の症候を改善させる。

【加減】便秘を伴う場合は，大黄を加えて瀉熱通便・引火下行する。胃熱が著しく，口渇や冷水を飲みたいなどの症状を呈する場合は，石膏・玄参・栝楼根（天花粉）を加えて清熱生津する。歯肉出血が治まらない場合は，牛膝を加えて導熱引血下行し，白茅根・大薊を加えて涼血止血する。口臭がひどい場合は，茵陳蒿や藿香・白豆蔻を加えて芳香化濁する。

【応用】口内炎・口腔潰瘍・歯周炎・三叉神経痛などの疾患が，胃有積熱・胃火上攻証に属する場合に，本方剤が応用される。

【注意】風寒による歯痛や，腎虚による歯痛は，本方剤の適応ではない。

附方

清胃散に関連する方剤

瀉黄散　しゃおうさん

【別名】瀉脾散
【出典】『小児薬証直訣』
【組成】藿香葉21ｇ，山梔子６ｇ，石膏15ｇ，甘草15ｇ，防風120ｇ
【用法】水で煎じて服用する。蜂蜜または酒で微炒して粉末とし，１回３〜６ｇずつを水で煎じて服用してもよい。
【効能】瀉脾胃伏火
【主治】脾胃伏火証

　口内炎（口瘡）・口臭・激しい口渇（煩渇）・著しい空腹感（消穀善飢）・口唇の乾燥・舌質紅・脈数，熱が脾に及べば弄舌。

【病機と方解】

　脾胃の伏火が上蒸して口内炎や口臭・口唇の乾燥などの症状を呈する場合が，本方剤の適応である。留まる伏火が津液を耗傷するために煩渇を呈し，胃陰が損傷されれば消穀善飢を呈する。

　辛寒の石膏は清熱瀉火の効能により胃熱を清し，苦寒の山梔子は脾胃の伏火を清瀉する。脾胃に積滞する伏火は，胃中の実火と異なり清降するだけでは除去できないので，大量に配合される防風が脾中の伏火を昇散させる。「火鬱は，これを発する」という治療原則がある。石膏・山梔子・防風の組み合わせには，清降と昇散の薬味を併用することで，清降しても脾胃の陽気を傷つけず，昇散しても伏火の炎上を助長しないという意図がある。藿香は，芳香醒脾の効能により脾胃の気機を順調にし，防風を補助して脾胃の伏火を昇散させる。加わる甘草は，瀉火和中するとともに諸薬を調和させる。蜂蜜や酒で微炒するのは，薬性を緩和して脾胃の損傷を防ぐためである。本方剤の特徴は，清瀉と昇発を併用して醒脾和中し，瀉脾するものの脾を傷つけないことにある。脾胃の伏火を清瀉するために理想的な組成となっている。

比較　清胃散と瀉黄散

　清胃散と瀉黄散は，どちらも清胃の効能により胃熱を清する方剤であるが，両者には効能と適応となる病態に違いがある。清胃散は，清胃涼血の効能により胃中の火熱を清瀉する方剤であり，胃に積熱が盛んとなって胃火が上攻した病態を治療する。それに対して瀉黄散は，清瀉に昇発を併用することで脾胃の伏火を清瀉し昇散させる方剤であり，脾胃の伏火が上蒸した病態を治療する。

玉女煎　ぎょくじょせん

【出典】『景岳全書』
【組成】石膏15～30g，熟地黄9～30g，麦門冬6g，知母5g，牛膝5g
【用法】水で煎じて服用する。
【効能】清胃滋陰（清瀉胃熱・滋養腎陰）
【主治】胃熱陰虚証（胃火熾盛・腎陰虧虚）

　身体の熱感（煩熱）・口乾・口渇・頭痛・歯痛・歯が浮く・歯肉の腫脹や出血・舌質紅・舌苔黄乾燥・脈浮洪滑大で強く按ずると無力，あるいは消渇病・消穀善飢など。

【病機と治法】
　腎陰が虧損されたところへさらに胃に熱が生じた場合，すなわち「少陰不足，陽明有余（陽明過多）」の病態が，本方剤の適応である。病態の基礎に，腎陰の不足があれば胃に熱が生じやすく，胃に熱があれば腎陰がさらに耗傷されるという悪循環がある。陽明経脈は頭部や顔面部を走行し上歯根部に入るので，経脈に沿って胃熱が上攻すると頭痛や歯痛を呈する。熱が心神を擾乱し津液を焼灼するので，身体の熱感・口乾・口渇を呈する。熱が血絡を傷つけると歯肉から出血する。腎は骨を主り歯は骨の余りであるから，腎陰に虧損があれば歯が浮く。舌質紅・舌苔黄乾燥・脈浮洪滑大で強く按ずると無力は，いずれも腎陰が不足しかつ胃中に熱があるための症候である。治療は，盛んとなった胃中の火熱を清瀉するとともに虧損された腎陰を滋養する。

【方解】
　辛甘大寒の石膏は，病態の中心である胃中の火熱を清瀉する君薬である。甘微温の熟地黄は，火盛により耗傷された腎陰を補う臣薬である。これら二薬は，清火と滋水の組み合わせで病態の標本を同治する。苦寒潤の知母は，石膏を補助して胃熱を清瀉し，熟地黄を補助して腎陰を滋養する。甘寒の麦門冬は，清熱養陰の効能により熟地黄を補助して陰液を補い，胃陰を滋養する。これらはともに佐薬である。加わる牛膝は，腎陰を滋補しながら血とともに熱を下へ導く（導熱引血下行）佐使薬である。これらの配合により本方剤は，胃熱を清瀉しながら腎陰を滋養し，陽明（胃火）の有余と少陰（腎陰）の不足を改善させて病態の標本を同治する。

【加減】火熱が盛んで著しい煩熱を呈する場合は，山梔子や地骨皮を加えて清熱瀉火する。血分に熱が入り，熱が血絡を傷つけて歯肉出血を呈する場合は，熟地黄の代わりに生地黄を用い，牡丹皮や玄参・旱蓮草を加えて清熱涼血する。津液の損傷が著しく，煩渇し舌が乾く場合は，沙参や石斛を加えて生津止渇する。腎陰の虧損が著しく，腰や膝が重だるい場合は，熟地黄を増量し亀甲や女貞子を加えて滋補腎陰の力を強化する。

【応用】歯肉炎・歯周炎・口内炎・舌炎・糖尿病などの疾患が胃熱陰虚証に属する場合に，本方剤が応用される。

【注意】脾気に虚損があるために泥状便や水様便を呈する場合は，用いないこと。

芍薬湯　しゃくやくとう

【出典】『素問病機気宜保命集』
【組成】白芍20g，当帰9g，黄連9g，檳榔子5g，木香5g，炙甘草5g，大黄6g，黄芩9g，肉桂（桂皮）5g
【用法】水で煎じて服用する。
【効能】調和気血・清熱解毒燥湿
【主治】湿熱痢疾（湿熱赤痢証）

　腹痛・膿血便・膿血便を伴う下痢（赤白痢）・テネスムス（裏急後重）・肛門の灼熱感・尿の量が少なく色が濃い（小便短赤）・舌苔黄膩・脈滑数。

【病機と治法】
　湿熱の邪気が腸中に壅滞したために気機が阻滞され，気血が不和となった湿熱痢疾証が，本方剤の適応である。湿熱の邪気が大腸に積滞すると，気機が阻滞されるために腹痛や裏急後重を呈する。湿熱の邪気が気血と結びつくと，気血が瘀滞するために膿血便を伴う下痢を呈し，湿熱が下注すれば，肛門の灼熱感・尿の量が少なく色が濃いなどの症状が現れる。舌苔黄膩・脈滑数は，いずれも体内に湿熱が盛んなための症候である。治療は，清熱燥湿の効能により盛んな湿熱を取り除くとともに不和となった気血を調和させる。

【方解】
　大量に配合される苦酸微寒の白芍は，腹痛を伴う下痢や裏急後重を治す要薬であり，緩急止痛・斂陰養血するとともに当帰と組んで調血和営する君薬である。苦寒の黄連と黄芩は，清熱燥湿・瀉火解毒の効能により腸中の熱毒を取り除き，大黄は，「通因通用」の意図をもつ瀉熱通便（導滞）の効能により黄連と黄芩を補助して腸中に積滞する熱毒を清瀉する。これらはともに臣薬である。当帰は白芍を補助して行血調血し，木香と檳榔子は，行気導滞の効能により白芍・当帰を補助して気血を調和させ，大黄の瀉下導滞の作用を強化する。加わる肉桂は，温熱の性質により「反佐」として苦寒薬による脾陽の損傷を防ぐとともに，湿熱の邪気に寒邪が潜伏するのを防止する。これらはいずれも佐薬である。炙甘草は，益胃和中するとともに諸薬を調和させ，白芍と組んで緩急止痛する佐使薬である。これらの配合により本方剤は，清熱燥湿の効能を発揮して大腸に積滞する湿熱を取り除き，あわせて気血を調和させる。

【加減】熱が盛んで津液の耗傷が著しい場合は，温燥の性質をもつ肉桂を除く。湿熱の積滞が著しく，激しい下痢や裏急後重を呈する場合は，大黄を増量する。食滞を伴う場合は，炙甘草を除き山楂子を加えて消食導滞する。気滞が著しく，腹脹を呈する場合は，枳殻や莱菔子を加えて行気攻積する。著しい膿血便を呈する場合は，牡丹皮や地楡を加えて清熱涼血する。

【応用】感染性胃腸炎・アメーバ赤痢・過敏性腸症候群などの疾患が湿熱下痢証に属する場合に，本方剤が応用される。

【注意】陽気不足による下痢症には，本方剤を用いないこと。

白頭翁湯　はくとうおうとう

【出典】『傷寒論』
【組成】白頭翁15g，黄柏12g，黄連6g，秦皮12g
【用法】水で煎じて服用する。
【効能】清熱解毒・涼血止痢
【主治】熱毒痢疾

　腹痛・下痢・膿血便・テネスムス（裏急後重）・肛門の灼熱感・口渇・水を飲みたい・舌質紅・舌苔黄・脈弦数。

【病機と治法】
　疫毒邪熱を感受して，熱毒が腸中に蘊積し血分に深陥して引き起こされた熱毒痢疾証が，本方剤の適応である。熱毒が腸道の血分に深く陥入すると，腸胃の気血が薫灼されて瘀滞するために膿血便を呈する。熱毒が腸中に積滞すると，気機が壅滞するために腹痛や裏急後重を呈する。熱毒が大腸に下迫すれば，肛門の灼熱感を呈する。舌質紅・舌苔黄・脈弦数は，いずれも熱毒により裏熱が盛んとなったための症候である。治療は大腸に積滞する熱毒を清解するとともに涼血止痢する。

【方解】
　熱毒血痢の要薬である白頭翁は，苦寒の性質により大腸経に入って血分の熱毒を清解し，下痢を止める君薬である。苦寒の黄連は，清熱燥湿の効能により湿熱を清利し，黄柏は下焦の湿熱を清瀉する。二薬はともに白頭翁を補助して清熱燥湿止痢する臣薬である。苦渋寒の秦皮は，大腸経に入って清熱燥湿するとともに収渋止痢する佐薬である。これらの配合により本方剤は，清熱解毒しながら涼血止痢し，熱毒が腸中に積滞して引き起こされた熱毒痢疾を治療する。

【加減】表邪が残り裏熱も盛んで，悪寒と発熱を呈する場合は，葛根・金銀花・連翹を加えて解肌清熱する。腹痛や裏急後重が著しい場合は，木香や檳榔・白芍を加えて行気導滞止痛する。食滞を伴い，腹痛拒按・舌苔厚膩を呈する場合は，枳実や山楂子を加えて消食導滞する。血分の熱が著しいために下血を呈する場合は，牡丹皮・赤芍・地楡を加えて清熱涼血する。

【応用】感染性胃腸炎・アメーバ赤痢・潰瘍性大腸炎などの疾患が熱毒内盛証に属する場合に，本方剤が応用される。

【注意】脾胃が虚弱な者には，本方剤を用いないこと。

比較　芍薬湯と白頭翁湯

　芍薬湯と白頭翁湯は，いずれも清熱解毒の効能により下痢症（痢疾）を治療する方剤であるが，両者には効能と適応となる病態に違いがある。芍薬湯は，清熱解毒燥湿の効能に調和気血の効能を併せもつ方剤であり，腸腑に湿熱が盛んなところへ気血の瘀滞を伴い，膿血便を伴う下痢（赤白痢）や激しい裏急後重を呈する場合に用いられる。それに対して白頭翁湯は，清熱解毒・涼血の効能に収渋止痢の効能を併せもつ方剤であり，熱毒が血分に深く入った熱毒血痢で，血液の混じる下痢や裏急後重，あるいは下血を呈する場合に用いられる。

第6節
清虚熱剤

　清虚熱剤は，養陰透熱・清熱除蒸の効能をもち，熱病後期の余熱残留による陰液耗傷証や，肝腎陰虚による虚熱証を治療する方剤である。骨蒸潮熱・盗汗・夜間の発熱（夜熱早涼）・舌質紅・舌苔少などの症状を呈する。

　主に清透伏熱の効能をもつ青蒿・秦艽・銀柴胡・地骨皮・胡黄連，さらに滋陰清熱の効能をもつ鼈甲・知母・生地黄・玄参などにより組成され，気虚を伴う場合は，黄耆・山薬などの益気薬が，血虚を伴う場合は，当帰・熟地黄などの補血薬が，虚熱が著しい場合は，黄連・黄芩などの清熱瀉火薬がそれぞれ配合される。代表的な方剤に，青蒿鼈甲湯・清骨散・当帰六黄湯がある。

＜清虚熱剤＞

適応症	陰虚内熱証：骨蒸潮熱・盗汗・夜熱早涼・舌質紅・舌苔少
構成生薬	清透伏熱薬：青蒿・秦艽・銀柴胡・地骨皮・胡黄連など 滋陰清熱薬：鼈甲・知母・生地黄・玄参など
代表方剤	青蒿鼈甲湯・清骨散・当帰六黄湯

青蒿鼈甲湯　せいこうべっこうとう

【出典】『温病条弁』
【組成】青蒿6g，鼈甲15g，生地黄12g，知母6g，牡丹皮9g
【用法】水で煎じて服用する。
【効能】養陰透熱
【主治】温病後期の邪伏陰分証・余熱未清による陰液耗傷証
　夜間の発熱（夜熱早涼）・解熱しても汗が出ない（熱退無汗）・舌質紅・舌苔少・脈細数。
【病機と治法】
　温病の後期に，邪気の余熱が陰分に深伏し陰液を耗傷して引き起こされた陰虚邪伏証（陰虚伏熱証）が，本方剤の適応である。衛陽の気は，日中は人体の表（体表）をめぐり夜は裏（体内）をめぐる。夜になると衛陽の気が裏の陰分に入り，陰分に深伏する邪気の余熱と結びつくために，余熱があると夜間に発熱する。陰分に留まる邪気の余熱により陰液が耗傷されるために，

解熱しても汗が出ない。舌質紅・舌苔少・脈細数は，いずれも体内に伏する余熱により陰液が損傷されたための症候である。治療は，陰分に留まる余熱を清するとともに損傷された陰液を補充し，さらに陰分に深伏する邪熱を体外へ透泄させる。

【方解】
　苦辛寒の青蒿は，芳香の性質により清熱透絡して陰分に留まる邪熱を体表へ導き出し，鹹寒の鼈甲は，滋陰退熱の効能により，失われた陰液を補うとともに陰分に入って「入絡捜邪」し，深伏する邪熱を清する。これら二薬は，協力し合って清熱滋陰し，体内に深伏する邪熱を清して体外へ透泄させる君薬である。甘涼の生地黄は滋陰清熱涼血し，苦寒潤の知母は，滋陰降火の効能により青蒿と鼈甲を補助して養陰退熱する。これらはともに臣薬である。加わる牡丹皮は，青蒿を補助して陰分の伏熱を清瀉し体外へ透泄させる佐薬である。これらの配合により本方剤は，清熱透邪するとともに滋陰養液して病態の標本を同治し，陰虚邪伏の虚熱証を治療する。呉瑭は本方剤について「本方は，『先入後出』に薬効の妙がある。青蒿は直接陰分に入ることができないので，鼈甲が連れて入る。鼈甲は単独で陽分に出ることができないので，青蒿が連れて出る」と述べている。

【加減】陰虚火旺となって骨蒸潮熱を呈する場合は，北沙参・地骨皮・旱蓮草を加えて滋陰清熱の力を強化する。気陰がともに虧損されて全身倦怠感や口渇を呈する場合は，人参や麦門冬を加えて益気養陰する。

【応用】長期間続く不明熱・慢性疾患による消耗性の発熱・肺結核・腎結核・麻疹に伴う肺炎・慢性腎盂腎炎などの疾患が陰虚内熱証に属する場合に，本方剤が応用される。

【注意】陰虚に伴い痙攣（抽搐）を呈する場合は，本方剤を用いないこと。青蒿は熱に弱いので，長時間煎じないこと。

清骨散　せいこつさん

【出典】『証治准縄』
【組成】銀柴胡5g，胡黄連3g，秦艽3g，鼈甲3g，地骨皮3g，青蒿3g，知母3g，炙甘草2g
【用法】水で煎じて服用する。
【効能】清虚熱・退骨蒸
【主治】陰虚内熱証（肝腎陰虚・虚火内擾）・虚労骨蒸
　午後から夜間にかけての発熱（潮熱）・持続する微熱・四肢の蒸されるような熱感（肢蒸）・心煩・口渇・咽喉の乾燥・口唇や頬の紅潮・痩せ・全身倦怠感・寝汗（盗汗）・舌質紅・舌苔少・脈細数。

【病機と治法】
　肝腎の陰血が虚損されたために虚火（内熱）が生じ，生じた虚火が体内で擾乱した虚火内擾証が，本方剤の適応である。陰血の虚損により生じた内熱が蘊蒸するために，午後から夜間にかけて発熱し，持続する微熱や四肢の熱感・盗汗を呈する。生じた虚火が陰津をさらに消耗するために口渇や咽喉の乾燥を呈し，虚火が上炎すれば口唇や頬の紅潮・心煩を呈する。虚火により陰血がさらに損傷されれば，痩せや全身倦怠感を呈する。舌質紅・舌苔少・脈細数は，いずれも陰虚内熱による症候である。治療は，生じた虚火を清して退熱するとともに，失われた

陰血を滋養する。

【方解】
　甘苦微寒の銀柴胡は，陰分に直接入って清熱涼血し，虚熱を取り除く君薬である。清熱の効能がありながら苦泄の弊害がない退虚熱の良薬とされる。胡黄連は血分に入って虚熱を清し，知母は滋陰清熱し，地骨皮は肝腎の虚火を清して涼血退蒸する。これら三薬は陰分に入って虚火を清し，銀柴胡を補助して骨蒸潮熱を消退させる臣薬である。苦辛微寒の秦艽は虚熱を清して骨蒸を除き，苦辛寒芳香の青蒿は伏熱を体外へ透泄させて骨蒸を治療する。鹹寒の鼈甲は，滋陰潜陽するとともに，引経薬として他薬を連れて陰分に入って清熱する。これらはいずれも佐薬である。加わる炙甘草は，諸薬を調和させるとともに苦寒薬による胃気の損傷を防止する佐使薬である。これらの配合により本方剤は，退虚熱の効能を発揮して伏熱を体外へ透泄させ，あわせて腎陰を滋養して骨蒸の潮熱を治療する。骨蒸の労熱を清する効能をもつことが，「清骨散」の名の由来である。

【加減】陰血の虚損が著しいものの内熱が盛んでない場合は，胡黄連を除き生地黄を加えて滋陰の力を強化する。血虚が著しい場合は，当帰・白芍・生地黄を加えて養血益陰する。虚火が肺に及んで乾性咳嗽を呈する場合は，阿膠・麦門冬・五味子を加えて養陰潤肺止咳する。

【応用】肺結核・慢性疾患に伴う持続する発熱などが陰虚骨蒸証に属する場合に，本方剤が応用される。

【注意】陰虚証であっても骨蒸潮熱を伴わない場合は，本方剤の適応ではない。

附方

清骨散に関連する方剤

秦艽鼈甲散　じんぎょうべっこうさん

【出典】『衛生宝鑑』
【組成】地骨皮 30 g，柴胡 30 g，鼈甲 30 g，秦艽 15 g，知母 15 g，当帰 15 g
【用法】粉末にしたものを 15 g ずつ，青蒿 5 g，烏梅 1 個とともに煎じて空腹時に服用する。
【効能】滋陰養血・清熱除蒸
【主治】風労病
　体内から蒸されるような寝汗（骨蒸盗汗）・痩せ（肌肉消痩）・口唇が紅い（唇紅）・頬の紅潮（頬赤）・午後の発熱（午後潮熱）・咳嗽・全身倦怠感・脈微数。

【病機と方解】
　外界から風邪を感受した際に治療の機会を逸してしまい，裏に入った邪気により陰血が耗傷されて引き起こされた労熱骨蒸が，本方剤の適応である。このような病態を風労病という。鼈甲と知母は滋陰清熱し，当帰は補血和血し，秦艽と柴胡は，疏風透表の効能により風邪を体外へ疏散させる。地骨皮と青蒿は，体内に留まる内熱を清して骨蒸を治し，烏梅は斂陰止汗する。

| 比　較 | 清骨散と秦艽鼈甲散 |

　清骨散と秦艽鼈甲散は，どちらも滋陰清熱の効能により陰虚内熱による骨蒸潮熱を治療する方剤であるが，効能と適応となる病態に違いがある。清骨散は，虚熱を消退させる効能に重点が置かれ，あわせて滋陰透熱することで，陰虚内熱による骨蒸潮熱を治療する。それに対して秦艽鼈甲散は，清虚熱の力が比較的弱く，滋陰清熱に透解散風の効能を併せもち，風労病の骨蒸潮熱を治療する。

滋陰降火湯　　じいんこうかとう

【出典】『万病回春』
【組成】当帰 4 g，白芍 7 g，熟地黄 3 g，生地黄 2.5 g，天門冬 3 g，麦門冬 3 g，白朮 3 g，陳皮 2 g，黄柏 2 g，知母 2 g，炙甘草 1.5 g
【用法】生姜と大棗を加えて水で煎じて服用する。
【効能】滋陰降火
【主治】肺腎陰虚による陰虚火旺（火動）証
　発熱・咳嗽（乾性咳嗽）・痰の量が少ない・喘息（喘急）・口乾・盗汗・舌質紅・舌苔少・脈沈数。

【病機と方解】
　肺腎の陰血が虚損されて，生じた虚火が体内で盛んとなった病態が，本方剤の適応である。
　天門冬・麦門冬・生地黄は，養陰生津の効能により失われた肺腎の陰液を滋養し，黄柏と知母は，清熱瀉火の効能により，生じた虚火を清瀉する。当帰・白芍・熟地黄は補血養陰し，白朮と陳皮は，健脾益気の効能により気血生化の源を補うことで滋陰する。加わる炙甘草は，益胃和中するとともに諸薬を調和させる。

当帰六黄湯　　とうきりくおうとう

【出典】『蘭室秘蔵』
【組成】当帰 6 g，生地黄 6 g，熟地黄 6 g，黄芩 6 g，黄柏 6 g，黄連 6 g，黄耆 12 g
【用法】水で煎じて服用する。粉末にしたものを，1 回 15 g ずつ水で煎じて服用してもよい。
【効能】滋陰瀉火・固表止汗
【主治】陰虚火旺による盗汗証
　発熱・盗汗・顔面の紅潮・心煩・口乾・口渇・口唇の乾燥・便秘・尿の色が濃い・舌質紅・

舌苔黄・脈数。

【病機と治法】
　陰液が虚損されて生じた内熱が盛んとなって内擾し，さらに陰液を損傷して引き起こされた陰虚火旺証が，本方剤の適応である。盛んとなった内熱が火と化して陰液を体表へ蒸し上げるために，発熱や盗汗を呈する。生じた虚火が衛気を傷つければ，表虚不固となって汗が増え，陰液はさらに損傷される。虚火により腎陰が虧損されれば，心火を制することができなくなるために心火が上炎し，顔面の紅潮や心煩などの症状が現れる。虚火が陰津を消耗するために，口乾・口渇・口唇の乾燥・便秘などの症状を呈する。尿の色が濃い・舌質紅・脈数は，いずれも陰虚火旺の症候である。治療は，滋陰瀉火・固表止汗の効能により，損傷された気陰を補うとともに虚火を清し，体表の衛気を強めて汗を止める。

【方解】
　当帰・生地黄・熟地黄は，肝と腎に入って養血滋陰し，陰血を補って虚火を清する君薬である。黄芩・黄柏・黄連の「三黄」は，清心除煩するとともに，瀉火することで陰液を保持する臣薬である。これら君薬と臣薬の滋陰と瀉火の併用は，陰液を補うことで虚火を制し，火熱を清することで陰液の消耗を防いで病態の標本を兼治するものである。大量に配合される黄耆は，益気固表止汗するとともに，当帰や熟地黄と組んで益気養血する佐薬である。君薬と臣薬は滋陰瀉火することで営陰を体内に固守し，佐薬は衛外を強固にし，全体で内と外の両方を同治する組み合わせとなっている。これらの配合により本方剤は，陰液を回復させて虚熱を清するとともに益気固表し，内熱が盛んなために盗汗を呈する陰虚火旺証を治療する。

【加減】 火熱があまりに盛んな場合は，黄芩と黄連を除き知母を加えて清熱養陰する。盗汗が著しい場合は，麻黄根・浮小麦・五味子を加えて収斂止汗する。津液の損傷が著しい場合は，麦門冬・玄参を加えて生津養液する。陰虚陽亢となって潮熱や激しい口渇を呈する場合は，亀板や知母を加えて滋陰潜陽する。

【応用】 結核・甲状腺機能亢進症・シェーグレン症候群・更年期障害・糖尿病などの疾患が陰虚火旺証に属する場合に，本方剤が応用される。

【注意】 虚火が盛んでない場合や，脾胃が虚弱で下痢する場合は，本方剤の適応ではない。

第5章
祛暑剤

■ 定 義

　祛暑剤とは，暑邪を取り除く効能をもち，暑病を治療する方剤である．主に祛暑薬によって組成され，その作用は八法のうちの「清法」に属する．

■ 概 要

　暑邪は六淫の邪気の1つであり陽邪である．その性は炎熱で，温熱や火熱の範疇に属する．呉鞠通の言葉に「暑は温の類であり，暑は温から生じる」とある．
　暑邪によって引き起こされるさまざまな疾病を暑病という．暑病には明らかな季節性がある．暑は夏の主気であり暑病は夏に生じやすい．『素問』熱論篇に「初夏のものを病温といい，晩夏のものを病暑という」とあるように，古くから「暑は夏の熱病である」とされてきた．暑邪は直接気分に入りやすく，心に影響を及ぼしやすい．そのために暑病では，よく高熱・顔面の紅潮・心煩・舌質紅・脈数などの症状を呈する．暑邪には昇散の性質があり，かつ気津を消耗しやすい．そのために暑病では，よく多汗・口渇・全身倦怠感・脈虚数などの症状が現れる．一方，夏季は大気中の湿度が高いので，暑病は湿邪の影響を受けやすい（暑病挟湿）．また，暑さをしのぐために積極的に冷たい風にあたり，好んで冷たい飲みものを飲むため，暑病では，風寒の邪気による表寒証や寒湿による内傷証を認めることも少なくない．

■ 分 類

祛暑剤	祛暑清熱剤	清絡飲
	祛暑解表剤	香薷散・新加香薷飲
	祛暑利湿剤	六一散・桂苓甘露飲
	清暑益気剤	清暑益気湯

暑病のさまざまな病態に応じて，祛暑剤には祛暑清熱剤・祛暑解表剤・祛暑利湿剤・清暑益気剤の4種類がある。

■ 適応証

　祛暑剤の適応は，暑邪によって引き起こされた暑病である。夏の感冒や急性胃腸炎・熱中症・尿路感染症などの疾患も，暑病と判断されれば祛暑剤の適応である。

■ 注意点

　暑病は湿邪を伴うことが多いので，祛暑剤にはよく祛湿薬が配合される。ただし，その際は暑熱と湿邪の軽重に応じて薬味の配合を加減する必要がある。暑熱が著しくて湿邪が軽い場合は，津液が損傷されると湿が化熱しやすいので，温燥の祛湿薬は控えるべきであり，湿邪が著しくて暑熱が軽い場合は，滋潤が過ぎると湿邪を阻滞させるおそれがあるので，涼潤の清暑薬は控えるべきである。また，暑熱により気津が耗傷された場合は，益気養陰の効能をもつ薬味を，表証を伴う場合は，祛暑解表の効能をもつ薬味をそれぞれ配合する。

第1節
祛暑清熱剤

　祛暑清熱剤は，祛暑清熱の効能をもち，暑熱の邪気を感受して引き起こされた夏の外感暑熱証を治療する方剤である。外感暑熱証では，発熱・心煩・多汗・口渇・眩暈・舌質紅・舌苔薄白あるいは黄・脈数あるいは洪大などの症状を呈する。
　主に西瓜翠衣・金銀花・扁豆花・荷葉などの祛暑清熱薬で組成され，暑熱が著しい場合は，石膏や知母などの清熱瀉火薬が配合される。代表的な方剤に清絡飲がある。

＜祛暑清熱剤＞

適応症	外感暑熱証：発熱・心煩・多汗・口渇・眩暈・舌質紅・舌苔薄白あるいは黄・脈数あるいは洪大
構成生薬	祛暑清熱薬：西瓜翠衣・金銀花・扁豆花・荷葉など
代表方剤	清絡飲

清絡飲　せいらくいん

【出典】『温病条弁』
【組成】鮮荷葉6g，鮮金銀花6g，絲瓜絡6g，西瓜翠衣6g，鮮扁豆花6g，鮮竹葉6g
【用法】水で煎じて服用する。
【効能】祛暑清熱
【主治】暑熱傷肺の気分証（軽症）
　発熱・身体の熱感・わずかな口渇・頭重感・頭や眼がはっきりしない（頭目不清）・眩暈・舌質淡紅・舌苔薄白。
【病機と治法】
　暑温による病態を発汗させたものの余邪が残って治癒しない場合，あるいは暑熱の邪気が肺経の気分に入った暑熱証の軽症が，本方剤の適応である。暑熱が肺経の気分を犯すために発熱するが，邪気がまだ浅く津液の損傷も少ないために口渇はわずかである。暑熱が清竅を上擾するために，頭重感・頭や眼がはっきりしない・眩暈などの症状を呈する。邪気が浅く病態も軽症であるために，舌質は淡紅で舌苔薄白である。一般に暑熱証の治療は，暑邪により気津が損傷された場合は甘寒の薬味で清熱生津するが，本証は邪気が浅い軽症であるから，芳香性の軽

薬で肺絡中の余邪を清するだけで十分である。

【方解】
　甘涼芳香の鮮金銀花は肺中の暑熱を清透し，甘淡芳香の鮮扁豆花は暑熱を清して余邪を散じる。これらはともに君薬である。甘涼の西瓜翠衣は清熱解暑するとともに生津止渇・利水除湿し，絲瓜絡は清肺透絡するとともに生津止渇・解暑する。これらはともに臣薬である。芳香疏散の鮮荷葉は，清暑利湿・生津止渇しながら余邪を散じ，甘淡寒の鮮竹葉は，清心除煩しながら利水導熱する。これらはともに佐使薬である。これらの配合により本方剤は，肺絡に侵入した暑邪を清透し，暑邪が肺絡を傷つけて引き起こされた暑病の軽症を治療する。

　方剤に新鮮な薬味が多く配合されるのは，気味が芳香で暑邪を清解する効果に優れるからである。また，本方剤はお茶代わりに服用することで，暑病の予防に役立てることもできる。

【加減】 著しい発熱や口渇・発汗を呈する暑熱の重症には，石膏や知母・青蒿を加えて祛暑清熱の力を強化する。手の太陰肺経の暑温病で，咳が出るものの痰を認めない場合は，甘草・桔梗・杏仁・麦門冬を加えて清肺養陰・祛痰止咳する。

【応用】 夏季の熱中症をはじめとする熱性疾患が，暑熱傷肺の気分証（軽症）に属する場合に，本方剤が応用される。

【注意】 著しい湿邪を伴う暑熱挟湿証や，暑湿下注証は，本方剤の適応ではない。

【参考】 本方剤は，肺絡の暑熱の邪気を清することから清絡飲と称される。

第2節
祛暑解表剤

　祛暑解表剤は，祛暑解表の効能をもち，風寒の外感や寒湿の傷中による夏の風寒暑湿証を治療する方剤である。暑気が体内に伏するところへ，納涼目的に冷たい風にあたったり冷たい飲みものを飲んだりして引き起こされることが多い。風寒暑湿証では，悪寒・発熱・無汗・頭痛・心煩・口渇・腹痛・嘔吐・泄瀉・舌苔白膩などの症状を呈する。

　主な構成生薬は，辛温解表の効能に祛暑化湿の効能を併せもつ香薷である。よく厚朴などの行気化湿薬が配合され，暑熱が著しい場合は，金銀花・連翹などの清熱解毒薬や，扁豆花・荷葉などの清熱祛暑薬が配合される。代表的な方剤に香薷散がある。

<祛暑解表剤>

適応症	風寒暑湿証：悪寒・発熱・無汗・頭痛・心煩・口渇・腹痛・嘔吐・泄瀉・舌苔白膩
構成生薬	祛暑解表薬：香薷など
代表方剤	香薷散

香薷散　こうじゅさん

【出典】『太平恵民和剤局方』
【組成】香薷9g，白扁豆6g，厚朴6g
【用法】水で煎じて服用する。あるいは少量の酒を加えて水で煎じて服用してもよい。
【効能】祛暑解表・化湿和中
【主治】陰暑証（外感風寒・内傷暑湿証）

　悪寒・発熱・無汗・頭痛・頭重感・全身倦怠感・胸苦しい（胸悶）・腹痛・悪心・嘔吐・下痢・舌苔白膩・脈浮。

【病機と治法】

　夏の暑い時期に，納涼目的に涼んだり冷たいものを飲んだりして引き起こされた，外感風寒・内傷暑湿証が，本方剤の適応である。感受した風寒の邪気が体表を外束するために，悪寒や発熱・無汗・頭痛などの症状を呈する。暑湿の邪気が体内に入って脾胃の機能を失調させ，気機の昇降が不暢となるために，胸苦しさや悪心・嘔吐・腹痛・下痢などの症状を呈する。湿が肌

表に留まるために，頭重感や全身倦怠感を呈する。舌苔白膩・脈浮は，体表に風寒の邪気があり体内に湿邪があるための症候である。治療は，辛温の薬味により体表の風寒の邪気を散じるとともに祛暑化湿の効能により体内の暑湿の邪気を取り除き，あわせて健脾和中する。

【方解】
　辛温芳香の香薷は，解表散寒するとともに祛暑化湿する君薬である。「夏の麻黄」とされ，夏季に解表目的で用いられる祛暑解表の要薬である。辛温苦燥の厚朴は，行気化湿除満する臣薬である。甘平の白扁豆は，健脾和中するとともに滲湿消暑する佐薬である。煎じる際に加える少量の酒は，経脈を温通させて他薬の薬効を強化する。これらの配合により本方剤は，祛暑解表・化湿和中の効能を発揮して，暑邪と寒湿の邪気によって引き起こされた夏の陰暑証を治療する。

【加減】内熱を伴い煩躁を呈する場合は，黄連を加えて清熱除煩する。湿が盛んな場合は，茯苓を加えて利湿和中する。もともと脾気が虚弱な場合は，人参・白朮・陳皮を加えて益気健脾燥湿する。

【応用】夏の感冒・急性胃腸炎などの疾患が風寒束表・暑湿傷中証に属する場合に，本方剤が応用される。

【注意】性質が温燥に偏るので，多汗や煩渇を呈する熱証には用いない。

附方

香薷散に関連する方剤

新加香薷飲　しんかこうじゅいん

【出典】『温病条弁』
【組成】香薷 6 g，金銀花 9 g，鮮扁豆花 9 g，厚朴 6 g，連翹 9 g
【用法】水で煎じて 2 回分に分け，まず 1 回分を服用して汗が出れば中止する。汗が出なければさらに残りを服用し，それでも汗が出なければ再び煎じて服用する。
【効能】祛暑解表・清熱化湿
【主治】暑温病初期の外感風寒証
　悪寒・発熱・無汗・頭痛・口渇・顔面の紅潮・胸が痞えて苦しい（胸悶不舒）・舌苔白膩・脈浮数。

【病機と方解】
　夏季に暑温病に罹患した際，納涼目的に冷風にあたり風寒の邪気を感受して引き起こされた外感風寒証が，本方剤の適応である。
　香薷散から白扁豆を除き，金銀花・連翹・鮮扁豆花を加えて組成される。辛温芳香の香薷は，発汗解表するとともに祛暑化湿する君薬である。金銀花・連翹・鮮扁豆花は，辛涼芳香の性質により上焦の気分の暑熱を清透して除熱解渇する臣薬である。湿は陰邪であるから，温めなければ取り除くことはできない。そのため方剤には，辛温の厚朴が佐薬として配合され，香薷と組んで化湿除満する。

【注意】暑邪に寒邪を伴い，腠理が閉塞して汗が出ない場合が，本方剤の適応である。発汗を伴う暑温病には，たとえ悪寒があっても辛温解表の香薷を用いるべきでない。また胸悶や舌苔膩などの症候を認めない場合は，湿がないので厚朴は用いない。

比較 香薷散と新加香薷飲

香薷散と新加香薷飲は，どちらも辛温の香薷と厚朴が配合され，祛暑解表・散寒化湿の効能により暑病に外感風寒と内傷暑湿を伴う証を治療する方剤であるが，両者には効能と適応となる病態に違いがある。香薷散は，薬性が温性に偏り化湿和中の力が強いため，暑邪に寒湿の邪気を伴う陰暑証に用いられる。それに対して新加香薷飲は，薬性が涼性に偏り暑熱を清する力が強いため，暑温に湿を伴う暑熱挾湿内蘊証で，裏熱の症候を伴う場合に用いられる。

第3節
祛暑利湿剤

　祛暑利湿剤は，祛暑利湿の効能をもち，暑湿証を治療する方剤である。暑湿証では，発熱・熱感・煩躁・口渇・胸脘部の痞え（胸脘痞悶）・尿が濃く少ない（小便不利）・下痢などの症状を呈する。

　暑熱を清して湿邪を尿から排泄させるために，祛暑利湿剤は主に滑石や茯苓・沢瀉などの利水滲湿薬で組成される。『明医雑著』に「治暑の方法では，清心利小便が最もよい」とある。代表的な方剤に，六一散や桂苓甘露飲がある。

＜祛暑利湿剤＞

適応症	暑湿証：発熱・熱感・煩躁・口渇・胸脘痞悶・小便不利・下痢
構成生薬	利水滲湿薬：滑石・茯苓・沢瀉など
代表方剤	六一散・桂苓甘露飲

六一散　ろくいちさん

【原名】益元散
【出典】『傷寒直格』
【組成】滑石180g，(生)甘草30g
【用法】粉末にしたものを9〜18gずつ，包煎するかあるいは湯に溶いて，1日2〜3回服用する。
【効能】祛暑利湿
【主治】暑湿証・湿熱下注証
　発熱・口渇・煩躁・尿の量が少ない（小便不利）・下痢・舌質紅・舌苔黄膩・脈数。
【病機と治法】
　暑熱の邪気に湿邪を伴う暑湿証が，本方剤の適応である。暑邪は陽邪であり心に通じやすいために，暑邪に犯されると発熱や煩躁を呈する。暑熱が津液を耗傷するために，口渇を呈する。暑熱に伴う湿邪が下注すると，膀胱の気化が不利となって尿量が減少し，大腸に影響が及べば下痢を呈する。舌質紅・舌苔黄膩は，暑湿が内蘊するための症候である。治療は，清暑利湿の方法により，暑熱の邪気を清するとともに体内に留まる湿邪を取り除く。

【方解】
　質重体滑で甘淡寒の滑石は，清熱祛暑するとともに利水滲湿し，体内に留まる暑湿を尿から体外へ排出させる君薬である。生甘草は，清熱和中するとともに滑石と組んで生津し，滑石の利水による津液の損傷を防止する佐使薬である。本方剤は，わずか二味で組成されながら清熱するも湿を留めず，利水するも津液を傷つけない清暑利湿の良方である。

【加減】暑熱が著しい場合は，石膏や淡竹葉・西瓜翠衣を加えて祛暑清熱する。暑湿が盛んで下痢が止まらない場合は，白扁豆や白朮を加えて健脾化湿止瀉する。湿熱が下注して熱淋や石淋を呈する場合は，車前子・白通草・山梔子・金銭草を加えて利水通淋する。

【応用】熱中症・膀胱炎・尿道炎・腎盂腎炎などの疾患が暑湿証あるいは湿熱下注証に属する場合に，本方剤が応用される。

【注意】脾胃が虚弱な者や妊婦には，用いるべきでない。また，暑病に湿を伴わない場合や，排尿障害を認めない場合は，本方剤の適応ではない。本方剤は薬効が弱いので，暑湿が著しい場合は他の方剤を併用する。

桂苓甘露飲　けいりょうかんろいん

【出典】『黄帝素問宣明論方』
【組成】茯苓30g，炙甘草6g，白朮12g，沢瀉15g，肉桂（桂皮）3g，石膏30g，寒水石30g，滑石30g，猪苓15g
【用法】粉末にしたものを1回9gずつ湯か生姜湯で服用する。あるいは水で煎じて服用してもよい。
【効能】祛暑清熱・化気利湿
【主治】暑湿証（水湿内停を伴う中暑証）
　発熱・頭痛・煩躁・口渇・水を飲みたい・尿の量が少ない（小便不利）・嘔吐や下痢（霍乱吐下）・腹痛・腹部の脹満感・舌苔黄膩。

【病機と治法】
　暑熱の邪気を感受して引き起こされた中暑証に，水湿の内停を伴う場合が，本方剤の適応である。体内で暑熱の邪気が盛んとなるために発熱や頭痛を呈し，熱により津液が耗傷されるために口渇や水を飲みたいなどの症状を呈する。暑熱と湿邪が気機を阻滞するために，膀胱の気化機能が失調して尿量が減少する。暑熱と湿邪により脾胃が損傷されると，脾胃の昇降の機能が失調して清濁が混じり，嘔吐や下痢を呈する。治療は，祛暑清熱の効能により暑熱の邪気を清解するとともに，化気利湿して膀胱の気化機能を回復させる。

【方解】
　六一散と五苓散を併せたものにさらに石膏と寒水石を加えて組成される。大量に配合される滑石は，清熱祛暑するとともに利水滲湿する君薬である。寒水石は清熱瀉火し，石膏は清熱祛暑止渇し，いずれも大寒の性質により君薬の清熱祛暑の効能を強化する臣薬である。辛温の肉桂は，下焦（膀胱）の気化機能を高めて水湿の尿への排出を促すとともに，君臣薬の寒涼の行き過ぎを抑制する。猪苓・茯苓・沢瀉は淡滲利水（祛湿）し，白朮は健脾化湿して水湿の運化を補助する。これらはいずれも佐薬である。加わる炙甘草は，諸薬を調和させるとともに益胃

和中して寒涼薬による脾胃の損傷を防止する使薬である。これらの配合により本方剤は，暑熱を消退させて水湿を取り除き，膀胱の気化機能を回復させて，水湿の内停を伴う中暑証を治療する。

【加減】暑熱が著しく盛んであれば肉桂を除く。暑熱の程度が軽い場合は，寒水石や石膏の用量を減らして西瓜翠衣や芦根・竹葉を加えるか，『儒門事親』の桂苓甘露飲*を用いる。暑熱による気の損傷が著しい場合は，白朮を増やし人参を加えて益気健脾する。

【応用】夏の熱中症・急性胃腸炎・膀胱炎・腎盂腎炎などの疾患が，暑湿や湿熱を感受して引き起こされた暑湿証であれば，本方剤が応用される。

【注意】気津が著しく損傷された中暑証には用いない。

> *『儒門事親』の桂苓甘露飲：本方剤から猪苓を除き，三石（石膏・寒水石・滑石）の量を半分にして，人参・藿香・葛根・木香を加えた組成となっている。清熱解暑の効能が弱められ，嘔吐や泄瀉を治す効能が加わるために，伏暑による煩渇に嘔吐や泄瀉を伴う場合に用いられる。

第4節
清暑益気剤

　清暑益気剤は，清暑益気の効能をもち，暑熱によって気と津液がともに損傷された気津両傷証（暑傷気津証）を治療する方剤である。暑傷気津証では，発熱・熱感・煩躁・口渇・全身倦怠感・脱力感・多汗・脈虚などの症状を呈する。治療は暑熱を清するとともに益気養陰する。『温熱経緯』に「暑によって気陰が損傷されたなら，暑熱を清するとともに元気を益する」とある。主な構成生薬は，西瓜翠衣・荷葉などの祛暑清熱薬と，西洋参や人参・麦門冬・石斛などの益気養陰薬である。代表的な方剤に清暑益気湯がある。

<清暑益気剤>

適応症	暑傷気津証：発熱・熱感・煩躁・口渇・全身倦怠感・脱力感・多汗・脈虚
構成生薬	祛暑清熱薬：西瓜翠衣・荷葉など 益気養陰薬：西洋参・人参・麦門冬・石斛など
代表方剤	清暑益気湯

清暑益気湯　せいしょえっきとう（王氏清暑益気湯）

【出典】『温熱経緯』
【組成】西洋参5g，石斛15g，麦門冬9g，黄連3g，竹葉6g，荷梗15g，知母6g，甘草3g，粳米15g，西瓜翠衣30g
【用法】水で煎じて服用する。
【効能】清暑益気・養陰生津
【主治】暑熱による気津両傷証（中暑受熱・気津両傷）
　発熱・熱感・多汗・心煩・口渇・尿が少なく濃い（小便短赤）・全身倦怠感・息切れ（少気）・元気がない（精神不振）・舌質紅・舌苔薄白あるいは薄黄乾燥・脈虚数。
【病機と治法】
　暑熱を感受したために気と津液がともに損傷された気津両傷証が，本方剤の適応である。暑熱が体内で盛んとなるために，発熱・熱感・心煩・尿が濃い・脈数などの症状を呈する。熱が身体を蒸し上げ腠理を開いて津液を外泄させるために，多汗を呈する。暑邪は陽邪であるから，もともと津液を傷つけやすく気を耗傷しやすい。そのうえ大量に汗をかくために，さらに気津

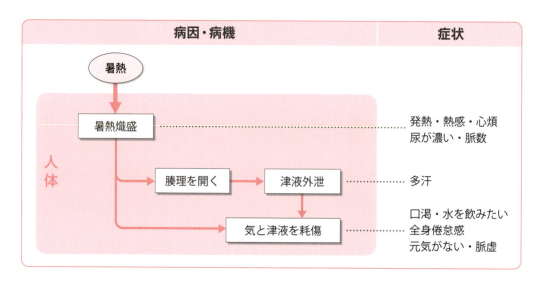

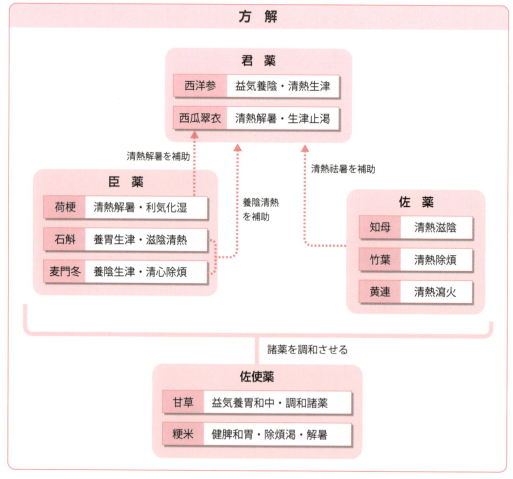

が消耗されて，口渇・水を飲みたい・全身倦怠感・元気がない・脈虚などの症状を呈する。治療は，清暑益気するとともに養陰生津し，暑熱の邪気を清して失われた気津を回復させる。

【方解】
　甘苦涼の西洋参は益気養陰するとともに清熱生津し，甘涼の西瓜翠衣は清熱解暑するとともに生津止渇する。これらはともに君薬である。荷梗は西瓜翠衣の清熱解暑の効能を補助し，石斛と麦門冬は養陰生津することで西洋参の養陰清熱の効能を強化し，麦門冬はあわせて清心除煩する。これらはいずれも臣薬である。苦寒潤の知母は清熱滋陰し，甘淡寒の竹葉は清熱除煩し，苦寒の黄連は清熱瀉火する。これらはいずれも方剤の清熱祛暑の力を強化する佐薬である。加わる甘草と粳米は，益気養胃和中する佐使薬である。これらの配合により本方剤は，暑熱を清解するとともに気津を回復させて，暑熱により気と津液が損傷された気津両傷証を治療する。

【加減】暑熱が盛んで高熱を呈する場合は，石膏・金銀花・連翹を加えて清熱解暑の力を強化する。暑熱があまり盛んでない場合や津液が著しく虧損された場合は，苦燥の黄連を除くか減量し，石斛・麦門冬を増量する。湿邪を伴う場合は，滋膩陰柔の石斛や麦門冬・知母を減量し，蒼朮や藿香を加えるか，六一散を併用して祛湿する。

【応用】熱中症・夏の感冒・各種感染症の回復期などが，暑熱による気津両傷証と判断されれば，本方剤が応用される。

【注意】湿熱が著しく盛んな場合は，本方剤の適応ではない。

附方

清暑益気湯の関連方剤

清暑益気湯　せいしょえっきとう（李氏清暑益気湯）

【出典】『脾胃論』
【組成】黄耆6g，蒼朮3g，升麻3g，人参1.5g，(炒)神麯3g，橘皮1.5g，白朮3g，麦門冬3g，当帰(身)1g，炙甘草1g，青皮1g，黄柏3g，葛根3g，沢瀉3g，五味子3g
【用法】水で煎じて服用する。
【効能】清暑益気・健脾燥湿
【主治】もともと気虚の者の外感暑湿証
　発熱・熱感・頭痛・息切れ・口渇・自汗・四肢が重だるい（四肢困倦）・全身倦怠感・食欲不振・胸苦しい・下痢・泥状便・尿が少なく濃い・舌苔膩・脈虚。

【病機と方解】
　もともと気が虚損されたところへ，暑湿の邪気を感受して引き起こされた外感暑湿証が，本方剤の適応である。
　黄耆・人参・白朮・蒼朮は益気健脾燥湿し，黄耆はさらに五味子と組んで固表止汗する。神麯は消食和胃することで脾気を補い，陳皮と青皮は理気化痰することで，沢瀉は利水滲湿することで，それぞれ方剤の益気健脾の効能を強化する。升麻と葛根は昇陽散邪し，葛根はさらに生津止瀉する。麦門冬と当帰は暑熱によって失われた陰津を滋養し，黄柏は清熱燥湿の効能により暑熱を清して湿邪を取り除く。加わる炙甘草は益胃和中するとともに

諸薬を調和させる。

【注意】汗の量が少ない場合は，黄耆を適宜減量する。

比較 　『温熱経緯』の清暑益気湯と『脾胃論』の清暑益気湯

『温熱経緯』の清暑益気湯と『脾胃論』の清暑益気湯は，いずれも清暑益気の効能をもち，気虚を伴う暑病を治療する方剤であるが，両者には効能と適応となる病態に違いがある。『温熱経緯』の清暑益気湯は，性質が涼潤に偏り清熱養陰生津の力が強いために，暑熱が盛んな傷津耗気証に用いられる。それに対して『脾胃論』の清暑益気湯は，清暑生津の力は比較的弱く，益気健脾燥湿の効能に優れるために，正気の虚損が主体の外感暑湿証に用いられる。

第6章
温裏剤

■ 定 義

　温裏剤とは，温裏助陽・散寒通脈の効能をもち，臓腑や経絡の中に留まる寒邪を取り除いて裏寒証を治療する方剤である．主に温裏薬によって組成され，その作用は八法のうちの「温法」に属する．

■ 概 要

　寒邪は陽気を損傷しやすく，陽気に虚損があれば内寒が生じやすい．裏寒証の原因にはさまざまなものがある．もともと陽気が不足するために内から寒が生じた場合，感受した外寒が直中し臓腑経絡に深く入った場合，表寒証を誤治したために虚に乗じて寒邪が裏に入った場合，寒涼性の薬物や冷たい飲食物の摂り過ぎにより中焦の陽気が虚損された場合などである．裏寒証は，その病態の虚実のいずれが主であるかにより，大きく裏実寒証と裏虚寒証に分類される．
　裏寒証では，悪寒・寒がり（畏寒）・温めて症状が改善する・全身倦怠感・手足の冷え・口渇がない・尿の色が薄く量が多い・舌質淡・舌苔白・脈沈緊・沈弦あるいは沈遅などの症状を呈する．治療は「寒は，それを熱する」の治療原則に従い，温裏祛寒の方法により臓腑経絡に留まる寒邪を取り除く．さらに裏実寒証であれば，辛熱薬を主とし，少量の補気薬や補陽薬を配合して「辛熱をもって」治療し，裏虚寒証であれば，辛熱薬と甘温の補気薬や補陽薬を併用して「甘熱をもって」治療するのが原則である．また，裏寒証は多くの場合正気の虚損を伴うので，温裏剤にはよく補益薬が配合される．

■ 分 類

温裏剤	温中祛寒剤	理中丸・呉茱萸湯・小建中湯・大建中湯
	回陽救逆剤	四逆湯・回陽救急湯
	温経散寒剤	当帰四逆湯・黄耆桂枝五物湯

裏寒証には，寒邪によって犯された臓腑経絡の部位や，病勢の軽重によってさまざまなものがある。多くの病態に対応するために，温裏剤には温中祛寒剤・回陽救逆剤・温経散寒剤の3種類がある。

■ 適応証

　温裏剤の適応は，臓腑や経絡に寒邪が留まる裏寒証である。現代では，胃腸炎・胃十二指腸潰瘍・炎症性腸疾患・狭心症・心筋梗塞・心不全・閉塞性血栓血管炎・レイノー病・関節リウマチ・月経痛などの疾患が，裏寒証に属する場合に応用される。

■ 注意点

　温裏剤には多くの辛温燥熱薬が配合されるので，用いる際は病態の寒熱の真偽を正確に弁別しなければならない。もし誤って真熱仮寒証に用いれば，病態をかえって悪化させてしまう。また，もともと陰血に虚損がある者や失血している者には，陰血をさらに傷つけるおそれがあるので過量に用いてはならない。辛熱の薬味は，陰血を損なうばかりか動血して出血を助長しかねないことにも注意が必要である。薬用量を決める際には，気候の違いや土地の高低による気温の違いなど外的環境も参考にするとよい。

　もともと陽気が虚弱な場合や，裏寒が取り除かれてもなお陽気の虚損が残る場合は，温裏剤で治療した後，さらに温補剤を用いる。陰寒があまりに盛んで寒熱格拒となり，熱薬を服用すると吐き出してしまう場合は，少量の寒涼薬を配合したり薬を冷やして服用するなど，「反佐」の方法を併用するとよい。

■ 参　考

　寒邪によって引き起こされる病態は，邪気が表にある場合と裏にある場合で異なり，治療方法も異なる。温裏剤の適応は，寒邪が裏に入った裏寒証である。寒邪が表にある表寒証は，辛温解表剤で治療する。また，主に腎陽を補う補陽剤については，補益剤の項で詳述する。

第1節
温中袪寒剤

　温中袪寒剤は，温中袪寒の効能をもち，中焦の虚寒証を治療する方剤である。脾胃は土に属し，中焦にあり，運化と昇降を主る。もともと脾胃の陽気が虚弱であったり，あるいは感受した寒邪によって脾胃の陽気が損傷されると，中焦に虚寒が生じて脾胃の運化と昇降の機能が失調する。中焦虚寒証では，腹痛・温めたり押さえたりして軽減する腹痛（喜温喜按）・腹部膨満感・全身倦怠感・手足の冷え・食欲不振・悪心・嘔吐・下痢・口渇がない・舌質淡・舌苔白滑・脈沈細あるいは沈遅などの症状を呈する。

　主な構成生薬は，乾姜や呉茱萸・蜀椒（山椒）・生姜などの辛熱散寒薬である。よく人参や白朮など甘温の補気健脾薬が配合され，病態に応じて温腎袪寒薬・行気薬・袪湿薬・養血薬・滋陰薬などが適宜配合される。代表的な方剤に，理中丸・呉茱萸湯・小建中湯・大建中湯がある。

＜温中袪寒剤＞

適応症	**中焦虚寒証**：腹痛・喜温喜按・腹部膨満感・全身倦怠感・手足の冷え・食欲不振・悪心・嘔吐・下痢・口渇がない・舌質淡・舌苔白滑・脈沈細あるいは沈遅
構成生薬	**辛熱散寒薬**：乾姜・呉茱萸・蜀椒（山椒）・生姜など
代表方剤	理中丸・呉茱萸湯・小建中湯・大建中湯

理中丸　りちゅうがん

【別名】理中湯・人参湯
【出典】『傷寒論』
【組成】人参9g，乾姜9g，炙甘草9g，白朮9g
【用法】水で煎じて服用する。あるいは蜜丸にして1回9gずつ1日2～3回服用する。
【効能】温中袪寒・補気健脾
【主治】
①中焦虚寒証（脾胃虚寒証）
　腹痛・温めたり押さえたりすると軽減する腹痛（喜温喜按）・嘔吐・下痢・食欲不振・腹部膨

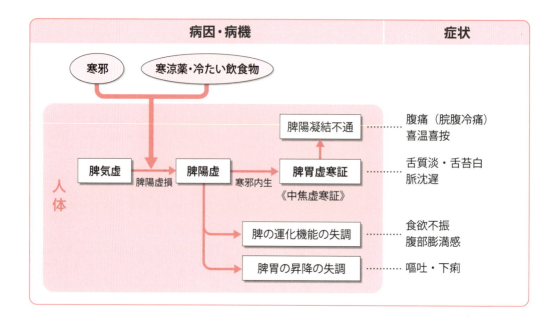

満感・口渇がない・舌質淡・舌苔白・脈沈遅。
②陽虚失血（陽虚不摂血）
　吐血・鼻出血・下血・崩漏・顔面蒼白・息切れ・元気がない・脈沈細無力。
③その他，小児の慢驚（慢驚風・ひきつけ）・疾病に罹患した後よく涎が出る者・中焦虚寒による胸痺など。

【病機と治法】
　中焦の陽気が不足するために虚寒が内生した中焦虚寒証が，本方剤の適応である。多くの場合，もともと脾陽が虚弱なために生じるが，脾胃が虚弱なところへ外寒を感受したり，あるいは寒涼性の薬物や冷たい飲食物の摂り過ぎによって脾胃が損傷されて引き起こされることも多い。寒邪は性が収引かつ凝滞であるから，中焦に虚寒があると脾陽が凝結して不通となるために，腹痛を呈し，腹痛は温めたり押さえたりすると軽減する。脾は運化を主り清陽を昇らせ，胃は受納を主り濁陰を降下させる。よって脾陽が虚損されると，脾の運化の機能が失調して食欲不振や腹部膨満感を呈し，脾胃の昇降の機能が失調して嘔吐や下痢を呈する。舌質淡・舌苔白・脈沈遅は，いずれも陽虚内寒（虚寒）の症候である。治療は，温中祛寒の効能により中焦を温めて虚寒を除き，補気健脾することで脾の運化の機能を補助して脾胃の昇降を回復させる。

【方解】
　辛熱の乾姜は，温中祛寒の効能により中焦の脾胃を温めて寒気の凝結を取り除く君薬である。甘微温の人参は，補気健脾の効能により脾胃の運化と昇降の機能を回復させる臣薬である。苦温の白朮は，健脾燥湿の効能により人参を補助して脾胃の機能を回復させる佐薬である。加わる炙甘草は，益気和中するとともに緩急止痛し，あわせて諸薬を調和させる佐使薬である。これらの配合により本方剤は，温中祛寒・補気健脾の効能を発揮して，中焦を温め脾胃の運化と昇降の機能を回復させる。辛熱により中焦の寒を除き，甘温により中焦の虚を補い，清陽を昇らせ濁陰を降ろし，脾の運化の機能を回復させて中焦を治すことから，「理中」の名がある。
　本方剤には他にもいくつか主要な適応証がある。1つは，脾陽が虚弱なために血を統摂でき

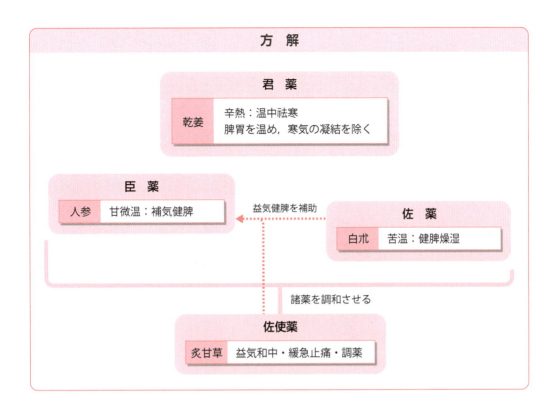

ず，血が経脈から溢れて妄行する陽虚失血証である。吐血や鼻出血・下血などの出血症状を呈し，それに伴い顔色が蒼白・息切れ・易疲労感・脈沈細無力など気血虚損の症状を呈する。治療は，乾姜の代わりに止血の効能をもつ炮姜を用い，さらに黄耆や当帰・阿膠を加えて益気養血する。もう1つは，小児の慢驚証（慢驚風）である。もともと体質が虚弱・慢性疾患による正気の耗傷・寒涼薬の使い過ぎなどにより，脾胃の陽気が損傷されて引き起こされる。虚寒の生成に伴い肝気が旺盛となって風邪が生じ（肝旺生風），手足の痙攣・痩せ・全身倦怠感・手足の冷え・嘔吐・下痢・食欲不振・舌質淡・舌苔白・脈細遅あるいは沈細緩などの症状を呈する。その他，疾病に罹患したために脾気が虚弱となって虚寒が生じ，津液を統摂できなくなり唾液が止まらずに出る場合，あるいは中焦の陽気が虚弱なところへ陰寒の邪気が加わり，胸中の陽気が塞がり不通となって，胸痛・胸苦しい・上腹部の痞え感などの症状を呈する場合（胸痺証）なども，本方剤のよい適応である。

　以上のように，本方剤はさまざまな疾病に用いることができるが，適応となる病態の基本は，中焦の陽気の虚損による虚寒証である。病態を正確に把握すれば，多くの疾病を異病同治することができる。

【加減】寒邪が著しい場合は，乾姜を増量して温中散寒の力を強化する。手足の冷えや腹満感を呈する場合は，附子や桂皮（肉桂）を加えて温裏散寒する。正気の虚損が著しい場合は，人参を増量して益気健脾の力を強化する。胃気が上逆して噫気や嘔吐を呈する場合は，生姜や半夏・砂仁を加えて和胃降逆止嘔する。湿濁が下注して下痢する場合は，白朮を増量し茯苓や薏苡仁を加えて健脾止瀉する。動悸があれば，茯苓を加えて利水定悸する。

【応用】慢性胃炎・胃十二指腸潰瘍・胃下垂・炎症性腸疾患・慢性の下痢症・慢性気管支炎・

慢性咳嗽・機能性子宮出血などの疾患が中焦虚寒証に属する場合に，本方剤が応用される。
【注意】陰虚内熱証には用いない。
【参考】本方剤は理中丸と称されるが，湯剤として用いることも多い。原書に「丸剤の力，湯に及ばず」とある。また別名に人参湯の名があるが，君薬は人参ではなく乾姜であることに注意が必要である。

附方

理中丸に関連する方剤

附子理中丸　ぶしりちゅうがん

【別名】附子人参湯
【出典】『閻氏小児方論』『太平恵民和剤局方』
【組成】人参9g，白朮9g，乾姜(炮姜)9g，炙甘草9g，炮(黒)附子6g
【用法】粉末を蜜丸にして服用する。
【効能】温陽祛寒・益気健脾
【主治】脾胃虚寒証の重症・脾腎陽虚証
　脘腹部の冷えや痛み・悪心・嘔吐・下痢・四肢の冷え・腓腹筋の痙攣。
【病機と方解】
　もともと脾胃に虚寒があるところへ，風冷を感受して引き起こされた脾胃虚寒証の重症が，本方剤の適応である。
　理中丸に大辛大熱の附子が加わり，温中散寒の力が強化され温腎助陽の効能が加わっており，より重症の脾胃虚寒証や脾腎虚寒証に用いられる。『傷寒論後条弁』に「もし水と寒がともに勝るならば，脾腎をともに補う。附子を加えて命門を益し，土母を温める」とある。

理中化痰丸　りちゅうけたんがん

【出典】『明医雑著』
【組成】人参9g，白朮9g，乾姜9g，炙甘草9g，茯苓9g，半夏9g
【用法】粉末を丸剤にして服用する。
【効能】益気健脾・温化痰涎
【主治】脾胃虚寒・痰涎内停証
　嘔吐・食欲不振・泥状便・消化不良・希薄な痰。
【病機と方解】
　脾陽が虚弱なために水湿を化すことができず，水湿が滞って痰涎が生じた痰涎内停証が，本方剤の適応である。病態の本質は，脾陽の虚損による脾胃虚寒証である。

理中丸に降逆和胃・燥湿化痰の効能をもつ半夏と，滲湿健脾の効能をもつ茯苓が加わり，温中散寒するとともに健脾化湿して生痰の源を治す構成となっている。『金匱要略』に「病に痰飲のある者は，温薬をもってこれを和す」とある。

桂枝人参湯　けいしにんじんとう

【出典】『傷寒論』
【組成】桂枝12g（後煎），炙甘草9g，白朮9g，人参9g，乾姜9g
【用法】水で煎じて服用する。
【効能】温陽益気・解表散寒（温裏解表・益気消痞）
【主治】脾胃虚寒・表裏不解証（表裏同病）
　発熱・下痢が止まらない・心窩部の痞え感（心下痞鞕）・悪寒・頭痛・口渇がない・舌質淡・舌苔白滑・脈浮虚。

【病機と方解】
　太陽病に対して，表証がまだ治癒しないうちに誤って下法を行ったために，脾胃の陽気が損傷されて引き起こされた表裏不解の中焦虚寒証が，本方剤の適応である。下痢が止まらず，心下が痞鞕する点は瀉心湯証に似るが，「表裏不解」とされる本方剤の適応証は表証がまだ残った状態である。本方剤はまた，もともと脾胃に虚寒がある者が風寒の邪気を感受して表証を呈する場合にも応用される。
　理中丸を湯剤とし，炙甘草を増量して桂枝を加えた構成となっており，裏の治療を主として温陽益気するとともに解表散寒して，表裏を同治する。

【参考】桂枝を後から加えるのは，辛香の気が損なわれないようにするためである。人参は正気の虚損が著しくなければ党参で代用してもよい。

理中丸に関連する方剤

方剤名	理中丸への加減	主治
附子理中丸	附子を加える	脾胃虚寒証の重症・脾腎陽虚証：脘腹部の冷痛・悪心・嘔吐・下痢・四肢の冷え
理中化痰丸	半夏・茯苓を加える	脾胃虚寒・痰涎内停証：嘔吐・食欲不振・泥状便・消化不良・希薄な痰
桂枝人参湯	炙甘草を増量し，桂枝を加える（湯剤とする）	脾胃虚寒・表裏不解証：発熱・下痢が止まらない・心下痞鞕・悪寒・頭痛

呉茱萸湯　ごしゅゆとう

【出典】『傷寒論』
【組成】呉茱萸6ｇ，人参9ｇ，大棗4個，生姜18ｇ
【用法】水で煎じて服用する。
【効能】温中補虚（温胃暖肝）・降逆止嘔
【主治】胃気虚寒（中虚胃寒）・肝寒犯胃証

①陽明寒嘔（胃中虚寒）
　食後の嘔気や嘔吐（食穀欲嘔）・上腹部の痞えや膨満感・胃脘部の冷痛・呑酸・胸焼け（嘈雑）。
②厥陰頭痛（寒犯肝経）
　頭頂部痛・乾嘔・涎が多い・脈沈弦。
③少陰吐利
　嘔吐・下痢・手足の冷え・煩躁。
　①〜③に共通の症候として，舌質淡・舌苔白滑・脈沈遅あるいは沈弦。

【病機と治法】
　陽明寒嘔・厥陰頭痛・少陰吐利の3つの証が，本方剤の適応である。胃中に虚寒があるために濁飲が上逆し，さらに虚に乗じて肝経に寒邪が入り，それにより上腹部の痞えや膨満感・頭頂部の頭痛・手足の冷え・煩躁などの症状を呈する病態である。病位が陽明・少陰・厥陰のいずれであっても用いられるが，共通の症状として嘔吐がある。『素問』挙痛論篇に「寒気が腸胃に客在すれば，厥逆して上へ出る，そのために痛んで嘔吐する」とある。胃中に虚寒があると，胃の和降の機能が失調して濁飲が上逆するために，食後の嘔気や嘔吐・上腹部の痞え・胃脘部の冷痛・呑酸・胸焼けなどの症状を呈する。肝は昇を主り，足の厥陰肝経は胃を挟んで上行し頭頂部に至る。そのために寒邪が肝経に入り経脈に沿って上逆すると，頭頂部の頭痛を呈し，脈が沈弦となる。肝経の寒邪が胃を犯せば，乾嘔・涎が多いなどの症状が現れる。舌質淡・

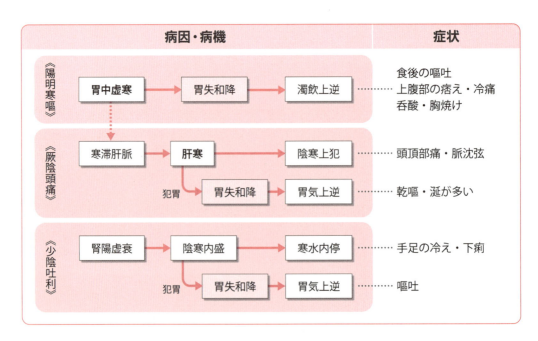

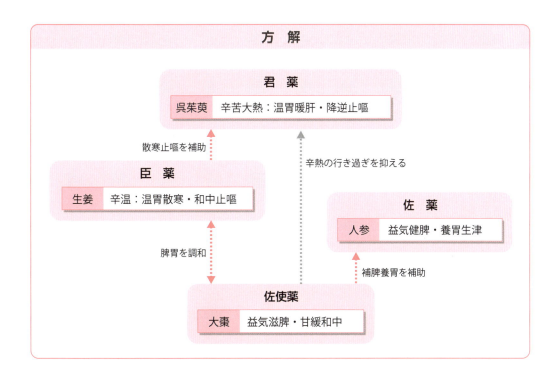

舌苔白滑・脈沈遅は，いずれも体内に虚寒があるための症候である。治療は，温胃暖肝の効能により胃中の虚寒と肝経の寒邪を散じるとともに，降逆止嘔して濁気の上逆を抑制する。

【方解】
　辛苦大熱の呉茱萸は，肝と胃に直接入り温胃暖肝の効能により胃中の虚寒を温散しながら開鬱化滞し，あわせて降逆止嘔し濁気の上逆を抑制する君薬である。辛温の生姜は，温胃散寒・和中止嘔の効能により，呉茱萸の散寒止嘔の効能を強化する臣薬である。人参は，益気健脾するとともに養胃生津する佐薬である。加わる大棗は，益気滋脾・甘緩和中の効能により人参の補脾養胃の効能を補助するとともに，呉茱萸の辛熱の行き過ぎを抑え，生姜と組んで脾胃を調和させる佐使薬である。これらの配合により本方剤は，温中補虚・暖肝和胃・降逆止嘔の効能を発揮して，胃中の虚寒を温散させ濁気の上逆を抑えて嘔吐を止める。

【加減】胃気の上逆が著しく，嘔吐が止まらない場合は，半夏や白豆蔻・陳皮・砂仁を加えて降逆止嘔の力を強化する。寒凝気滞を伴い胃脘部の激しい疼痛を呈する場合は，高良姜や香附子を加えて散寒止痛する。呑酸が著しい場合は，瓦楞子や海螵蛸（烏賊骨）を加えて制酸止痛する。気血が不和となって激しい頭痛を呈する場合は，川芎や当帰を加えて益血和営する。寒邪が著しいために手足が逆冷する場合は，附子や乾姜を加えて温裏散寒する。嘔吐や下痢を呈するものの手足の冷えや煩躁がみられない場合は，人参の代わりに党参を用いてもよい。

【応用】慢性胃炎・胃十二指腸潰瘍・緊張型頭痛・片頭痛・三叉神経痛・心因性嘔吐・メニエール病・妊娠悪阻・高血圧症・慢性胆嚢炎・脳卒中に伴う嘔吐などの疾患が肝胃虚寒証に属する場合に，本方剤が応用される。

【注意】嘔吐や呑酸を呈する病態には，寒による場合と熱による場合がある。肝胃鬱熱など熱証による嘔吐症には，本方剤を用いないこと。

附方

呉茱萸湯に関連する方剤

安中散　あんちゅうさん

【出典】『和剤局方』
【組成】延胡索 3 g，高良姜 1 g，小茴香 1 g，肉桂 4 g，牡蛎（煅）3 g，甘草 1 g，砂仁 2 g
【用法】散剤にして，1 回 3 g ずつを湯で服用する。
【効能】散寒止痛・降逆止嘔
【主治】寒中胃脘
　　上腹部痛・悪心・嘔吐・顔色が萎黄・四肢が重だるい。
【病機と方解】
　寒邪が長期にわたり中焦に停留したために，気機が阻滞されて上腹部の疼痛・悪心・嘔吐などの症状を呈する病態が，本方剤の適応である。
　辛温の延胡索は，行気止痛の効能により阻滞された気機を通暢させて止痛し，辛温の高良姜と小茴香は，散寒止痛・温中止嘔の効能により，中焦の寒邪を温散して痛みを止め，嘔気を鎮める。辛温の砂仁は，化湿行気の効能により脾胃の機能を回復させるとともに，脾胃を温めて温中祛寒する。辛熱の肉桂は，方剤の散寒止痛の効能を強化し，煅牡蛎は収斂固渋する。加わる甘草は，益気和中しながら諸薬を調和させる。
【注意】牡蛎に制酸（胃酸を中和する）作用があるためか，本邦では，本方剤が胃酸過多症や胃潰瘍に頻用されるが，薬味の組成が熱性に偏っており，実熱証には使えないので，注意が必要である。

小建中湯　しょうけんちゅうとう

【出典】『傷寒論』
【組成】白芍 18 g，桂枝 9 g，炙甘草 6 g，生姜 9 g，大棗 4 個，飴糖 30 g
【用法】飴糖以外を先に煎じて滓を取り除き，飴糖を溶かして 1 日 2 回服用する。
【効能】温中補虚・和裏緩急
【主治】中焦虚寒・虚労裏急証
　引きつるような腹痛・疝痛・温めたり押さえたりすると痛みが軽減する（喜温喜按）・動悸・焦燥感（虚煩不寧）・顔色に艶がない（面色無華）・四肢が重だるくて痛い（四肢痠楚）・手足のほてり（手足煩熱）・口や咽の乾燥（咽乾口燥）・舌質淡・舌苔白・脈細弦緩。
【病機と治法】
　虚労とは，正気の虚損によるさまざまな病症の総称である。無理な労作などにより正気が損傷されて中焦に虚寒が生じた病態で，肝気がそれに乗じた虚労裏急や，虚労発熱・虚労心悸な

どが，本方剤の適応である。裏急とは腹部の引きつるような痛みのことである。中焦に虚寒があると，温煦の力が低下して脘腹部を温められなくなるために腹痛を呈し，痛みは温めたり押さえたりすると軽減する。脾は気血生化の源であり肌肉四肢を主る。よって中焦に虚寒があると，気血がともに不足して顔色に艶がない・四肢が重だるくて痛いなどの症状を呈する。気血が不足して心神の滋養が低下すれば，動悸や焦燥感などの症状を呈する。陰血が不足して滋潤の力が低下すると，内熱が生じるために手足のほてり・口や咽の乾燥などの症状が現れる。引きつるような腹痛・脈弦などは，肝気が脾気に乗じたための症候であり，舌質淡・舌苔白・脈細緩は，虚寒と気血不足の症候である。治療は，温中補虚の効能により中焦を温めて脾気の虚損を補い，益陰養血するとともに和裏緩急して止痛する。

【方解】
　甘温質潤の飴糖は，温中補虚の効能により中焦を温めて脾気を補い，益陰潤燥しながら緩急止痛する君薬である。辛甘温熱の桂枝は，温陽散寒の効能により飴糖を補助して中焦の陽気を立て直し（辛甘化陽），酸苦微寒の白芍は，益陰養血の効能により飴糖と組んで陰血の虚損を補い（酸甘化陰），あわせて養血柔肝・緩急止痛する。これらはともに臣薬である。生姜は温中散寒の効能により桂枝を補助して中焦を温め，大棗は益脾滋液の効能により白芍を補助して益陰養血する。これら二薬は佐薬である。加わる炙甘草は，諸薬を調和させるとともに飴糖と桂枝を補助して益気温中し，飴糖と白芍を補助して益脾養肝・緩急止痛する佐使薬である。これらの配合により本方剤は，温中補虚の効能を発揮して中焦を温め脾気を補い，気血生化の源を充足させ和裏緩急して，中焦虚寒による虚労裏急証を治療する。

【加減】気虚が著しい場合は，人参や黄耆を加えて補脾益気の力を強化する。寒象が著しい場合は，桂枝と生姜を増量して温陽散寒の力を強化する。血虚が著しい場合は，当帰や地黄を加えて養血和血する。脾気が虚弱で下痢を呈する場合は，白朮を加えて補気健脾燥湿する。

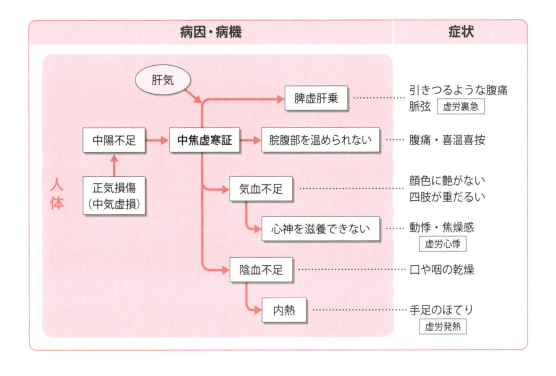

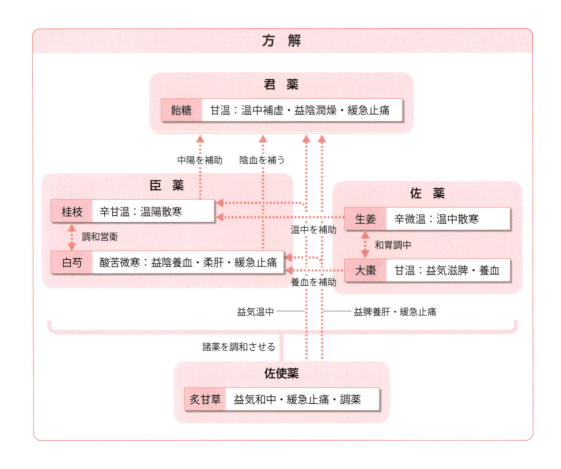

【応用】慢性胃炎・胃十二指腸潰瘍・潰瘍性大腸炎・過敏性腸症候群・月経痛・心室性期外収縮・うつ病などの疾患が中焦虚寒証兼陰血不足証に属する場合に，本方剤が応用される。
【注意】陰虚発熱証や脾虚停湿証・胃熱証には用いないこと。

比較　桂枝湯と小建中湯

　本方剤は，桂枝湯の白芍の量を倍にして飴糖を加えたものであり，薬味の構成が桂枝湯に類似しているが，両者の効能は大きく異なる。桂枝湯は，解肌発表・調和営衛の効能により，感受した風寒の邪気を汗とともに体外へ排泄させる発表の方剤であり，その作用は主に肌表へ向かう。それに対して小建中湯は，温陽補中・緩急止痛の効能により，中焦を温め脾気を補う温補の方剤であり，その作用は主に脾胃へ向かっている。

附方

小建中湯に関連する方剤

黄耆建中湯　おうぎけんちゅうとう

【出典】『金匱要略』
【組成】小建中湯に黄耆を加える。
　白芍18g，桂枝9g，炙甘草6g，生姜9g，大棗4個，飴糖30g，黄耆9g
【用法】飴糖以外を先に煎じて滓を取り除き，飴糖を溶かして1日2回服用する。
【効能】温中補気・和裏緩急
【主治】中焦虚寒・中気不足・虚労裏急・諸不足証
　引きつるような腹痛・疝痛・温めたり押さえたりすると痛みが軽減する（喜温喜按）・動悸・焦燥感（虚煩不寧）・顔色に艶がない（面色無華）・四肢が重だるくて痛い（四肢痠楚）・全身倦怠感・手足のほてり（手足煩熱）・発熱・口や咽の乾燥（咽乾口燥）・自汗・舌質淡・舌苔白・脈細弦。

【病機と方解】
　小建中湯の適応証よりも中気の虚損が著しく，中焦虚寒による虚労裏急に「諸不足」が加わった状態が，本方剤の適応である。
　小建中湯に益気昇陽の効能をもつ黄耆が加わることで，益気建中の力が強化されている。「虚であればこれを補する」「労であればこれを温める」という治療原則がある。小建中湯の適応となる病態で，気虚による自汗や発熱を伴う場合が，よい適応である。

当帰建中湯　とうきけんちゅうとう

【出典】『千金翼方』
【組成】小建中湯に当帰を加える。
　白芍18g，桂枝9g，炙甘草6g，生姜9g，大棗4個，飴糖30g，当帰12g
【用法】飴糖以外を先に煎じて滓を取り除き，飴糖を溶かして1日2回服用する。
【効能】温補気血・緩急止痛
【主治】中焦虚寒・営血不足・産後の虚労
　持続する腹痛・痛みが腰部や背部に放散する・下腹部痛（小腹拘急）。

【病機と方解】
　出産により陰血が虚損され百脈が空虚となった産後の虚労が，本方剤の適応である。
　小建中湯に養血活血の効能をもつ当帰が加わることで，補血和血の力が強化されている。産後に限らず，虚労裏急による腹痛で著しい血虚を伴う場合にも，本方剤が用いられる。原書に「崩傷内衄が止まらず，失血量が多い場合は，地黄6両，阿膠2両を加える」とある。

> **比較** 小建中湯・黄耆建中湯・当帰建中湯
>
> 　小建中湯・黄耆建中湯・当帰建中湯は，いずれも温中補虚の効能をもち，中焦の虚寒による虚労を治療する方剤であるが，効能と適応となる病態に違いがある。小建中湯は，中焦を温め脾気を補う温補の効能をもち，温陽を主としながら陰陽を併補する方剤であり，中焦虚寒による虚労裏急に用いられる。黄耆建中湯は，益気昇陽の黄耆が加わることで補気の力が強化された甘温益気の方剤であり，気虚の程度がより著しい場合に用いられる。当帰建中湯は，養血活血の当帰が加わることで補血の効能に重点が置かれた気血双補の方剤であり，著しい血虚を伴う場合に用いられる。いずれの方剤も，労倦内傷による病態で気血の虚損が著しければ，男女を問わず用いることができる。

小建中湯に関連する方剤

方剤名	小建中湯への加減	主治
黄耆建中湯	黄耆を加える	中焦虚寒・中気不足・虚労裏急・諸不足証：引きつるような腹痛・疝痛・喜温喜按・動悸・倦怠感・発熱
当帰建中湯	当帰を加える	中焦虚寒・営血不足・産後の虚労：持続する腹痛・小腹拘急

大建中湯　だいけんちゅうとう

【出典】『金匱要略』
【組成】蜀椒 3 g，乾姜 12 g，人参 6 g，飴糖 30 g
【用法】飴糖以外を先に煎じて滓を取り除き，飴糖を溶かして 1 日 2 回服用する。
【効能】温中散寒・降逆止痛
【主治】中陽虚衰・陰寒内盛証
　胸腹部の冷痛・激しい腹痛・嘔吐して食べられない・腸蠕動の亢進（腹壁が盛り上がり腸蠕動を望見できる）・腹鳴・手足の冷え・舌質淡・舌苔白滑・脈細緊・著しい場合は脈伏。

【病機と治法】
　中焦の陽気が著しく虚損されたために陰寒が内生されて盛んとなった陰寒内盛証が，本方剤の適応である。体内で生じた陰寒の邪気が上逆するために，胸腹部の冷痛・嘔吐して食べられないなどの症状を呈し，著しい場合は腹中の寒気が攻衝して腸蠕動が亢進する。腹中に寒飲が積滞すれば，腹鳴を呈する。舌苔白滑・脈細緊は，体内に陰寒が盛んなための症候である。このような病態は急速に進行することが多いため，治療は，すみやかに温中補虚・散寒降逆し，

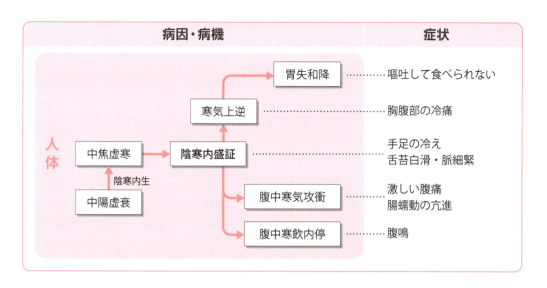

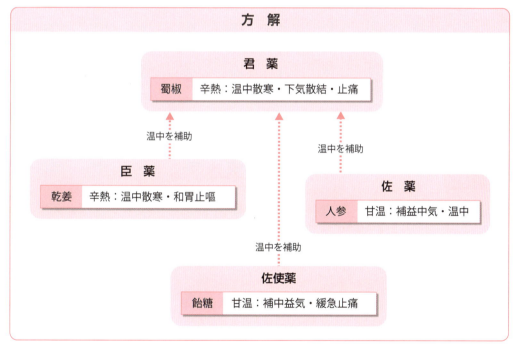

痛みを止めて嘔吐を鎮める。

【方解】
　辛熱の蜀椒は，脾胃を温めながら命火を補い，散寒除湿するとともに下気散結止痛する君薬である。辛熱の乾姜は，温中散寒の効能により蜀椒を補助して中陽を立て直すとともに逆気を抑えて嘔気を鎮める臣薬である。甘温の人参は中焦を温めて脾胃を補益する佐薬であり，加わる飴糖は補中益気するとともに緩急止痛する佐使薬である。これらの配合により本方剤は，中焦の陽気を温め脾胃の虚損を補って痛みを止め，陰寒の上逆を抑えて嘔気を鎮める。

【加減】腹痛に腹部膨満感を伴う場合は，厚朴や砂仁を加えて行気除満する。寒象が著しい場合は，附子や桂皮を加えて温中散寒の力を強化する。嘔吐が激しい場合は，半夏と生姜を加え

て降逆止嘔の効能を強化する．寒凝気滞による疝気を呈する場合は，烏薬・青皮・茴香を加えて行気散寒止痛する．
【応用】腸閉塞（イレウス）・腸管癒着症・急性胃炎・鼠径ヘルニア・膵炎などの疾患が，中焦虚寒・陰寒内盛証に属する場合に，本方剤が応用される．
【注意】熱証あるいは陰血不足証には用いないこと．
【参考】本方剤が大建中湯と称されるのは，補虚散寒の力が小建中湯に比べてはるかに強力であるためである．

比較 — 小建中湯と大建中湯

　小建中湯と大建中湯は，どちらも辛甘化陽の薬味を用いて中焦の陽気を温め，中焦虚寒証を治療する方剤であるが，両者には効能と適応となる病態に違いがある．小建中湯は，酸甘の白芍を大量に配合することで化陰の効能を併せもち，中陽不足に営陰不足を伴う場合に用いられる．それに対して大建中湯は，辛甘の薬味を主として用い，中陽を温建し散寒することに重点が置かれており，中陽が著しく虚衰した陰寒内盛証に用いられる．

コラム — イレウスと大建中湯 —

　イレウス（腸閉塞）をはじめとする腸管機能異常に大建中湯が頻用されている．薬理学的に腸管運動促進作用や腸管血流増加作用を有することが知られ，その効果が多くの臨床研究で報告されており，西洋薬に勝るとも劣らない効果に期待も大きい．しかし，病名に対して一律に用いられる傾向には問題がある．大建中湯は本来，体内に陰寒が盛んとなった陰寒内盛証に用いる方剤である．温熱性が著しいので，用いる際は体質に配慮しなければならない．特に高齢者では，長期間用いるとその温熱性により津液が消耗され体質が変化し，さまざまな病態が引き起こされることが懸念される．

　以前，持続する頭痛と上半身の熱感，口渇を主訴とする症例があった．70代の男性である．聞いてみると，大腸がんの手術後に腹痛発作を繰り返すため，長い間大建中湯を服用しているというのである．腹痛は確かに軽減していたものの，診察時にそれ以外の多彩な症状を認めている．これらはいずれも大建中湯の温熱性により引き起こされたものと推察されたため，直ちに服薬を中止してもらったところ，徐々に症状の改善がみられた．漢方薬を用いる際は，方剤の性質に合わせて体質が変化していくことを忘れてはならない．病名や症状のみで判断し投薬を行えば，思わぬ病態が引き起こされることもある．大建中湯のように寒熱の偏りが著しい方剤を用いる際は，特に注意が必要であろう．

第2節
回陽救逆剤

　回陽救逆剤は，回陽救逆の効能をもち，陽気が衰弱して人体の内外で寒が盛んとなった状態，あるいは陰寒が著しく盛んなために引き起こされた陰盛格陽証や戴陽証を治療する方剤である。陽気が衰弱して寒邪が人体の内外で盛んになると，四肢の冷え（厥逆）・悪寒・全身倦怠感・嘔吐・腹痛・下痢（未消化便）・元気がない（精神萎靡）・脈沈細あるいは沈微などの症状を呈する。もし陰盛格陽となれば体表の熱感や煩躁を呈し，戴陽となれば口渇や頬部の紅潮などの症状を呈する。これらはいずれも，体内に盛んな陰寒により陽気が体表へ格拒された重篤な病態である。このような場合，大量の温熱剤を用いてすみやかに回陽救逆する必要がある。

　主な構成生薬は，附子や乾姜・桂皮（肉桂）などの辛熱薬である。よく人参や炙甘草などの益気固脱薬が配合され，陰盛格陽証や戴陽証では，気を収斂する五味子や，浮陽を摂納する竜骨・牡蛎が配合される。代表的な方剤に，四逆湯や回陽救急湯がある。

＜回陽救逆剤＞

適応症	陽気衰微・陰寒内盛証：厥逆・悪寒・全身倦怠感・嘔吐・腹痛・下痢・精神萎靡・脈沈細あるいは沈微
構成生薬	補火助陽薬：附子・乾姜・桂皮（肉桂）など
代表方剤	四逆湯・回陽救急湯

四逆湯　　しぎゃくとう

【出典】『傷寒論』
【組成】（生）附子9g，乾姜6g，炙甘草6g
【用法】附子を先に1時間煎じた後，他薬を加えてさらに煎じて温服する。
【効能】回陽救逆
【主治】
① 少陰病・陽衰陰盛証
　四肢の冷え（四肢厥逆）・悪寒・全身倦怠感・だるくて横になりたい（踡臥）・元気がなくうとうとする（神衰欲寝）・嘔吐・口渇がない・腹痛・下痢・舌質淡白・舌苔白滑・脈沈微細。

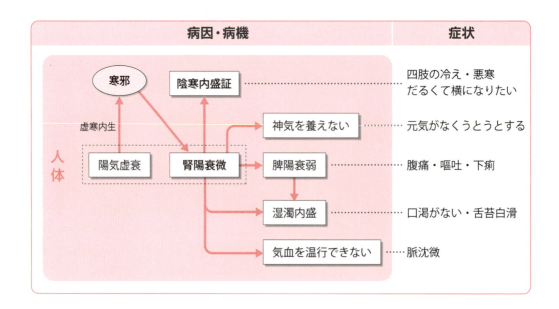

②太陽病・多汗亡陽証
　四肢の冷え・冷汗が止まらない（冷汗淋漓）・顔色が蒼白い・脈微欲絶。
【病機と治法】
　陽気が著しく衰弱したために陰寒が内生し，寒邪が少陰腎経に深く入って引き起こされた陰寒内盛証が，本方剤の適応である。腎中の陽気が衰弱し，陰陽の気のつながりが途絶えた病態である。寒は陰邪であるから陽気を傷つけやすく，陽気に虚損があれば陰寒が盛んとなる。『素問』厥論篇に「陽気の衰弱が下にあれば，寒厥となる」とある。盛んとなった陰寒の邪気が臓腑や四肢に至るために，四肢の冷え・悪寒・だるくて横になりたいなどの症状を呈する。陽気が衰弱して神気を養えなくなると，元気がなくなりうとうとする。腎陽の虚衰が脾に及び脾陽もまた衰弱すれば，腹痛・嘔吐・下痢などの症状が現れる。陽気が虚損されると，水湿を運化できなくなって湿濁が内生するために舌苔が白滑となり，気血を温行できなくなるために脈は沈微となる。これらの症候は，陽気が著しく虚損されて陰寒の邪気が偏盛となった危険な状態を示唆するものであるから，治療は大辛大熱の薬味を用いてすみやかに破陰回陽し救逆する。
【方解】
　本方剤は回陽救逆の代表方剤である。大辛大熱の附子は，十二経脈を通って内外を通達し，温陽逐寒して回陽救逆する君薬である。附子は有毒ではあるものの，純陽の薬味であり命門の真火を補益する要薬である。辛熱の乾姜は，中焦の陽気を温めて裏寒を除き，附子の温陽逐寒の作用を補助する臣薬である。生附子には大毒があり，乾姜と併用するとその性はさらに峻烈となる。そのため方剤には，益気温中の炙甘草が佐使薬として配合され，附子の毒性を弱めるとともに，附子と乾姜の辛烈な性質を緩和する。これらの配合により本方剤は，陽気を回復させて陰寒の邪気を取り除き，陽気が著しく衰弱して引き起こされた陰寒内盛証を治療する。陽衰陰盛による四肢の厥逆を改善させることが，「四逆湯」の名の由来である。
【加減】著しい気虚を伴う場合は，人参を加えて益気固脱する。浮陽を伴い脈微を呈する場合は，竜骨や牡蛎を加えて浮陽を摂納する。
【応用】心不全・心筋梗塞・激しい嘔吐や泄瀉を伴う急性胃腸炎・過度の発汗による脱水など

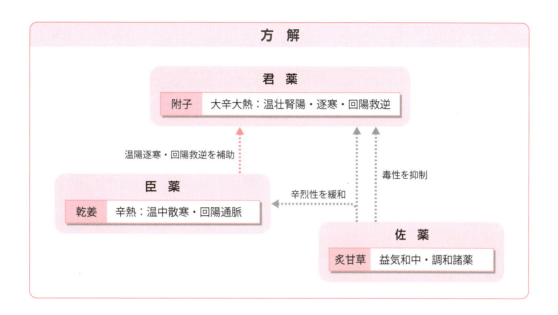

の疾患が陽衰陰盛証に属する場合に，本方剤が応用される。

【注意】薬性が著しく辛熱に偏るので，病態の寒熱の真仮を見極め，陽衰陰盛証でない場合は用いないこと。また，附子は有毒であるから過量に用いないこと。

【参考】服用して嘔吐する場合は，冷やしてから服用する。『素問』五常政大論篇に「気反する者，…熱をもって寒を治すは，冷やして行う」とある。

附方

四逆湯に関連する方剤

四逆加人参湯　しぎゃくかにんじんとう

【出典】『傷寒論』
【組成】四逆湯に人参を加える。
　（生）附子9g，乾姜6g，炙甘草6g，人参3g（別煎）
【用法】附子を先に1時間煎じた後，他薬を加えてさらに煎じて温服する。
【効能】回陽救逆・益気固脱
【主治】陽衰気脱証（真陽衰微証）
　四肢の冷え（四肢厥逆）・悪寒・だるくて横になりたい（踡臥）・下痢・脈微・下痢が止まっても悪寒や脈微などの症候が回復しない。
【病機と方解】
　四逆湯証に激しい下痢を伴い，気津が著しく損傷された病態が，本方剤の適応である。下痢が止まっているにもかかわらず他の四逆湯証が残るのは，気津の損傷が著しいためである。
　四逆湯に人参を加えて組成される。加わる人参が大補元気の効能により益気固脱生津し，

陽気を回復させて陰血の生成を促す。実際の臨床では，四逆湯証でさらに息切れや呼吸促迫などの症状を呈する場合にも，本方剤が応用される。

白通湯　はくつうとう

【出典】『傷寒論』
【組成】四逆湯から甘草を除き，乾姜の量を減じて葱白を加える。
　　葱白4茎，乾姜3g，(生)附子9g
【用法】附子を先に1時間煎じた後，他薬を加えてさらに煎じて温服する。
【効能】通陽破陰（破陰回陽）
【主治】少陰病・陰盛戴陽証（下焦陰寒内盛）
　　下痢・手足厥逆（手足の冷え）・顔面紅潮・脈微。
【病機と方解】
　下焦に陰寒が盛んなために下痢する場合が，本方剤の適応である。このような病態では，盛んな陰寒の邪気により陽気が損傷されないように，すみやかに通陽破陰する必要がある。
　四逆湯から甘草を除き，葱白を加えて組成される。加わる葱白は，辛温通陽の効能により，乾姜・附子と組んで通陽復脈する。四逆湯と比べて燥熱の乾姜の量が減じられているのは，激しい下痢を呈すると陰液が損傷されるからである。下痢が止まらず手足が冷え，乾嘔・煩躁を呈し，脈を触れない場合は，陰寒が裏に盛んとなって陽気が体外へ欲脱した危険な状態であるから，大辛大熱の本方剤で直ちに通陽復脈し，さらに胆汁（猪胆汁）や人尿を加えて滋陰和陽する。

通脈四逆湯　つうみゃくしぎゃくとう

【出典】『傷寒論』
【組成】四逆湯の附子と乾姜を増量する。
　　(生)附子15g，乾姜9g，炙甘草6g
【用法】附子を先に1時間煎じた後，他薬を加えてさらに煎じて温服する。
【効能】回陽通脈
【主治】少陰病・陰盛格陽証
　　下痢・水様便（下利清穀）・手足の冷え（手足厥逆）・悪寒はない・顔面紅潮・脈微欲絶・腹痛・乾嘔・咽頭痛，あるいは下痢が止まっても脈を触れないなど。
【病機と方解】
　少陰病の四逆湯証に，さらに顔面の紅潮や腹痛・咽頭痛・下痢が止まっても脈を触れないなどの症状を呈し，悪寒を認めない場合が，本方剤の適応である。これらの症状は，陰盛格陽・真陽欲脱の危険な状態を示すものであるから，すみやかに大辛大熱の薬味を用いて回陽復脈する必要がある。

四逆湯の附子と乾姜を増量して組成される。附子と乾姜の量を増やすことで回陽復脈の効能が強化されている。

参附湯　じんぶとう

【出典】『正体類要』
【組成】人参9g，炮附子6g
【用法】水で煎じて服用する（陽気が脱陥した者には倍量を用いる）。
【効能】益気回陽固脱
【主治】元気大虧・陽気暴脱証
　手足の冷え（手足厥逆）・冷汗が止まらない・呼吸が微弱・息切れ（気短）・呼吸促迫・眩暈・脈微欲絶。

【病機と治法】
　元気が著しく耗傷されたために陽気が暴脱した病態が，本方剤の適応である。陽気が暴脱すると四肢末端を温煦できなくなるために，手足の冷えを呈する。元陽（元気）が著しく損なわれると津液を固守できなくなるために，冷や汗が止まらなくなる。肺気が虚損されれば，呼吸が微弱となり，息切れ・呼吸促迫などの症状が現れる。脈微欲絶は，陽気が著しく衰弱したための症候である。本証は生命に危険が及んだ重篤な状態であるから，すみやかに大温大補の方法で救急固脱する必要がある。

【方解】
　甘微温の人参は，大補元気の効能により益気固脱し，脾気と肺気を補うことで後天の源を補益し五臓の気を旺盛にする。大辛大熱の附子は，元陽を温め先天の源を補うことで一身の陽気の生成を促す。二薬は相須の関係で相互に協力し合い，先天と後天の源をともに補って元陽を回復させる。本方剤は，陽気を補いさらにその暴脱を防ぐ峻烈剤である。よく救急で用いられる。

【加減】表虚証を伴い自汗を呈する場合は，附子を除いて黄耆を加え，益気固表止汗する（人参黄耆湯）。陽虚に伴い厥汗を呈する場合は，人参を除いて黄耆を加え，補陽固表する（耆附湯）。失血して陰血が著しく損傷された場合は，附子を除いて生地黄を加え，固気救陰する（人参地黄湯）。寒湿の邪気を伴い四肢体幹の重だるさを呈する場合は，人参を除いて白朮を加え，祛湿温裏する（朮附湯）。ショックなど救急を要する状態では，生竜骨・生牡蛎・白芍・炙甘草等を加えて斂汗潜陽・固脱強心する。

【応用】大病後の著しい正気の衰弱・大量の出血・出産後の出血・外傷による出血性ショック・心不全などの病態が陽気暴脱証に属する場合に，本方剤が応用される。

【注意】純陽の方剤であり，助火・傷陰・耗血のおそれがあるから，過量に服用してはならない。使用は緊急時の短期間に留め，陽気が回復して病状が安定したら，中止して弁証論治する。著しい出血を伴う場合は，止血薬を加える。

回陽救急湯　かいようきゅうきゅうとう

【出典】『傷寒六書』

【組成】熟附子9ｇ，乾姜5ｇ，桂皮3ｇ，人参6ｇ，白朮9ｇ，茯苓9ｇ，陳皮6ｇ，炙甘草5ｇ，五味子3ｇ，半夏9ｇ

【用法】生姜3ｇを加えて水で煎じた後，麝香0.1ｇを入れて服用する。手足が温まったら服用を止め，過量に服用しないこと。

【効能】回陽救急・益気生脈

【主治】寒邪直中三陰・真陽衰微証

悪寒・だるくて横になりたい（蜷臥）・手足の冷え（四肢厥冷）・嘔吐・下痢・腹痛・口渇がない・元気がなくうとうとする（神衰欲眠）・悪寒戦慄・口唇や爪が青紫色（チアノーゼ）・唾液が薄くて多い・舌質淡・舌苔白・脈沈微・著しい場合は脈を触れない。

【病機と治法】

真陽が衰弱したところへ，乗じて寒邪が侵入し三陰に直中したために，さらに陽気が損傷された真陽衰微証が，本方剤の適応である。陽気が虚弱で四肢体幹を温煦できず，さらに陽虚により陰寒が内生するために，悪寒や手足の冷え・だるくて横になりたいなどの症状を呈する。陽気の虚損が脾に及んで脾陽も衰弱し，脾の運化の機能が失調するために，嘔吐や下痢・腹痛を呈する。陽気が虚弱で神気を温められないために，元気がなくうとうとし，血脈を温行できないために，口唇や爪のチアノーゼ・脈沈微を呈する。口渇がない・舌苔白は，陽気が虚弱で濁飲を化すことができないための症候である。治療は，扶陽益気することで陽気を回復させ，陰寒の邪気を散じて救急復脈する。

【方解】

四逆湯に六君子湯を合わせ，桂皮・五味子・麝香を加えて組成される。熟附子は，腎陽を温壮して祛寒破陰し，あわせて血脈を通利する君薬である。乾姜と桂皮は，温陽散寒・温通血脈の効能により熟附子の回陽の力を強化する臣薬である。人参と白朮は，益気健脾の効能により脾胃を補益して元気を補い，半夏・茯苓・陳皮は，祛湿化痰の効能により，陽虚に伴う水湿不化で生じた濁飲を取り除く。五味子は気陰を収斂することで辛熱薬による陽気の暴出を防ぎ，さらに人参と組んで益気生脈する。麝香は，諸薬をすみやかに全身に運ぶとともに，熟附子を補助して血脈を通利し十二経脈の血脈を通じさせる。これらはいずれも佐薬である。加わる炙甘草は，益気和中するとともに諸薬を調和させる佐使薬である。これらの配合により本方剤は，陽気を回復させて陰寒の邪気を散じ，益気生脈して，重度の真陽衰微証を治療する。

【加減】涎沫を嘔吐する場合は，呉茱萸を加えて温胃暖肝・下気止嘔する。陰盛陽微の状態がさらに進行して脈が触れなくなった場合は，反佐として猪胆汁を加え，陽気の脱出を防止する。陽気が衰弱したために固陰できず，下痢が止まらなくなった場合は，益気昇陽の効能をもつ升麻と黄耆を加えて陰気の下脱を防止する。嘔吐が止まらない場合は，さらに姜汁を加えて温胃止嘔の力を強化する。

【応用】狭心症・心筋梗塞およびそれに伴う心原性ショック・慢性心不全などの疾患が陰盛陽衰気脱証に属する場合に，本方剤が応用される。

【注意】辛熱の性質をもつ峻烈剤であるから，過量に服用してはいけない。手足が温まったら，即座に服用を止めるべきである。

第3節
温経散寒剤

　温経散寒剤は，温経散寒の効能をもち，寒邪を感受したために経脈が凝滞し血脈が不利となった寒凝経脈証を治療する方剤である。寒凝経脈証では，手足の冷え・四肢体幹のしびれや痛み・脈沈細などの症状を呈する。このような病態では，治療は辛熱の薬味で温陽祛寒するのみでは不十分であり，温経散寒しながら養血通脈する必要がある。

　主な構成生薬は，桂枝・細辛などの温経散寒薬であり，よく当帰・白芍・熟地黄などの養血和血薬が配合される。代表的な方剤に当帰四逆湯がある。

＜温経散寒剤＞

適応症	寒凝経脈証：手足の冷え・四肢体幹のしびれや痛み・脈沈細
構成生薬	温経散寒薬：桂枝・細辛など
代表方剤	当帰四逆湯

当帰四逆湯　とうきしぎゃくとう

【出典】『傷寒論』
【組成】当帰12g，桂枝9g，白芍9g，細辛3g，炙甘草6g，通草3g，大棗8個
【用法】水で煎じて服用する。
【効能】温経散寒・養血通脈
【主治】
①血虚寒凝経脈証
　手足の冷え（手足厥寒）・舌質淡・舌苔白・脈細欲絶あるいは沈細。
②寒入経絡証
　腰痛・股関節痛・下腿や足の疼痛。
【病機と治法】
　陽気が衰弱し陰血が虚損されたところへ外界から寒邪を感受して血脈が不利となった病態，あるいは感受した寒邪が経脈へ深く入って血脈を凝滞させた病態が，本方剤の適応である。陽気が虚弱で四肢を温補できず，さらに陰血が不足して四肢を濡養できないために，手足の冷えを呈する。他の陽微陰盛の徴候を伴わず脈が細欲絶となるのは，血虚の状態に乗じて寒邪が経

脈に侵入し，血脈を凝滞させたためである。成無己の言葉に「手足厥寒する者は，陽気外虚であり四肢末端を温めることができない。脈細欲絶する者は，陰血内弱で脈行不利である」とある。寒邪が経脈に深く入って血脈を凝滞させると，腰痛・股関節痛・下腿や足の疼痛などの症状が現れる。舌質淡・舌苔白は，陰血が虚損されたところへ寒邪が侵入したための症候である。治療は，温経散寒するとともに養血通脈する。

【方解】
　苦辛甘温の当帰は，補血和血の効能により，陰血の虚損を補って血脈の瘀滞を除く君薬である。酸苦微寒の白芍は，益陰斂営の効能により当帰と組んで養血和血して血脈を充たし，桂枝と組んで営衛を調和させる。辛甘温の桂枝は，温経散寒・活血通脈の効能により当帰と組んで血脈を温通させる。これらはともに臣薬である。辛温の細辛は，温経散寒の効能により桂枝と組んで内外の寒邪を取り除き，甘淡微寒の通草は，血脈を通じて関節を通利する。これらはともに佐薬である。甘温の大棗は，益気養血の効能により当帰・白芍と組んで陰血を補い，炙甘草は益気和中するとともに諸薬を調和させる。これらはともに佐使薬である。これらの配合により本方剤は，陰血を充たし，陽気を鼓舞して寒邪を散じ，経脈を通じて手足を温める。

　本方剤は，桂枝湯から生姜を除き大棗の量を倍にして，当帰・細辛・通草を加えた構成となっている。

【加減】寒邪が著しいために経脈が凝滞し，腰や股関節・下腿・足が冷えて痛む場合は，牛膝・木香・川烏を加えて祛風散寒止痛する。血虚寒凝により月経痛を呈する場合は，川芎・烏薬・香附子を加えて活血行気止痛する。血脈が瘀滞して四肢末端が青紫色になった場合は，桃仁や紅花を加えて活血祛瘀する。

【応用】閉塞性血栓血管炎・レイノー症候群・多発性単神経炎・坐骨神経痛・関節リウマチ・凍瘡などの疾患が血虚寒凝経脈証に属する場合に，本方剤が応用される。

【注意】熱痺には用いないこと。

【参考】「四逆」について

　『傷寒論』には，四逆湯や当帰四逆湯・四逆散など「四逆」の名のつく方剤が複数存在し，いずれも「手足の冷え（四逆）」に用いられるが，これらの効能と適応となる病態には違いがある。四逆湯は，陽気を強く補うことで破陰して回陽救逆する方剤であり，陽気が著しく衰弱した陰寒内盛証で，盛んになった陰寒が四肢に至って四肢が冷える「四肢の厥逆」に用いられる。当帰四逆湯は，陰血を補いながら寒邪を散じ，経脈を温通する方剤であり，血虚の状態で，寒邪が経脈に侵入して血脈を凝滞させた血虚寒凝経脈証で，手足が温まらずに冷えを感じる「四

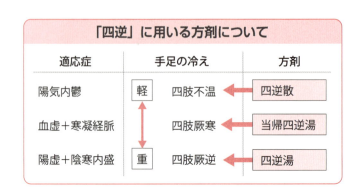

肢の厥寒」に用いられる。四逆散は，気機を宣暢して鬱滞する陽気を四肢末端に到達させる方剤であり，陽気が内鬱して四肢に届かないために手足が冷える「四肢不温」に用いられる。『傷寒論三注』（周楊俊）に「四逆湯はみな回陽を主る。四逆散はみな和解表裏を主る。当帰四逆湯はみな養血通脈を主る」とある。病態を的確に把握して方剤を選択するためには，手足の冷えの程度が参考になる。四逆湯証では冷えが四肢末端から肘や膝まで及ぶのに対して，当帰四逆湯証では冷えは四肢末端に留まり，四逆散証では冷えを自覚はするものの，他覚的に触れても手足は冷たくなく，指先はわずかに温かいことが多い。

附方

当帰四逆湯に関連する方剤

当帰四逆加呉茱萸生姜湯　とうきしぎゃくかごしゅゆしょうきょうとう

【出典】『傷寒論』
【組成】当帰四逆湯に，呉茱萸と生姜を加える。
　当帰12ｇ，桂枝9ｇ，白芍9ｇ，細辛3ｇ，炙甘草6ｇ，通草3ｇ，大棗8個，呉茱萸5ｇ，生姜15ｇ
【用法】水で煎じて服用する。
【効能】温経散寒・養血通脈
【主治】中虚寒凝経脈証（血虚内寒・経脈寒凝証）
　手足の冷え（手足厥寒）・泥状便（大便溏薄）・嘔吐・脘腹部の疼痛・脈細欲絶。
【病機と方解】
　当帰四逆湯証で，かつ体内に長い間寒邪が滞った状態が，本方剤の適応である。体内に寒邪が長期間留まると，脾陽が損傷されて脾の運化の機能が失調するために，泥状便・嘔吐・脘腹部の疼痛などの症状が現れる。
　当帰四逆湯に，呉茱萸と生姜を加えて組成される。呉茱萸と生姜は，当帰四逆湯の温経散寒の効能を強化しながら，下気降逆・散寒止痛する。
【参考】手足に厥寒があり脈が細欲絶であるにもかかわらず，当帰四逆湯と本方剤には附子や乾姜が配合されない。そのわけは，これらの適応証が陽虚寒凝に陰血の虚損を伴うからであり，陰血を耗傷しうる辛熱燥烈の薬味を避けたいねらいがある。

黄耆桂枝五物湯　おうぎけいしごもつとう

【出典】『金匱要略』
【組成】黄耆12ｇ，白芍9ｇ，桂枝9ｇ，生姜12ｇ，大棗4個
【用法】水で煎じて服用する。

【効能】益気温経・和営通痺
【主治】血痺証（営衛虚弱の血痺証）

　四肢体幹のしびれ・知覚鈍麻（肌膚麻木）・四肢関節の疼痛・発汗・悪風・舌質淡・舌苔白・脈微渋緊。

【病機と治法】
　血痺証とは，邪気が血脈に侵入して引き起こされた痺証のことである。多くの場合，もともと営衛が虚弱で腠理が粗く外邪に対する抵抗力の弱い者が，汗をかき腠理が開いた際に風邪を感受して引き起こされる。虚に乗じて風邪が経脈に侵入するために，経脈が阻滞されて血行が不暢となる。営気（営血）に不足があって肌膚を滋養できないために，四肢体幹のしびれや知覚鈍麻を呈する。『素問』痺論篇に「営気虚では，感覚鈍麻や麻痺（不仁）を呈する」とある。衛気が虚弱で風邪が容易に経脈に侵入するために，四肢関節の痛みを呈する。営衛が虚弱で腠理が疎らなところへ，さらに風邪を感受するために，汗が出て悪風する。脈微渋かつ緊は，風邪が経脈に留まって気血が滞渋したための症候である。治療は，益気助衛するとともに温経散邪し，あわせて和営通痺する。

【方解】
　黄耆は，肺と脾の気を補い益気固表して邪気の侵入を防ぎ，営気を保持して汗を止める君薬である。桂枝は，風寒の邪気を散じるとともに温経通痺し，黄耆と組んで温陽益気する。白芍は，養血和血するとともに益陰斂営し，桂枝と組んで営衛を調和させる。これらはともに臣薬である。生姜は桂枝を補助して外邪を散じ，大棗は白芍と組んで営陰を補い，生姜と組んで脾胃を調える。これらはともに佐使薬である。これらの配合により本方剤は，衛陽を補助して営衛を調和させ，風邪を散じて経脈を通利し，気血のめぐりを回復させる。

【加減】風邪の程度が重く四肢体幹のしびれや知覚鈍麻が著しい場合は，防風を加えて祛風の力を強化する。血行が不暢となって疼痛を呈する場合は，桃仁・紅花・鶏血藤を加えて活血祛瘀する。病態が長い間治癒せず，邪気が経絡に深く入ったならば，地竜を加えて通絡する。肝腎不足による筋骨の痿軟を伴う場合は，杜仲や牛膝を加えて肝腎を補い筋骨を強化する。陽虚による畏寒を呈する場合は，附子を加えて補火助陽する。

【応用】脳卒中後遺症・脳卒中に伴う片麻痺・低血圧症・出産後の身体の疼痛・レイノー症候群・関節リウマチ・肩関節周囲炎（五十肩）などの疾患が，営衛虚弱の血痺証と判断された場合に，本方剤が応用される。

【参考】本方剤は，桂枝湯から甘草を除き，生姜の量を倍にして黄耆を加えた構成となっている。桂枝湯と比べて緩急の甘草が除かれ，辛温発表の生姜が増量されているのは，本方剤の主旨が，陽気を温通し営血を調暢することにあるためである。

第7章
表裏双解剤

■ 定 義

　表裏双解剤とは，表裏同治の効能をもち，表裏同病を治療する方剤である．表薬である解表薬に，瀉下薬や清熱薬あるいは温裏薬などの裏薬を合わせて組成される．その作用は，八法のうちの「汗法」に，「下法」あるいは「清法」「温法」を合わせたものである．

■ 概 要

　表裏同病とは，表証と裏証が同時に存在する病態である．併存する表証と裏証によってさまざまな種類があり，八綱弁証では，表証と裏証の虚実・寒熱に応じて「表実裏虚」「表虚裏実」「表寒裏熱」「表熱裏寒」および「表裏ともに熱」「表裏ともに寒」「表裏ともに虚」「表裏ともに実」などに分類される．
　表証が残存するところへ裏証を伴い，かつ裏証が著しい状態では，表邪を解散するだけでは裏邪を取り除くことはできないし，裏を治すだけでは表邪を取り除くことができない．このような場合は，表裏双解剤を用いて表裏を同時に治療して病邪を分消させる必要がある．

■ 分 類

表裏双解剤	解表攻裏剤	大柴胡湯・防風通聖散
	解表清裏剤	葛根黄芩黄連湯・石膏湯
	解表温裏剤	五積散
	解表補裏剤	敗毒散・参蘇飲・再造散・加減葳蕤湯

　表裏同病には，表証兼裏実証・表証兼裏虚証・表証兼裏熱証・表証兼裏寒証などさまざまな種類がある．これらの病態に対応するために，表裏双解剤には解表攻裏剤・解表補裏剤・解表清裏剤・解表温裏剤の4種類がある．これらのうち解表補裏剤については，すでに解表剤の章で扶正解表剤として解説している．

■ 適応証

表裏双解剤の適応は，表証と裏証が同時に存在する表裏同病で，かつ裏証が著しい場合である。現代では，急性胃腸炎・胆嚢炎・胆石症・肺炎・気管支炎・感冒・肥満・痛風・脂質異常症・高血圧・蕁麻疹・関節リウマチ・慢性腎炎などの疾患が，表裏同病に属する場合に応用される。

■ 注意点

表裏双解剤は，表証と裏証が同時に存在する場合に限って用いるべきである。用いる際は，表証と裏証の寒熱・虚実を正確に弁別し，病態に合わせて適当な方剤を選択する必要がある。また，表薬と裏薬の配合比は，表証と裏証の軽重・緩急・主従を参考にして決定する。

第1節
解表攻裏剤

　解表攻裏剤は，体表に邪気がありながら裏に実積がある表証兼裏実証を治療する方剤である。表証兼裏実証では，悪寒・発熱など表寒あるいは表熱の症状と，同時に腹部膨満感・便秘などの裏実の症状を呈する。

　主な構成生薬は，麻黄・桂枝・荊芥・防風・柴胡・薄荷などの解表薬と，大黄・芒硝などの瀉下薬である。また，裏熱が結実すると気機が阻滞されて血瘀が生じ，熱は陰津を耗傷するので，解表攻裏剤にはよく枳実や厚朴などの行気薬や，当帰・川芎・白芍などの活血養陰薬が配合される。代表的な方剤に，大柴胡湯や防風通聖散がある。

<解表攻裏剤>

適応症	表証兼裏実証：悪寒・発熱・腹部膨満感・便秘
構成生薬	解表薬：麻黄・桂枝・荊芥・防風・柴胡・薄荷など 瀉下薬：大黄・芒硝など
代表方剤	大柴胡湯・防風通聖散

大柴胡湯　だいさいことう

【出典】『金匱要略』
【組成】柴胡15g，黄芩9g，白芍9g，半夏9g，枳実9g，大黄6g，生姜15g，大棗5個
【用法】水で煎じて服用する。
【効能】和解少陽・内瀉熱結
【主治】少陽陽明合病

　寒熱往来・胸脇部が脹って苦しい（胸脇苦満）・嘔吐・煩躁（鬱鬱微煩）・心窩部の脹痛あるいは痞え感・便秘・下痢・舌苔黄・脈弦数有力。

【病機と治法】

　少陽証がまだ治癒しないうちに邪気が陽明経に入って化熱し，裏熱が結実した少陽陽明合病が，本方剤の適応である。少陽経に残存する邪気と正気が闘争して経気が不利となるために，寒熱往来や胸脇苦満などの症状を呈する。邪気が陽明経に入って化熱し，裏熱が結実して腑気が不通となるために，心窩部の脹痛や痞え感・便秘などの症状を呈する。邪気が内鬱すると胃

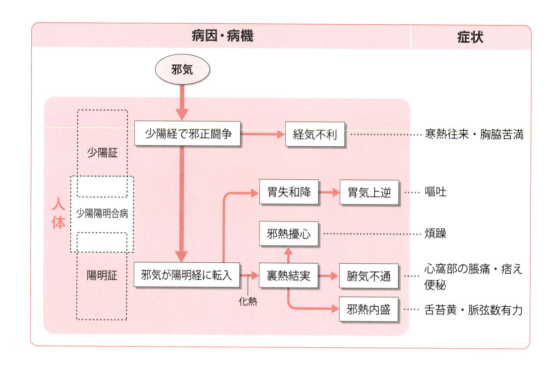

の和降の機能が失調して胃気が上逆するために，嘔吐や煩躁などの症状が現れる。舌苔黄・脈弦数有力は，邪熱が盛んとなったための症候である。治療は，残存する少陽証を和解しながら陽明の腑実を瀉下する「表裏双解」の方法をとる。本来は，病位が少陽にある時期に下法を行ってはならないが，本証のように陽明腑実を伴う場合は，表裏を同治して少陽と陽明の邪気を同時に取り除く必要があるので，瀉下を兼ねた治法が選択される。

【方解】
　苦辛微寒の柴胡は，少陽経に入って半表半裏の邪気を疏散透達させ，苦寒の黄芩は，少陽経の鬱熱を清泄し，柴胡と組んで和解少陽する。これらはともに君薬である。大黄は瀉下泄熱の効能により陽明の熱結を清瀉し，枳実は行気破結の効能により大黄の内瀉熱結の効能を強化する。これらはともに臣薬である。白芍は，大黄と組んで腹痛を治し，枳実と組んで気血を調和させて心窩部の脹痛や痞え感を治す。半夏と生姜は，協力し合って和胃止嘔し，あわせて大黄・黄芩の苦寒傷中を防止する。これらはともに佐薬である。大棗は，益気和中するとともに生姜と組んで営衛を調和させ，白芍と組んで益陰生津緩急し，さらに諸薬を調和させる佐使薬である。これらの配合により本方剤は，和解少陽するとともに熱結を内瀉して，邪気が少陽経にありながら陽明経に入って熱結が生じた，少陽陽明合病を治療する。

【加減】胸脇部や脘腹部の激しい疼痛を伴う場合は，川楝子や延胡索・鬱金を加えて行気止痛する。激しく嘔吐する場合は，竹茹・黄連・旋覆花を加えて降逆止嘔する。黄疸を呈する場合は，茵陳蒿や山梔子を加えて清熱利湿退黄する。胆石を伴う場合は，金銭草や海金沙を加えて清熱利湿排石する。

【応用】急性膵炎・急性胆嚢炎・胆石症・胃十二指腸潰瘍などの疾患が，少陽陽明合病と判断された場合に，本方剤が応用される。

【注意】単なる少陽証や陽明証，あるいは少陽と陽明の合病であってもまだ熱結のない場合は，

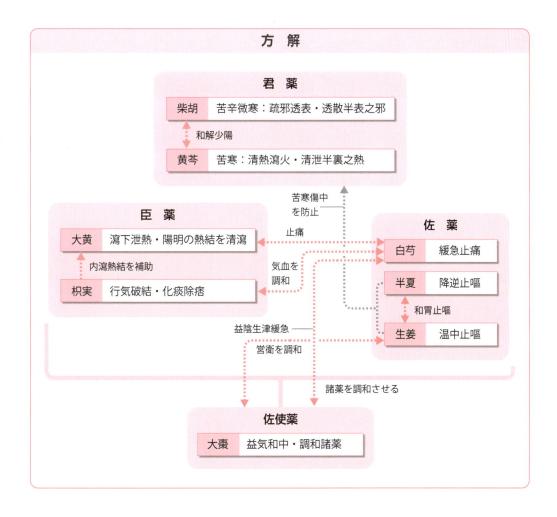

本方剤の適応ではない。

【参考】本方剤は小柴胡湯から人参と甘草を除いて，大黄・枳実・白芍を加えた構成となっており，和解少陽の小柴胡湯と瀉下陽明の小承気湯を合わせて加減したものとみることができる。

附方

大柴胡湯に関連する方剤

厚朴七物湯　こうぼくしちもつとう

【出典】『金匱要略』
【組成】厚朴15g，甘草6g，大黄9g，枳実9g，桂枝6g，生姜12g，大棗5個
【用法】水で煎じて服用する。
【効能】解肌発表・行気通便

【主治】外感表証兼裏実証

腹部膨満感・便秘・発熱・脈浮数。

【病機と方解】

　風寒の邪気による表証がまだ治癒しないうちに邪気が陽明経に入って化熱し，裏熱が結実した太陽陽明合病が，本方剤の適応である。

　厚朴と枳実は，行気除満するとともに消積導滞し，大黄は瀉下攻積の効能により泄熱通便し，これらは協力し合って陽明の熱結を清瀉する。桂枝と生姜は，解肌散寒の効能により表邪を疏散させる。大棗は益陰和中するとともに生姜と組んで営衛を調和させ，甘草は益気和中しながら諸薬を調和させる。

【参考】本方剤は，桂枝湯と小承気湯を合わせて加減した構成となっている。

【比較】大柴胡湯と厚朴七物湯は，どちらも表裏同病に用いられる和解攻裏の方剤であるが，両者には適応となる病態に違いがある。大柴胡湯は，少陽証と陽明証の合病でかつ少陽証が主である場合に用いられる。それに対して厚朴七物湯証は，太陽証と陽明証の合病でかつ陽明証が主である場合に用いられる。

防風通聖散　ぼうふうつうしょうさん

【出典】『宣明論方』

【組成】防風6g，荊芥6g，連翹6g，麻黄6g，薄荷6g，川芎6g，当帰6g，白芍6g，白朮6g，山梔子6g，大黄6g，芒硝6g，石膏12g，黄芩12g，桔梗12g，甘草10g，滑石15g

【用法】粉末にしたものを1回6gずつ，生姜2gを加えて水で煎じて服用する。あるいは丸剤にして防風通聖丸とし，1回6gずつ1日2回服用するか，水で煎じて服用してもよい。

【効能】疏風解表・瀉熱通便

【主治】風熱壅盛・表裏倶実証

悪寒・発熱・眩暈・眼の充血・耳鳴り・鼻閉・口が苦い・口乾・咽頭痛・胸苦しい（胸膈痞悶）・咳嗽・喘鳴・粘稠な痰や唾液・便秘・尿の色が濃く量が少ない・舌質紅・舌苔黄膩・脈弦数有力。

【病機と治法】

　外界から風邪を感受した際に体内に蘊熱が生じ，表裏がともに実となった病証が，本方剤の適応である。感受した風邪が体表で正気と闘争するために，悪寒や発熱を呈する。風熱が上攻するために，眩暈や眼の充血・耳鳴り・鼻閉などの症状を呈し，風熱が肺胃を犯せば，咽頭痛・胸苦しい・咳嗽・喘鳴・粘稠な痰などの症状が現れる。口が苦い・口乾・便秘・尿が濃いなどは，体内の蘊熱により陰津が消耗されたための症候である。治療は，表裏三焦を通じて風熱を疏散させ，二便を通利して肺胃の蘊熱を清瀉する。

【方解】

　解表・清熱・攻下の効能を併せもつ方剤である。防風・荊芥・麻黄・薄荷は，疏風解表の効能により体表の邪気を汗とともに疏散させ，大黄と芒硝は，泄熱通便の効能により体内に留まる熱結を便とともに排泄させる。石膏と黄芩は肺胃の熱を清解し，連翹と桔梗は上焦を清宣し

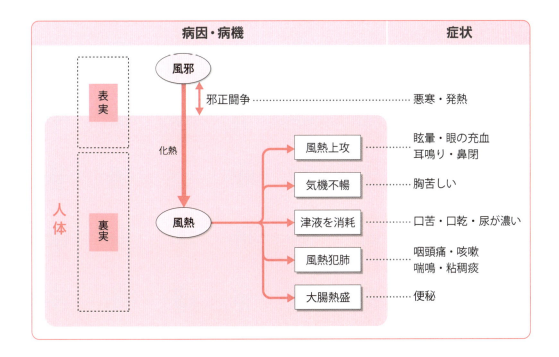

て解毒利咽する。山梔子と滑石は，清熱利湿の効能により体内の裏熱を尿から排泄させる。風熱の邪気は気血を耗傷し，解表と攻下の治法がさらに正気を損傷する。そのため方剤には，養血和血の効能をもつ当帰・白芍・川芎と，健脾和中の効能をもつ白朮・甘草が配合され，全体として発汗させても体表を傷つけず，清下しても裏を傷つけない構成となっている。これらの配合により本方剤は，「汗法」に「下法」「清法」「補法」を兼ね備え，疏風解表・瀉熱通便の効能を発揮して，表裏がともに実証の風熱壅盛証を治療する。

【加減】表寒が軽度で悪寒を伴わない場合は麻黄を除き，内熱が軽度で発熱や口乾を伴わない場合は石膏を除く。便秘がなければ大黄や芒硝を除き，体質が強壮であれば当帰や白芍・白朮を除く。瘡瘍腫毒を伴う場合は，金銀花や皂角刺・穿山甲を加えて清熱解毒・消腫散結の力を強化する。

【応用】感冒・高血圧症・肥満症・便秘・片頭痛・結膜炎・蕁麻疹・細菌性皮膚感染症（瘡瘍腫毒）などの疾患が，風熱壅盛・表裏俱実証に属する場合に，本方剤が応用される。

【注意】高齢者や体質が虚弱な者，妊婦には使用を控えること。

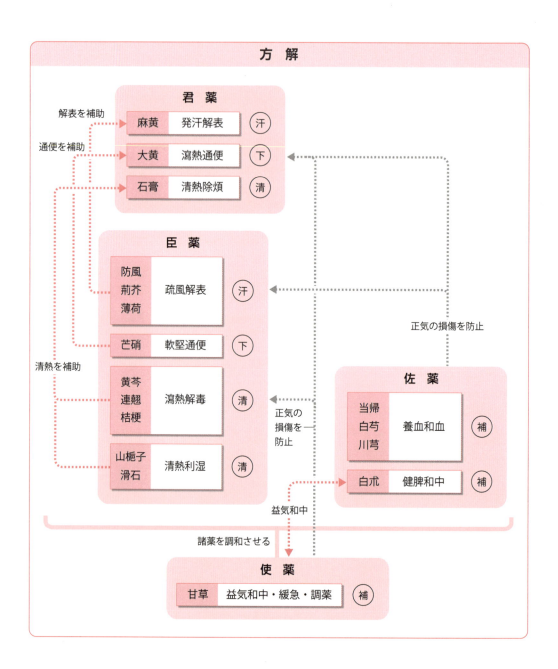

コラム

― 肥満と防風通聖散 ―

　肥満は動脈硬化性疾患をはじめ，さまざまな疾患と関係があるので，外見上の悩みだけではすまされない重要な問題である。肥満のうち特に内臓脂肪の蓄積を伴う場合は，肥満症と診断される。肥満症は，高血圧・糖尿病・脂質異常症などメタボリックシンドロームを構成する生活習慣病の基盤となる病態である。いったん肥満症と診断されたら，生活習慣病を予防するために減量をはじめ適切な治療管理を行うことが望まれるが，実際に肥満を解消しようと食事療法や運動療法を実践してはみたものの，思うように減量できない人も多いのではないだろうか。

　そんな中，漢方薬に期待が寄せられ防風通聖散が注目されている。防風通聖散は本来，解表・清熱・瀉下通便の効能により邪気を取り除く表裏双解の方剤である。代謝を高めて発汗を促し，便秘を解消する効能が，体重を減少させ肥満を改善するだろうというアイデアである。防風通聖散は養血和血・益気健脾の効能を併せもち，解表・清下するものの正気を傷つけない工夫がなされているので，体質改善目的に長期間使えるであろうというのは，うなずける話である。

　一方，肥満症の治療の目標は，内臓脂肪を減少させて，現在ある合併症を改善し将来の合併症発症リスクを減少させることである。それでは防風通聖散に内臓脂肪を減少させる効果があるだろうか。それに関して興味深いデータがある。動物実験において，防風通聖散により白色脂肪細胞の小型化が促進されて内臓脂肪量が減少し，さらに褐色脂肪細胞が活性化されて深部体温が上昇したというのである。経験的に用いられてきた漢方薬の作用機序が，現代の研究で徐々に解明されつつあることは，臨床で運用する我々にとって心強い限りである。漢方薬の応用範囲を広げることにもつながるので，今後のさらなる研究成果に注目したい。

【参考文献】

1 ）Yoshida T, et al. Thermogenic, anti-obesity effects of bofu-tsusho-san in MSG-obese mice. Int J Obes Relat Metab Disord. 1995，19，p.717-722.
2 ）Azushima K, et al. Bofu-tsu-shosan, an oriental herbal medicine, exerts a combinatorial favorable metabolic modulation including antihypertensive effect on a mouse model of human metabolic disorders with visceral obesity. PLoS One. 2013，8（10）：e75560. doi：0.1371/journal.pone. 0075560.

第2節
解表清裏剤

　解表清裏剤は，表証がまだ治らないうちに裏熱が盛んとなった表証兼裏熱証を治療する方剤である。表証兼裏熱証では，発熱・悪寒などの表証（表寒あるいは表熱）の症状と，同時に煩躁・口渇・舌質紅・舌苔黄・脈数などの裏熱の症状を呈する。
　主な構成生薬は，麻黄・淡豆豉・葛根などの解表薬と，黄芩・黄連・黄柏・石膏などの清熱薬である。代表的な方剤に，葛根黄芩黄連湯や石膏湯がある。

＜解表清裏剤＞

適応症	表証兼裏熱証：発熱・悪寒・煩躁・口渇・舌質紅・舌苔黄・脈数
構成生薬	解表薬：麻黄・淡豆豉・葛根など 清熱薬：黄芩・黄連・黄柏・石膏など
代表方剤	葛根黄芩黄連湯・石膏湯

葛根黄芩黄連湯　かっこんおうごんおうれんとう

【出典】『傷寒論』
【組成】葛根 15 g，炙甘草 6 g，黄芩 9 g，黄連 9 g
【用法】水で煎じて服用する。
【効能】清泄裏熱・解肌散邪
【主治】外感表証未解・邪熱入裏証
　発熱・（悪臭を伴う）下痢・肛門の灼熱感・胸腹部の熱感（胸脘煩熱）・口乾・口渇・呼吸促迫・発汗・舌質紅・舌苔黄・脈数。
【病機と治法】
　外感による表証がまだ治らないうちに邪熱が裏に入った病態が，本方剤の適応である。多くの場合，傷寒病において表証（太陽表証）がまだ残存するうちに誤って下法を行い，邪気が陽明に内陥して引き起こされる。裏熱が盛んとなるために，発熱・胸腹部の熱感・舌質紅・舌苔黄・脈数などの症状を呈し，熱により津液が消耗されるために口渇を呈する。邪熱が陽明経に内陥すると大腸の伝化の機能が失調するために，下痢を呈する。邪熱が上逆して肺を犯せば呼吸促迫を呈し，邪熱が肌表を外蒸すれば発汗を呈する。治療は，体表で解肌発表して肌表の邪

気を取り除き，体内で腸胃の蘊熱を清泄する。
【方解】
　甘辛涼の葛根は，解肌発表の効能により体表の邪気を散じるとともに陽明の邪熱を清し，あわせて脾胃の清陽を昇発して止痢生津する君薬である。汪昻は，清熱止痢の効能をもつ葛根を「治瀉の主薬」と評している。苦寒の黄連と黄芩は，清熱燥湿の効能により腸胃の蘊熱を清して湿を化し，下痢を止める臣薬である。加わる炙甘草は，益気和中するとともに諸薬を調和させる佐使薬である。これらの配合により本方剤は，解表清裏（解表和裏）の効能を発揮して，体表で邪気を疏散させるとともに体内で邪熱を清瀉し，表証未解の邪熱入裏証を治療する。
　本方剤は表裏同治の方剤ではあるが，裏熱を清する効能に重点が置かれており，泄瀉や痢疾など下痢を呈する病態が，裏熱によって引き起こされた場合に用いられる。
【加減】腹痛を伴う場合は，白芍を加えて緩急止痛する。裏急後重を伴う場合は，木香や檳榔を加えて行気して後重を治す。嘔吐を伴う場合は，半夏や竹筎を加えて降逆止嘔する。食滞を伴う場合は，山楂子や神麴を加えて消食導滞する。悪寒や発熱を呈する場合は，麻黄や防風を加えて解表する。
【応用】急性腸炎・細菌性胃腸炎・感冒性胃腸炎などの疾患が，表証未解の邪熱入裏証に属する場合に，本方剤が応用される。
【注意】虚寒による下痢には用いない。

石膏湯　せっこうとう

【出典】『外台秘要』
【組成】石膏30g，黄連6g，黄柏6g，黄芩6g，淡豆豉9g，山梔子9g，麻黄9g
【用法】水で煎じて服用する。
【効能】清熱解毒・発汗解表
【主治】傷寒表証未解・裏熱熾盛証
　発熱（壮熱）・無汗・体が重く痛い（身体沈重拘急）・口渇・鼻の乾燥・煩躁・不眠・意識障害（神昏）・うわごと（譫語）・皮下出血（発斑）・舌質紅・脈滑数。
【病機と治法】
　傷寒による表証がまだ治癒しないうちに邪気が裏へ入って化熱し，上中下の三焦で裏熱が盛んとなった病態が，本方剤の適応である。体表に残った邪気が正気と闘争して腠理が閉塞するために，発熱・無汗・体が重く痛いなどの症状を呈する。邪気が営衛に鬱すると三焦に熱がこもって毒火が盛んとなるために，煩躁・不眠・意識障害・うわごとなどの症状を呈し，熱により津液が消耗されるために，口渇や鼻の乾燥を呈する。邪熱が迫血妄行すれば，吐血や鼻出血・皮下出血などの出血症状が現れる。舌質紅・脈滑数は，裏熱が盛んなための症候である。本証のように表裏ともに邪気が盛んな病態では，ただ裏を治すだけでは表を治すことができず，表を治すだけでは裏を治すことができない。治療は，体表の邪気を散じる「解表」と，体内の裏熱を清する「清裏」を併用する。
【方解】
　辛甘大寒の石膏は，辛味で解肌しながら，清熱瀉火・除煩止渇する君薬である。辛温の麻黄

と淡豆豉は，発汗解表の効能により体表の邪気を外散させる臣薬である。黄芩は上焦の火を，黄連は中焦の火を，黄柏は下焦の火をそれぞれ清し，山梔子は三焦の火を通瀉する。これら四薬（すなわち黄連解毒湯）は，清熱瀉火解毒の効能により三焦の火を裏から排泄させる佐薬である。これらの配合により本方剤は，解表清裏の効能を発揮して，邪気が肌表に残存しながら三焦に火毒が盛んとなった病態を治療する。

【加減】 表証が軽度で，わずかに発汗する場合は，麻黄の量を半分にする。高熱・煩躁・意識障害・うわごとなどの症状を呈する場合は，安宮牛黄丸を併用して清心開竅する。

【応用】 重症の感冒・インフルエンザ・麻疹などの疾患が，表邪未解の裏熱熾盛証に属する場合に，本方剤が応用される。

【注意】 体質が虚弱な者や脾胃に虚損がある者には，慎重に用いるかあるいは使用を控える。裏熱を伴わない場合は，本方剤の適応ではない。

【参考】 麻黄と淡豆豉は，石膏と三黄（黄連・黄芩・黄柏），山梔子が配合されることにより，発表しても裏熱を助長することがなく，石膏と三黄・山梔子は，麻黄と淡豆豉が配合されることにより，裏熱を清しても解表を妨げることがない。本方剤は，表裏ともに邪気が盛んな三焦火盛証を治す解表清裏の良方である。

第3節
解表温裏剤

　解表温裏剤は，体表の邪気がまだ除かれないうちに裏寒が生じた表証兼裏寒証を治療する方剤である。表証兼裏寒証では，悪寒・発熱などの表寒証の症状と，同時に胸腹部の冷痛・胸部の脹満感・悪心・嘔吐・舌苔白・脈沈遅などの裏寒証の症状を呈する。

　主な構成生薬は，麻黄・白芷などの解表薬と，乾姜・桂皮（肉桂）などの温裏祛寒薬である。裏寒が長期にわたり体内に留まると痰湿や気滞血瘀が生じやすいので，解表温裏剤にはよく蒼朮・茯苓・半夏などの燥湿化痰薬，枳殻・陳皮・厚朴などの行気薬，川芎などの活血化瘀薬が配合される。代表的な方剤に五積散がある。

＜解表温裏剤＞

適応症	表証兼裏寒証：悪寒・発熱・胸腹部の冷痛・胸部の脹満感・悪心・嘔吐・舌苔白・脈沈遅
構成生薬	解表薬：麻黄・白芷など 温裏祛寒薬：乾姜・桂皮（肉桂）など
代表方剤	五積散

五積散　ごしゃくさん

【出典】『太平恵民和剤局方』『仙授理傷続断秘方』
【組成】白芷6g，川芎6g，炙甘草6g，茯苓6g，当帰6g，肉桂（桂皮）6g，白芍6g，半夏6g，陳皮9g，枳殻9g，麻黄9g，蒼朮9g，乾姜6g，桔梗9g，厚朴6g
【用法】粉末にして散剤として服用するか，あるいは水で煎じて服用する。
【効能】発表温裏・順気化痰・活血消積
【主治】外感風寒・内傷生冷証

　発熱・無汗・頭痛・身体の疼痛・項背部の強ばり（項背拘急）・胸苦しい・悪心・嘔吐・腹痛・舌苔白膩・脈沈遅，および女性の気血不和による胸腹部痛・月経不順などが寒証に属する場合。

【病機と治法】

　外界から風寒の邪気を感受して引き起こされた外感風寒証に，生ものや冷たいものを摂取して脾胃の陽気が虚損された中陽不運証を伴う病態が，本方剤の適応である。寒・湿・気・血・痰が体内に積滞する「五積」の証である。感受した風寒の邪気が肌表に留まって腠理が閉塞す

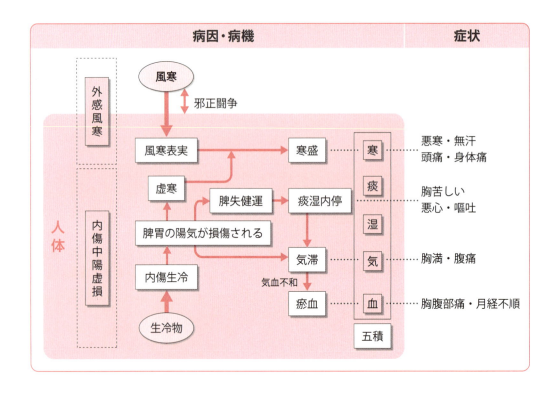

るために，発熱・無汗・頭痛・身体の疼痛・項背部の強ばりなどの症状を呈する。生ものや冷たいものの摂取や積冷の体内への停滞により，脾胃の陽気が損傷され脾の運化の機能が失調するために，水湿が内停し，痰阻気滞や気血不和が生じて，胸苦しい・悪心・嘔吐・腹痛などの症状を呈する。治療は，発汗解表するとともに温裏祛寒して，身体の内外の寒邪を取り除き，加えて燥湿健脾・順気化痰・活血消積することで，気・血・痰・湿の積滞を取り除く。

【方解】
　辛温の麻黄と白芷は，発汗解表の効能により体表の風寒の邪気を散じ，辛熱の肉桂と乾姜は，温裏祛寒の効能により体内に積滞する裏寒を取り除く。これら四薬は，協力し合って身体の内外の寒邪を取り除く君薬と臣薬である。苦温の蒼朮と厚朴は，燥湿健脾の効能により脾の運化を補助して湿の積滞を取り除く。半夏・陳皮・茯苓は，行気燥湿化痰の効能により痰の積滞を取り除く。当帰・川芎・白芍は，活血化瘀の効能により血の積滞を化す。桔梗と枳殻は，気機の昇降を調節して気の積滞を除くとともに，気をめぐらせることで祛湿・化痰・活血化瘀の力を強化する。これらはいずれも佐薬である。加わる炙甘草は，益気和中しながら白芍と組んで緩急止痛し，あわせて諸薬を調和させる。これらの配合により本方剤は，解表散寒・温裏祛寒するとともに理気活血・祛痰除湿し，脾の運化の機能を回復させて，風寒の感受と中陽の虚損によって引き起こされた五積の証を治療する。

【加減】 表証が著しい場合は，肉桂の代わりに桂枝を用いて解表の力を強化する。表証が軽い場合は，麻黄や白芷の用量を減らして発汗解表の力を弱める。裏寒が著しい場合は，附子を加えて温裏散寒の力を強化する。胃痛や嘔吐を伴う場合は，呉茱萸を加えて温中散寒・降逆止嘔する。飲食の停積を伴う場合は，山楂子や神麹・麦芽を加えて消食導滞する。血瘀を伴わない場合は，川芎を除く。月経痛を伴う場合は，延胡索・艾葉・烏薬を加えて温経止痛する。

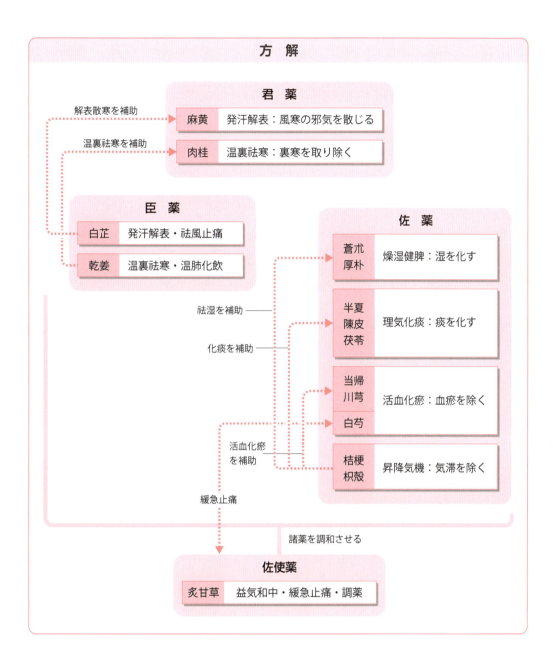

【応用】急性胃腸炎・感冒性胃腸炎・関節リウマチ・痛風・坐骨神経痛・慢性腎炎・月経不順・月経痛・不妊症などの疾患が，外感風寒兼中陽虚損証または風寒湿証に属する場合に，本方剤が応用される。

【注意】陰虚証や湿熱証には，本方剤を用いてはならない。

【参考】本方剤は，薬味の組成が二陳湯（半夏・陳皮・茯苓・甘草）や平胃散（蒼朮・厚朴・陳皮・甘草）を含む形となっている。

第8章
補益剤

■ 定 義

　補益剤とは，滋養の効能により気・血・陰・陽の不足を補益して，さまざまな虚証を治療する方剤である。主に補益薬によって組成され，その作用は八法のうちの「補法」に属する。

　精・気・血および津液に虚損があるならば，臓腑や経絡の機能を維持するために，それらを補う必要がある。「虚であればそれを補う」(『素問』三部九候論篇)，「形の不足する者は気でこれを温め，精の不足する者は味でこれを補う」(『素問』陰陽応象大論篇)などの言葉は，いずれも補益の原則を言ったものである。

■ 概 要

　虚証とは，人体の正気の不足あるいは虚損によって生じる病証である。不足する正気の種類により，気虚・血虚・陰虚・陽虚の4種類に分類される。また，正気が損傷された臓腑によって病態がさまざまであるために，各臓腑の虚証が各々独立した証として捉えられる。

　補益剤による治療には，虚損された正気と臓腑の種類に応じて，直接補益する方法と，気血陰陽や臓腑間の相互関係に基づいて間接的に補益する方法の2種類がある。

1．直接補益法

　虚損された正気を直接補う方法である。気虚であれば気を補い，血虚であれば血を補い，気血両虚であれば気血をともに補う。また，陰虚であれば陰を補い，陽虚であれば陽を補い，陰陽両虚であれば陰陽をともに補う。これらは気血陰陽を補益する際の弁証施治の原則である。一方，各臓腑の虚証に対しては，心気虚であれば心気を補い，肺陰虚であれば肺陰を補い，腎陽虚であれば腎陽を補うなどのように，虚損された臓腑の気血陰陽を直接補う。

2．間接補益法

　「気は血の帥，血は気の母」とされるように，気と血の間には「気血相生」の密接な関係がある。「気は血を生じる」ので，血虚証を治療する際は，補気薬を加えて血の化生を促す「補気生血」の方法をとる。『脾胃論』に「血虚は，人参でこれを補えば，陽が盛んになって陰血も生じる」

とある。

　一方，人体の陰と陽の間にも相互に生み出し合い相互に用い合う「互根互用」の関係がある。それに基づき，陽虚証を補陽する際には，補陰薬を配合することで補陽の効果を高め，陰虚証を補陰する際には，補陽薬を配合することで補陰の効果を強化する。前者にはさらに，補陰薬の滋潤の性質が補陽薬の温燥の行き過ぎを抑制する効果が，後者にはさらに，補陽薬の温運の性質が補陰薬による凝滞を防ぐ効果が，それぞれ期待される。陰陽互根の理論に基づいたこのような補陰薬と補陽薬の配合方法を，「陰中求陽，陽中求陰」(陰陽互求) という。「上手に補陽する者は，必ず陰中に陽を求め，… 上手に補陰する者は，必ず陽中に陰を求める」とは，張景岳の言葉である。

　また，各臓腑の気血陰陽の不足を補益する際には，「虚であれば，その母を補う」という五行の相生の理論に基づき，正気が虚損された臓腑を他の臓腑を補うことで間接的に補益することができる。肺気虚に対して脾土を補うことで肺金を生じさせる (「培土生金」)，肝陰虚に対して腎水を滋養することで肝木を養う (「滋水涵木」) などが，その例である。

　以上の他，五臓を補益する際には，積極的に腎や脾を補うとよい。腎は先天の本であり，脾は後天の気血生化の源である。補腎や補脾は，先天と後天の本を補うことで損傷された臓腑を間接的に補益できる基本的な治法である。

■ 分 類

補益剤	補気剤	四君子湯・参苓白朮散・補中益気湯・生脈散
	補血剤	四物湯・当帰補血湯・帰脾湯
	気血双補剤	八珍湯・泰山磐石散・炙甘草湯
	補陰剤	六味地黄丸・左帰丸・大補陰丸・補肺阿膠湯
	補陽剤	腎気丸・右帰丸
	陰陽併補剤	亀鹿二仙膠・七宝美髯丹・地黄飲子

　虚証には，気虚証・血虚証・陰虚証・陽虚証があり，これらの他，気血陰陽が相互に影響を及ぼし合うために，さらに気血両虚証と陰陽両虚証の2種類がある。これらの病証に対応するために，補益剤には補気剤・補血剤・気血双補剤・補陰剤・補陽剤・陰陽併補剤の6種類がある。

■ 適応証

　補益剤の適応は，気・血・陰・陽が虚損された各種の虚証である。現代では，慢性気管支炎・虚血性心疾患の寛解期・各種の免疫不全症・慢性疲労症候群・貧血・不妊症・骨癒合の遅延する骨折・機能性子宮出血など，さまざまな疾患が虚証と判断された場合に応用される。

■ 注意点

　補法を用いる際には，まず虚証の真仮を的確に弁別する必要がある。真実仮虚に対して誤っ

て補えば，その実がさらに実となり，真虚仮実に対して誤って攻めれば，その虚がさらに虚となる。証の真仮の判断を誤って治療を行えば，病態を悪化させ重篤な状態へと導きかねない。また，脾胃の状態に配慮することも大切である。補益剤の多くは性が滋膩であり，虚証では脾胃が虚弱で補益の効果を受けられない「虚不受補」の者が多い。治療の際には，適宜，健脾和胃理気の薬味を配合して脾胃を調理するように心がけたい。一方，正気の虚損に痰湿や瘀血・邪熱・食積などの実証を伴う場合は，邪実と正虚の主従と病態の緩急を見極めて，先攻後補・先補後攻・攻補兼施などの方法を選択する。

第1節

補気剤

　補気剤は，気の虚損を補うことで脾気虚証や肺気虚証などの気虚証を治療する方剤である。気虚証では，全身倦怠感や四肢の脱力・息切れ・声が小さい・しゃべるのが億劫（懶言）・顔色が蒼白い（面色萎白）・食欲不振・泥状便・舌質淡・舌苔白・脈虚弱などの症状を呈する。
　主に，人参・党参・黄耆・白朮・炙甘草などの補気薬で組成され，個々の病態に応じて，よく行気薬や滲湿薬・補血養陰薬・化痰薬などが配合される。代表的な方剤に，四君子湯・参苓白朮散・補中益気湯・生脈散がある。

<補気剤>

適応症	気虚証：全身倦怠感・四肢の脱力・息切れ・声が小さい・懶言・面色萎白・食欲不振・泥状便・舌質淡・舌苔白・脈虚弱
構成生薬	補気薬：人参・党参・黄耆・白朮・炙甘草など
代表方剤	四君子湯・参苓白朮散・補中益気湯・生脈散

四君子湯　しくんしとう

【出典】『太平恵民和剤局方』
【組成】人参9g，白朮9g，茯苓9g，炙甘草6g
【用法】水で煎じて服用する。
【効能】益気健脾
【主治】脾胃気虚証
　顔色が蒼白い（面色萎白）・声に力がない（語声低微）・四肢に力が入らない（四肢乏力）・食欲不振・泥状便（便溏）・舌質淡・舌苔白・脈虚弱。
【病機と治法】
　飲食の不節や労倦などにより脾胃が損傷され，気血生化の源に不足が生じた脾胃気虚証が，本方剤の適応である。脾は運化を主り，胃は受納を主る。脾気が虚損されると脾の運化の機能が失調して気血の生化が低下するために，顔色が蒼白い・声に力がない・四肢に力が入らない・脈虚弱などの症状を呈する。脾の運化の機能が失調すると胃の受納の機能も低下するために（胃納呆滞），食欲不振・泥状便などの症状を呈する。治療は，脾胃の気を補益して脾の運

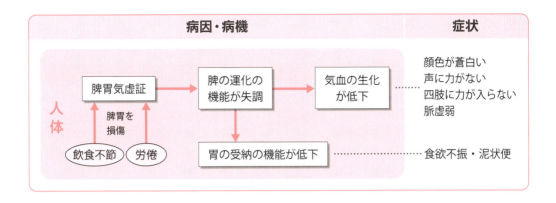

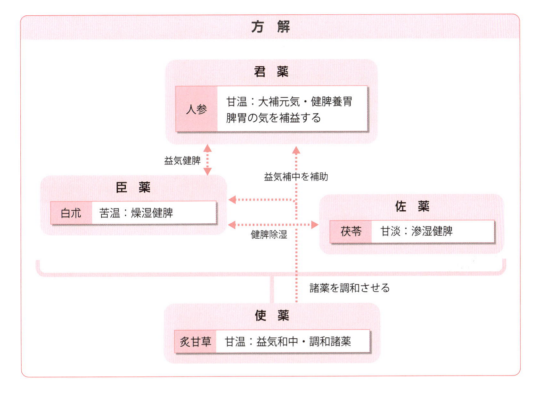

化の機能と胃の受納の効能を回復させる。

【方解】

　甘温の人参は，大補元気・健脾養胃の効能により，脾胃の気を補益する君薬である。苦温の白朮は，健脾燥湿の効能により人参と組んで益気健脾する臣薬である。甘淡の茯苓は，滲湿健脾の効能により白朮と組んで健脾除湿し，脾の運化の機能を回復させる佐薬である。甘温の炙甘草は，益気和中の効能により人参・白朮の益気補中の効能を補助するとともに，諸薬を調和させる佐使薬である。これらの配合により本方剤は，益気健脾の効能を発揮して脾胃の気を補益し，脾の運化の機能と胃の受納の効能を回復させる。

【加減】胃気の不和があって悪心や嘔吐を呈する場合は，半夏や陳皮を加えて和胃降逆止嘔する。中気の虚損に気滞を伴い胸膈部の痞えや脹満感を呈する場合は，枳殻や陳皮・厚朴を加え

て行気寛胸する。畏寒と腹痛を伴う場合は，乾姜や附子を加えて温裏助陽・散寒止痛する。
【応用】慢性胃炎・胃十二指腸潰瘍・慢性肝炎・慢性疲労症候群などの疾患が脾胃気虚証に属する場合に，本方剤が応用される。
【参考】本方剤は，脾胃の気を補益して，脾の運化の機能を回復させ気血を生じる補気の基本方剤である。平淡で偏りがないため，後に多くの補気剤が本方剤をもとに作られている。

比較　四君子湯と理中丸

　四君子湯と理中丸は，いずれも人参・白朮・炙甘草が配合され，益気補中の効能により脾気の虚損を補う方剤であるが，効能と適応となる病態に違いがある。四君子湯は，さらに茯苓が加わることで益気補中の効能が強化されており，脾胃の気虚証に用いられる。それに対して理中丸は，乾姜が加わることで温中祛寒の効能をもち，中焦の虚寒証に用いられる。両者は一味の違いがあるのみで薬味の組成が似ているが，作用が異なるので注意が必要である。

附方

四君子湯に関連する方剤

異功散　いこうさん

【出典】『小児薬証直訣』
【組成】四君子湯に陳皮を加える。
　人参6g，白朮6g，茯苓6g，炙甘草6g，陳皮6g
【用法】粉末を散剤として服用するか，あるいは水で煎じて服用する。
【効能】益気健脾・行気化滞
【主治】脾胃気虚兼気滞証
　食欲不振・胸脘部の痞え感・嘔吐・泥状便・下痢（泄瀉）。
【病機と方解】
　脾胃の気虚証に，胸脘部の痞え感など気滞による症状を伴う場合が，本方剤の適応である。
　四君子湯に行気化滞の陳皮が加わった芳香健脾醒胃の方剤であり，緩やかに脾気を補いながら気をめぐらせて，気滞を伴う脾胃気虚証を治療する。

六君子湯　りっくんしとう

【出典】『太平恵民和剤局方』『婦人良方』『医学正伝』
【組成】四君子湯に陳皮と半夏を加える。
　　人参3g，白朮4.5g，茯苓3g，半夏4.5g，陳皮3g，炙甘草3g
【用法】生姜6gと大棗2gを加えて水で煎じて服用する。
【効能】益気健脾・燥湿化痰
【主治】脾胃気虚兼痰湿証
　　全身倦怠感・四肢の脱力・顔色が蒼白い・声に力がない・息切れ・食欲不振・悪心・嘔吐・胸脘部の痞え感（胸脘痞悶）・泥状便（便溏）・咳嗽・多量の白い痰・舌質淡・舌苔白膩・脈虚。
【病機と方解】
　　脾の運化の機能と胃の受納の機能が低下した脾胃の気虚証で，脾の運化機能の失調に伴い痰湿が生じた病態が，本方剤の適応である。脾気が虚損され脾の運化の機能が失調すると，気血生化の源が不足するために，全身倦怠感・四肢の脱力・顔色が蒼白いなどの症状を呈する。脾気が虚損されると胃の受納の機能も低下するために，胃気が上逆して食欲不振・悪心・嘔吐などの症状が現れる。脾が水湿を運化できずに痰湿が生じれば，咳嗽・喘鳴・多量の白い痰・舌苔白膩などの症状を呈する。
　　方剤の中心となる四君子湯（人参・白朮・茯苓・炙甘草）が益気健脾し，加わる陳皮と半夏が痰湿を取り除いて和胃降逆する。痰湿の主な原因は脾気の虚損であるから，脾気を補いながら痰湿を取り除くことは，病態の本と標を同時に治療することに他ならない。本方剤は，脾気を補うことで本治し，痰湿を取り除くことで標治する標本同治の方剤である。

香砂六君子湯　こうしゃりっくんしとう

【出典】『医方集解』『古今名医方論』
【組成】六君子湯に香附子（現代ではよく木香が用いられる）と砂仁を加える。
　　人参3g，白朮6g，茯苓6g，半夏3g，陳皮2.5g，炙甘草2g，香附子（または木香）2g，砂仁（縮砂）2.5g
【用法】生姜6gを加えて水で煎じて服用する。
【効能】益気化痰・行気温中
【主治】脾胃気虚兼湿阻気滞証
　　食欲不振・嘔吐・胸の痞え感・脘腹部の脹満感や脹痛・噯気・下痢・全身倦怠感。
【病機と方解】
　　脾胃の気が虚損された状態に気滞を伴い，寒湿が中焦に滞った病態が，本方剤の適応である。
　　益気健脾・燥湿化痰の効能をもつ六君子湯に，行気止痛・健脾止瀉の効能をもつ木香と，化湿行気・温中止嘔の効能をもつ砂仁が加わり組成される。これらの配合により本方剤は，健脾和胃するとともに理気散寒し，あわせて止痛する。

保元湯　ほげんとう

【出典】『博愛心鑑』
【組成】黄耆9g，人参3g，桂皮（肉桂）2g，（炙）甘草3g
【用法】生姜3gを加えて，水で煎じて服用する。
【効能】益気温陽
【主治】虚損労怯・元気不足（陽気虚弱証）
　全身倦怠感・脱力・息切れ・全身の冷え（畏寒）。

【病機と方解】
　気虚証にさらに陽気の虚損が加わり，著しい倦怠感や全身の冷えを呈する場合が，本方剤の適応である。
　四君子湯から白朮と茯苓を除いて黄耆と桂皮を加えて組成され，四君子湯と比べて陽気を温補する力が強化されている。人参と炙甘草は益気健脾し，黄耆は方剤の益気の力を強化する。加わる少量の桂皮は，下元を温めて温通経脈するとともに，気血の化生を促進する。

四君子湯に関連する方剤

方剤名	四君子湯への加減	主治
異功散	陳皮を加える	脾胃気虚兼気滞証：食欲不振・胸脘部の痞え・嘔吐・泥状便・下痢
六君子湯	陳皮と半夏を加える	脾胃気虚兼痰湿証：全身倦怠感・脱力・顔面蒼白・食欲不振・悪心・嘔吐・胸脘部の痞え・泥状便・多量の痰
香砂六君子湯	陳皮・半夏・香附子・砂仁を加える	脾胃気虚兼湿阻気滞証：全身倦怠感・食欲不振・嘔吐・胸の痞え・脘腹部の脹痛
保元湯	白朮と茯苓を除き，黄耆と桂皮を加える	虚損労怯・元気不足：全身倦怠感・脱力・息切れ・畏寒

参苓白朮散　じんりょうびゃくじゅつさん

【出典】『太平恵民和剤局方』
【組成】蓮子（蓮子肉）5g，薏苡仁5g，砂仁（縮砂）5g，桔梗5g，白扁豆7.5g，（白）茯苓10g，人参10g，（炙）甘草10g，白朮10g，山薬10g
【用法】水で煎じて服用するか，あるいは粉末にしたものを1回6gずつ大棗の煎汁で服用してもよい。
【効能】益気健脾・滲湿止瀉
【主治】脾胃虚弱証あるいは脾虚挟湿証
　食欲不振・嘔吐・泥状便（便溏）・下痢（泄瀉）・全身倦怠感・四肢に力が入らない（四肢乏力）・

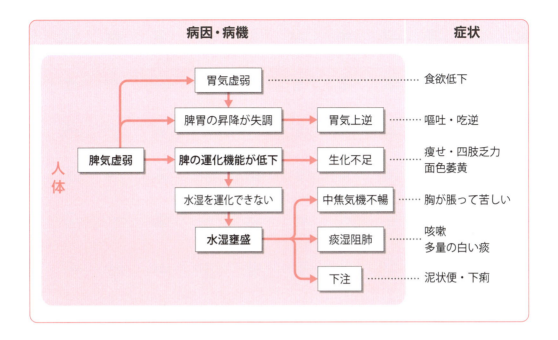

痩せ（形体消痩）・胸が脹って苦しい（胸脘悶脹）・顔色が黄色く艶がない（面色萎黄）・咳嗽・多量の白い痰・舌質淡・舌苔白膩・脈虚緩。

【病機と治法】

　脾気が虚弱なために水湿を運化できず，体内に湿が盛んとなって下痢や軟便・泥状便などの症状を呈する病態が，本方剤の適応である。脾気に虚損があると脾の運化の機能が低下して水穀精微を運化できなくなるために，痩せ・四肢に力が入らない・顔色が黄色く艶がないなどの症状を呈し，胃気も虚弱になるために食欲が低下する。脾胃の昇降が失調すれば，胃気が上逆して嘔吐や吃逆を呈する。脾虚により生じた水湿が下注するために，下痢や軟便を呈し，湿が中焦の気機を阻滞すると，胸が脹って苦しいなどの症状が現れる。湿が集まって痰となり肺に溜まれば，咳嗽を呈し白い痰が多量に出るようになる。舌質淡・舌苔白膩・脈虚緩は，いずれも脾気が虚弱で湿が盛んとなったための症候である。治療は，脾胃を補益するとともに気をめぐらせ，水湿を取り除いて下痢を止める。

【方解】

　甘温の人参は益気健脾し，苦温の白朮は燥湿健脾し，甘淡の茯苓は益気健脾しながら利水滲湿する。これら三薬は，協力し合って益気健脾・滲湿止瀉する君薬である。甘平の山薬は益気健脾止瀉し，甘渋の蓮子は補脾渋腸止瀉し，甘微温の白扁豆は健脾化湿し，甘淡微寒の薏苡仁は健脾利湿する。これらはともに君薬を補助して益気健脾し，湿を除いて下痢を止める臣薬である。辛温芳香の砂仁は，健脾和胃・行気化湿・温中止瀉し，桔梗は，肺気を開宣させて水道を通利するとともに引経薬として諸薬を上行させて肺へ導く。これらはともに佐薬である。加わる炙甘草は，益気和中するとともに諸薬を調和させる佐使薬である。これらの配合により本方剤は，虚損された脾胃の気を補って脾の運化の機能を回復させ，気機を通暢させて，体内に滞る水湿を取り除く。

【加減】　中焦に虚寒があって腹痛を呈する場合は，乾姜や肉桂を加えて温中祛寒止痛する。食

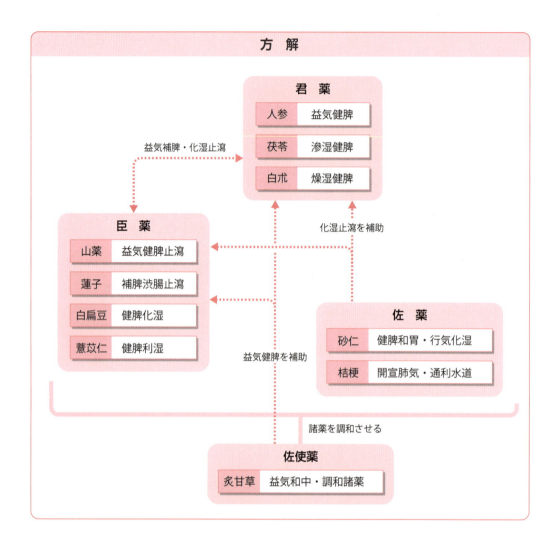

欲の低下を伴う場合は，麦芽や山楂子・神麴を加えて消食和胃する。多量の白色痰を呈する場合は，半夏や陳皮を加えて燥湿化痰する。

【応用】慢性の胃腸炎・慢性気管支炎・肺結核・慢性腎炎・糖尿病・多量の白色帯下などの疾患が気虚湿滞証に属する場合に，本方剤が応用される。

【参考】本方剤は，補気の基本方剤である四君子湯に，山薬・蓮子・白扁豆・薏苡仁・砂仁・桔梗が加わった構成となっている。

附方

参苓白朮散に関連する方剤

七味白朮散　しちみびゃくじゅつさん

【出典】『小児薬証直訣』
【組成】人参7g，茯苓15g，白朮15g，(炙)甘草3g，藿香(葉)15g，木香6g，葛根15g
【用法】水で煎じて服用する。
【効能】健脾止瀉
【主治】脾胃久虚による泄瀉
　繰り返す嘔吐や下痢・腹痛・腹脹・口渇・煩躁・飲水したい・痩せ(羸痩)。
【病機と方解】
　脾胃の気が虚損された状態が長く続いたために湿濁が生じ，下痢や嘔吐を繰り返す場合が，本方剤の適応である。
　四君子湯に，藿香・木香・葛根が加わり組成される。人参と白朮は益気健脾し，茯苓は補気健脾しながら利水滲湿する。辛温の藿香は芳香化濁・祛湿和胃止嘔し，辛苦温の木香は行気止痛し，甘辛平の葛根は胃気を鼓舞し昇挙して下痢を止める。これらの配合により本方剤は，益気健脾しながら湿濁を化し，脾胃の気が虚損され湿濁が盛んとなった病証を治療する。
【参考】葛根と藿香には解表の効能もあるので，寒湿による外感表証を伴う場合にも用いることができる。
　参苓白朮散と七味白朮散は，どちらも益気健脾和胃の効能をもつ四君子湯を基礎に組成されたものであり，脾胃気虚証に用いる常用方剤である。

補中益気湯　ほちゅうえっきとう

【出典】『脾胃論』『内外傷弁惑論』
【組成】黄耆18g，炙甘草9g，人参6g，当帰6g，陳皮6g，升麻6g，柴胡6g，白朮6g
【用法】水で煎じて服用する。
【効能】補中益気・昇陽挙陥
【主治】
①脾虚不昇証(脾胃気虚証)
　全身倦怠感・四肢に力が入らない・元気がない・しゃべるのが億劫(少気懶言)・声に力がない・顔色が蒼白い・眩暈・かすみ目・耳鳴り・難聴・息切れ・食欲不振・泥状便・舌質淡・舌苔薄白・脈虚弱。

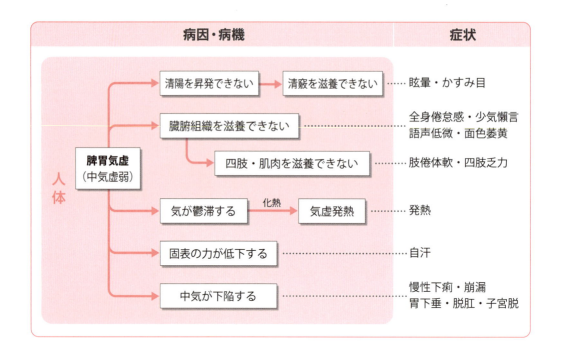

②気虚発熱証
　発熱・自汗・口渇・温かいものが飲みたい・息切れ・倦怠感・舌質淡紅・脈大無力。
③中気下陥証
　慢性の下痢・泥状便・崩漏・胃下垂・脱肛・子宮脱・息切れ・倦怠感・食欲不振・舌質淡・脈虚軟。

【病機と治法】
　脾胃の気が虚損されたために気の昇挙の力が低下して清陽が下陥し，さらに気の固摂の力も無力となった状態が，本方剤の適応である。脾胃は気血生化の源であるから，脾胃の気が虚損されると全身の臓腑・組織が栄養を失うために，全身倦怠感・しゃべるのが億劫・声に力がない・顔色が蒼白いなどの症状を呈する。脾は四肢と肌肉を主るので，脾気が虚弱であれば，四肢や肌肉が水穀精微を受けられず，四肢に力が入らなくなる。中気が虚弱で清陽を昇発できないと，清竅が滋養されなくなるために眩暈・かすみ目・耳鳴り・難聴などの症状を呈する。気が虚損されると，固表の力が失われるために自汗を呈し，気が鬱滞して化熱すれば発熱する。口渇は，気虚により津液を上承できないための症候である。脾胃が虚損されて中気が下陥すると，陽気を昇挙できなくなるために慢性の下痢や崩漏，あるいは胃下垂・脱肛・子宮脱など内臓下垂の症状を呈する。治療は，益気健脾の効能により脾の運化の力を強化するとともに，昇陽挙陥して陽気を昇挙し気の固摂の力を回復させる。

【方解】
　甘微温の黄耆は，脾に入って補中益気・昇陽挙陥し，肺に入って補肺実衛・固表止汗する君薬である。人参と白朮は，健脾益気の効能により失われた脾気を補って黄耆の益気の効能を強化する臣薬である。気に虚損があれば気が滞りやすく，気が虚損された状態が長引けばその影響が血に及んで血も損傷されやすい。そのため方剤には，理気行滞の効能をもつ陳皮や補血活血の効能をもつ当帰が，佐薬として配合される。陳皮には補気による気の壅滞を防ぐ働きもある。升麻と柴胡は，他の益気の薬味の昇陽の作用を補助して下陥した清陽を昇挙し，加わる炙

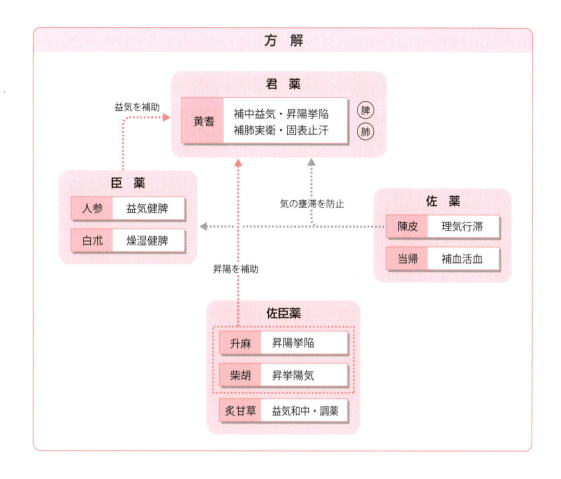

甘草は，益気和中するとともに諸薬を調和させる。これらはともに佐使薬である。これらの配合により本方剤は，補気健脾の効能を発揮して虚損された脾胃の気を補い，下陥した陽気を昇挙するとともに陽気内鬱による鬱熱を取り除く。

【加減】頭痛を呈する場合は，蔓荊子や防風・川芎を加えて袪風止痛する。腹痛を呈する場合は，白芍を加えて緩急止痛する。気滞を伴い脘腹部の痞えや脹満感を呈する場合は，枳殻・木香・砂仁を加えて行気消痞する。下痢が止まらない場合は，蓮子や訶子・肉豆蔻を加えて渋腸止瀉する。著しい発熱や煩躁を伴う場合は，黄柏や生地黄を加えて下焦の陰火を清瀉する。

【応用】本態性低血圧症や，胃下垂・腎下垂（遊走腎）・子宮脱などの内臓下垂症，重症筋無力症・慢性肝炎・慢性腸炎・低体温・機能性子宮出血・習慣性流産などの疾患が，中気不足・清陽不昇証に属する場合に，本方剤が応用される。

【注意】陰虚火旺証や実熱による発熱，および下元が虚衰した者には，本方剤を用いてはならない。

【参考】補中益気しながら和血行滞し，昇陽するとともに除熱する本方剤は，中虚気陥証の主要方剤であり，甘温除熱の良剤とされる。

比 較	四君子湯・参苓白朮散・補中益気湯

四君子湯・参苓白朮散・補中益気湯は，人参・白朮・甘草が配合され，益気健脾の効能により脾胃の虚弱証を治療する点で共通であるが，効能と適応となる病態には違いがある。四君子湯は，益気健脾の基本方剤であり，脾胃の気が虚損され脾の運化の機能が低下した病態に用いられる。参苓白朮散は，四君子湯と比べて健脾滲湿止瀉の効能が強化されており，脾胃の気虚に湿邪を伴う病態に用いられる。補中益気湯は，四君子湯の効能に昇陽挙陥・調理気血の効能が加わっており，脾胃の気虚に中気下陥を伴う病態に用いられる。

附方

補中益気湯に関連する方剤

挙元煎　きょげんせん

【出典】『景岳全書』
【組成】人参15g，（炙）黄耆15g，炙甘草6g，升麻3g，白朮6g
【用法】水で煎じて服用する。
【効能】益気挙陥
【主治】中気下陥証（気虚下陥）・脾不統血証（血崩血脱）・亡陽垂危証
　崩漏・下血・内臓下垂（胃下垂・腎下垂・子宮脱）・産後の排尿異常・舌質淡胖大・脈微弱。
【病機と方解】
　気虚が進行し中気が下陥して血を統摂できなくなった脾不統血証が，本方剤の適応である。血崩や血脱を呈し，亡陽証のような重篤な病態に陥りやすい。
　大量に配合される人参と黄耆は，益気補中・摂血固脱し，白朮と炙甘草は益気健脾する。加わる升麻は，昇陽挙陥の効能により黄耆と組んで下陥した陽気を昇挙する。
【加減】陽気虚衰を伴う場合は桂皮・附子・乾姜を加え，滑脱を伴う場合は烏梅や文蛤を加える。
【参考】本方剤は，気虚下陥による過多月経等の出血性ショックにも応用される。

昇陥湯　しょうかんとう

【出典】『医学衷中参西録』
【組成】（生）黄耆18g，知母9g，柴胡5g，桔梗4.5g，升麻3g
【用法】水で煎じて服用する。

【効能】益気昇陥
【主治】胸中大気下陥証

息切れ・呼吸促迫（気促急短）・呼吸困難・喘息・脈沈遅微弱。

【病機と方解】

胸中の大気が下陥して昇らなくなったために，息切れや呼吸困難を呈する病態が，本方剤の適応である。肺は胸中に位置し一身の気を主る。よって肺気が下陥すると，息切れや喘息を呈する。百脈は肺に朝する。よって肺気が虚損されると，百脈が無力となって脈が沈遅弱となる。

大量に配合される黄耆は，胸中の肺気を補って補気昇陽する。升麻・柴胡・桔梗は，下陥した気を昇挙し，桔梗はさらに引経薬として諸薬を上行させ胸へ導く。加わる知母は，苦寒の性質により黄耆の温性を緩和する。

生脈散　しょうみゃくさん

【別名】生脈飲
【出典】『医学啓源』『内外傷弁惑論』
【組成】人参９ｇ，麦門冬９ｇ，五味子６ｇ
【用法】水で煎じて服用する。
【効能】益気生津・斂陰止汗（益気養陰・斂汗生脈）
【主治】気陰両傷証

全身倦怠感・四肢に力が入らない・息切れ（気短）・声に力がない・しゃべるのが億劫・自汗・発汗過多・口や咽の乾燥・口渇・心煩・むせるような咳・痰の量が少ない・舌質紅乾燥・舌苔少・脈虚数あるいは虚細。

【病機と治法】

暑熱を感受して大量に汗をかいたために気陰が著しく損傷された場合，あるいは体内に留まる肺熱や慢性の咳嗽によって肺の気陰が損傷された場合が，本方剤の適応である。気陰が著しく傷ついて元気が虚脱した場合にも応用される。汗は心の液である。よって大量に汗をかくと，心陰が損傷されて口や舌の乾燥・口渇・心煩などの症状を呈する。肺は気を主る。よって大量に汗をかいて気が消耗されると，肺気が損傷されて全身倦怠感や息切れ・声に力がない・しゃべるのが億劫などの症状を呈する。肺気の損傷に伴い肺陰が虧損されれば，咽の乾燥・むせるような咳・痰の量が少ないなどの症状が現れる。舌質紅乾燥・舌苔少・脈虚細は，大量の汗と熱により陰津が耗傷されたための症候である。治療は，益気養陰することで失われた気と津液を補い，汗を止めて津液のさらなる外泄を防止する。

【方解】

甘温の人参は，元気を大いに補うとともに益気生津し，あわせて固脱止汗する君薬である。甘寒の麦門冬は，滋陰潤燥することで虚熱を清して除煩し，人参と組んで気陰を相補する臣薬である。酸温の五味子は，肺気を収斂して止汗するとともに益気生津し，人参・麦門冬と組んで気津の外泄を防ぐ佐薬である。これらの配合により本方剤は，益気生津・斂陰止汗の効能を

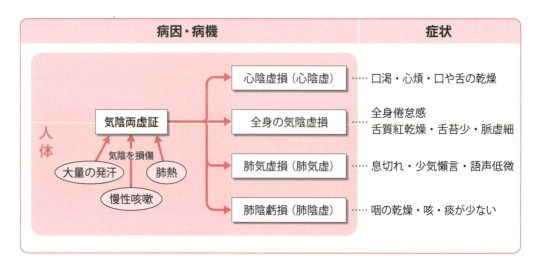

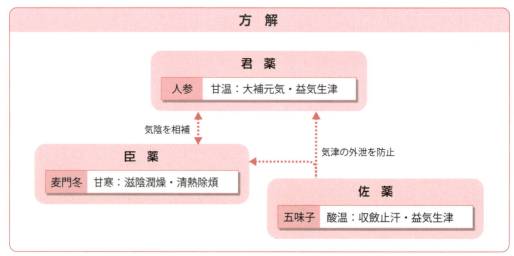

発揮して，失われた気を回復させるとともに生津し，汗を止めて陰津の外泄を防止する。
【加減】咳が長引いて肺陰が著しく損傷された場合は，生地黄や熟地黄・玄参を加えて滋腎潤肺する。陰虚内熱を伴い五心煩熱を呈する場合は，人参を西洋参に代え，生地黄や知母・鼈甲を加えて清退虚熱する。発汗の量が多い場合は，山茱萸・麻黄根・竜骨・牡蛎を加えて斂陰止汗の力を強化する。煩躁や不眠を伴う場合は，夜交藤や酸棗仁を加えて養心安神する。乾性咳嗽を呈する場合は，杏仁や桔梗を加えて止咳平喘する。
【応用】狭心症・急性心筋梗塞・不整脈・心不全・慢性気管支炎・肺結核などの疾患が気陰両虚証に属する場合に，本方剤が応用される。
【注意】痰熱による咳嗽など実邪を伴う場合や，余熱が残留する場合は，本方剤の適応ではない。
【参考】本方剤は，気津を充足させて脈を生じさせることから，「生脈散」と称される。

人参蛤蚧散　にんじんごうかいさん

【別名】蛤蚧散
【出典】『衛生宝鑑』『博済方』
【組成】蛤蚧1対，杏仁12g，炙甘草9g，人参12g，茯苓15g，川貝母12g，桑白皮12g，知母12g
【用法】粉末にしたものを散剤として，1回6gずつ1日2回，朝晩空腹時に湯で服用する。あるいは水で煎じて服用してもよい。
【効能】補肺益腎・止咳定喘
【主治】肺腎気虚証・痰熱内蘊による咳喘証

　慢性咳嗽・喘息・呼吸困難・息が吸い難い（呼多吸少）・声に力がない・黄色い粘稠痰あるいは膿血痰・胸があつ苦しい（胸中煩熱）・羸痩・顔面の浮腫・舌質青紫・舌苔黄膩・脈浮虚，あるいは罹患期間が長引いた肺痿。

【病機と治法】
　長期にわたる咳嗽などにより肺気が耗傷されて内熱が生じた病態が，本方剤の適応である。肺気が虚損されるために声に力がなく，虚損された肺気が上逆するために咳嗽や喘息などの症状を呈する。子病は母を犯すため，肺気が虚損された状態が長く続くと，脾に影響が及び脾の運化の機能が低下して痰湿が生じる。生じた痰湿が鬱滞し化熱して痰熱となれば，黄色い粘稠痰を呈する。生じた痰熱が肺に留まり血絡を損傷すれば，血痰・膿血痰・胸があつ苦しいなどの症状が現れる。また，肺気が不利となって水道を通調できなくなれば，顔面の浮腫を呈する。呼吸困難・息が吸い難いなどは，肺気の虚損に伴って腎精が虧損され腎の納気の作用が低下したための症候である。このような病態がさらに長引くと，正気が虚損されて臓腑肌肉が栄養を失うために，体が痩せていわゆる肺痿の病態に陥る。治療は，損傷された肺気を補うとともに益腎し，清熱化痰しながら降逆定喘する。

【方解】
　甘鹹微温の蛤蚧は，肺経と腎経に入って肺気を補いながら益腎納気し，咳や喘息を鎮める。甘微温の人参は，大いに元気を補って益気健脾するとともに肺気を補う。これら二薬は，協力し合って補肺益腎・定喘する君薬である。茯苓は滲湿健脾して生痰の源を絶ち，炙甘草は益気和中の効能により人参と蛤蚧の益気扶正の効能を強化する。これらはともに臣薬である。桑白皮と杏仁は，肺気の粛降を補助して上逆する肺気を降下させ止咳定喘し，貝母は清熱潤肺するとともに化痰止咳し，知母は肺熱を清して腎陰を潤し腎の納気の力を回復させる。これらはともに佐薬である。炙甘草は諸薬を調和させる使薬としての役割も兼ねている。これらの配合により本方剤は，補肺益脾・滋腎納気・清熱化痰・止咳定喘の効能を発揮して，肺腎気虚に痰熱の内蘊を伴う病態を治療する。

【加減】明らかな熱象を認めない場合は，桑柏皮と知母を除く。陰津の虚損を伴い，乾性咳嗽・痰が少ない・口や咽の乾燥などの症状を呈する場合は，麦門冬や沙参を加えて養陰潤肺する。血痰や膿血痰を呈する場合は，白茅根・地楡炭・側柏炭を加えて清熱涼血止血する。
【応用】慢性気管支炎・気管支拡張症・気管支喘息・肺気腫・肺結核などの疾患が肺腎気虚兼痰熱内蘊証に属する場合に，本方剤が応用される。
【注意】寒証に偏る肺腎気虚証や外邪による外感証は，本方剤の適応ではない。

附方

人参蛤蚧散に関連する方剤

人参胡桃湯　にんじんことうとう

【出典】『済生方』『是斎百一選方』
【組成】人参9ｇ，胡桃肉9ｇ
【用法】生姜を加えて水で煎じて服用する。
【効能】補肺腎・定喘逆
【主治】肺腎両虚・咳嗽気喘（肺腎気虚による喘咳証）

　慢性咳嗽・胸部の脹満感・喘息・息が吸い難い（呼多吸少）・呼吸促迫・苦しくて横になれない。

【病機と方解】

　肺気が虚弱で降気できないために肺気が上逆し，腎気に不足があるために納気の力も低下した虚咳気喘証（虚喘証）が，本方剤の適応である。

　人参は，元気を大いに補って益気健脾するとともに肺気を補い，胡桃肉は，温肺するとともに益腎して腎の納気の力を回復させる。

比較　人参蛤蚧散と人参胡桃湯

　人参蛤蚧散と人参胡桃湯は，どちらも補虚定喘の効能により肺腎両虚の虚喘証を治療する方剤であるが，両者には効能と適応となる病態に違いがある。人参蛤蚧散は，補肺益腎の効能に粛肺行気・清化熱痰の効能を兼ね，薬力が強く薬性がやや寒に偏るため，比較的重症の虚喘証で，痰熱を伴い病態が熱に偏る場合に用いられる。それに対して人参胡桃湯は，純粋な補肺益腎の方剤であり，薬力が比較的弱く薬性がやや温に偏るため，比較的軽症の虚喘証で病態が寒に偏る場合に用いられる。

第2節
補血剤

　補血剤は，血を補うことにより血虚証を治療する方剤である。主に補血養血薬によって組成される。血虚証では，眩暈・顔色が蒼白く艶がない・口唇の色が薄い・爪がもろい・動悸（心悸）・不眠（失眠）・健忘・便秘・月経不順・経血の量が少なく色が薄い・舌質淡・脈細などの症状を呈する。

　主な構成生薬は，熟地黄・当帰・白芍・阿膠・枸杞子・竜眼肉などの補血薬である。血虚証では気も損傷されやすく，血が不足すると血のめぐりが滞り瘀血が生じやすい。そのために，補血剤にはよく補気薬や活血薬が配合される。代表的な方剤に，四物湯・当帰補血湯・帰脾湯がある。

＜補血剤＞

適応症	**血虚証**：眩暈・顔色が蒼白く艶がない・口唇の色が薄い・爪がもろい・心悸・失眠・健忘・便秘・月経不順・経血の量が少なく色が薄い・舌質淡・脈細
構成生薬	**補血薬**：熟地黄・当帰・白芍・阿膠・枸杞子・竜眼肉など
代表方剤	四物湯・当帰補血湯・帰脾湯

四物湯　しもつとう

【出典】『太平恵民和剤局方』『仙授理傷続断秘方』
【組成】当帰9g，川芎9g，白芍9g，熟地黄9g
【用法】水で煎じて服用する。
【効能】補血調血（補血和営）
【主治】営血虚滞証

　顔色が蒼白く艶がない・眩暈・かすみ目・動悸（心悸）・不眠（失眠）・健忘・脱力（体に力が入らない）・羸痩・爪がもろい・月経不順・経血の量が少なく色が薄い・無月経・崩漏・腹痛（臍周囲の疼痛）・舌質淡・脈細弦あるいは細渋。

【病機と治法】
　出血などさまざまな原因によって営血が損傷され，血の不足に伴い血の瘀滞が生じた病態が，

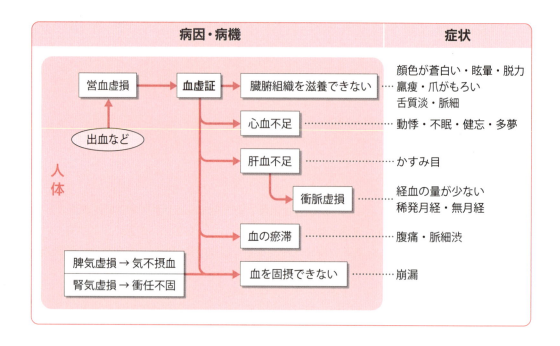

本方剤の適応である。営血が虧損されると臓腑組織を十分に滋養できなくなるために，顔色が蒼白い・眩暈・かすみ目・脱力・羸痩・爪がもろいなどの症状を呈する。動悸・不眠・健忘・夢が多いなどは，心血を滋養できないための症状である。衝脈は血海であり，任脈は胞胎を主る。肝血が不足して衝脈が虚損され血海が空虚となれば，経血の量が減って色が薄くなり，月経が遅れるなどの症状が現れる。営血不足により脈道が渋滞すれば，少腹部に痛みが生じ脈が細渋となる。もし脾気が虚損されて摂血の力が低下したり，腎気が虚損されて衝任不固となれば，崩漏を呈する。舌質淡・脈細は，営血が不足するための症候である。治療は，失われた営血を補充して臓腑組織を滋養するとともに，伴う血の瘀滞を取り除く。

【方解】
　甘微温の熟地黄は，肝経と腎経に入って滋陰補血・益精填髄する君薬である。甘温質潤の当帰は，肝血を滋補するとともに活血調経し，熟地黄の補血の効能を補助して行血導滞する臣薬である。酸甘微寒の白芍は，養血斂陰の効能により熟地黄や当帰と組んで滋陰養血するとともに，緩急止痛の効能により腹痛を治す。辛温の川芎は，血分に入って活血行気し，当帰と組んで血脈を暢達させる。これらはともに佐薬である。これらの配合により本方剤は，失われた営血を補うとともに活血行滞し，血虚に血の瘀滞を伴う病証を治療する。本方剤は，わずか四味で組成されながら，血を補うものの滞らせず，血をめぐらすものの破血しない合理的な配合となっており，治血の基本方剤としてさまざまな血証に応用される。

【加減】気虚を伴う場合は，人参・黄耆・白朮を加えて補気生血する。血の瘀滞が著しい場合は，白芍を赤芍に代え，桃仁・紅花・丹参を加えて活血袪瘀の力を強化する。血寒を伴い月経痛を呈する場合は，肉桂・炮姜・呉茱萸を加えて血脈を温通させる。血虚に鬱熱を伴う場合は，熟地黄を生地黄に代え，黄芩・牡丹皮を加えて清熱涼血する。妊婦で胎漏を呈する場合は，阿膠や艾葉を加えて止血安胎する。

【応用】貧血・不整脈・不眠症・月経不順・無月経・蕁麻疹などの疾患が営血虚滞証に属する

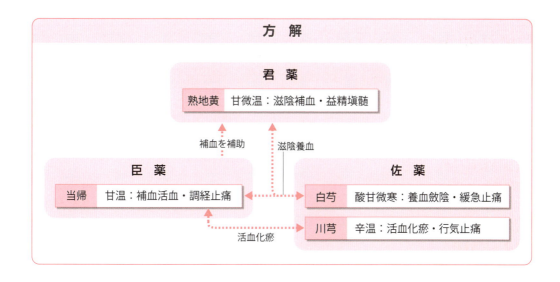

場合に，本方剤が応用される。

【注意】湿盛証や軟便を呈する者には，用いてはならない。

【参考】本方剤は，『金匱要略』婦人妊娠篇の芎帰膠艾湯から阿膠・艾葉・甘草を除いた構成となっている。補血調経（補血調血）の基本方剤として，薬味を加減してさまざまな血虚証に応用される。

附方

四物湯に関連する方剤

聖癒湯　せいゆとう

【出典】『医宗金鑑』
【組成】四物湯に人参と黄耆を加える。
　熟地黄 20 g，白芍 15 g，川芎 8 g，人参 15 g，当帰 15 g，黄耆 18 g
【用法】水で煎じて服用する。
【効能】益気・補血・摂血
【主治】気血両虚証兼気不摂血証
　崩漏・頻発月経（月経先期）・経血の量が多く色が薄い・四肢に力が入らない・全身倦怠感・元気がない。
【病機と方解】
　気血がともに虚損されて血を統摂できなくなり，崩漏などの出血症状を呈する病態が，本方剤の適応である。
　補血調血の効能をもつ四物湯に人参と黄耆が加わり，気血を双補しながら益気摂血する。

桃紅四物湯　とうこうしもつとう

【出典】『医宗金鑑』『玉機微義』
【組成】四物湯に桃仁と紅花を加える。
　　熟地黄９ｇ，川芎９ｇ，白芍９ｇ，当帰９ｇ，桃仁９ｇ，紅花６ｇ
【用法】水で煎じて服用する。
【効能】養血活血（逐瘀）
【主治】血虚血瘀証
　　頻発月経（経期超前）・経血の量が多く塊が混じる・経血が暗紫色で粘稠・腹痛・腹部の脹満感。
【病機と方解】
　　営血の虚損に血の瘀滞を伴う血虚血瘀証が，本方剤の適応である。
　　養血活血の効能をもつ四物湯に桃仁と紅花が加わることで，四物湯よりもさらに活血化瘀の効能が強められている。
【注意】攻破の力が比較的強力な破血逐瘀剤であるから，効果が得られたら投与を中止し，過量に服用しないように注意する必要がある。もし過量に用いれば，血崩や過多月経を引き起こすおそれがある。

四物湯に関連する方剤

方剤名	四物湯への加減	主治
聖癒湯	人参と黄耆を加える	気血両虚証兼気不摂血証：崩漏・頻発月経・過多月経・四肢の脱力・全身倦怠感
桃紅四物湯	桃仁と紅花を加える	血虚血瘀証：頻発月経・過多月経・腹痛・腹部の脹満感

当帰補血湯　とうきほけつとう

【出典】『内外傷弁惑論』
【組成】黄耆30ｇ，当帰６ｇ
【用法】水で煎じて服用する。
【効能】補気生血
【主治】気血両虚証（気弱血虚）・血虚発熱証（陽浮外越）
　　全身倦怠感・体表の熱感・顔面紅潮・口渇・水を飲みたい（煩渇欲飲）・舌質淡・脈洪大かつ虚弱無力，あるいは月経期や出産後の血虚による発熱や頭痛，治癒し難い皮膚潰瘍（瘡瘍）。
【病機と治法】
　　陰血（営血）が虚損されたために発熱する血虚発熱証が，本方剤の適応である。現在では，気血両虚の病証に広く用いられる。血は気の母であり陽気を乗せて全身をめぐっている。大量の

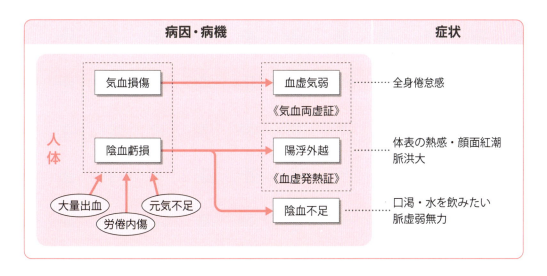

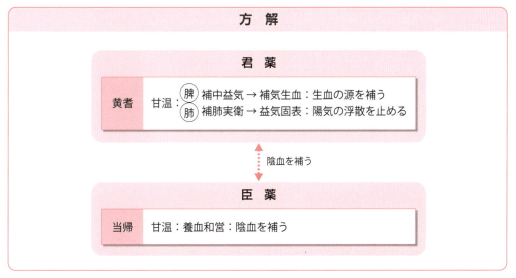

出血や労倦による内傷・元気の不足などによって陰血が虧損されると、陽気が拠り所を失って浮き上がり外越して発熱する。浮き上がった陽気が体表へ外越するために、体表の熱感や顔面紅潮・脈洪大などの症状を呈し、陰血が不足するために、口渇や水を飲みたい・脈虚弱無力などの症状を呈する。本証の病態の基礎は陰血の虧損であるから、治療は補気生血することで失われた陰血を補充する。

【方解】

　大量に配合される黄耆は、肺と脾の気を大いに補い、気を補うことで生血の源を充足させ、益気固表することで陽気の浮散を止める君薬である。「有形の血は自ら生じることはなく、無形の気によって生じる」という理論がある。当帰は、養血和営の効能により病態の本である陰血の不足を補う臣薬である。これらの配合により本方剤は、補気生血の効能を発揮して陰血の虚損を補うとともに、血虚に伴う陽浮外越の発熱を治療する。一方、本方剤は補気養血の効能が生肌収口を促進することから、治癒し難い皮膚潰瘍にも用いられる。

【加減】血虚津虧が著しく，口渇や舌燥を呈する場合は，人参・麦門冬・生地黄を加えて益気生津する。陽浮が著しく，体表の熱感や脈数を呈する場合は，白薇・桑葉・銀柴胡を加えて清退虚熱する。気不摂血による出血を呈する場合は，仙鶴草や血余炭を加えて止血する。陽浮による発熱を伴わない場合は，黄耆の用量を減らして熟地黄や白芍を加える。
【応用】貧血・アレルギー性紫斑病・治癒し難い皮膚潰瘍・過多月経・月経期や出産後の発熱などの疾患が気血両虚証に属する場合に，本方剤が応用される。
【注意】陰虚内熱証には用いてはならない。

比較　白虎湯と当帰補血湯

　本方剤の適応証は，発熱・顔面紅潮・口渇・水を飲みたい・心煩・脈洪大などの症状が白虎湯証の症状と似ているため，注意が必要である。白虎湯証では，脈が洪大であるとともに実満であり，口渇が強く冷たい水を飲みたい・高熱・大汗など，いわゆる「四大症」を呈するのに対して，当帰補血湯証では，脈は洪大であっても虚軟であり，口渇に伴い温かいものを欲し，発熱するものの高熱ではなく，大汗もみられない。とりわけ発熱に関しては，陽明熱盛によるものと血虚に伴う陽浮外越によるものを明確に区別する必要がある。もし誤って当帰補血湯証に白虎湯を用いれば，「虚を虚す」ことになり，白虎湯証に当帰補血湯を用いれば，「実を実する」ことになる。いずれも効果がないばかりか病態を悪化させることになりかねない。

帰脾湯　きひとう

【出典】『済生方』『正体類要』
【組成】白朮9g，茯神9g，黄耆9g，竜眼肉9g，酸棗仁9g，人参9g，木香5g，炙甘草3g，当帰9g，(炙)遠志9g
【用法】生姜3gと大棗6gを加えて水で煎じて服用する。あるいは粉末にしたものを蜜丸にして服用してもよい。
【効能】益気補血・健脾養心
【主治】
①心脾気血両虚証
　動悸(心悸怔忡)・健忘・不眠(失眠)・発熱(虚熱)・盗汗・食欲不振(食少)・全身倦怠感(体倦)・顔色が黄色く艶がない(面色萎黄)・舌質淡・舌苔薄白・脈細弱。
②脾不統血証
　血便・皮下出血・不正子宮出血・崩漏・頻発月経(月経超前)・経血の量が多く色が薄い(色淡)・過長月経(淋漓不止)・白色帯下・舌質淡・脈細弱。

【病機と治法】
　過度の思慮や労逸によって心血と脾気がともに虚損された心脾両虚証が，本方剤の適応である。心は神を蔵して血を主り，脾は思を主り血を統摂する。よって過度の思慮や労逸は，心脾の気血を損傷する。脾気が虚損されて脾の運化の機能が失調すると，気血の生化が低下するために全身倦怠感や食欲不振・顔色が黄色く艶がないなどの症状を呈し，脾の統血の力が低下すると，血が脈外に溢れて血便・皮下出血・不正子宮出血・崩漏などの症状を呈する。心血が滋養されずかつ暗耗されると，心神が栄養を失うために動悸や健忘・不眠などの症状を呈する。陰血が虚損されて内熱が生じれば，発熱・盗汗などの症状が現れる。白色の帯下は，脾虚により湿の運化が低下し湿濁が下注したための症状であり，舌質淡・脈細弱などは，気血が不足するための症候である。治療は，益気健脾することで脾の運化と統血の機能を回復させるとともに，心血を補って養心安神する。

【方解】
　甘微温の人参は，益気健脾することで生血して養心安神し，甘温の竜眼肉は，心経と脾経に入って心脾を補益し養血安神する。これらはともに君薬である。黄耆と白朮は，益気健脾の効能により人参を補助して脾気を補い，甘温の当帰は，養血和血の効能により竜眼肉の養血安神の効能を強化する。これらはともに臣薬である。茯神と酸棗仁は養心安神し，遠志は寧心安神するとともに心腎を交通させる。木香は，理気醒脾の効能により，他の益気補血薬の滋膩の性質による脾胃の障害を防止する。これらはともに佐薬である。炙甘草は，益気和中するとともに諸薬を調和させる佐使薬である。煎じる際に加わる生姜と大棗は，脾胃を調和して気血の化生を強化する。これらの配合により本方剤は，失われた脾気を補うとともに心血を滋養して，脾気と心血がともに虚損された心脾気血両虚証を治療する。

【加減】血虚が著しい場合は，熟地黄や阿膠を加えて補血の力を強化する。崩漏や血便に少腹部の冷痛や手足の冷えを伴う場合は，艾葉炭や炮姜炭を加えて温経止血する。口や舌の乾燥・虚熱・盗汗など陰虚内熱の症状を呈する場合は，生地黄や阿膠・牡丹皮を加えて滋陰清熱する。

【応用】狭心症・貧血・胃十二指腸潰瘍・機能性子宮出血・血小板減少性紫斑病などの疾患が，心脾気血両虚証あるいは脾不統血証に属する場合に，本方剤が応用される。

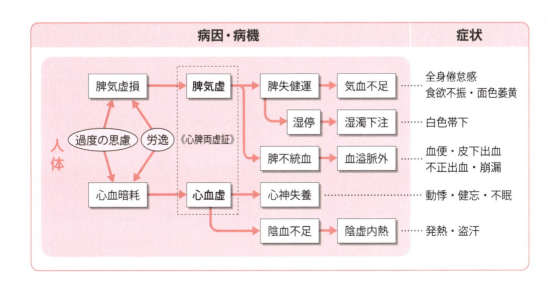

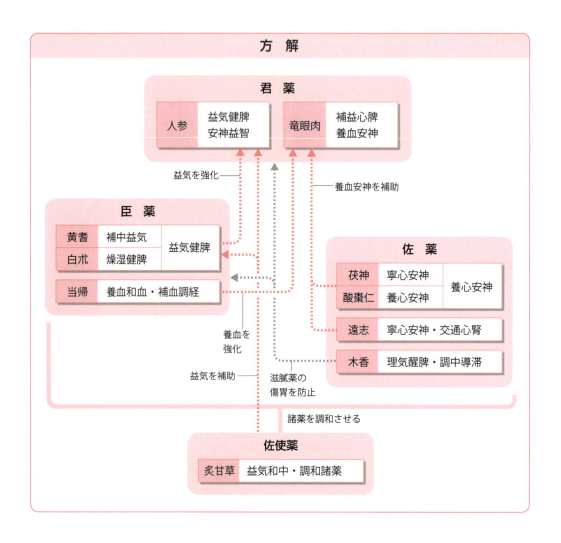

【注意】陰虚血熱による出血には，使用を控えるか慎重に投与する。
【参考】本方剤は，心と脾をともに治療する方剤であるが，脾を補う点に重点が置かれている。また，気と血をともに補う方剤であるが，気を補う点に重点が置かれている。

第3節
気血双補剤

　気血双補剤は，気と血がともに虚損された気血両虚証を治療する方剤である。気血両虚証では，眩暈・動悸・息切れ・食欲不振・全身倦怠感・顔色に艶がない・不眠・健忘・舌質淡・舌苔薄白・脈虚細無力などの症状を呈する。

　主な構成生薬は，人参・黄耆・白朮などの補気薬と，熟地黄・当帰・白芍・阿膠などの補血薬である。代表的な方剤に八珍湯・十全大補湯・人参養栄湯・炙甘草湯がある。

＜気血双補剤＞	
適応症	気血両虚証：眩暈・動悸・息切れ・食欲不振・全身倦怠感・顔色に艶がない・不眠・健忘・舌質淡・舌苔薄白・脈虚細無力
構成生薬	補気薬：人参・黄耆・白朮など 補血薬：熟地黄・当帰・白芍・阿膠など
代表方剤	八珍湯・十全大補湯・人参養栄湯・炙甘草湯

八珍湯　はっちんとう

【出典】『正体類要』『瑞竹堂経験方』
【組成】当帰9g，川芎9g，白芍9g，熟地黄9g，人参9g，白朮9g，茯苓9g，炙甘草9g
【用法】生姜3片と大棗2個を加えて，水で煎じて服用する。
【効能】益気補血
【主治】気血両虚証
　顔色が蒼白あるいは黄色（萎黄）で艶がない・眩暈（頭暈）・かすみ目（眼花）・全身倦怠感・四肢がだるい（四肢倦怠）・息切れ（気短）・話すのが億劫（懶言）・動悸（心悸怔忡）・食欲不振・舌質淡・舌苔薄白・脈細弱あるいは虚大無力。

【病機と治法】
　治癒し難い慢性疾患や多量の出血などにより，気と血がともに虚損された気血両虚証が，本方剤の適応である。気血が虚損されると，全身の臓腑組織が栄養を失うために，顔色が蒼白で艶がない・全身倦怠感・話すのが億劫などの症状を呈し，清竅が滋養されなくなるために，眩暈を呈する。脾気が虚損されると，食欲が低下し，四肢や肌肉が水穀精微を受けられなくなっ

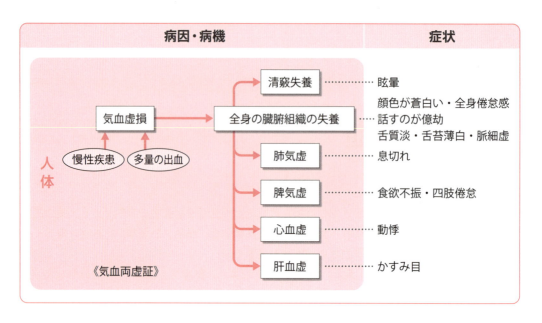

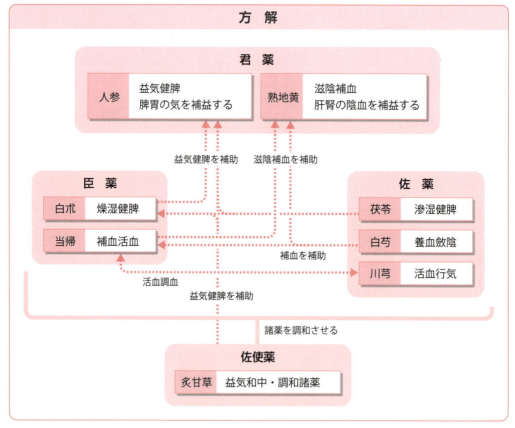

て四肢に力が入らなくなる。肺気が虚損されると，息切れを呈する。心血が虚損されると動悸を呈し，肝血が虚損されるとかすみ目を呈する。舌質淡・舌苔薄白・脈細虚などは，いずれも全身の気血が虧損されたための症候である。治療は，益気補血の効能により失われた気血を補っ

て全身の臓腑組織の機能を回復させる。

【方解】
　本方剤は，益気健脾の効能をもつ四君子湯（人参・白朮・茯苓・炙甘草）と，補血調血の効能をもつ四物湯（当帰・川芎・芍薬・熟地黄）の合方である。人参は益気健脾の効能により脾胃の気を補益し，熟地黄は滋陰補血の効能により肝腎の陰血を補益し，これらは組んで益気補血する君薬である。白朮は燥湿健脾の効能により人参を補助して益気健脾し，当帰は補血活血の効能により熟地黄を補助して陰血を補益する。これらはともに臣薬である。白芍は養血斂陰の効能により熟地黄と当帰の補血の作用を強化し，川芎は行血しながら血中の気をめぐらせ，あわせて他の補血薬による血の滞りを防止する。茯苓は滲湿健脾の効能により人参と白朮を補助して脾胃を補益する。これらはいずれも佐薬である。炙甘草は益気和中するとともに諸薬を調和させる佐使薬である。加わる生姜と大棗は，脾胃を調え諸薬を調和させる。これらの配合により本方剤は，気血双補の効能を発揮し，失われた気と血をともに補って，全身の臓腑組織の機能を回復させる。

【加減】動悸や不眠を呈する場合は，酸棗仁や柏子仁を加えて養心安神する。胃気が虚弱なために食欲不振を呈する場合は，砂仁や神麹を加えて消食和胃する。畏寒や四肢の冷えを呈する場合は，肉桂や附子を加えて温陽祛寒する。

【応用】虚弱体質・貧血症・慢性肝炎・治癒し難い潰瘍などの疾患，および女子の月経不順・習慣性流産などが気血両虚証に属する場合に，本方剤が応用される。

【参考】本方剤は，補気の主要方剤である四君子湯と補血の主要方剤である四物湯の二者の効能を等しく兼ね備えているために，八珍湯と称される。

附方

八珍湯に関連する方剤

十全大補湯　じゅうぜんたいほとう

【別名】十全散
【出典】『太平恵民和剤局方』『伝信適用方』
【組成】八珍湯に黄耆と桂皮（肉桂）を加える。
　　人参 6 g，桂皮（肉桂）3 g，川芎 6 g，熟地黄 12 g，茯苓 9 g，白朮 9 g，炙甘草 3 g，黄耆 12 g，当帰 9 g，白芍 9 g
【用法】生姜 3 片と大棗 2 個を加えて，水で煎じて服用する。
【効能】温補気血
【主治】気血両虚証
　　顔色が黄色く艶がない（面色萎黄）・全身倦怠感・足や膝に力が入らない（脚膝無力）・食欲不振（食少）・眩暈・息切れ・咳嗽（虚労咳嗽）・動悸・自汗・盗汗・四肢の冷え・舌質淡・脈細弱，あるいは治癒し難い潰瘍（瘡瘍不癒）・遺精・崩漏・月経不順など。

【病機と方解】
　気と血がともに虚損された気血両虚証で，病態が比較的寒に偏る場合が，本方剤の適応

である。

　八珍湯に黄耆と桂皮を加えて組成される。加わる黄耆は補気生血の効能を強化し、桂皮は脾腎を温補して気血を温める。八珍湯に比べて益気の効能が強められ、気血を温補する効能が加わっている。

人参養栄湯　にんじんようえいとう

【別名】養栄湯
【出典】『太平恵民和剤局方』『三因極一病証方論』
【組成】十全大補湯から川芎を除き、遠志・五味子・陳皮を加える。
　　白芍20g，当帰9g，陳皮9g，黄耆9g，桂皮（肉桂）9g，人参9g，白朮9g，炙甘草9g，熟地黄6g，五味子6g，茯苓6g，遠志（炒）5g
【用法】生姜3片と大棗2個を加えて，水で煎じて服用する。
【効能】益気補血・養心安神
【主治】心脾気血両虚証
　全身倦怠感・食欲不振・食べものの味がしない・咳嗽・息切れ・呼吸困難・喘息・動悸・不安・不眠・健忘・口唇や咽喉の乾燥・皮膚の乾燥・微熱・自汗・痩せ，あるいは治癒し難い潰瘍など。

【病機と方解】
　気と血がともに虚損された気血両虚証で，心神失寧や肺気不降を伴う場合が，本方剤の適応である。
　十全大補湯から川芎を除き，遠志・五味子・陳皮を加え白芍を増量して組成される。遠志は寧心安神して心腎を交通させるとともに化痰止咳し，五味子は斂肺滋腎・止咳平喘し，陳皮は理気化痰する。十全大補湯と比べて養血の力が強化されており，寧心安神・止咳平喘化痰の効能が加わっている。

比較　　八珍湯・十全大補湯・人参養栄湯

　八珍湯・十全大補湯・人参養栄湯は，いずれも気血双補の効能により気血がともに虚損された気血両虚証を治療する方剤であるが，効能と適応となる病態に違いがある。八珍湯は気血をともに補う気血双補の基本方剤であり，気血両虚証に広く用いられる。十全大補湯は気血を補う効能に気血を温補する効能が加わっており，病態が比較的寒に偏る気血両虚証に用いられる。人参養栄湯は気血を補う効能に養心安神・理気化痰・止咳平喘の効能が加わっており，心神失寧や肺気不降を伴う気血両虚証に用いられる。

八珍湯に関連する方剤

方剤名	八珍湯への加減	主治
十全大補湯	黄耆と桂皮を加える	気血両虚証：顔色が萎黄・全身倦怠感・四肢の脱力・食欲不振・めまい・息切れ・動悸・自汗・四肢の冷え
人参養栄湯	川芎を除き，黄耆・桂皮・遠志・五味子・陳皮を加える	心脾気血両虚証：全身倦怠感・食欲不振・欬嗽・息切れ・呼吸困難・動悸・不安・不眠・自汗
泰山磐石散	茯苓を除き，黄耆・続断・黄芩・砂仁・糯米を加える	気血虚弱による胎元不固証：切迫流産・習慣性流産・顔色が蒼白・全身倦怠感・四肢の脱力・食欲不振

泰山磐石散　たいざんばんじゃくさん

【別名】安胎散
【出典】『景岳全書』『古今医統大全』
【組成】人参6g，黄耆6g，当帰6g，続断6g，黄芩6g，白朮3g，川芎5g，白芍5g，熟地黄5g，砂仁（縮砂）3g，炙甘草3g，糯米6g
【用法】水で煎じて1日3回，空腹時に服用する。
【効能】益気健脾・養血安胎
【主治】気血虚弱による胎元不固証

　切迫流産（胎動不安）・習慣性流産・顔色が蒼白い（面色淡白）・全身倦怠感・四肢に力が入らない（倦怠乏力）・食欲不振・舌質淡・舌苔薄白・脈滑無力あるいは沈弱。

【病機と治法】
　気血が虚弱なために衝任不固となり，胎元を養うことができなくなって胎動不安を呈する場合が，本方剤の適応である。全身の気血が不足するために，顔色が蒼白い・全身倦怠感・四肢に力が入らない・食欲不振などの症状を呈する。衝脈は血海であり，任脈は胞胎を主る。よって衝任脈の気血が不足すると，胎元を固め養うことができなくなって胎動不安が生じる。治療は，不足する気血を補って衝任脈の気血を充足させ，あわせて安胎して胎動不安を鎮める。

【方解】
　人参は大補元気の効能により正気を大いに補って胎元を安定させ，熟地黄は滋陰補血の効能により胎元を滋養する。これらはともに君薬である。黄耆は益気昇陽の効能により人参を補助して胎元を安定させ，当帰・白芍・川芎は，養血和血の効能により熟地黄を補助して補血養胎する。これらはともに臣薬である。続断は肝腎を補益して補腎安胎し，白朮は補気健脾することで安胎し，砂仁は理気和中しながら安胎する。黄芩は清熱安胎するとともに，他の温熱薬による胎元の躁動を防止する。これらはいずれも佐薬である。糯米は脾胃を養い安胎し，炙甘草は益気和中するとともに諸薬を調和させる。これらはともに佐使薬である。これらの配合により本方剤は，益気健脾するとともに肝腎を補養し，安胎の効能を発揮して，気血虚弱による衝任不固の胎動不安を鎮める。

【加減】衝任脈に熱があり発熱や口渇を呈する場合は，黄芩の量を増やして砂仁を減量する。脾胃が虚弱で食欲不振や腹部の痞満感を呈する場合は，砂仁の量を増やして黄芩を減量する。嘔気や嘔吐を伴う場合は，生姜や竹筎を加えて止嘔する。

【応用】本方剤は，気血虚弱証に属する習慣性流産の予防に用いられる。妊娠2か月ごろから毎週1剤服用すれば，服用開始後2〜3か月で一定の効果が得られる。

【参考】本方剤は，十全大補湯から桂皮と茯苓を除き，続断・黄芩・砂仁・糯米を加えて組成される。桂皮を除くのは，辛熱の性質が助陽動火して熱による動胎を引き起こすおそれがあるからであり，茯苓を除くのは，淡滲の性質が津液を下行外泄するために，胎元を養うのに不利だからである。

炙甘草湯　しゃかんぞうとう

【別名】復脈湯
【出典】『傷寒論』
【組成】炙甘草12g，生姜9g，人参6g，生地黄30g，桂枝9g，阿膠6g，麦門冬10g，麻子仁10g，大棗12g
【用法】阿膠以外を清酒を加えて水で煎じ，薬液に阿膠を溶かして服用する。
【効能】滋陰養血・益気通陽・復脈定悸
【主治】
①虚労心悸（気虚血弱）
　脈結代・動悸・不眠・不安・全身倦怠感・痩せ・息切れ（気短）・舌光少苔あるいは乾燥。
②虚労肺痿
　乾性咳嗽・痰が出ないかあるいは少ない・痰に血が混じる・痩せ・息切れ（気短）・胸がもやもやして眠れない（虚煩不眠）・自汗・盗汗・咽喉や舌の乾燥・便秘・ときに微熱（虚熱）・脈虚数。

【病機と治法】
　陰血が不足するために心血を養うことができず，陽気が虚弱なために脈気を宣通できない状態が，本方剤の適応である。脈が結あるいは代となり，動悸や息切れ・痩せなどの症状を呈する。原典である『傷寒論』では，本方剤の適応証を「脈結代，心動悸」としている。陰血が不足して血脈を充足できず，さらに陽気が虚弱で血脈を鼓舞できないために，脈が結あるいは代となる。陰血が不足して心血を滋養できないために動悸や不眠・不安などの症状を呈し，四肢体幹を養えないために痩せを呈する。肺気が虚弱で肺気が上逆するために息切れや咳嗽を呈し，陰液が不足して肺を潤養できず，生じた内燥が肺絡を損傷するために痰に血が混じる。陰虚により内熱が生じれば，胸がもやもやして眠れない・自汗・盗汗・微熱・脈虚数などの症状が現れる。咽喉の乾燥・便秘・舌光少苔乾燥などは，いずれも陰液が虚損されたための症候である。治療は，虚損された陰血を滋養するとともに益気通陽して脈気を宣通させる。

【方解】
　生地黄は，滋陰補血の効能により血脈を満たして心陰を養い，あわせて腎陰を滋養して虚熱を清する君薬である。炙甘草は益気健脾するとともに潤肺止咳し，人参は補脾益肺するとともに生津して炙甘草の益気健脾の効能を補助し，麦門冬と阿膠は，滋陰養血の効能により生地黄を補助して血脈を充足させ，心血を滋養するとともに潤肺生津する。これらはいずれも臣薬である。甘潤の大棗と麻子仁は，生地黄を補助して滋陰養血し，辛温の桂枝と生姜は，温陽通脈の効能により脈道を通利する。これらはいずれも佐薬である。加わる清酒は血脈を温通して薬

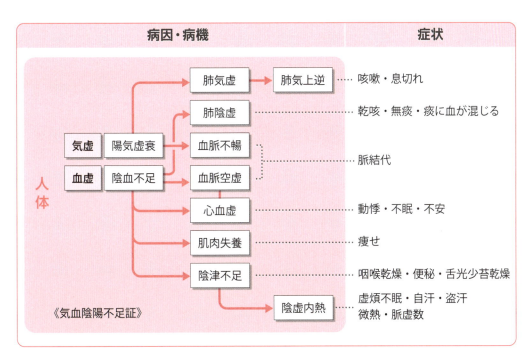

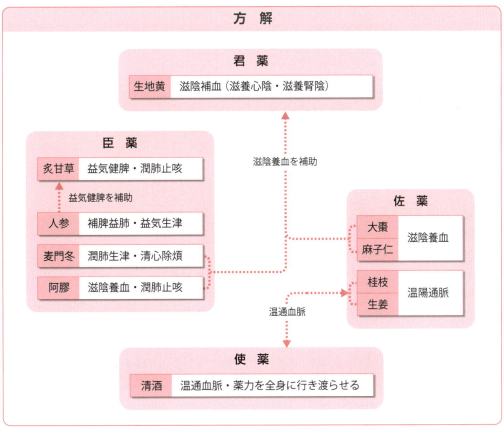

第3節｜気血双補剤　257

力を全身へ行き渡らせる使薬であり，炙甘草は諸薬を調和させる使薬としての役割を兼ねている。これらの配合により本方剤は，陰血を補って血脈を充足させ，陽気を回復させて心脈を通じ，動悸を鎮めて脈の結代を治療する。

【加減】陰津の虚損が著しい場合は，熟地黄の代わりに生地黄を用いる。動悸が激しい場合は，酸棗仁や柏子仁を加えて養心定悸の効能を強化するか，竜骨や磁石を加えて重鎮安神する。陰傷肺燥が顕著な肺痿証に用いる際は，沙参を加えるとともに，桂枝と生姜の量を減じて温薬による陰液の消耗を防止する。

【応用】期外収縮等の不整脈・狭心症・心筋炎・甲状腺機能亢進症・慢性気管支炎・肺結核などの疾患が陰陽気血不足証に属する場合に，本方剤が応用される。

【注意】中焦が虚弱で湿が停滞する場合には，本方剤を用いないこと。

【参考】脈結代とは，ときどき脈が飛ぶ（欠落する）ことをいう。結脈は，脈が遅で脈の飛び方が不規則であるのに対し，代脈は，脈の飛び方が規則的であり，結脈よりも脈の欠落する時間が比較的長い。『瀕湖脈学』に「結脈とは，往来緩（遅脈）にして，ときにいったん止まり，また来る脈である」「代脈とは，拍動が途中で止まり，自ら回復できず，また拍動する脈である」とある。

動悸を鎮めて脈を回復させる作用があることから，本方剤には「復脈湯」という別名がある。

附方

炙甘草湯に関連する方剤

加減復脈湯　かげんふくみゃくとう

【出典】『温病条弁』
【組成】炙甘草湯から，人参・桂枝・生姜・大棗・清酒を除いて，白芍を加える。
　　炙甘草 18 g，乾地黄 18 g，白芍 18 g，麦門冬 15 g，阿膠 9 g，麻子仁 9 g
【用法】阿膠以外を水で煎じ，薬液に阿膠を溶かして服用する。
【効能】滋陰養血・生津潤燥
【主治】温熱病後期の陰液虧損証
　　手掌や足底のほてり・微熱・顔面紅潮・口乾・動悸・舌質紅絳乾燥・舌苔少・脈虚大。
【病機と方解】
　温熱病の後期に，残存する温熱の邪気により陰液が虧損されて虚熱が生じた病態，あるいは陽明腑実証に下法を行ったところ，実熱は取り除かれたものの陰液の虚損が残った状態が，本方剤の適応である。

　本方剤の方意は基本的には炙甘草湯と同じであるが，陰液の虧損に伴い内熱が生じた病態に用いるために，甘温の人参と大棗，辛温の桂枝と生姜が除かれ，酸寒斂陰の白芍が加えられている。白芍は炙甘草と組んで酸甘化陰するとともに和中緩急する。

第4節
補陰剤

　補陰剤は，陰液を滋養して陰虚証を治療する方剤である。主に補陰薬（滋陰薬）によって組成される。陰虚証では，眩暈・耳鳴り・頬部の紅潮・微熱・寝汗（骨蒸盗汗）・胸があつ苦しく手足がほてる（五心煩熱）・イライラして眠れない（虚煩不眠）・痩せ（羸痩）・口や咽喉の乾燥・便秘・尿の量が少なく色が濃い（小便短黄）・咳嗽・無痰・血痰・腰がだるい・遺精・舌質紅・舌苔少乾燥・脈沈細数などの症状を呈する。

　主な構成生薬は，熟地黄・生地黄・麦門冬・天門冬・亀板・北沙参・石斛・玉竹・山茱萸などの補陰薬である。陰液が生じるためには陽気が必要であり，陰虚証には常に虚熱を伴う。一方，陰虚では血虚となりやすく，肝血が虚損されると肝気が鬱結しやすい。また陰虚では肺陰が虚損されて肺燥が生じやすい。そのために補陰剤にはよく温陽助化・清熱降火・塡精補血・疏肝理気・潤燥益肺などの効能をもつ薬味が配合される。代表的な方剤に，六味地黄丸・左帰丸・大補陰丸・補肺阿膠湯がある。

＜補陰剤＞

適応症	陰虚証：眩暈・耳鳴り・頬部の紅潮・微熱・寝汗・五心煩熱・虚煩不眠・痩せ・口や咽喉の乾燥・便秘・小便短黄・咳嗽・無痰・血痰・腰がだるい・遺精・舌質紅・舌苔少乾燥・脈沈細数
構成生薬	補陰薬：熟地黄・生地黄・麦門冬・天門冬・亀板・北沙参・石斛・玉竹・山茱萸など
代表方剤	六味地黄丸・左帰丸・大補陰丸・補肺阿膠湯

六味地黄丸　ろくみじおうがん

【原名】地黄丸
【別名】六味丸
【出典】『小児薬証直訣』
【組成】熟地黄24g，山茱萸12g，山薬12g，沢瀉9g，茯苓9g，牡丹皮9g
【用法】粉末にしたものを蜜丸（15g）にして，1回1丸を1日3回空腹時に服用する。あるいは水で煎じて服用してもよい。
【効能】滋陰補腎（滋補肝腎）

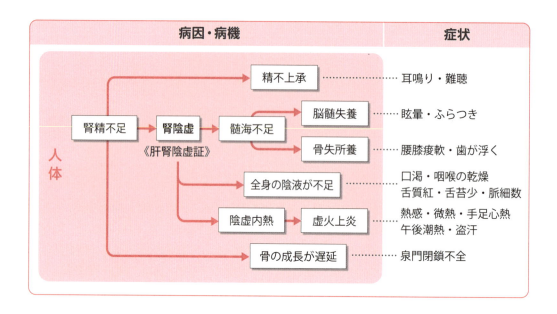

【主治】 腎陰虚証（肝腎陰虚証）

　腰や膝が重だるい（腰膝痠軟）・眩暈・ふらつき・耳鳴り・難聴・身体の熱感・手掌や足底のほてり感（手足心熱）・微熱（骨蒸潮熱）・午後の発熱（午後潮熱）・盗汗・歯痛・歯が浮く（牙歯動揺）・踵の痛み・口渇・咽喉の乾燥・遺精・舌質紅・舌苔少・脈細数，あるいは小児の泉門閉鎖遅延。

【病機と治法】

　腎精が不足し腎陰が虚損された腎陰虚証が，本方剤の適応である。腎は先天の本であり，骨を主り髄を生じる。腎陰が虚損されて髄海が不足すると，骨が栄養を失うために腰や膝が重だるい・歯が浮く・踵部の疼痛などの症状を呈し，脳髄が滋養されないために眩暈やふらつきを呈する。腎は耳に開竅するので，腎精が不足して精が上承できないと，耳鳴りや難聴などの症状が現れる。『霊枢』海論篇に「脳は髄の海である」「髄海が不足すれば，脳が転じて耳鳴し，脛痠眩冒を呈する」とある。全身の陰液が不足するために口渇・咽喉の乾燥などの症状を呈し，腎陰の不足に伴い内熱が生じると，虚火が上炎して身体の熱感・手掌や足底のほてり感・微熱・午後の発熱・盗汗などの症状が現れる。また，腎精が不足すると骨の成長が遅延するために，小児の泉門閉鎖が遅延する。舌質紅・舌苔少・脈細数などは，いずれも陰虚とそれに伴う内熱の症候である。治療は，虚損された腎陰を滋養するとともに腎精（精髄）を充足させる。

【方解】

　甘微温の熟地黄は，腎経に入って腎陰を滋養（滋陰補腎）して精髄を補益（塡精益髄）する君薬である。酸温の山茱萸は，肝経に入って益肝しながら滋腎し，収斂固渋する。甘平の山薬は，脾経に入って補脾益気養陰するとともに滋腎し，後天を補うことで先天を充足させる。これらはともに臣薬である。以上3つの補薬は，協力し合って滋陰益腎・養肝補脾し，腎・肝・脾の三陰を補って，病態の根本である腎陰の不足を治療する。これを三補という。一方，沢瀉は，利湿泄濁の効能により腎虚に伴う水濁の内停を防ぐとともに，熟地黄の滞膩の弊害を防止する。牡丹皮は，陰虚に伴う虚火を清するとともに，山茱萸の温性を緩和する。茯苓は，利水滲湿健脾の効能により，沢瀉の泄濁の作用を補助するとともに，山薬の補脾の作用を強化する。これ

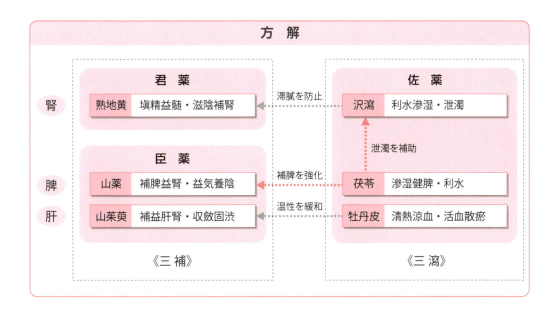

らはともに佐薬である。これら3つの瀉薬は，いずれも正虚に伴って生じた邪気を取り除くとともに，滋補薬の作用の行き過ぎを防止する。これを三瀉という。

　本方剤は，三補三瀉の薬味で組成され「補の中に瀉がある」配合となっているが，三瀉の薬味に比べて三補の薬味の用量が多いことからわかるように，効能の主体は滋補である。また，腎・肝・脾の三陰をともに補う効能があるが，なかでも腎陰を補う点に力点が置かれている。

【加減】陰虚火盛となり骨蒸潮熱を呈する場合は，知母や黄柏を加えて清熱降火の力を強化する。陰虚に血熱を伴い崩漏や下血を呈する場合は，二至丸を併用して涼血止血する。陰虚陽亢となり眩暈を呈する場合は，石決明や亀板・天麻を加えて平肝潜陽する。腎府が失養して腰や膝のだるさを呈する場合は，牛膝や桑寄生を加えて益腎壮骨する。腎虚により摂精の力が低下して遺精滑泄を呈する場合は，覆盆子や竜骨・牡蠣を加えて渋精止遺する。陰虚腸燥となって便秘する場合は，玄参や麻子仁を加えて潤腸通便する。脾虚を伴い脾の運化の力が低下して食欲不振や腹脹を呈する場合は，白朮や陳皮を加えて理気健脾する。

【応用】慢性腎炎・高血圧症・糖尿病・肺結核・甲状腺機能亢進症・自律神経失調症・更年期障害・白内障などの疾患が腎陰虚証（肝腎陰虚証）に属する場合に，本方剤が応用される。

【注意】熟地黄は性質が滋膩であるから，脾虚を伴い食欲不振や泥状便を呈する場合は，用いないこと。

【参考】本方剤は『金匱要略』の腎気丸から桂枝と附子を除いた構成となっており，原書では主な適応を小児の肝腎陰虚証としている。

附方

六味地黄丸に関連する方剤

知柏地黄丸　ちばくじおうがん

【別名】知柏八味丸
【出典】『医宗金鑑』『医方考』
【組成】六味地黄丸に知母と黄柏を加える。
　　熟地黄24g，山茱萸12g，山薬12g，沢瀉9g，茯苓9g，牡丹皮9g，知母6g，黄柏6g
【用法】粉末にしたものを蜜丸にして服用するか，あるいは水で煎じて服用する。
【効能】滋陰降火
【主治】陰虚火旺証
　　微熱（骨蒸労熱）・煩躁・盗汗・腰背部がだるくて痛い（腰脊痠痛）・遺精・夢遺など。
【病機と方解】
　　腎陰が虚損されて虚火が生じ，生じた虚火が上炎して火旺となった病態が，本方剤の適応である。
　　六味丸に清熱瀉火の効能をもつ知母と黄柏が加わることで，相火を清する効能が強められている。知母は，滋陰潤燥の効能により滋陰補腎の力を強化するとともに黄柏の燥性を緩和する。

都気丸　ときがん

【出典】『医宗己任編』『症因脈治』
【組成】六味地黄丸に五味子を加える。
　　熟地黄24g，山茱萸12g，山薬12g，沢瀉9g，茯苓9g，牡丹皮9g，五味子6g
【用法】粉末にして蜜丸にするか，あるいは水で煎じて服用する。
【効能】滋腎納気
【主治】腎虚気喘証（腎陰虚による気喘）・吃逆（呃逆）証
　　咳嗽・喘息・呼吸困難・吃逆など。
【病機と方解】
　　腎陰が虚損されたために腎の納気の力が低下し，肺気が上逆して咳嗽や喘息を呈する場合が，本方剤の適応である。
　　六味丸に斂肺滋腎の効能をもつ五味子が加わることで，滋補腎陰の効能に納気平喘の効能を兼ねた方剤となっている。

麦味地黄丸　ばくみじおうがん

【原名】八仙長寿丸
【出典】『医級』『医部全録』
【組成】六味地黄丸に麦門冬と五味子を加える。
　　熟地黄24g，山茱萸24g，山薬12g，沢瀉6g，茯苓（茯神）12g，牡丹皮6g，五味子15g，麦門冬15g
【用法】粉末にして蜜丸にするか，あるいは水で煎じて服用する。
【効能】斂肺納腎（滋補肺腎）
【主治】肺腎陰虚による喘咳証
　　咳嗽・喘息・呼吸困難・午後から夜間の発熱（潮熱）・盗汗。
【病機と方解】
　腎陰が虚損され腎の納気の力が低下したところへ，さらに肺陰も虚損されたために肺気が上逆し，咳嗽や喘息・呼吸困難などの症状を呈する場合が，本方剤の適応である。
　六味丸に斂肺滋腎の効能をもつ五味子と潤肺養陰の効能をもつ麦門冬が加わり，肺腎を滋補するとともに止咳平喘する方剤となっている。

杞菊地黄丸　こぎくじおうがん

【出典】『医級』
【組成】六味地黄丸に枸杞子と菊花を加える。
　　熟地黄24g，山茱萸12g，山薬12g，沢瀉9g，茯苓9g，牡丹皮9g，枸杞子9g，菊花9g
【用法】粉末にして蜜丸にするか，あるいは水で煎じて服用する。
【効能】滋腎養肝明目
【主治】肝腎陰虚証
　　かすみ目（両眼昏花）・眼精疲労・視力低下・眼の乾燥・風があたると涙が出る（迎風流涙）など。
【病機と方解】
　肝腎の陰血が不足するために，かすみ目・眼精疲労・視力低下・眼の乾燥などの症状を呈する場合が，本方剤の適応である。
　六味丸に滋補肝腎明目の効能をもつ枸杞子と清熱平肝明目の効能をもつ菊花が加わり，腎陰を滋補するとともに養肝明目する方剤となっている。

> **比較** 知柏地黄丸・都気丸・麦味地黄丸・杞菊地黄丸
>
> 知柏地黄丸・都気丸・麦味地黄丸・杞菊地黄丸は，いずれも六味地黄丸を基礎に組成された方剤であり，滋陰補腎の効能をもつ点で共通であるが，加わる薬味の違いにより効能と適応となる病態にそれぞれ特徴がある。六味地黄丸は，滋陰補腎の基本方剤であり，腎陰不足とそれに伴う内熱により，腰や膝のだるさ・眩暈・微熱・手足のほてり・口渇・盗汗などの症状を呈する場合に用いられる。知柏地黄丸は，六味丸に知母と黄柏が加わることで腎陰を滋潤し相火を清する効能が強化されており，虚火が盛んで骨蒸潮熱や盗汗を呈する場合に用いられる。都気丸は，六味丸に五味子が加わることで納気平喘の効能が付加されており，腎不納気による咳嗽や喘息に用いられる。麦味地黄丸は，六味丸に五味子と麦門冬が加わることで潤肺止咳の効能が付加されており，肺腎の陰液が虧損されて咳嗽や喘息・潮熱を呈する場合に用いられる。杞菊地黄丸は，六味丸に枸杞子と菊花が加わることで養肝明目の効能が付加されており，肝腎の陰血が虚損されてかすみ目や眼精疲労・視力低下などの症状を呈する場合に用いられる。

六味地黄丸に関連する方剤

方剤名	六味地黄丸への加減	主治
知柏地黄丸	知母と黄柏を加える	陰虚火旺証：微熱・煩躁・盗汗・腰背痠痛・遺精
都気丸	五味子を加える	腎虚気喘証・吃逆証：咳嗽・喘息・呼吸困難・吃逆
麦味地黄丸	麦門冬と五味子を加える	肺腎陰虚による喘咳証：咳嗽・喘息・呼吸困難・潮熱・盗汗
杞菊地黄丸	枸杞子と菊花を加える	肝腎陰虚証：かすみ目・眼精疲労・視力低下・眼の乾燥

左帰丸　さきがん

【出典】『景岳全書』

【組成】熟地黄 24 g，山薬 12 g，枸杞子 12 g，山茱萸 12 g，牛膝 9 g，菟絲子 12 g，鹿角膠 12 g，亀板膠 12 g

【用法】粉末にして蜜丸（15 g）とし，1回1丸を1日2回，朝と晩の空腹時に薄い塩湯で服用する。

【効能】滋陰補腎・填精益髄

【主治】真陰不足証

　眩暈・腰や下肢がだるい（腰痠腿軟）・耳鳴り・不眠・遺精・自汗・盗汗・口や喉の乾燥・口渇（渇欲飲水）・舌質紅・舌苔少・脈細数。

【病機と治法】

　腎陰が著しく虚損されて精髄が失われた真陰不足証が，本方剤の適応である。精髄が不足し臓腑を滋養できないために，眩暈・腰や下肢のだるさなどの症状を呈する。全身の陰液が不足するために，口や喉の乾燥・口渇などの症状を呈する。陰虚に伴い衛気の固表の力が低下するために，自汗や盗汗を呈し，陰液が不足すると陽気が動きやすくなるために，腎の封蔵の機能が失われて遺精を呈する。舌質紅・舌苔少・脈細数は，陰液が不足して内熱が生じたための症候である。治療は，腎陰を滋補して失われた精髄を充足させる。

【方解】

　甘微温の熟地黄は，腎陰を滋補して失われた精髄を充填する君薬である。甘鹹寒の亀板膠は滋陰潜陽するとともに益腎養血し，甘鹹温の鹿角膠は，肝腎を補益して精血を養い，腎陽を温める効能が，多くの滋陰薬のなかで「陽中求陰」の効果を発揮する。これら動物由来の「血肉友情」の薬味は，精髄をすみやかに補う臣薬である。枸杞子は補腎益精するとともに益肝明目し，山茱萸は肝腎を滋養して渋精斂汗し，山薬は益気養陰の効能により脾腎を補益し固精する。加わる菟絲子は陰陽を平補するとともに固精明目し，牛膝は肝腎を補益して筋骨を強め壮腰する。これらはいずれも佐薬である。これらの配合により本方剤は，腎陰を滋養して失われた精髄を補充する。

【加減】 真陰不足が著しいために虚火が上炎し，骨蒸潮熱を呈する場合は，枸杞子と鹿角膠を除き，女貞子や麦門冬・知母を加えて養陰清熱する。腸道が滋潤を失って便秘する場合は，菟絲子を肉蓯蓉に代えて潤腸通便する。発汗過多を呈する場合は，黄耆や浮小麦を加えて益気固表する。

【応用】 高血圧症・慢性気管支炎・認知症・慢性腎炎・不妊症などの疾患が真陰不足証に属する場合に，本方剤が応用される。

【注意】 本方剤は滋膩の性質をもつ薬味が多く含まれる。そのため長期間服用する場合は，脾胃の機能を低下させやすいので，陳皮や砂仁などの理気薬を加えて醒脾するとよい。もともと脾胃が虚弱で泥状便（便溏）を呈する者には，使用を控えること。

【参考】 本方剤は，六味地黄丸から三瀉の薬味（沢瀉・茯苓・牡丹皮）を除いて，亀板膠・鹿角膠・枸杞子・菟絲子・牛膝を加えて組成される純粋な補益の剤である。多くの滋陰補腎薬に補陽薬が加わることで「陽中求陰」の配合となっており，強力な補腎填精の効能を発揮して，すみやかに真陰を補充する。

　原書に「水の主を壮にして，左腎の元陰を培う」とあることから，「左帰丸」の名がある。

附方

左帰丸に関連する方剤

左帰飲　さきいん

【出典】『景岳全書』
【組成】 熟地黄 15 g，山薬 6 g，枸杞子 6 g，炙甘草 3 g，茯苓 4.5 g，山茱萸 5 g

【用法】水で煎じて服用する。
【効能】補益腎陰
【主治】真陰不足証

腰がだるい（腰痠）・遺精・盗汗・口や喉の乾燥・口渇・水を飲みたい・舌質紅・脈細数。

【病機と方解】

腎陰が虧損されて引き起こされた真陰不足証の軽症が，本方剤の適応である。左帰丸同様，補益薬を中心に組成され腎陰を滋補する効能をもつが，配合される薬味の種類と用量が少ないために補益の力が比較的穏やかである。そのため適応は，腎陰不足証の軽症に限られる。

大補陰丸　だいほいんがん

【原名】大補丸
【出典】『丹渓心法』
【組成】黄柏 12 g，知母（酒炒）12 g，熟地黄 18 g，亀板 18 g
【用法】粉末にして，蒸した豚の脊髄を加えて蜜丸（15 g）にし，1回1丸を1日2回，朝と晩に薄い塩湯で服用する。あるいは水で煎じて服用してもよい。
【効能】滋陰降火
【主治】陰虚火旺証

微熱（骨蒸潮熱）・盗汗・口渇・著しい空腹感・咳嗽・喀血・イライラして怒りっぽい（心煩易怒）・足や膝の疼痛・熱感・膝や足がだるい・遺精・舌質紅・舌苔少・尺脈数有力。

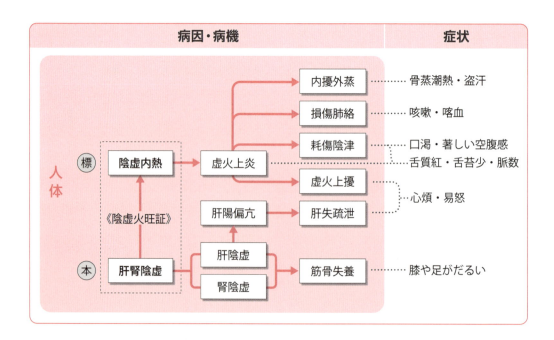

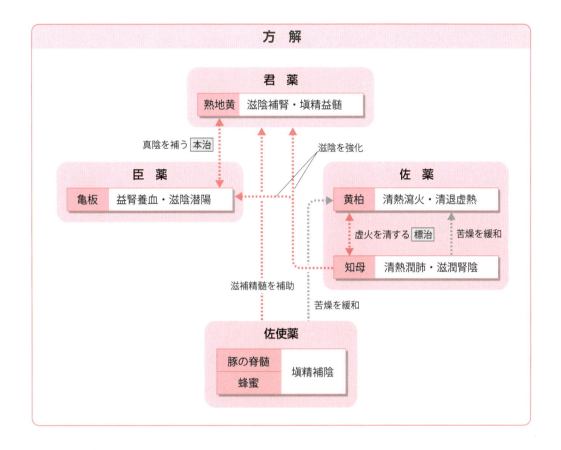

【病機と治法】

　肝腎の陰血が虚損され精髄が失われた真陰不足証で，陰虚に伴い生じた虚火が上炎した病態が，本方剤の適応である。腎水が虧損されると相火を制御できなくなるために，虚火や虚熱が生じやすい。生じた虚火が体内で盛んとなり津液を蒸し上げるために，骨蒸潮熱や盗汗を呈する。虚火が全身の陰津を消耗するために，口渇や著しい空腹感を呈する。肝腎の陰血が不足して筋骨を滋養できないために，膝や足のだるさを呈し，肝陰が虚損されると肝陽が偏亢となって肝の疏泄の機能が失調するために，イライラして怒りっぽくなる。虚火が肺絡を損傷すれば，咳嗽や喀血を呈する。舌質紅・舌苔少・脈数は，いずれも全身の陰液が虚損されて虚火が上炎したための症候である。本証は，陰液の虚損が病態の「本」であり，伴う虚火の偏旺が病態の「標」である。治療は，虚損された陰液を滋養するとともに，伴う虚火を降火させる。

【方解】

　熟地黄は，滋陰補腎するとともに精髄を補う君薬である。亀板は，益腎養血するとともに陰液を滋養して潜陽し，虚火を制する臣薬である。これら二薬は，協力し合って病態の本である真陰の不足を治療する。苦寒の黄柏は，相火を瀉して陰液の損傷を防ぎ，苦寒潤の知母は，肺熱を清潤しながら腎陰を滋潤し，熟地黄と亀板の滋陰の作用を強化する。これらは組んで清熱瀉火・滋陰清肺し，病態の標である虚火を清する佐薬である。豚の脊髄と蜂蜜は，ともに甘潤の性質により塡精補陰し，君薬の滋補精髄の効能を補助するとともに，黄柏の苦燥の性質を緩和する佐使薬である。これらの配合により本方剤は，失われた真陰を滋養して精髄を補充し，

滋陰潜陽することで伴う虚火を清瀉する。

【加減】骨蒸潮熱が著しい場合は，地骨皮や銀柴胡を加えて退熱除蒸する。大量に喀血あるいは吐血する場合は，仙鶴草・旱蓮草・白茅根を加えて涼血止血する。肺中に燥熱があり，咳や喀出し難い痰を呈する場合は，麦門冬と貝母を加えて潤肺化痰する。盛んとなった虚火により津液が消耗されて消渇を呈する場合は，天花粉と黄連を加えて清熱生津する。足や膝の痛みや熱感を伴う場合は，牛膝や桑寄生を加えて補腎強筋壮骨する。盗汗が著しい場合は，山茱萸・竜骨・牡蛎を加えて斂汗固表する。遺精が著しい場合は，金桜子や芡実を加えて固精止遺する。

【応用】肺結核・腎結核・甲状腺機能亢進症・糖尿病などの疾患が陰虚火旺証に属する場合に，本方剤が応用される。

【注意】食欲不振や軟便を伴う場合，あるいは火熱の実証に属する場合は，本方剤を用いるべきではない。

【参考】本方剤は滋陰降火を主な効能とする方剤であり，滋陰することで潜陽する「培本」の効能と，虚火を清する「清源」の効能を兼ね備えている。「培本」だけでは虚火を清するのに不十分であり，また「清源」だけでは治癒しても虚火が再燃して疾病が再発するおそれがある。朱丹渓の『医宗金鑑』刪補名医方論に「陰は常に不足し，陽は常に余る。陰は常に養うべきであり，陰と陽がそろえば，水は火を制することができ，病になることがない」とある。

虎潜丸　こせんがん

【出典】『丹渓心法』

【組成】黄柏(酒炒)15g，亀板(酒炙)12g，知母(酒炒)6g，熟地黄6g，陳皮6g，白芍6g，鎖陽4.5g，虎骨(炙)3g，乾姜1.5g

【用法】粉末にして蜜丸とし，1回1丸(10g)を1日2回，朝と晩に薄い塩湯か白湯で服用する。あるいは水で煎じて服用してもよい。

【効能】滋陰降火・強壮筋骨

【主治】肝腎不足・陰虚内熱による痿証

腰や膝がだるい(腰膝痿軟)・筋肉に力が入らない(筋骨痿弱)・下肢の痩せ(腿足消痩)・歩行困難(歩履乏力)・眩暈・耳鳴り・遺精・舌質紅・舌苔少・脈細弱。

【病機と治法】

肝腎の陰血が虚損されて筋骨が痿弱となった痿証で，陰虚による内熱を伴う場合が，本方剤の適応である。陰血が虚損されると内熱が生じやすく，また内熱があると陰血がさらに耗傷される。肝は筋を主り，腎は骨を主る。よって肝腎の陰血が虚損されると，筋骨を滋養できなくなるために筋萎や骨痿となって，腰や膝がだるい・筋肉に力が入らない・下肢の痩せ・歩行困難などの症状を呈する。陰血が不足すると，清竅が滋養されなくなるために眩暈や耳鳴りを呈する。舌質紅・舌苔少・脈細弱は，いずれも陰血が虚損されて内熱が生じたための症候である。『素問』痿論篇に「肝気に熱があれば胆泄し，口苦を呈し，筋膜が乾く。筋膜が乾けば，筋が痙攣し，筋痿となる。腎気に熱があれば，腰背が持ち上がらず，骨が枯れて髄が減り，骨痿となる」とある。

【方解】
　黄柏は，清熱瀉火・退虚熱の効能により陰虚に伴う内熱を清瀉し，亀板は，滋陰潜陽・益腎強骨の効能により内熱を清瀉しながら筋骨を強める。これらはともに君薬である。熟地黄と白芍は，滋陰養血の効能により虚損された肝腎の陰血を補い，知母は，清熱瀉火・滋陰潤燥の効能により黄柏を補助して内熱を清瀉する。これらはともに臣薬である。虎骨は筋骨を強壮し，鎖陽は温陽益精するとともに筋を養い潤燥する。加わる陳皮と乾姜は，温中健脾・理気和胃の効能により，苦寒の知母と黄柏による傷胃を防ぐとともに，甘潤の滋養薬による膩滞を防止する。これらはいずれも佐薬である。これらの配合により本方剤は，肝腎の陰血を滋養するとともに滋陰降火し，筋骨を強めて，腰や膝のだるさ・筋肉に力が入らない・歩行困難などの症状を改善させる。

二至丸　にしがん

【出典】『医方集解』
【組成】女貞子 10 g，旱蓮草 10 g
【用法】蒸熟した女貞子を粉末にして，濃縮した旱蓮草の煎汁に混和して蜜丸とし，1回1丸（15 g）を朝と晩に服用する。
【効能】補腎養肝・滋陰止血
【主治】肝腎陰虚証
　眩暈・耳鳴り・かすみ目（眼花）・不眠・夢が多い・口が苦い・喉の乾燥・腰や膝がだるい（腰膝痠軟）・下肢に力が入らない（下肢痿軟）・遺精・過多月経・若年性白髪・舌質紅・舌苔少・脈細あるいは細数。

【病機と治法】
　肝腎の陰血が虚損された肝腎陰虚証が，本方剤の適応である。腎は骨を主り髄を生じる。よって腎陰が虚損されると，陰精が下肢を濡潤できなくなるために下肢に力が入らなくなり，陰精が頭を滋養できなくなるために眩暈を呈する。足の少陰腎経は舌を貫き咽喉をめぐる。よって陰精が昇らなくなると舌や喉が乾燥する。肝は目に開竅する。よって肝血が滋養を失うとかすみ目を呈する。肝は魂を蔵する。よって肝陰が虚損されると魂を固守することができなくなって多夢を呈する。肝腎の陰血が虚損されて相火を蔵することができなくなれば，相火が妄動して過多月経を呈し，精関が不固となって夢精や遺精・滑精を呈する。

【方解】
　甘苦微寒の女貞子は，滋腎養肝の効能により肝腎の陰血を滋養する君薬である。甘酸寒の旱蓮草は，滋陰益腎の効能により陰精を補益するとともに涼血止血する臣薬である。本方剤は薬味の種類は少ないものの，性が平で，肝腎の陰血を補益する効能がありながら滋膩でない，平補肝腎の良方である。
【加減】薬力が弱いので，必要に応じて熟地黄や枸杞子・桑椹子などの滋陰養血薬を配合する。
【応用】脱毛症・不眠症・不整脈・月経不順などの疾患が肝腎陰虚証に属する場合に，本方剤が応用される。
【注意】脾胃虚弱証には用いないこと。

一貫煎　いっかんせん

【出典】『柳州医話』『続名医類案』
【組成】北沙参9ｇ，麦門冬9ｇ，当帰9ｇ，生地黄18ｇ，枸杞子12ｇ，川棟子4.5ｇ
【用法】水で煎じて服用する。
【効能】滋陰疏肝
【主治】陰虚肝鬱証（肝腎陰虚・血燥気鬱）

　胸脇部の脹痛・呑酸・苦い水が上がってくる（吐苦）・口や喉の乾燥・舌質紅乾燥（少津）・脈細弱あるいは虚弦，または腹部の肝経に沿った部位の痛みや腫瘤（疝気瘕聚）。

【病機と治法】
　情志の不暢などにより肝気が鬱結して火と化し，気火が内鬱したために肝陰が耗傷された陰虚肝鬱証が，本方剤の適応である。肝は疏泄を主りその性は条達を喜ぶ。肝陰が虧損されて肝の条達の機能が低下すると，気機が鬱滞するために胸脇部の脹痛を呈する。肝気が横逆して胃を犯せば，胃の和降の機能が失調するために呑酸や吐苦などの症状を呈する。肝陰が不足すると肝気が不舒となるために，肝経に沿った部位に痛みや腫瘤が生じる。口や喉の乾燥・舌質紅乾燥・脈細弱などは，全身の陰液が不足するための症候であり，脈虚弦は，陰虚に伴い肝気が鬱結するための症候である。治療は，滋陰養血することで柔肝し，肝気の鬱滞を解除して気機の調暢を回復させる。

【方解】
　大量に配合される生地黄は，滋陰養血の効能により肝腎を補益する君薬である。枸杞子は肝腎の精血を補益し，当帰は養血補肝するとともに活血調血して肝の疏泄の機能を回復させる。これらはともに臣薬である。北沙参と麦門冬は，養陰生津・潤燥止渇の効能により肺胃を滋養して柔肝する佐薬である。加わる少量の川棟子は，理気疏肝するとともに泄熱し，行気止痛しながら諸薬を肝経へ導く佐使薬である。川棟子は性味が苦寒であるが，他の滋陰養血薬に配合されるために「苦燥傷陰」とされる苦味特有の傷陰のおそれがない。これらの配合により本方剤は，肝の陰血を滋養して柔肝し，肝の疏泄の機能を回復させる。理気疏肝するものの陰液を傷つけず，むしろ滋陰する点に，他の疏肝理気剤と異なる本方剤の特徴がある。

【加減】気滞不舒により胸脇部に激しい痛みを呈する場合は，合歓花・玫瑰花を加えて舒肝調気の力を強化する。肝気が脾に乗じて脘腹部に激しい痛みを呈する場合は，白芍と甘草を加えて緩急止痛する。肝気の鬱滞により経気が滞り，胸脇部に腫塊（積聚）を触れる場合は，鼈甲・牡蛎を加えて軟堅散結する。陰虚肝旺となって眩暈を呈する場合は，石決明や天麻を加えて平肝潜陽する。胃陰が著しく虧損されて，舌質紅・舌苔少を呈する場合は，石斛や天花粉を加えて滋陰生津する。煩躁や不眠を伴う場合は，酸棗仁や知母を加えて養心安神する。陰液が虚損されたために微熱や盗汗を呈する場合は，地骨皮を加えて虚熱を清する。

【応用】慢性肝炎・慢性胃炎・胃十二指腸潰瘍・肋間神経痛・糖尿病・高血圧症・精巣上体炎などの疾患が陰虚気滞証に属する場合に，本方剤が応用される。

【注意】肝鬱脾虚湿盛証には，本方剤を用いないこと。

> **比較** 　　　　　　　　逍遙散と一貫煎
>
> 　逍遙散と一貫煎は，どちらも疏肝理気の効能をもち，肝気が鬱結して胸脇部の脹痛を呈する病態を治す点で共通であるが，効能と適応となる病態に違いがある。逍遙散は，疏肝理気・健脾養血の効能をもち，肝鬱血虚による胸脇部痛に，倦怠感や食欲不振など脾気虚損による症状を伴う場合に用いられる。それに対して一貫煎は，滋補肝腎・疏肝理気の効能をもち，陰虚肝鬱による胸脇部痛に，口や喉の乾燥・舌質紅乾燥など陰虚津少の症状を伴う場合に用いられる。

石斛夜光丸　　せっこくやこうがん

【出典】『原機啓微』『瑞竹堂経験方』
【組成】天門冬10ｇ，人参10ｇ，茯苓10ｇ，麦門冬10ｇ，熟地黄10ｇ，生地黄10ｇ，菟絲子(酒)7ｇ，菊花7ｇ，決明子(草決明)7ｇ，杏仁7ｇ，山薬10ｇ，枸杞子7ｇ，牛膝(酒)7ｇ，五味子5ｇ，白蒺藜(蒺藜子)5ｇ，石斛7ｇ，肉蓯蓉5ｇ，川芎5ｇ，炙甘草5ｇ，枳殻(炒)5ｇ，青葙子5ｇ，防風5ｇ，黄連5ｇ，犀角5ｇ，羚羊角7ｇ
【用法】粉末にして蜜丸とし，1回1丸（10ｇ）を1日2回，朝と晩に薄い塩湯で服用する。
【効能】滋補肝腎・清熱明目（平肝熄風・滋陰明目）
【主治】肝腎不足・陰虚火旺（虚火上擾）証
　視力低下・かすみ目（視物昏花）・羞明・流涙・眩暈・白内障・腰や膝がだるい（腰膝痠軟）・舌質紅・舌苔少・脈細数。

【病機と治法】
　肝腎の精血が不足するために，視力低下やかすみ目などの症状を呈する病態が，本方剤の適応である。肝腎の精血が不足すると，眼を滋養することができなくなるために，視力の低下やかすみ目を呈する。陰血の虚損に伴って内熱が生じ，生じた内熱が火旺となり上擾すれば，眩暈や羞明・白内障などの症状が現れる。『霊枢』大惑論篇に「五臓六腑の精気は，みな上へ上って目に注ぎ，目の精となる」とあり，『素問』五臓生成篇に「肝が血を受けて，見ることができる」とある。

【方解】
　熟地黄・生地黄・枸杞子は，肝腎の精血を滋補して明目する君薬である。甘涼の天門冬・麦門冬・石斛は，養陰生津の効能により失われた陰液を滋潤する。菟絲子は補陽益陰しながら補肝明目し，肉蓯蓉は腎陽を温補するとともに精血を補益する。これら二薬は甘温の性質により「陽中求陰」する。精血の源は水穀の精微であるから，肝腎の精血を補うためには，気血生化の源である脾胃を補益する必要がある。そのため方剤には益気健脾の効能をもつ人参・茯苓・炙甘草・山薬が配合される。これらはいずれも方剤中の臣薬である。黄連・決明子・青葙子・犀角・羚羊角・菊花は，肝腎の虧損に伴う虚熱を清して清肝明目し，川芎・防風は，疏風和血の効能に

より肝血不足に伴う風熱を疏散させる。白蒺藜は，風熱を疏散させるとともに平肝潜陽し，あわせて明目する。枳殼・杏仁は，理気寛胸の効能により気の滞りを防いで得られた精微を散布する。牛膝は，滋陰補腎するとともに引火下行し，酸温の五味子は，五臓の精微を収斂するとともに他の甘薬と組んで酸甘化陰する。これらはいずれも方剤中の佐薬である。一方，炙甘草は諸薬を調和させる佐使薬としての役割も兼ねている。これらの配合により本方剤は，滋補肝腎・清熱明目・平肝熄風の効能を発揮して，肝腎不足・陰虚火旺による視力低下やかすみ目などの症状を改善させる。

【加減】肝陽の上亢を伴う場合は，天麻や夏枯草・珍珠母を加えて平肝潜陽する。

【応用】白内障・高血圧症・緊張型頭痛などの疾患が，肝腎不足・陰虚火旺証に属する場合に本方剤が応用される。

【参考】本方剤は，眼科の主要方剤である。肝腎を滋補するとともに清熱明目し，肝腎不足によるさまざまな眼の症状を改善させる。また，方剤を組成する多くの薬味は，効能からおおまかに生津養血・滋陰補腎・益気健脾・疏風清熱・平肝熄風の5つに分けることができる。

補肺阿膠湯　ほはいあきょうとう

【別名】阿膠散または補肺散

【出典】『小児薬証直訣』

【組成】阿膠 45 g，牛蒡子 7.5 g，炙甘草 7.5 g，馬兜鈴 15 g，杏仁 6 g，糯米 30 g

【用法】阿膠以外を水で煎じ，湯で溶かした阿膠を加えて服用する。

【効能】養陰補肺・清熱止血

【主治】陰虚肺熱証（肺虚熱盛証）

　咳嗽・呼吸困難・喘息（気喘）・咽頭の乾燥・痰の量が少ない・痰に血が混じる・舌質紅・舌苔少・脈浮細数。

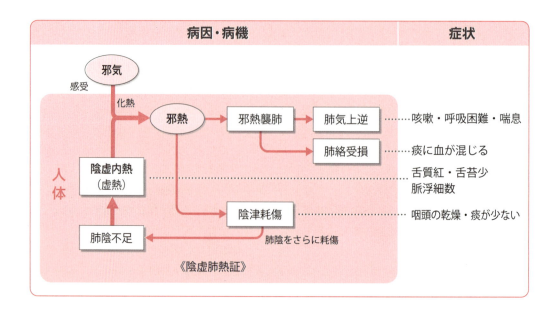

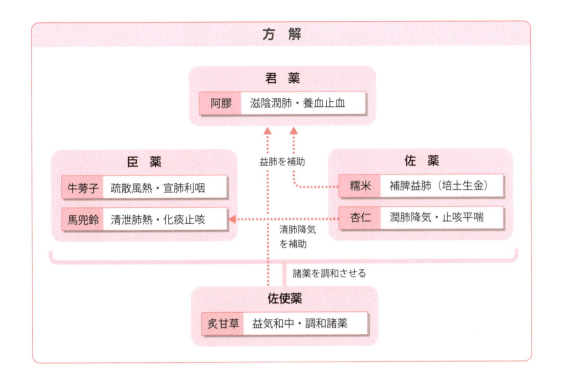

【病機と治法】
　もともと肺陰が虚損された肺陰虚の状態に外邪が侵入し，邪気が熱と化して肺を犯した陰虚肺熱証が，本方剤の適応である。肺陰に不足があると虚熱が生じやすく，侵入した邪気も化熱しやすい。生じた邪熱がさらに肺を侵襲するために，咳嗽や呼吸困難・喘息などの症状を呈する。もともと肺陰が虚損されたところへ邪熱が加わるために，さらに陰津が消耗されて咽頭が乾燥する。長い間咳が続けば，肺絡が灼傷されるために痰に血が混じるようになる。舌質紅・舌苔少・脈浮細数は，いずれも陰液の虚損に内熱を伴うための症候である。治療は，失われた肺陰を滋養するとともに邪熱を清泄する。

【方解】
　甘平の阿膠は，滋陰潤肺の効能により病態の根本である肺陰の不足を補うとともに，養血止血する君薬である。辛苦寒の牛蒡子は風熱を疏散させて利咽し，苦微辛寒の馬兜鈴は肺熱を清して化痰止咳平喘する。これらはともに臣薬である。苦温潤の杏仁は，肺気を降ろして止咳平喘するとともに邪熱を疏散させ，馬兜鈴の清肺降気の作用を強化する。加わる糯米と炙甘草は，脾陰を滋養することで肺陰を生じさせ（培土生金），阿膠の補肺の効能を強化する。これらはいずれも佐薬である。炙甘草は，諸薬を調和させる使薬としての役割も兼ねている。これらの配合により本方剤は，養陰補肺・清熱止血の効能を発揮して，肺陰の不足を補うとともに盛んとなった肺熱を清泄する。

【加減】陰液の虚損が著しい場合は，沙参や麦門冬を加えて潤肺養陰する。肺熱が盛んな場合は，黄芩を加えて肺熱を清瀉する。痰熱が盛んな場合は，貝母や竹筎・半夏を加えて清化熱痰する。喀血を伴う場合は，白茅根・生地黄・仙鶴草を加えて涼血止血する。

【応用】慢性気管支炎・気管支拡張症などの疾患が陰虚肺熱証に属する場合に，本方剤が応用

される。
【注意】寒証・痰湿壅盛証には，本方剤を用いないこと。
【参考】本方剤の適応は本来，小児の肺陰虚燥熱の咳喘証であるが，成人でも同様の証であれば用いることができる。

附方

補肺阿膠湯に関連する方剤

月華丸　げっかがん

【出典】『医学心悟』
【組成】天門冬 10 g，麦門冬 10 g，生地黄 10 g，熟地黄 10 g，山薬 10 g，百部 10 g，沙参 10 g，川貝母 10 g，阿膠 10 g，茯苓 5 g，獺肝 5 g，三七 5 g，白菊花 20 g，桑葉 20 g
【用法】粉末にして蜜丸とし，1回1丸（15 g）を1日3回服用する。
【効能】滋陰潤肺・鎮咳止血
【主治】肺腎陰虚証
　慢性の乾性咳嗽・痰に血が混じる・息切れ・口や喉の乾燥・胸悶感・潮熱・五心煩熱・痩せ・食欲低下・声に力がない・話すのが億劫（少気懶言）・便秘・尿の量が少ない・舌質紅乾燥。
【病機と方解】
　肺と腎の陰液が虚損された肺腎陰虚証で，慢性の咳嗽や血痰などの症状を呈する場合が，本方剤の適応である。
　麦門冬・百部・沙参は，養陰潤肺の効能により肺陰を滋潤し，天門冬・山薬・阿膠は，滋腎潤肺の効能により肺と腎の陰液を滋養する。生地黄と熟地黄は，養血滋陰の効能により腎陰を滋養する。川貝母と桑葉は，陰虚に伴う肺熱を清して潤肺化痰止咳し，白菊花は内熱を清瀉する。加わる獺肝は，養陰清熱・寧嗽止血し，茯苓は，祛湿健脾の効能により多くの滋潤薬による滋膩の弊害を防止する。これらの配合により本方剤は，肺腎の陰液が虚損されて咳嗽や血痰・息切れなどの症状を呈する虚労を治療する。
【応用】慢性期の肺結核が肺腎陰虚証に属する場合に，本方剤が応用される。

第5節
補陽剤

　補陽剤は，腎陽を温補して腎陽虚証を治療する方剤である．主に補陽薬によって組成される．腎陽虚証では，寒がり（畏寒）・四肢の冷え・顔色が蒼白い・腰や膝がだるくて痛い（腰膝痠痛）・筋肉に力が入らない（痠軟無力）・下腹部が張り冷えて痛い（少腹拘急冷痛）・浮腫・尿量減少あるいは尿が薄く量が多い・頻尿・排尿困難・排尿後尿滴下（尿後余瀝）・インポテンス（陽萎）・早漏（早泄）・不妊症・舌質淡・舌苔白・脈沈遅あるいは沈細無力などの症状を呈する．

　主な構成生薬は，附子・肉桂・杜仲・巴戟天・補骨脂・肉蓯蓉・淫羊藿・仙茅・鹿角膠などの補陽薬である．陽気が生じるためには陰液が必要であり，陽虚証では水湿が停滞しやすくまた陽虚不固となりやすい．そのために補陽剤にはよく滋陰・利水・固渋の効能をもつ薬味が配合される．代表的な方剤に，腎気丸・右帰丸がある．

<補陽剤>	
適応症	腎陽虚証：畏寒・四肢の冷え・顔色が蒼白い・腰膝痠痛・痠軟無力・少腹拘急冷痛・浮腫・尿量減少・尿が薄く量が多い・頻尿・排尿困難・尿後余瀝・陽萎・早泄・不妊症・舌質淡・舌苔白・脈沈遅あるいは沈細無力
構成生薬	補陽薬：附子・肉桂・杜仲・巴戟天・補骨脂・肉蓯蓉・淫羊藿・仙茅・鹿角膠など
代表方剤	腎気丸・右帰丸

腎気丸　じんきがん

【別名】八味地黄丸
【出典】『金匱要略』
【組成】乾地黄*24g，山薬12g，山茱萸12g，沢瀉9g，茯苓9g，牡丹皮9g，桂枝3g，（炮）附子3g
【用法】粉末にして蜜丸とし，1回1丸（15g）を1日2回，朝と晩に服用する．あるいは水で煎じて服用してもよい．
【効能】補腎助陽（温補腎陽）

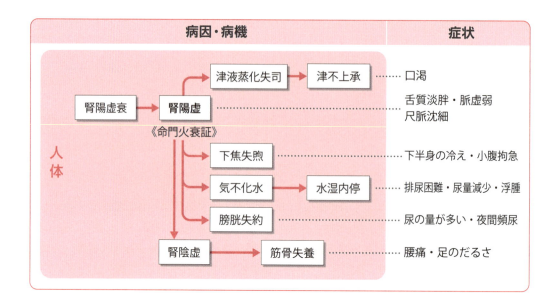

【主治】腎陽不足証

腰痛・足や腰がだるく力が入らない（腰痛脚軟）・下半身の冷え・下腹部の張り（小腹拘急）・排尿困難・尿量減少あるいは尿の量が多く色が薄い・頻尿・夜間頻尿・排尿後尿滴下（尿後余瀝）・浮腫・インポテンス（陽萎）・早漏（早泄）・舌質淡胖・舌苔薄白・脈虚弱・尺脈沈細あるいは沈弱遅，および痰飲・消渇・脚気・転胞（妊婦の尿閉）など。

【病機と治法】

腎陽が虚衰して腎の温煦と気化の作用が低下した腎陽虚証（命門火衰証）が，本方剤の適応である。腎陽が虚衰すると，下焦を温煦できなくなるために下半身の冷えや下腹部の張りなどの症状を呈し，腎の陰陽が不足して筋骨を滋養できなくなるために腰痛や足のだるさを呈する。腎陽が虚弱になると，化気行水の力が衰えるために水湿が内停して排尿困難や尿量減少・浮腫などの症状を呈し，津液の蒸化ができなくなるために津液が上承できず口渇を呈し，膀胱の約束の機能が低下するために，尿の量が多く色が薄い・夜間頻尿などの症状を呈する。舌質淡胖・脈虚弱・尺脈沈細あるいは沈弱遅は，いずれも腎陽が虚弱になったための症候である。治療は，補腎助陽の効能により腎陽を温補して化気行水の力を回復させる。

【方解】

大辛大熱の附子は補火助陽し，辛甘温の桂枝は陽気を温通させる。これらはともに腎陽を温補して腎の気化機能を回復させる君薬である。乾地黄は腎精を補益して腎陰を滋養し，山茱萸と山薬は，肝と脾を補益することで肝腎の精血を補う。これらはともに臣薬である。腎陽を温補する方剤でありながら腎陰を滋補する薬味を積極的に用いるのは，「陰中に陽を求める」ためであり，本方剤の特徴の1つである。『類経』に「上手に陽を補うものは，必ず陰中に陽を求める。すなわち陽は陰の助けを得て生化すること究まりなし」（張景岳）とある。一方，多くの滋陰薬が配合されながら補陽薬が少量しか配合されないのは，本方剤の方意が補火することでなく，徐々に少火を補うことで腎気を生じさせることにあるからである。『素問』至真要大論篇に「火の源を益することで，陰翳を消す」とある。沢瀉と茯苓は，利水滲湿の効能により桂枝と組んで痰飲を温化し，体内に滞った水湿を取り除くとともに，多くの滋陰薬による膩滞

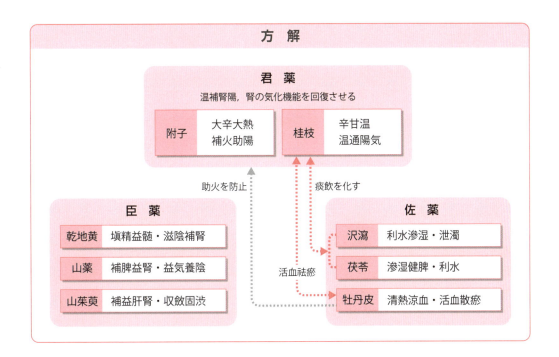

を防止する。牡丹皮は，清熱涼血・活血散瘀の効能により桂枝と組んで血分の瘀滞を取り除いて水湿の除去を促進し，あわせて温陽薬による助火を防止する。これらはともに佐薬である。多くの滋陰薬と補陽薬の中にこれら三瀉の薬味が加わる補中有瀉の配合は，本方剤のもう1つの特徴である。これらの配合により本方剤は，腎精を補益しながら虚損された腎陽を温補し，腎の気化機能を回復させて，停滞する水湿を取り除く。

【加減】下半身の冷えが著しい場合は，附子を増量し桂枝を肉桂に代えて温補腎陽の力を強化する。痰飲を伴い咳や喘息を呈する場合は，乾姜・細辛・半夏を加えて温肺化飲する。夜間の頻尿が著しい場合は，巴戟天・益智仁・金桜子・芡実を加えて温陽固摂の力を強化する。

【応用】慢性腎炎・糖尿病・甲状腺機能低下症・副腎皮質機能低下症・慢性気管支炎・気管支喘息・前立腺肥大症・栄養障害による浮腫などの疾患が腎陽不足証に属する場合に，本方剤が応用される。

【注意】陰虚内熱証（陰虚火旺証）には用いないこと。

＊乾地黄は甘苦寒で清熱滋陰の効能をもつのに対して，熟地黄は甘微温で補腎滋陰・養血の効能をもつので，本来は熟地黄の方が望ましい。

附方

腎気丸に関連する方剤

加味腎気丸　かみじんきがん

【別名】済生腎気丸・牛車腎気丸
【出典】『済生方』
【組成】腎気丸の桂枝を桂皮（肉桂）に代えて，牛膝と車前子を加える。
　　熟地黄 9 g，山薬 15 g，山茱萸 15 g，沢瀉 15 g，茯苓 15 g，牡丹皮 15 g，桂皮（肉桂） 9 g，（炮）附子 9 g，牛膝 9 g，車前子 15 g
【用法】粉末にしたものを蜜丸にして服用する。
【効能】温補腎陽・利水消腫
【主治】腎陽不足・水湿内停証
　　腰や下肢が重だるい・浮腫・排尿困難・尿量減少（小便不利）。
【病機と方解】
　　腎陽が著しく虚損されたために水液の代謝が滞り，水湿が内停して下肢の浮腫や尿量の減少を呈する場合が，本方剤の適応である。
　　腎気丸の附子を増量し桂枝の代わりに桂皮を用いることで，腎陽を温める力が強化されており，加わる牛膝は，活血行瘀の効能により腎絡を通じさせるとともに肝腎の陰血を補い，車前子は利尿行水の効能により浮腫を改善させる。腎気丸より温陽利水の力が強化された方剤であり，腎陽不足による水腫に用いられる。

十補丸　じっぽがん

【出典】『済生方』
【組成】腎気丸の桂枝を桂皮（肉桂）に代えて，鹿茸と五味子を加える。
　　熟地黄 9 g，山薬 9 g，山茱萸 9 g，沢瀉 6 g，茯苓 6 g，牡丹皮 9 g，桂皮（肉桂） 3 g，（炮）附子 9 g，五味子 9 g，鹿茸 3 g
【用法】粉末にしたものを蜜丸にして服用する。
【効能】温補腎陽・補益精血
【主治】腎陽不足・精血虧損証
　　顔色が暗い（面色黧黒）・足の冷え・浮腫・耳鳴・難聴・痩せ・足や膝に力が入らない（足膝軟弱）・排尿困難・尿量減少（小便不利）・腰や背中の痛み。
【病機と方解】
　　腎陽が著しく虚損された上に，さらに精血が不足し，顔色が暗い・足の冷え・耳鳴・痩せなどの症状を呈する場合が，本方剤の適応である。
　　腎気丸の附子を増量し，桂枝の代わりに桂皮を用いることで腎陽を温める力が強化されており，加わる鹿茸は腎陽を温補するとともに精血を補益し，五味子は補腎渋精する。腎

気丸と比べて温腎壮陽・補養精血の力が強化されており，腎陽が著しく虚損され，かつ精血が不足する病態に用いられる。

> **比較　加味腎気丸と十補丸**
>
> 加味腎気丸と十補丸は，どちらも『金匱要略』の腎気丸に薬味を加味して組成された方剤であり，温補腎陽の効能をもつ点で共通であるが，効能と適応となる病態に違いがある。加味腎気丸は，牛膝と車前子が加わることで利水消腫の効能が加わっており，腎陽不足による水腫に用いられる。それに対して十補丸は，鹿茸と五味子が加わることで温補腎陽の効能が強められ，精血を補益する効能が加わっており，腎陽の虚損に精血の不足を伴う場合に用いられる。

腎気丸に関連する方剤

方剤名	腎気丸への加減	主治
加味腎気丸	桂枝を桂皮に代えて，牛膝と車前子を加える	腎陽不足・水湿内停証：腰や下肢が重だるい・浮腫・排尿困難・尿量減少
十補丸	桂枝を桂皮に代えて，鹿茸と五味子を加える	腎陽不足・精血虧損証：顔色が暗い・足の冷え・浮腫・耳鳴・難聴・痩せ・足膝軟弱・排尿困難・尿量減少

右帰丸　うきがん

【出典】『景岳全書』
【組成】熟地黄 24 g，山薬 12 g，山茱萸 9 g，枸杞子 12 g，鹿角膠 12 g，菟絲子 12 g，杜仲 12 g，当帰 9 g，桂皮（肉桂）9 g，（炮）附子 12 g
【用法】蜜丸にして，1 回 1 丸（15 g）を 1 日 2 回，朝と晩に服用する。あるいは水で煎じて服用してもよい。
【効能】温補腎陽・塡精益髄
【主治】腎陽不足・命門火衰証
　全身倦怠感・寒がり・四肢の冷え（畏寒肢冷）・腰や膝がだるく力が入らない（腰膝軟弱）・食欲低下・軟便・未消化便（完穀不化）・下肢の浮腫・インポテンス（陽萎）・遺精・不妊症・尿の色が薄く量が多い・尿失禁（遺尿）・舌質淡・舌苔白・脈沈遅（無力）。
【病機と治法】
　もともと元陽の虚衰があるために，土を生じることができず引き起こされた中焦虚寒証，あるいは下焦に寒が滞り水湿が氾濫して生じた浮腫，陽気が虚衰したための不妊症などが，本方剤の適応である。腎陽が虚衰すると，全身を温煦できなくなるために寒がりや四肢の冷えなど

の症状を呈し，精髄も虚損されるために腰や膝がだるく力が入らない・不妊症などの症状を呈する。また，腎陽が虧損されると，脾土を生じることができず脾気が虚衰するために全身倦怠感・食欲低下・軟便・未消化便などの症状を呈し，腎の封蔵の機能が失調するために遺精・尿の色が薄く量が多い・尿失禁などの症状を呈する。舌質淡・舌苔白・脈沈遅は，いずれも腎陽が虚衰したための症候である。治療は，虚衰した腎陽を温補するとともに失われた精髄を補益する。

【方解】
　辛熱の附子と桂皮（肉桂）は腎陽を温壮して命門の火を補い，甘温の鹿角膠は腎陽を温補して精髄を補益する。これらはともに君薬である。熟地黄と枸杞子は，精髄を補填するとともに，補陽薬に配合される滋陰薬として「陰中求陽」の効果を発揮する臣薬である。菟絲子と杜仲は，肝腎を温補して腰や膝を強壮し，山茱萸と山薬は，養肝補脾の効能により肝と脾を補益し，当帰は養血和血の効能により鹿角膠を補助して精血を補益する。これらはいずれも佐薬である。これらの配合により本方剤は，腎陽を温補しながら養肝益脾し，あわせて虚損された精血を補益する。

【加減】気虚を伴い著しい倦怠感を呈する場合は，人参を加えて健脾益気する。脾胃に虚寒があって食欲低下や消化不良・嘔吐・呑酸などの症状を呈する場合は，当帰を除き乾姜や白朮を加えて温中健脾する。陽虚による滑精や帯下の増加・泥状便（便溏）などの症状を呈する場合は，補骨脂・金桜子・芡実を加えて補腎固精する。インポテンス（陽萎）を呈する場合は，巴戟天・肉蓯蓉・海狗腎を加えて暖腎壮陽する。腰や膝の冷えと痛みを呈する場合は，仙茅や牛膝を加えて温腎強筋止痛する。

【応用】貧血・慢性腎臓病・骨粗鬆症・精子減少症・白血球減少症などの疾患が腎陽不足証に属する場合に，本方剤が応用される。

【注意】湿濁が内停する場合には，本方剤を用いないこと。

【参考】本方剤は，腎気丸から三瀉の薬味（茯苓・沢瀉・牡丹皮）を除いて，鹿角膠・菟絲子・杜仲・枸杞子・当帰を加えた組成となっている。補益薬のみで瀉薬が加わらないために，腎の陰陽を補益する効能がより強力となっている。

附方

右帰丸に関連する方剤

右帰飲　うきいん

【出典】『景岳全書』
【組成】熟地黄9〜30g，山薬6g，山茱萸3g，枸杞子6g，炙甘草3〜6g，杜仲6g，桂皮（肉桂）3〜6g，（製）附子3〜9g
【用法】水で煎じて服用する。
【効能】温補腎陽・塡精補血
【主治】腎陽不足・精血虧損証
　元気がない・疲れやすい（気怯神疲）・腹痛・腰や膝がだるい・四肢の冷え・陽萎・遺精・

泥状便・頻尿・舌質淡・舌苔薄白・脈虚細，あるいは陰盛格陽証・真寒仮熱証。

【病機と方解】

腎陽が虚衰し，さらに精血が虚損されて易疲労感・腰や膝のだるさ・四肢の冷えなどの症状を呈する場合が，本方剤の適応である。

本方剤は，腎気丸から三瀉の薬味（茯苓・沢瀉・牡丹皮）を除いて，杜仲・枸杞子・炙甘草を加えた組成となっている。杜仲は肝腎を温補し，枸杞子は肝腎の精血を補益し，炙甘草は益気和中するとともに緩急し，あわせて諸薬を調和させる。右帰丸同様，補益薬のみで瀉薬が加わらないために，腎の陰陽を補益する効能が腎気丸よりも強化されているが，その力は右帰丸には及ばない。

【参考】 左帰丸・左帰飲，右帰丸・右帰飲の名称は，『難経』三十六難の「左が腎，右が命門」とする理論に由来する。「左腎は水に属して陰を主り，右腎は火に属して陽を主る」から，「左帰」とは「滋陰補腎することで，陰精をその源に戻らせる（帰せしむ）」ことを意味し，「右帰」とは「温陽補腎することで，元陽（命門の火）をその源に戻らせる（帰せしむ）」ことを意味する。

比較　六味地黄丸・左帰丸・左帰飲・腎気丸・右帰丸・右帰飲

左帰丸と左帰飲は，真陰の滋補（補陰）に力点が置かれている点で六味地黄丸に効能が似ており，右帰丸と右帰飲は，真陽の温補（補陽）に力点が置かれている点で腎気丸に効能が似ている。違いをいえば，六味地黄丸と腎気丸がどちらも三補の薬味と三瀉の薬味をともに有するのに対して，三瀉の薬味が除かれることで，左帰丸と左帰飲は補陰の，右帰丸と右帰飲は補陽の，それぞれ補益の効能が強化されている。

三補 ＝ 地黄・山茱萸・山薬
三瀉 ＝ 沢瀉・牡丹皮・茯苓

腎陰虚に用いる方剤

六味地黄丸
三補 ＋ 三瀉

左帰飲
三補 ＋ 枸杞子
　　　　甘草

左帰丸
三補 ＋ 枸杞子
　　　　亀板膠・鹿角膠・菟絲子・牛膝

（補う作用：弱い→強い）

腎陽虚に用いる方剤

腎気丸（八味地黄丸）
三補 ＋ 三瀉 ＋ 肉桂・附子

右帰飲
三補 ＋ 肉桂・附子・枸杞子・杜仲
　　　　甘草

右帰丸
三補 ＋ 肉桂・附子・枸杞子・杜仲
　　　　鹿角膠・菟絲子・当帰

第6節
陰陽併補剤

　陰陽併補剤は，腎陰と腎陽がともに虚損された陰陽両虚証を治療する方剤である。主に補陰薬と補陽薬によって組成される。陰陽両虚証では，眩暈・腰や膝がだるくて力が入らない（腰膝痿軟）・寒がり（畏寒）・四肢の冷え・インポテンス（陽萎）・遺精・自汗・盗汗・午後の発熱（午後潮熱）などの症状を呈する。

　主な構成生薬は，熟地黄・山茱萸・亀板・何首烏・枸杞子などの補陰薬と，肉蓯蓉・巴戟天・附子・肉桂・鹿角膠などの補陽薬である。代表的な方剤に，亀鹿二仙膠・七宝美髯丹・地黄飲子がある。

〈陰陽併補剤〉

適応症	陰陽両虚証：眩暈・腰膝痿軟・畏寒・四肢の冷え・陽萎・遺精・自汗・盗汗・午後潮熱
構成生薬	補陰薬：熟地黄・山茱萸・亀板・何首烏・枸杞子など 補陽薬：肉蓯蓉・巴戟天・附子・肉桂・鹿角膠など
代表方剤	亀鹿二仙膠・七宝美髯丹・地黄飲子

亀鹿二仙膠　きろくにせんきょう

【出典】『医方考』『医便』
【組成】鹿角 50 g，亀板 25 g，枸杞子 15 g，人参 5 g
【用法】水で煎じて濃縮したものを 3 g ずつ清酒に溶かし，毎朝薄い塩湯で服用する。
【効能】滋陰填精・益気壮陽
【主治】真元虚損・陰陽精血不足証

　全身倦怠感・眩暈・耳鳴り・難聴・全身の冷え・痩せ・遺精・インポテンス（陽萎）・かすみ目・腰や膝がだるい（腰膝痿軟）・脱毛・歯の動揺・女性の不妊症・脈虚弱。

【病機と治法】
　腎中の陰陽が虚衰し精血が虧損された真元虚損証が，本方剤の適応である。腎は五臓の陰陽の元であるから，腎の陰陽が虚衰すると，全身の陰陽が虚損されるために全身倦怠感や易疲労感・冷えなどの症状を呈する。陰陽が虚損されると，精髄も失われるために遺精・インポテンス・脱毛などの症状を呈する。陰陽の虚損に伴い精血が虧損されると，上竅が滋養されなくな

るために眩暈・耳鳴り・難聴・かすみ目などの症状を呈し，筋骨が滋養されなくなるために腰や膝のだるさ・痩せなどの症状を呈する。治療は，陰陽をともに補って失われた精髄を補填し気血を補益する。

【方解】
　甘鹹微温の鹿角（膠）は補腎助陽するとともに精血を滋養し，甘鹹微寒の亀板（膠）は精髄を補充するとともに滋陰養血する。これら動物由来の「血肉友情」の二薬は，陰陽を補って気血精髄の生成を促す君薬である。人参は，後天の本である脾胃を補益して気血の生化を促進し，鹿角・亀板と組んで補気生精して方剤の滋陰壮陽の効能を強化する。枸杞子は，腎精を補益しながら養肝明目し，君薬の滋補肝腎・補益精血の効能を強化する。これらはともに臣薬である。これらの配合により本方剤は，陰陽をともに補って気血を補益し，精髄を充足させて，真元が虚損された陰陽精血不足証を治療する。

【加減】虚陽が上擾して眩暈を呈する場合は，菊花や天麻を加えて熄風止暈する。精関不固を伴い遺精や滑泄を呈する場合は，金桜子や沙苑子を加えて補腎固精する。腰膝痿軟が著しい場合は，牛膝や杜仲を加えて補腎壮骨する。陽萎を呈する場合は，淫羊藿や海狗腎を加えて補腎壮陽する。

【応用】小児の発育不全・貧血・性機能不全などの疾患が，真元不足・陰陽両虚証に属する場合に，本方剤が応用される。

【注意】脾胃が虚弱で食欲不振や便溏を呈する場合は，用いないこと。

七宝美髯丹　しっぽうびぜんたん

【出典】『医方集解』『本草綱目』

【組成】赤何首烏15ｇ，白何首烏15ｇ，赤茯苓15ｇ，白茯苓15ｇ，牛膝８ｇ，当帰８ｇ，枸杞子８ｇ，菟絲子８ｇ，補骨脂４ｇ

【用法】粉末にして蜜丸とし，１回１丸（10ｇ）を１日２回，朝と晩に薄い塩湯で服用する。

【効能】補益肝腎・烏髪壮骨（滋養腎水・補益肝血）

【主治】肝腎不足証

　若年性白髪・脱毛・歯が浮く（歯の動揺）・眩暈・耳鳴り・難聴・夢精・遺精・滑精・腰や膝がだるい（腰膝痿軟）。

【病機と治法】
　腎の陰陽が虚衰し肝腎の精血が虚損されて，白髪や脱毛・歯が浮くなどの症状を呈する場合が，本方剤の適応である。髪は血の余りであり，肝は血を蔵する。よって肝血が虧損されると髪や鬚が白くなり抜け落ちやすくなる。歯は骨の余りであり，腎は骨を主り髄を生じる。よって腎の陰陽が虚衰して腎精が虚損されると歯が動揺する。肝腎の陰血が虚損されると，上竅が滋養されなくなるために眩暈や耳鳴り・難聴を呈し，筋骨が滋養されなくなるために腰や膝のだるさを呈する。腎虚により精関不固となれば，夢精・遺精・滑精などの症状が現れる。治療は，腎の陰陽を回復させるとともに虚損された肝腎の精血を補益する。

【方解】
　甘渋微温の何首烏は，肝腎の精血を補益して烏髪するとともに固精し，あわせて筋骨を強め

る君薬である。菟絲子と補骨脂は，腎陽を温補して固精し，枸杞子と当帰は，補血養肝の効能により肝腎の精血を補益する。これらはいずれも臣薬である。牛膝は，活血しながら肝腎を補益して筋骨を強め，腰や膝のだるさを改善させる。加わる茯苓は，滲湿健脾の効能により，益気するとともに多くの補益薬による滋膩の弊害を防止する。これらはともに佐薬である。これらの配合により本方剤は，腎の陰陽を回復させるとともに肝腎の精血を補って，肝腎不足による白髪や脱毛・歯が浮くなどの症状を改善させる。

【加減】腎陽の虚衰が著しく，畏寒や四肢の冷えを呈する場合は，巴戟天や仙茅を加えて温腎壮陽する。精血が著しく不足して，眩暈や顔に艶がないなどの症状を呈する場合は，熟地黄や党参を加えて気血を補益する。精関不固による遺精を呈する場合は，沙苑子や芡実を加えて補腎固精する。

【応用】白髪・脱毛症・歯周病・再生不良性貧血・不妊症などの疾患が，肝腎不足証に属する場合に，本方剤が応用される。

地黄飲子　じおういんし

【出典】『黄帝素問宣明論方』『聖済総録』
【組成】熟地黄 10 g，巴戟天 10 g，山茱萸 10 g，石斛 10 g，肉蓯蓉 10 g，（炮）附子 10 g，五味子 10 g，桂皮（肉桂）10 g，茯苓 10 g，麦門冬 5 g，石菖蒲 5 g，遠志 5 g
【用法】生姜 3 g と大棗 6 g を加えて，水で煎じて服用する。
【効能】滋養腎陰・温補腎陽・化痰開竅
【主治】瘖痱証
　構音障害・舌の強ばり（舌強不能言）・下肢の筋力低下・歩行障害（足廃不能用）・口が乾くが水を飲みたくない（口乾不欲飲）・顔面紅潮・下肢の冷え・脈沈細弱。
【病機と治法】
　下元（腎の陰陽）が虚衰したために虚陽が浮き上がり，それに伴い痰濁が上へ昇って竅道を閉塞して引き起こされた瘖痱証が，本方剤の適応である。「瘖」とは舌が強ばって発語が困難となる構音障害のことであり，「痱」とは下肢の筋力が低下して歩けなくなる歩行障害のことである。下元が虚衰すると筋骨を滋養できなくなるために，筋力が衰えて下肢が痿軟無力となり歩行障害を呈する。足の少陰腎経は舌につながる。よって腎の陰陽が虚損されて精気を上承できなくなると舌が滋養されず，さらに上へ昇った痰濁が心の竅道を阻塞するために，舌が強ばり発語が困難となる。腎陽が不足するために下肢が冷え，腎陰が不足して虚陽が浮越するために，口が乾くが水を飲みたくない・顔面紅潮などの症状を呈する。治療は，下元を温補するとともに浮き上がった虚陽を摂納し，化痰開竅しながら心気を宣通させる。
【方解】
　熟地黄と山茱萸は腎陰を滋養し，肉蓯蓉と巴戟天は腎陽を温補する。これらは協力し合って下元の虚衰を治療する君薬である。辛熱の附子と桂皮は，益火助陽の効能により肉蓯蓉と巴戟天を補助して下元を温補し，浮き上がる虚陽を摂納する。甘寒の麦門冬と石斛は，滋陰益胃の効能により熟地黄と山茱萸の滋養腎陰の作用を強化する。酸渋の五味子は，滋腎斂陰の効能により山茱萸と組んで固腎渋精する。これらはともに臣薬である。石菖蒲・遠志・茯苓は，化痰

開竅の効能により痰濁による心の阻竅を取り除くとともに心腎を交通させる佐薬である。加わる生姜と大棗は，和胃補中するとともに諸薬を調和させる佐使薬である。これらの配合により本方剤は，腎陰を滋養しながら腎陽を温補し，浮陽を摂納するとともに化痰開竅する。

【加減】痰熱が壅盛な場合は，附子と桂皮を除き，貝母や竹瀝・胆南星・天竺黄を加えて清化熱痰する。著しい気虚を伴う場合は，黄耆や人参を加えて益気補虚する。痱証のみで瘖証がなければ，石菖蒲や遠志などの宣通開通の薬味は減量するか取り除いてよい。

【応用】高血圧症・脳動脈硬化症・脳卒中後遺症・脳脊髄炎・認知症などの疾患が腎陰陽両虚証に属する場合に，本方剤が応用される。

【注意】性質が温性に偏るため，肝陽が著しく上亢する肝陽偏亢証には用いるべきでない。

コラム ― さまざまな方剤の骨格となる主要方剤 ―

補気の効能をもつ四君子湯や補血の効能をもつ四物湯は，いずれもわずか四味で組成されるシンプルな方剤でありながら，その構成は実に巧みで緻密である。補益剤として確実な効能を発揮するのみならず寒熱や収散の偏りが少なく，理想的な方剤といえよう。そのためこれらの方剤は，多くの方剤の中に骨格として含まれている。例えば，六君子湯・参苓白朮散・健脾丸などは四君子湯を，温清飲・疎経活血湯・膠艾湯（芎帰膠艾湯）・当帰飲子・独活寄生湯などは四物湯を，それぞれ組成の中に含んでおり，八珍湯はまさにこれら二剤の合方で，十全大補湯や大防風湯はそのさらなる応用である。同様にさまざまな方剤の骨格として応用される方剤に，温化寒痰の効能をもつ二陳湯や清熱解毒の効能をもつ黄連解毒湯がある。五積散や参蘇飲・杏蘇散・釣藤散・六君子湯・半夏白朮天麻湯などは二陳湯を，石膏湯・温清飲などは黄連解毒湯を，それぞれ骨格として含んでいる。

骨格となる方剤をもとに薬味を加減し処方を組み立てる方法は，我々が目の前の病態を治療すべく独自の処方を作る際にも応用できる。これらの方剤をベースに必要な薬味を加えたり別の方剤を併せたりして，適切な方剤を作れるようになれば理想である。

第9章
安神剤

定義

　安神剤とは，安神定志の効能をもち，神志不安証を治療する方剤である。主に重鎮安神薬や滋養安神薬（養心安神薬）によって組成される。

概要

　心は火に属し神を蔵する。肝は木に属し魂を蔵する。腎は水に属し志を蔵する。よって心神の状態には心・肝・腎の3つの臓器が密接に関わっており，神志不安証は，これら三臓の陰陽の失調あるいは相互関係の失調が原因となることが多い。

　神志不安証の病態は，病因と病機から大きく2つに分類される。1つは，驚きや恐れなどの情志の異常，肝気鬱結の化火（肝鬱化火），内からの心神の擾乱（内擾心神）などにより引き起こされる病態であり，実証に属する。実証の神志不安証では，驚恐・驚狂・易怒・煩躁・不安などの症状を呈する。治療は，重鎮安神の方法により偏亢する心肝を抑制して安神する。具体的には，主に重鎮安神薬を用いて清熱薬を併用し，鎮心安神・清熱除煩する。『素問』至真要大論篇に「驚するものは，これを平する」とある。もう1つは，憂慮の過多などにより肝の陰血が耗傷され魂を蔵することができなくなって，あるいは心の陰血が耗傷されて虚火が上炎し，火熱が心神を内擾して引き起こされる病態であり，虚証に属する。虚証の神志不安証では，動悸（心悸）・健忘・煩躁・不眠（虚煩不眠）などの症状を呈する。治療は，滋養安神の方法により失われた心肝の陰血を滋養して安神する。具体的には，主に養心安神薬を用いて養血薬や滋陰薬を併用し，心血を養い，滋陰降火する。『素問』陰陽応象大論篇に「虚なるものは，これを補う」「損傷されたものは，これを益する」とある。

　以上のほか，神志不安証には，火熱や痰飲・瘀阻などによって引き起こされるものもあるので，病態に応じて清熱瀉火や祛痰・祛瘀の効能をもつ薬味を配合する必要がある。

　内火が盛んとなれば陰津が耗傷されやすく，陰血に不足があれば陽気が亢進しやすい。そのため，これら虚証と実証が相互に影響を及ぼし合って虚実挟雑証となることも少なくない。よっ

て，薬味を選択し処方を決める際には，重鎮薬と滋養薬を一緒に用いるなど，標本をともに配慮した治療を心がける必要がある。

■ 分類

安神剤	重鎮安神剤	朱砂安神丸・珍珠母丸・磁朱丸
	滋養安神剤	酸棗仁湯・天王補心丹・甘麦大棗湯

　安神剤には，重鎮安神の方法により実証の神志不安証を治療する重鎮安神剤と，滋養安神の方法により虚証の神志不安証を治療する滋養安神剤の2種類がある。

■ 適応証

　安神剤の適応は，煩躁・不安・不眠・多夢などの症状を呈する神志不安証である。鎮静・催眠・抗うつなどの作用があるために，現代では，さまざまな内分泌疾患・脳血管障害・神経精神疾患に応用される。

■ 注意点

　重鎮安神剤は鉱物由来の薬味で組成されることが多く，滋養安神剤は滋膩の性質の薬味で組成されることが多い。ともに脾胃の機能を損なうおそれがあるので，長期間用いるべきでない。もともと脾胃が虚弱な者に用いる際は，必要に応じて健脾和胃の薬味を配合する。

第1節
重鎮安神剤

　重鎮安神剤は，心火の偏旺や心肝の陽気の偏亢により引き起こされた神志不安証を治療する方剤である。主に重鎮安神薬によって組成され，よく平肝潜陽薬が配合される。心肝の陽気が偏亢すると，煩躁・狂乱（煩乱）・不眠（失眠）・驚きやすい（驚悸）・動悸（怔忡）などの症状が現れる。

　主な構成生薬は，朱砂・磁石・竜歯・珍珠母など，偏亢する心肝の陽気を潜陽し鎮静させる薬味である。心火が偏亢する場合は，清心瀉火の効能をもつ黄連が配合され，心火により陰血が耗傷された場合は，生地黄や熟地黄・当帰など滋陰養血の効能をもつ薬味が配合される。代表的な方剤に朱砂安神丸・珍珠母丸・磁朱丸がある。

＜重鎮安神剤＞

適応症	神志不安証（実証）：煩躁・煩乱・失眠・驚悸・怔忡
構成生薬	重鎮安神薬：朱砂・磁石・竜歯・珍珠母など
代表方剤	朱砂安神丸・珍珠母丸・磁朱丸

朱砂安神丸　しゅしゃあんしんがん

【別名】安神丸
【出典】『医学発明』
【組成】朱砂15 g，黄連18 g，炙甘草15 g，生地黄8 g，当帰8 g
【用法】粉末にして丸剤とし，1回1丸（6〜9 g）を眠前に服用する。あるいは水で煎じて服用してもよい。
【効能】鎮心安神・瀉火養陰
【主治】心火偏亢・陰血不足証

　イライラ・焦燥感・煩躁・不眠（失眠）・夢が多い（多夢）・動悸（怔忡）・驚きやすい（驚悸）・胸があつ苦しい（胸中自覚懊憹）・舌質紅・脈細数。

【病機と治法】
　五志の過極や侵入した外邪の化熱によって心火が盛んとなり，陰血が灼傷され心神が擾動されて引き起こされた神志不安証が，本方剤の適応である。心は神を蔵し神明を主る。心火が熾

盛になると心神が擾動されるために，焦燥感やイライラ・煩躁・胸があつ苦しいなどの症状を呈し，心の陰血が消耗されるために，不眠・夢が多い・動悸・驚きやすいなどの症状を呈する。舌質紅・脈細数は，偏亢する心火により陰血が灼傷されたための症候である。治療は，陰血を滋養し盛んになった心火を清瀉して鎮心安神する。

【方解】　甘寒質重の朱砂は，重鎮安神するとともに上亢する心火を清瀉し，あわせて腎陰を滋養する君薬である。苦寒の黄連は，心に入って朱砂を補助して清心瀉火除煩する臣薬である。これら二薬は，協力し合って浮陽を鎮潜し，神志を安定させて動悸を鎮め，心火を清瀉して除煩寧心する。当帰は養血和血し，生地黄は清熱養陰の効能により腎陰を滋養して偏亢する心火を清瀉する。これらはともに，耗傷された陰血を補い心神を滋養する佐薬である。加わる炙甘草は，健脾和中の効能により朱砂や黄連による傷胃を防ぎ，あわせて諸薬を調合させる佐使薬である。これらの配合により本方剤は，盛んとなった心火を清瀉し耗傷された陰血を補って，重鎮安神する。

【加減】　心火が熾盛で煩熱や不眠を呈する場合は，山梔子や蓮子を加えて瀉火養陰の力を強化する。激しい動悸や驚きやすさを呈する場合は，竜骨・牡蛎・磁石を加えて平肝潜陽する。熱痰を伴う場合は，竹筎や貝母・栝楼を加えて清化熱痰する。陰液の虚損が著しい場合は，百合や麦門冬を加えて滋陰の力を強化する。

【応用】　自律神経失調症・うつ病・神経症などの疾患が，心火偏亢・陰血不足証に属する場合に，本方剤が応用される。

【注意】　朱砂は有毒なので，長期間使用しないこと。

【参考】　本方剤は，盛んとなった心火を清する標治と，損傷された陰血を滋養する本治を，同時に行い鎮心安神する標本同治の方剤である。

附方

朱砂安神丸に関連する方剤

生鉄落飲　しょうてつらくいん

【出典】『医学心悟』
【組成】天門冬 9 g，麦門冬 9 g，貝母 9 g，胆南星 3 g，橘紅 3 g，遠志 3 g，石菖蒲 3 g，連翹 3 g，茯苓 3 g，茯神 3 g，玄参 4.5 g，釣藤鈎 4.5 g，丹参 4.5 g，朱砂 1 g，生鉄落 30 g
【用法】水で煎じて服用する。
【効能】鎮心安神・清熱滌痰（鎮心除痰・寧神定志）
【主治】痰火上擾による癲狂証
　　　狂躁・不安・易怒・舌質紅絳・舌苔黄膩・脈弦数。
【病機と方解】
　　盛んとなった心火が痰を伴って上擾し，心神を擾動して引き起こされた神志不安証が，

本方剤の適応である。鎮心安神薬に清熱滌痰の効能をもつ薬味が配合され，心火を清するとともに寧心安神し，あわせて化痰開竅する。

比較　朱砂安神丸と生鉄落飲

朱砂安神丸と生鉄落飲は，どちらも重鎮安神の効能により神志不安証を治療する方剤であるが，効能と適応となる病態に違いがある。朱砂安神丸は，清心養陰の効能を併せもち，心火を降下させ陰血を滋養することで，陰血が不足して心火が上炎する神志不安証を治療する。それに対して生鉄落飲は，清熱滌痰の効能を併せもち，化痰開竅し清熱寧神することで，痰熱が内擾する神志不安証を治療する。

珍珠母丸　ちんじゅもがん

【原名】真珠丸
【出典】『普済本事方』
【組成】珍珠母22.5g，当帰45g，熟地黄45g，人参30g，酸棗仁30g，柏子仁30g，犀角15g，茯神15g，沈香15g，竜歯15g（犀角は水牛角で代用してもよい）
【用法】粉末にして梧桐子大（径6mm程度）の蜜丸とし，表面を朱砂でまぶして，1回40〜50丸を，1日2回昼と夜に薄荷汁で服用する。
【効能】鎮心安神・滋陰養血・平肝潜陽
【主治】陰血不足・心肝陽亢・神志不寧証
　　　情緒不安定（神志不寧）・不眠（失眠）・驚きやすい（驚悸）・動悸・眩暈・脈細弦。
【病機と治法】
　陰血が虚損されたために心肝の陽気が偏亢して引き起こされた神志不寧証が，本方剤の適応である。陰血が不足するために頭目を養えず，さらに肝陽の偏亢に伴い生じた風邪が上擾するために，眩暈を呈する。陰血不足により風気が内動すると，神が蔵されなくなるために情緒が不安定となり，不眠・驚きやすい・動悸などの症状が現れる。治療は，陰血を滋養して偏亢する陽気を鎮潜し，安神定悸する。
【方解】
　珍珠母と竜歯は，平肝潜陽するとともに鎮心安神する君薬である。人参・当帰・熟地黄は，陰血を滋養するとともに益気養心し，酸棗仁・柏子仁・茯神は，養心安神の効能により定志寧心する。これらはいずれも臣薬である。犀角は驚悸を鎮めるとともに陽気の偏亢に伴う熱を清し，沈香は浮き上がる陽気を摂納する。これらはともに佐薬である。加わる朱砂は清熱安神の効能を，薄荷は平肝の効能を，それぞれ強化する。これらはともに佐使薬である。これらの配合により本方剤は，失われた陰血を滋養して平肝潜陽し，鎮心安神する。
【加減】陽気の偏亢に伴って生じた風邪が内擾し，心煩・頭痛・目の充血などの症状を呈する場合は，知母・夏枯草・菊花を加えて疏風清肝する。気血が上逆して激しい眩暈を呈する場合

は，人参と犀角を除き，牛膝や天麻・釣藤鈎を加えて平肝熄風する。激しい動悸や驚きやすさ・不眠を呈する場合は，竜骨や磁石を加えて平肝潜陽の力を強化する。
【応用】自律神経失調症・高血圧症・不眠症などの疾患が，陰虚陽亢の神志不寧証に属する場合に，本方剤が応用される。
【注意】痰熱や痰火による病態には，邪気を留めかねないので本方剤を用いてはならない。
【参考】本方剤は，陰血の不足を補うことで本治し，心肝の陽気の偏亢を抑え鎮心安神することで標治する，標本同治の方剤である。

磁朱丸　じしゅがん

【原名】神曲丸
【出典】『備急千金要方』
【組成】磁石6g，朱砂3g，神麴(神曲)12g
【用法】粉末にしたものを蜜丸にして，1日2回6gずつ服用する。
【効能】重鎮安神・潜陽明目・聡耳明目
【主治】心腎不交(水火不済)による神志不安証
　　動悸(心悸)・不眠(失眠)・耳鳴り・難聴・かすみ目(視物昏花)・視力低下，あるいは癲癇。

【病機と治法】
　五志の過極などにより心火が亢盛となって腎陰が灼傷され，さらに腎陰が不足するために心火が偏亢となった，心腎不交(水火不済)の神志不安証が，本方剤の適応である。腎は精を蔵し髄を生じる。腎陰が灼傷され腎精が虚損されると，頭目を滋養できなくなるために耳鳴りや難聴・かすみ目などの症状を呈する。『霊枢』海論篇に「髄海が不足すれば，脳が転じて耳鳴する」とある。腎陰が不足すると心陰を滋養できなくなるために，心陽が偏亢となって動悸や不眠を呈する。治療は，失われた腎陰を滋養し偏亢する心陽を潜陽して心腎を交通させるとともに明目し，あわせて重鎮安神する。

【方解】
　鹹寒の磁石は，心と腎に入って益陰潜陽するとともに重鎮安神し，聡耳明目する君薬である。甘寒の朱砂は，心に入って心火を清し重鎮安神する臣薬である。これら二薬は，協力し合って清心益腎するとともに滋陰潜陽し，水火を相済させて心腎を交通させる。加わる神麴は，健脾和胃の効能により鉱物由来の薬味による胃の損傷を防止する佐薬である。これらの配合により本方剤は，腎陰を滋養しながら偏亢する心火を清し，心腎を交通させて重鎮安神する。

【加減】陰虚が著しい場合は，六味地黄丸を併用する。癲癇に用いる際には，胆南星・半夏・天竺黄を加えて化痰する。陽気の亢進が著しい場合は，天麻や釣藤鈎を加えて平肝潜陽する。
【応用】自律神経失調症・高血圧症・癲癇などの疾患が，心腎不交による神志不安証に属する場合に，本方剤が応用される。
【注意】長期間服用しないこと。
【参考】本方剤は，重鎮潜陽の効能があり肝風の内動を鎮めることから，癲癇の治療にも用いられる。一般に癲癇は癲証と癇証に分類されるが，癇証でかつ肝風内動がみられる場合がよい適応である。発作時には化痰剤を併用する。

第2節
滋養安神剤

　滋養安神剤は，陰血が不足するために虚陽が偏亢し，生じた虚熱が内擾して引き起こされた神志不安証を治療する方剤である。主に滋陰養血薬と養心安神薬によって組成される。陰血不足による神志不安証では，煩躁（虚煩）・不眠（失眠）・動悸（心悸）・寝汗（盗汗）・夢精（夢遺）・健忘・舌質紅・舌苔少などの症状を呈する。
　主な構成生薬は，酸棗仁・柏子仁・五味子・小麦などの養心安神薬と，生地黄・熟地黄・麦門冬・当帰などの滋陰養血薬である。代表的な方剤に酸棗仁湯・天王補心丹・甘麦大棗湯がある。

＜滋養安神剤＞

適応症	神志不安証（虚証）：虚煩・失眠・心悸・盗汗・夢遺・健忘・舌質紅・舌苔少
構成生薬	**養心安神薬**：酸棗仁・柏子仁・五味子・小麦など **滋陰養血薬**：生地黄・熟地黄・麦門冬・当帰など
代表方剤	酸棗仁湯・天王補心丹・甘麦大棗湯

酸棗仁湯　さんそうにんとう

【出典】『金匱要略』
【組成】酸棗仁15g，甘草3g，知母6g，茯苓6g，川芎6g
【用法】水で煎じて服用する。
【効能】養血安神・清熱除煩
【主治】肝血不足・虚熱擾神証
　煩躁（虚煩）・不安・不眠（失眠）・動悸（心悸）・寝汗（盗汗）・眩暈・口や咽の乾燥・舌質紅・脈弦細。
【病機と治法】
　肝血が不足するために心を滋養できず，さらに生じた虚熱が心神を擾動して引き起こされた心神不寧証が，本方剤の適応である。肝は血を蔵し血は魂を舎す。肝血が不足すると魂が守舎されなくなるために，不安や不眠・動悸などの症状を呈する。肝の陰血が不足すると虚熱が生

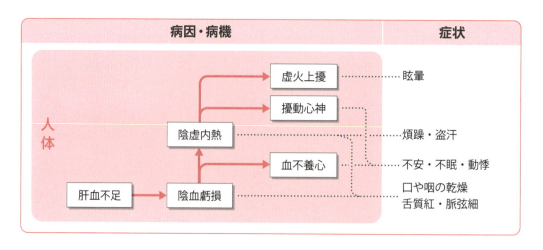

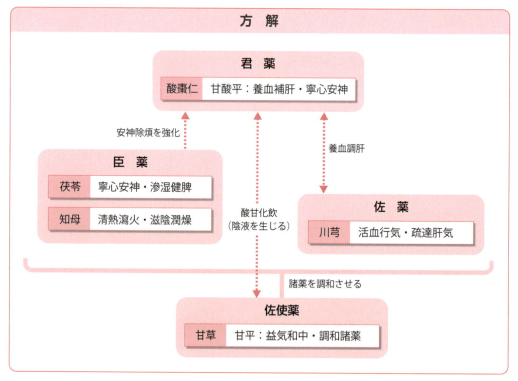

じるために，煩躁や寝汗を呈する。生じた虚火が上擾すれば，眩暈を呈する。口や咽の乾燥・舌質紅・脈弦細は，陰血が虚損されて内熱が生じたための症候である。治療は，虚損された心肝の陰血を滋養して虚熱を清し，寧心安神する。

【方解】
　甘酸平の酸棗仁は，肝と心に入って養血補肝・寧心安神する君薬である。甘淡平の茯苓は寧心安神し，苦甘寒の知母は内熱を清して虚損された陰液を補う。これらはともに酸棗仁の安神除煩の効能を強化する臣薬である。川芎は，活血行気の効能により肝血を調養して肝気を疏泄し，酸棗仁と組んで養血調肝する佐薬である。甘草は，益気和中するとともに酸棗仁と組んで「酸甘化飲」して陰液を生じさせ，あわせて諸薬を調和させる佐使薬である。これらの配合

により本方剤は，養血安神・清熱除煩の効能を発揮して，心肝の陰血を滋養して潜陽し，不眠をはじめさまざまな陰虚浮陽の症状を改善させる。

【加減】虚熱による盗汗が著しい場合は，牡蛎・浮小麦・五味子を加えて収斂止汗する。激しい動悸や驚きやすさを呈する場合は，竜歯や磁石を加えて鎮静安神する。虚火が内擾して煩躁や不安を呈する場合は，山梔子や百合・生地黄を加えて瀉火除煩する。陰液の虚損が著しく，口渇を呈する場合は，麦門冬を加える。

【応用】不眠症・神経症・更年期障害などの疾患が，肝血不足・虚熱擾神証に属する場合に，本方剤が応用される。

天王補心丹　てんのうほしんたん

【出典】『摂生秘剖』『校注婦人良方』

【組成】生地黄30ｇ，人参5ｇ，丹参5ｇ，玄参5ｇ，茯苓5ｇ，五味子10ｇ，遠志5ｇ，桔梗5ｇ，当帰10ｇ，天門冬10ｇ，麦門冬10ｇ，柏子仁10ｇ，酸棗仁10ｇ

【用法】粉末にして小さな蜜丸とし，朱砂でまぶして，1日3回，1回9ｇずつ服用する。あるいは水で煎じて服用してもよい。

【効能】滋陰養血・補心安神（滋陰清熱）

【主治】陰血虧損・心神不安証（陰虚内熱・心神不寧証）

煩躁（虚煩）・不眠（失眠）・動悸（心悸）・元気がない（神疲）・健忘・夢精・遺精・便秘（大便乾結）・口内炎・舌炎（口舌生瘡）・舌質紅・舌苔少・脈細数。

【病機と治法】

心腎の陰血が虚損されて内熱が生じ，虚火が妄動して引き起こされた心神不安証が，本方剤

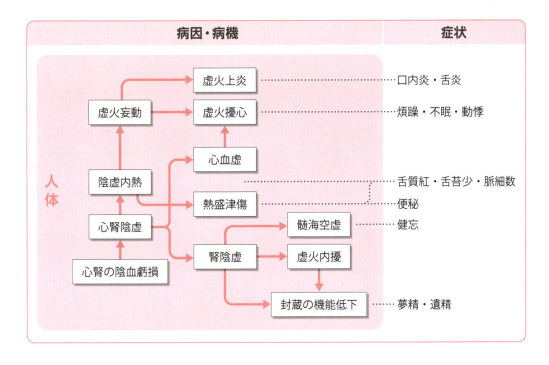

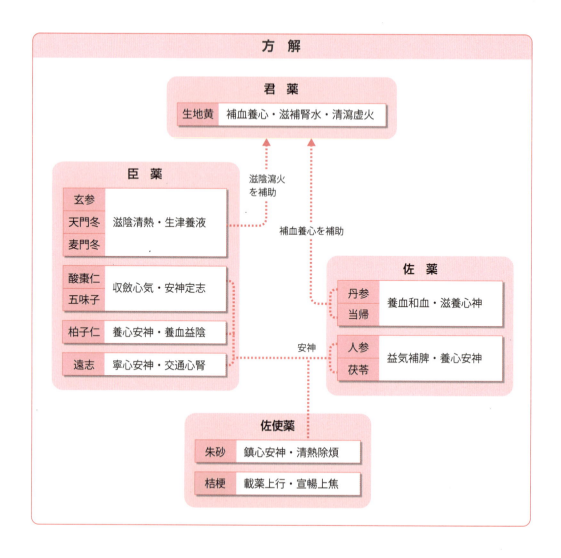

の適応である。心は火に属し神を蔵する。腎は水を主り精を蔵する。心血が耗傷されると，虚火が擾心するために煩躁・不眠・動悸などの症状を呈する。腎陰が虚損されると，髄海が空虚となるために健忘を呈し，封蔵の機能が低下するために夢精や遺精を呈する。生じた内熱により津液が灼傷されるために大便が乾燥して便秘を呈し，虚火が上炎すれば，口内炎や舌炎を呈する。舌質紅・舌苔少・脈細数は，陰血が虚損されて内熱が生じたための症候である。治療は，滋陰養血して虚熱を清泄し，補心安神する。

【方解】

　大量に配合される生地黄は，心血を補益しながら腎水を滋養して虚火を清する君薬である。玄参・天門冬・麦門冬は，滋陰生津清熱の効能により陰液を滋潤して虚火を清する。酸棗仁と五味子は心気を収斂して安神定志し，柏子仁は養心安神する。遠志は心腎を交通させて寧心安神する。これらはいずれも臣薬である。丹参と当帰は，養血和血の効能により心神を滋養し，人参と茯苓は，益気健脾の効能により気を盛んにして陰血を養い養心安神する。これらはいずれも佐薬である。桔梗は，引経薬として諸薬を上へ導くとともに上焦を宣暢し，朱砂は心に入って鎮心安神する。これらはともに佐使薬である。これらの配合により本方剤は，腎陰を滋養し

ながら心血を補益し，滋陰することで虚火を清して補心安神する。
【加減】不眠が治癒し難い場合は，竜骨や竜歯・磁石・夜交藤を加えて鎮静安神する。精関不固による遺精や滑泄を呈する場合は，金桜子や芡実・牡蛎を加えて収斂固渋する。虚熱が軽い場合は，玄参・天門冬・麦門冬を除くか減量してもよい。
【応用】神経症・認知症・不眠症・自律神経失調症・甲状腺機能亢進症・不整脈などの疾患が，心腎陰虧・心神不安証に属する場合に，本方剤が応用される。
【注意】脾胃虚寒証や痰湿留滞証には用いない。服用中は辛辣な食べものを控えること。

附方

天王補心丹に関連する方剤

柏子養心丸　はくしようしんがん

【出典】『体仁匯編』
【組成】柏子仁12ｇ，枸杞子9ｇ，麦門冬3ｇ，当帰3ｇ，石菖蒲3ｇ，茯神3ｇ，玄参6ｇ，熟地黄6ｇ，甘草2ｇ
【用法】粉末にして梧桐子大（径6mm程度）の蜜丸とし，1回40〜50丸（9ｇ）ずつ服用する。あるいは水で煎じて服用してもよい。
【効能】養心安神・滋陰補腎
【主治】陰血虧虚・心腎失調・神志不安証
　動悸（怔忡）・驚きやすい（驚悸）・不眠・多夢・健忘・寝汗（盗汗）・舌質紅・舌苔少・脈細数。
【病機と方解】
　心腎の陰血が虚損されて引き起こされた心神不安証が，本方剤の適応である。
　玄参・熟地黄・枸杞子は腎陰を滋養し，麦門冬は養陰生津し，当帰は養血和血することで心神を滋養する。柏子仁と茯神は養心安神し，石菖蒲は開竅するとともに寧心安神し，加わる甘草は諸薬を調和させる。天王補心丹と比べて，心腎を滋養する点に力点が置かれており，虚火を清する力は弱められている。

枕中丹　ちんちゅうたん

【別名】孔聖枕中丹
【出典】『備急千金要方』
【組成】亀板・竜骨・遠志・石菖蒲 各等量
【用法】粉末にしたものを蜜丸にして，1回6ｇずつ酒で服用する。
【効能】補腎寧心・益智安神（寧心益智・潜鎮安神）
【主治】心腎不足・神志不安証
　不安・不眠（失眠）・健忘。

【病機と方解】
　腎精が不足するために心を滋養できない心腎不交証が，本方剤の適応である。
　亀板は腎陰を滋養して潜陽し，竜骨は重鎮安神する。遠志は心腎を交通させて寧心安神し，石菖蒲は開竅寧心するとともに健脳益智する。

安神定志丸　あんしんていしがん

【出典】『医学心悟』
【組成】人参6g，茯苓6g，茯神6g，竜歯3g，遠志6g，石菖蒲3g
【用法】粉末にして梧桐子大（径6mm程度）の蜜丸とし，朱砂でまぶして1回6gずつ服用する。
【効能】安神定志・益気鎮驚
【主治】心胆気虚・心神不寧証
　驚きやすい・煩躁・不眠（失眠）・動悸・舌質淡・脈細弱。
【病機と方解】
　心気が不足して心胆気虚となり引き起こされた心神不安証が，本方剤の適応である。
　人参・茯苓・茯神は心気を補益することで安神し，竜歯は鎮心安神する。遠志は心腎を交通させて寧心安神し，石菖蒲は寧心安神するとともに芳香開竅する。

比較　天王補心丹・柏子養心丸・枕中丹・安神定志丸

　天王補心丹・柏子養心丸・枕中丹・安神定志丸は，いずれも養心安神の効能により陰血不足による虚煩や不眠を治療する方剤であるが，効能と適応となる病態に違いがある。天王補心丹は，心腎の陰血を滋養し内熱を清して補心安神する方剤であり，心腎の陰血不足に内熱を伴う心神不寧証に用いられる。柏子養心丸は，天王補心丹同様，心腎の陰血を滋養して補心安神する効能があるが，滋補心腎の効能に力点が置かれており，虚火を清する力は比較的弱い。そのため心腎の陰血不足による心神不寧証で内熱が比較的軽い場合に用いられる。枕中丹は，補腎寧心するとともに益智安神し，あわせて心腎を交通させる効能があり，腎精不足による心腎不交証に用いられる。安神定志丸は，心気を補益して寧心安神する方剤であり，心胆気虚の心神不安証に用いられる。

甘麦大棗湯　かんばくたいそうとう

【出典】『金匱要略』
【組成】甘草9g，小麦30g，大棗6g
【用法】水で煎じて服用する。
【効能】養心安神・和中緩急
【主治】臓躁

　ぼんやりする（精神恍惚）・わけもなく悲しくなって泣く・煩躁・不眠・眠りが浅い・不安・あくびがよく出る・著しい場合は異常な言動・舌質淡紅・舌苔少・脈細数。

【病機と治法】
　思慮の過度などにより五臓の陰血が虚損されたために，神が拠り所を失い（神不守舎），心神不寧となった臓躁証が，本方剤の適応である。本証の多くが，肝気の鬱結が改善せず持続して，心の陰血が耗傷された心虚肝鬱証である。女性にみられることが多い。心神が滋養されず神が拠り所を失うために，ぼんやりする・不安・不眠・眠りが浅いなどの症状を呈する。肝気の鬱結が急迫すると，わけもなく悲しくなって泣く・煩躁・異常な言動などの症状が現れる。治療は，心の陰血を養って寧心安神するとともに，柔肝して急迫を緩める。

【方解】
　甘涼の小麦は，心と肝に入り，心気を補益して養心安神するとともに潤肝除躁する君薬である。甘平の甘草は，益気和中の効能により心気を補い，急迫を緩める臣薬である。甘温の大棗は，益気和中するとともに養血安神し，肝急を緩める佐薬である。これら3つの甘薬の配合により本方剤は，甘緩滋補・柔肝緩急・寧心安神の効能を発揮して，心虚肝鬱の心神不寧証を治療する。『素問』蔵気法時論篇に「肝急に苦しめば，急いで甘を食してこれを緩める」とある。

【加減】陰虚が著しい場合は，麦門冬や百合を加えて養陰除煩する。血虚が著しい場合は，当帰や酸棗仁・白芍を加えて補血養肝の力を強化する。

【応用】神経症・うつ病・更年期障害などの疾患が心虚肝鬱証（心陰虚・肝気鬱結証）に属する場合に，本方剤が応用される。

【注意】痰火旺盛証には用いない。

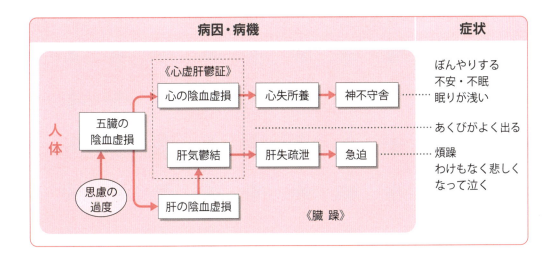

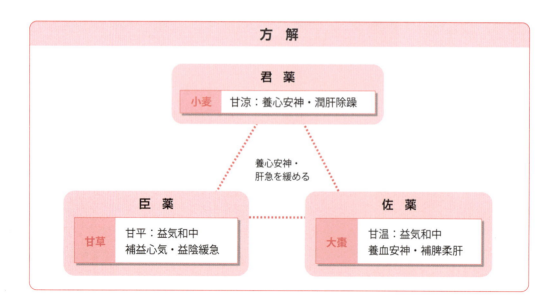

| コラム | ― 不眠症と漢方 ― |

　現代，我々は人間関係をはじめ多くのストレスにさらされている。そのためか不眠症で悩む人が増えているようである。良好な睡眠を得てもらうために，生活習慣の改善を指導することがある。就眠時間の少し前に部屋を暗めにしてもらい，刺激のある書物やテレビを控えてもらうことが多い。その他，体温を少し低めにすることも，睡眠を誘導するために有効であるという。入浴後すぐに床につかないように指導するのは，そのためである。このような考え方は，漢方薬の安神剤に清熱の効能があることと共通であり，興味深い。東洋医学でいう神志不安証は，証の虚実にかかわらず火熱が心神を内擾して引き起こされると考えるので，治療は安神するとともに滋陰清熱するのが基本である。例えば，酸棗仁湯には知母が，天王補心丹には生地黄や玄参が，虚火を清するために配合されている。東洋医学の世界では，睡眠を誘導するためには，体温を低めにするとよいことが，古くから経験的に知られていたことになる。

第10章
固渋剤

定義

　固渋剤とは，収斂固渋の効能をもち，気・血・精・津液が滑脱あるいは散失した病証を治療する方剤である。主に固渋薬（収渋薬）によって組成され，よく補益薬が配合される。「十剤」の概念に「渋は固脱する」とある。

概要

　気・血・精・津液は，人体を構成する基本物質である。人体の生命活動に伴い，絶えず消耗されまた補充されて人体の恒常性を維持している。これらがいったん過度に消耗されると，正気が虧損されて虚弱となり，さらに滑脱や散失が進行して，著しい場合は生命の危機に瀕することになる。このような場合，固渋剤を用いて固渋収斂し，気血津液の滑脱や散失を防ぎ，さらなる病態の進行を防止する必要がある。

　固渋剤は病態の標である「気血津液の滑脱や散失」を治療する方剤であるが，その本は「正気の虚損」であるから，標本を同治する目的でよく補益薬が配合される。滑脱や散失が著しい場合は，「急なればすなわちその標を治す」の原則に従ってまず先に固渋して標治し，後から本治である補虚を行うとよい。元気が著しく損傷されて亡陽欲脱証となった場合は，すみやかに大量の補気回陽薬を用いて固脱する必要がある（温裏剤の章を参照のこと）。

■ 分類

固渋剤	固表止汗剤	玉屏風散・牡蛎散
	斂肺止咳剤	九仙散
	渋腸固脱剤	真人養臟湯・四神丸・桃花湯
	渋精止遺剤	金鎖固精丸・桑螵蛸散・縮泉丸
	固崩止帯剤	固経丸・固衝湯・震霊丹・完帯湯・易黄湯

　気・血・精・津液の滑脱証や散失証は，病因や病位の違いにより，おおまかに5種類に分類される。すなわち，自汗や寝汗を呈する場合，慢性の咳嗽を呈する場合，慢性の下痢を呈する場合，遺精や滑泄・遺尿を呈する場合，崩漏や帯下を呈する場合の5種類である。これらの病態に応じて，固渋剤には固表止汗剤・斂肺止咳剤・渋腸固脱剤・渋精止遺剤・固崩止帯剤の5種類がある。

■ 適応証

　固渋剤の適応は，気血津液の滑脱証や散失証である。現代では，さまざまな呼吸器系疾患・消化器系疾患・泌尿器系疾患・神経系疾患に応用される。

■ 注意点

　気・血・精・津液の滑脱や散失の程度を見極め，その原因を把握したうえで，配合する薬味の種類や量を決めること。

　外感表証や熱病による発汗・痰飲による咳嗽・火動による遺精・湿熱や傷食による下痢・血熱や瘀阻による崩漏など，実邪による病態には用いてはならない。症状が似ていても，それが邪気の充実によるものであれば，邪気を体内に留めるいわゆる「閉門留寇」のおそれがあるからである。

第1節
固表止汗剤

　固表止汗剤は，衛気不固（表虚衛外不固）による自汗証や，陰虚内熱による盗汗証を治療する方剤である。
　主な構成生薬は，黄耆などの益気固表薬と，麻黄根・浮小麦・竜骨・牡蛎などの収渋斂汗薬である。代表的な方剤に，玉屏風散・牡蛎散がある。

<固表止汗剤>

適応症	衛外不固の自汗証・陰虚内熱の盗汗証
構成生薬	**益気固表薬**：黄耆など **収渋斂汗薬**：麻黄根・浮小麦・竜骨・牡蛎など
代表方剤	玉屏風散・牡蛎散

玉屏風散　ぎょくへいふうさん

【出典】『丹渓心法』
【組成】防風6g，黄耆6g，白朮12g
【用法】粉末にして，1回9gずつ1日2回服用する。あるいは大棗6gを加えて水で煎じて服用してもよい。
【効能】益気固表止汗
【主治】肺衛気虚・衛外不固証
　自汗・悪風・かぜを引きやすい・顔色が蒼白い・舌質淡・舌苔薄白・脈浮虚。
【病機と治法】
　肺気が虚損されて衛気が虚弱となり，固表の力が低下した衛外不固証が，本方剤の適応である。体表の固表の力が低下すると，腠理が疏松になり津液が外泄しやすくなるために自汗を呈し，毛竅が疏松になり防御の力が弱まるために，かぜを引きやすくなる。衛気が虚弱であれば，肌膚を温煦する力が低下するために悪風を呈する。顔色が蒼白い・舌質淡・舌苔薄白・脈浮虚は，いずれも肺気が虚損された肺衛気虚の症候である。治療は，肺気を補益し衛気を強めて固表止汗する。

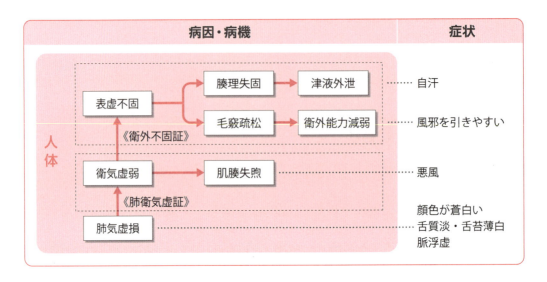

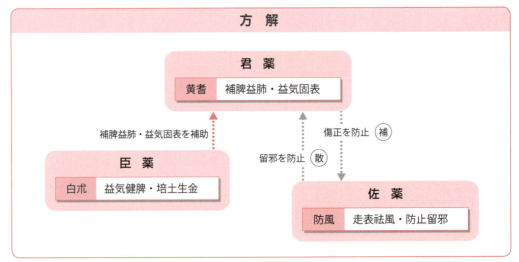

【方解】
　甘微温の黄耆は，肺と脾の気を補益して益気固表する君薬である。白朮は，益気健脾することで培土生金し，黄耆の益気固表の作用を強化する臣薬である。これら二薬は，協力し合って気を旺盛にして表を充実させ，邪気の体内への侵入を防止する。防風は，昇陽祛風の効能により風邪の侵入を防止する佐薬である。黄耆は，防風が配合されることで，固表しながらも邪気を体内に留めることがなく，防風は，黄耆が配合されることで，祛邪するものの正気を傷つけることがない。これら二薬の配合は，まさに「補の中に散があり，散の中に補がある」巧みなものである。煎じる際に加わる大棗は，方剤の益気補虚の力を強化する。これらの配合により本方剤は，益気固表・祛邪止汗の効能を発揮して，肺気が虚弱で固表の力が低下した衛外不固証を治療する。

【加減】発汗が著しい場合は，浮小麦・牡蛎・麻黄根を加えて固表止汗の力を強化する。風寒を感受して頭痛や鼻閉・自汗・悪風などの表証を呈する場合は，桂枝湯を併用して営衛を調和

させる。
【応用】感冒・アレルギー性鼻炎・花粉症・気管支喘息・蕁麻疹・糸球体腎炎などの疾患が気虚衛外不固証に属する場合に，本方剤が応用される。また，感冒などの上気道感染症の予防にも用いられる。
【注意】表邪が盛んで気虚が軽い場合や陰虚発熱による盗汗は，本方剤の適応ではない。
【参考】本方剤が玉屏風散と称されるのは，益気固表して風邪から身を守る作用が障壁のようであり，またその貴重さが玉のようであるためである。

比較　玉屏風散と桂枝湯

玉屏風散と桂枝湯は，どちらも表虚自汗証を治療する方剤であるが，効能と適応となる病態に違いがある。玉屏風散は，益気固表の効能をもち，衛気が虚弱なために腠理が不固となった衛虚不固の自汗を治療する方剤である。それに対して桂枝湯は，調和営衛の効能をもち，風寒を感受して引き起こされた営衛不和の自汗を治療する方剤である。

牡蛎散　ぼれいさん

【出典】『太平恵民和剤局方』
【組成】黄耆30g，麻黄根30g，牡蛎30g
【用法】粉末にしたものを9gずつ，小麦30gを加え水で煎じて1日2回服用する。あるいは粉末にせず，小麦30gを加えて水で煎じて服用してもよい。
【効能】固表斂汗（斂陰止汗・益気固表）
【主治】体虚自汗・盗汗証

自汗（常に汗が出る，夜間睡眠時に増悪）・動悸・驚きやすい（心悸驚惕）・息切れ・全身倦怠感（短気煩倦）・舌質淡紅・脈細弱。

【病機と治法】

正気が虚損されたために衛外不固となり自汗を呈する場合，あるいは陰液が虚損されたために心陽を潜陽できなくなり盗汗や動悸を呈する場合が，本方剤の適応である。汗には自汗と盗汗がある。昼夜を問わず自然に汗が出るものを自汗といい，夜間睡眠時に汗が出るものを盗汗という。自汗は主に気虚や陽虚の症候であり，盗汗は主に陰虚の症候である。自汗も盗汗も，ともに本方剤の適応である。人体の正気が虚損され，病態が進行して陽虚となると，衛外を固密にできず肌表が粗くなるために，陰液が外泄して自汗を呈する。汗は心の液である。よって多量に汗をかくと，心陰が虚損されて心陽を潜陽できなくなるために，陰液が外泄して盗汗を呈する。汗が長い間続くと，心の気陰が消耗されて心神が滋養を失い，生じた虚火が内擾するために，動悸・驚きやすい・息切れ・全身倦怠感などの症状が現れる。治療は，気陰を補益して肌表を固め，斂陰止汗する。

【方解】
　鹹微寒の牡蛎は，陰液を滋養して潜陽し，鎮驚安神するとともに収斂止汗する君薬である。甘微温の黄耆は，衛気を補益して固表止汗する臣薬である。甘平の麻黄根は収斂止汗し，甘微寒の小麦は，心に入って養心除煩するとともに止汗する。これらはともに君薬の斂汗固表の力を強化する佐使薬である。これらの配合により本方剤は，気陰を補益して肌表を固め，斂陰止汗する。

【加減】陽気の虚損が著しく，畏寒や四肢の冷えを呈する場合は，附子や桂枝を加えて助陽散寒する。気虚が著しいために倦怠感や息切れ・著しい自汗などの症状を呈する場合は，黄耆を増量し，人参や白朮を加えて益気固表の力を強化する。陰虚による潮熱や盗汗を呈する場合は，生地黄や山茱萸・五味子を加えて生津斂汗する。

【応用】自律神経失調症・虚弱体質・更年期障害・肺結核などの疾患で多汗を呈する場合が，気虚陰傷の衛外不固証であれば，本方剤が応用される。

【注意】陰虚火旺の盗汗は，本方剤の適応ではない。

第2節
斂肺止咳剤

　斂肺止咳剤は，慢性の咳嗽などにより肺気が虚損され，気陰が耗傷された病証を治療する方剤である。咳嗽・喘息・自汗・脈虚数などの症状を呈する。

　主な構成生薬は，五味子・罌粟殻・烏梅などの斂肺止咳薬である。よく人参や阿膠などの益気養陰薬が配合され，病態に応じて清熱薬や化痰薬が加えられる。代表的な方剤に，九仙散がある。

＜斂肺止咳剤＞

適応症	久咳傷肺・気陰両傷証：咳嗽・喘息・自汗・脈虚数
構成生薬	斂肺止咳薬：五味子・罌粟殻・烏梅など
代表方剤	九仙散

九仙散　きゅうせんさん

【出典】『医学正伝』
【組成】人参9g，款冬花9g，桔梗9g，桑白皮9g，五味子9g，阿膠9g，貝母6g，烏梅9g，罌粟殻(蜜炙)15g
【用法】粉末にして9gずつ服用する。あるいは粉末にしたものに生姜1片と大棗1個を加えて，水で煎じて服用する。
【効能】斂肺止咳・益気養陰
【主治】久咳傷肺・気陰両虚証
　慢性咳嗽(久咳)・喘息・呼吸困難(気喘)・痰が少ない・自汗・舌質紅・舌苔少・脈虚数。
【病機と治法】
　慢性の咳嗽により肺気が耗散され肺陰が虧損された病態が，本方剤の適応である。長い間咳が続くと，気陰が耗傷され肺気が虚損されるために，さらに咳が止まらなくなり，著しい場合は喘息や呼吸困難を呈するようになる。肺は皮毛を主る。よって肺気が虚弱になれば，皮毛が粗くなり固表の力が低下するために，自汗を呈する。肺陰が虧損されて虚熱が生じると，粘稠な痰・痰の量が少ない・脈虚数などの症状が現れる。治療は，斂肺止咳するとともに益気養陰し，あわせて清熱化痰する。

【方解】
　酸渋平の罌粟殻は，斂肺止咳するとともに肺陰を潤す君薬である。酸渋の五味子と烏梅は，肺気を収斂して君薬の斂肺止咳の効能を強化する臣薬である。人参は益気補肺生津し，阿膠は滋陰養血潤肺し，これら二薬は協力し合って肺の気陰を補益する。款冬花は潤肺化痰しながら止咳平喘し，貝母は潤肺化痰しながら清熱止咳し，桑白皮は止咳平喘しながら清熱瀉肺する。これらはいずれも佐薬である。桔梗は宣肺するとともに化痰止咳し，さらに諸薬を肺へ導く佐使薬である。これらの配合により本方剤は，斂肺止咳するとともに益気養陰して，慢性の咳嗽によって引き起こされた肺の気陰両虚証を治療する。

【加減】肺腎気虚を伴い喘鳴や吸気性呼吸困難を呈する場合は，蛤蚧や胡桃肉を加えて補腎温肺する。気虚が著しく，息切れや脱力を呈する場合は，黄耆や西洋参を加えて補気養陰する。陰虚が著しく，口や喉の乾燥を呈する場合は，麦門冬や沙参を加えて養陰生津する。生じた燥熱が肺を損傷して血痰を呈する場合は，白及・白茅根・仙鶴草を加えて涼血止血する。

【応用】慢性気管支炎・気管支喘息・肺気腫・肺結核などの疾患が，肺の気陰両虚証に属する場合に，本方剤が応用される。

【注意】斂肺止咳の効果が強く邪気を留めるおそれがあるので，痰飲が壅盛な場合や表邪がある場合は，本方剤を用いるべきではない。

第3節
渋腸固脱剤

　渋腸固脱剤は，脾腎の陽気が虚損されて虚寒が生じ，慢性の下痢（瀉痢日久）や便失禁（大便滑脱不禁）などの症状を呈する病態を治療する方剤である。

　主な構成生薬は，赤石脂・肉豆蔲・訶子・五味子・罌粟殻などの渋腸止瀉薬である。よく補骨脂・肉桂・乾姜などの温補脾腎薬が配合され，病態に応じて健脾益気薬や理気薬・滋陰養血薬が加えられる。代表的な方剤に，真人養臓湯・四神丸・桃花湯がある。

<渋腸固脱剤>

適応症	久瀉久痢・脾腎虚寒証：慢性の下痢・便失禁
構成生薬	渋腸止瀉薬：赤石脂・肉豆蔲・訶子・五味子・罌粟殻など
代表方剤	真人養臓湯・四神丸・桃花湯

真人養臓湯　しんじんようぞうとう

【出典】『太平恵民和剤局方』
【組成】人参6g，当帰9g，白朮12g，肉豆蔲12g，肉桂3g，炙甘草6g，白芍15g，木香9g，訶子12g，罌粟殻（蜜炙）20g
【用法】水で煎じて服用する。
【効能】渋腸固脱・温補脾腎
【主治】脾腎虚寒による久瀉久痢

　慢性の下痢・昼夜を問わず下痢が続く・脱肛・押さえたり温めたりすると軽減する腹痛（喜按喜温）・血性の下痢・膿血便・裏急後重・臍周囲の疼痛・全身倦怠感・食欲不振・舌質淡・舌苔白・脈遅細。

【病機と治法】

　脾腎の陽気が虚損されて虚寒が生じ，慢性の下痢を呈する場合が，本方剤の適応である。脾腎の陽気が虚衰すると，脾虚に伴い中気が下陥し，腎虚に伴い関門不固となるために，慢性の下痢を呈し，それによりさらに脾腎の陽気が損傷されて下痢が止まらなくなる。陽気の虚損に伴って陰寒が内生するために，押さえたり温めたりして軽減する腹痛を呈する。脾腎に虚寒があると気血が不和となるために，血性の下痢・膿血便・裏急後重などの症状が現れる。長引く

下痢により全身の気陰が耗傷されるために，全身倦怠感・食欲不振などの症状を呈する。舌質淡・舌苔白・脈遅細は，いずれも脾腎に虚寒があるための症候である。下痢を止めなければ病態の進行を阻止することはできないので，治療は，まず渋腸固脱し下痢を止めて標治し，あわせて脾腎を温補し虚寒を取り除いて本治する。

【方解】
　酸渋の罌粟殻は，渋腸固脱の効能により下痢を止める君薬である。苦酸渋の訶子は渋腸止瀉し，辛温の肉豆蔲は，温中渋腸して下痢を止めるとともに散寒止痛する。これらはともに君薬の渋腸固脱の効能を強化して長引く下痢を止める臣薬である。辛熱の肉桂は，脾腎を温めて陰寒を取り除き，甘温の人参と白朮は，益気健脾の効能により虚損された脾気を補い，当帰と白芍は，養血和血の効能により下痢によって消耗された陰血を滋養する。木香は，芳香醒脾するとともに行気止痛し，当帰・白芍と組んで気血を調和させる。これらはいずれも佐薬である。加わる炙甘草は，益気和中するとともに諸薬を調和させ，白芍と組んで緩急止痛する佐使薬である。これらの配合により本方剤は，渋腸固脱・温補脾腎・調和気血の効能を発揮して，脾腎の陽気が虚衰して引き起こされた慢性の下痢症を治療する。

【加減】中気が下陥して脱肛を呈する場合は，黄耆・升麻・柴胡を加えて昇陽挙陥する。脾腎の虚寒が著しく，下痢が止まらない・未消化便などの症状を呈する場合は，炮附子や乾姜・補骨脂を加えて温補脾腎の力を強化する。

【応用】慢性腸炎・赤痢・腸結核・潰瘍性大腸炎などの疾患が脾腎虚寒証に属する場合に，本方剤が応用される。

【注意】湿熱による下痢には用いないこと。

四神丸　ししんがん

【出典】『証治準縄』『内科摘要』
【組成】肉豆蔲6ｇ，補骨脂12ｇ，五味子6ｇ，呉茱萸3ｇ（生姜12ｇ，大棗9ｇ）
【用法】粉末にして生姜と大棗を加えて水で煎じ詰め，生姜と大棗を除いて梧桐子大（径6mm程度）の丸剤とし，1回50〜70丸（6〜9ｇ）を空腹時または食前に服用する。あるいは生姜と大棗を加えて水で煎じて服用してもよい。
【効能】温腎暖脾・渋腸止瀉
【主治】脾腎虚寒証（脾腎陽虚の腎泄証）
　夜明け前の下痢（五更泄瀉）・食欲不振・消化不良・下痢が止まらない（久瀉不癒）・温めて軽減する腹痛・腰がだるい・四肢の冷え（腰痠肢冷）・元気がない・力が入らない（神疲乏力）・舌質淡・舌苔薄白・脈沈遅無力。

【病機と治法】
　腎陽が虚衰（命門火衰）して脾土を温煦できなくなったために五更泄瀉を呈する病態が，本方剤の適応である。五更とは夜明け前を意味する。一日の中で陰気が極まり陽気が芽生える頃である。五更の時刻に生じる下痢を五更泄瀉という。命門の火が衰えて腎陽が虚衰すると，陰気が盛んとなるために，陰気の極まる五更の時刻に下痢を呈する。腎陽が弱まると，脾土を温煦できなくなるために，脾の運化の機能が低下して食欲不振や消化不良などの症状を呈する。

陽虚に伴って生じた陰寒が凝聚すると，腹痛や腰のだるさ・四肢の冷えなどの症状を呈する。舌質淡・舌苔薄白・脈沈遅無力は，いずれも脾腎の陽気が虚損されて虚寒が生じたための症候である。治療は，脾腎を温補するとともに渋腸止瀉する。

【方解】
　辛苦熱の補骨脂は，腎陽（命門の火）を温補するとともに脾土を温めて下痢を止める君薬である。辛温渋の肉豆蔲は，温中渋腸の効能により補骨脂と組んで脾腎を温補し渋腸止瀉する臣薬である。辛熱の呉茱萸は脾胃を温めて散寒止痛し，酸温の五味子は収斂固渋止瀉する。これらはともに佐薬である。加わる生姜は温中散寒し，大棗は補脾益気するとともに諸薬を調和させる。これらはともに佐使薬である。これらの配合により本方剤は，脾腎を温補して渋腸止瀉し，大腸の固摂の機能を回復させて下痢を止める。

【加減】中気が下陥して脱肛を呈する場合は，黄耆や升麻を加えて昇陽挙陥する。脾腎陽虚が著しく，畏寒や四肢の冷えを呈する場合は，肉桂や附子を加えて助陽散寒する。

【応用】慢性腸炎・過敏性腸症候群・腸結核などの疾患が，脾腎虚寒の五更泄瀉に属する場合に，本方剤が応用される。

【注意】湿熱による下痢には用いないこと。

【参考】五更泄瀉に限らず，脾腎陽虚による慢性の下痢症には，本方剤が用いられる。汪昂曾の言葉に，「久しく下痢が治癒しないのは，腎命火衰により脾胃を温められないためであり，五更泄瀉と同じく脾腎虚寒によるものである。よって温腎暖脾・渋腸止瀉で治療する」とある。

　本方剤は，もともと『普済本事方』の二神丸と五味子散を合わせたものである。二神丸（肉豆蔲・補骨脂）は，温補脾腎・渋腸止瀉の効能をもち，五味子散（五味子・呉茱萸）は，温中渋腸の効能をもち，両者の合方である四神丸は，温補固渋の効能がより強化されている。

　「四神丸」の名は，構成する4種の薬味の薬効が「神速」であることに由来する。王晋三は，「四神の四種の薬味の腎泄を治す効能は，神功である」と述べている。

桃花湯　とうかとう

【出典】『傷寒論』
【組成】赤石脂 25 g，乾姜 6 g，粳米 30 g
【用法】水で煎じて服用する。
【効能】温中渋腸止痢
【主治】虚寒痢
　慢性の下痢（久痢不癒）・暗色の膿血便・押さえたり温めたりすると軽減する腹痛（喜按喜温）・舌質淡・舌苔白・脈遅弱あるいは微細。

【病機と治法】
　脾腎の陽気が虚損されて虚寒が生じ，腸の固摂作用が失調した病態が，本方剤の適応である。原書に「少陰病で，下痢や膿血便を呈する場合に用いる」とあることから，本方剤の本来の適応が，脾のみの病態ではなく脾腎の病態であることがわかる。脾腎の陽気が虚衰すると，大腸の固摂の力が低下するために慢性の下痢を呈する。陽虚に伴い陰寒が内生するために腹痛を呈し，痛みは押さえたり温めたりすると軽減する。脾腎に虚寒があると気血が不和となるために，

暗色の膿血便を呈する。舌質淡・舌苔白・脈遅弱あるいは微細は，脾腎に虚寒があるための症候である。治療は，脾腎を温補して渋腸固脱し下痢を止める。

【方解】
　　甘温酸渋の赤石脂は，渋腸固脱して下痢を止め，あわせて止血する君薬である。乾姜は，脾陽を温めて虚寒を散じ，赤石脂と組んで温中渋腸する臣薬である。粳米は，養胃和中の効能により君薬と臣薬を補助して腸胃を養う佐使薬である。これらの配合により本方剤は，温中渋腸の効能を発揮して，脾腎の虚寒による慢性の下痢症を治療する。

【加減】脾腎の虚寒が著しく，下痢が止まらない場合は，人参や附子を加えて益気健脾・温腎暖脾の力を強化する。激しい腹痛を呈する場合は，白芍や当帰・木香を加えて養血柔肝・緩急止痛する。

【応用】慢性腸炎・アメーバ赤痢・細菌性赤痢などの疾患が，脾腎陽虚の虚寒痢に属する場合に，本方剤が応用される。

【注意】湿熱による下痢には用いないこと。

【参考】本方剤は，中焦にのみ虚寒があって慢性の下痢を呈する場合にも，用いることができる。
　「桃花湯」の名は，君薬である赤石脂の色が桃の花のようであることに由来する。

第4節
渋精止遺剤

　渋精止遺剤は，腎精が虚損されたために蔵精の力が弱まって精関不固となり，遺精や滑泄を呈する場合，あるいは腎精の不足に伴い摂精の力が低下し，膀胱の約束の機能が失調して，遺尿や頻尿を呈する場合を治療する方剤である。

　腎虚による遺精や滑泄を呈する場合は，沙苑子・蓮鬚・芡実などの補腎渋精薬を主体に方剤が組成される。代表的な方剤に金鎖固精丸がある。腎虚による遺尿や頻尿を呈する場合は，桑螵蛸・益智仁などの固腎止遺薬を主体に方剤が組成される。代表的な方剤に桑螵蛸散・縮泉丸がある。腎は精を蔵する封蔵の本であり，心は神志を主るとともに腎の蔵精の作用に密接に関わっている。そのために渋精止遺剤にはよく寧心安神薬が配合される。

＜渋精止遺剤＞

適応症	腎虚不固証・心腎両虚証：遺精・滑泄・遺尿・頻尿
構成生薬	**補腎渋精薬**：沙苑子・蓮鬚・芡実など **固腎止遺薬**：桑螵蛸・益智仁など
代表方剤	金鎖固精丸・桑螵蛸散・縮泉丸

金鎖固精丸　きんさこせいがん

【出典】『医方集解』
【組成】沙苑子 12 g，芡実 12 g，蓮鬚 12 g，竜骨 15 g，牡蛎 15 g
【用法】粉末にしたものを蓮子粉で丸剤とし，1回9gずつ1日1～2回服用する。あるいは蓮子9gを加えて水で煎じて服用してもよい。
【効能】補腎渋精
【主治】腎虚不固による遺精・滑精

　遺精・滑精（滑泄）・元気がない・体に力が入らない（神疲乏力）・四肢がだるい（四肢痿軟）・腰がだるい（腰痿）・耳鳴り・舌質淡・舌苔白・脈細弱。

【病機と治法】
　腎の陰精が虧損されたために，腎の蔵精の力が失われて遺精や滑精を呈する精関不固証が，本方剤の適応である。腎は蔵精を主る。腎の陰精が虧損されると，腎の封蔵の機能が失調して

精関不固となるために，遺精や滑精を呈する。『素問』六節蔵象論篇に「腎は蟄（冬眠）を主る。封蔵の本であり，精の処（在り処）である」とある。陰精虧損の影響が陽気に及べば，陽気も虚損されて下元が虚弱となるために，元気がない・力が入らない・四肢がだるい・舌質淡・舌苔白・脈細弱などの症状が現れる。腰は腎の府であり，腎は耳に開竅する。よって腎精が虧損されると，腰がだるい・耳鳴りなどの症状が現れる。治療は，補腎渋精の効能により，収渋固精するとともに腎精を補充して腎の蔵精の力を回復させる。

【方解】
　甘温の沙苑子は，固精の効能に秀でた泄精虚労の要薬であり，補腎固精する君薬である。甘渋平の蓮子と芡実は，補腎固精するとともに益脾養心し，君薬の固腎渋精の力を強める臣薬である。性渋の竜骨と牡蛎は収斂の効能により渋精止遺し，甘渋平の蓮鬚は固腎渋精する。これらはともに佐薬である。なお，蓮子と竜骨は寧心安神の作用も兼ねている。これらの配合により本方剤は，収渋固精の効能を発揮して精液の外泄を止め，補腎益精して虚損された腎精を補充する。

【加減】腎陽が虚衰して腰や膝の冷えや痛み・頻尿などの症状を呈する場合は，菟絲子・補骨脂・附子を加えて補腎壮陽する。腎陰が不足して夢遺・腰のだるさ・手足のほてりなどの症状を呈する場合は，亀板・女貞子・熟地黄を加えて滋陰補腎する。心腎不交があって不眠や夢遺を呈する場合は，酸棗仁や遠志・五味子を加えて寧心安神する。腎精の虧損が著しく，激しい腰痛を呈する場合は，杜仲や続断・桑寄生を加えて肝腎を補益する。遺精や滑泄が止まらない場合は，五味子や山茱萸・金桜子を加えて収斂固渋する。

【応用】自律神経失調症・虚弱体質・男性不妊症・慢性前立腺炎などの疾患が，腎虚精関不固証に属する場合に，本方剤が応用される。

【注意】本方剤の収渋固精の作用は病態の標を治すものであるから，遺精や滑泄が止まったら，早めに補腎薬を用いて補腎益精し，病態の本を治す必要がある。

　本方剤は，収斂薬が多く配合され効能が固渋に偏っている。よって心肝火旺や湿熱下注による遺精には，用いてはならない。

【参考】遺精の原因には，腎の陰精が虧損されて精関が不固となった場合・心肝の火の内動による場合・湿熱が下注して精室をかき乱した場合などさまざまなものがあるが，これらの原因のうち臨床的に最も重要なのが，腎の陰精の虧損による場合である。

　本方剤が「金鎖固精丸」と称されるのは，方剤の腎精を収めて精関を固める効能が「金鎖」のようであるためである。

附方

金鎖固精丸に関連する方剤

水陸二仙丹　すいりくにせんたん

【出典】『洪氏集験方』
【組成】芡実 12 g，金桜子 12 g
【用法】棘を除いて粉末にした金桜子を煮詰めて膏状にし，外皮を除いて粉末にした芡実を

加えて丸剤にして，1回9ｇを1日2回服用する。あるいは水で煎じて服用してもよい。
【効能】補腎渋精
【主治】腎虚不摂による遺精・帯下
　男子の遺精白濁・女子の帯下・頻尿など。
【病機と方解】
　腎精が虚損されたために腎の摂精の力が弱まり，遺精や帯下を呈する場合が，本方剤の適応である。
　甘渋平の芡実は，益腎固精するとともに祛湿止帯し，酸渋平の金桜子は，固精縮尿しながら止帯する。本方剤には金鎖固精丸と同様に補腎渋精の効能があるが，補渋の力は金鎖固精丸に及ばない。

桂枝加竜骨牡蛎湯　けいしかりゅうこつぼれいとう

【別名】桂枝竜骨牡蛎湯・竜骨湯・桂枝牡蛎湯・竜骨牡蛎湯
【出典】『金匱要略』
【組成】桂枝9ｇ，白芍9ｇ，生姜9ｇ，大棗6ｇ，竜骨9ｇ，牡蛎9ｇ，炙甘草6ｇ
【用法】水で煎じて服用する。
【効能】調和陰陽・潜鎮摂納
【主治】心腎不固・陰陽失調証
　眩暈・動悸・不眠・多夢・夢交・未消化便・遺精（失精）など。
【病機と方解】
　慢性疾患や過労などの虚労により陰陽がともに虚衰し，陰が陽を摂納できず虚陽が浮き上がり，陽が陰を内守できなくなった陰陽失調証が，本方剤の適応である。心陽が虚衰して腎陽を温補できず，腎陰が不足して心を上済できない，陰陽両虚の心腎不交証である。虚陽が擾動するために，眩暈・動悸・不眠・多夢などの症状を呈し，腎の封蔵の機能が失調して精関不固となるために遺精を呈する。
　桂枝湯に竜骨と牡蛎が加わり組成される。方剤中の桂枝湯は，営衛を調和して陰陽の失調を改善させ，加わる竜骨と牡蛎は，潜鎮摂納の効能により陽を固摂して陰を内守し，陰平陽秘の状態へ導くとともに，重鎮安神・収斂固渋する。

桑螵蛸散　そうひょうしょうさん

【出典】『本草衍義』
【組成】桑螵蛸6ｇ，遠志6ｇ，石菖蒲6ｇ，竜骨6ｇ，人参6ｇ，茯神6ｇ，当帰6ｇ，亀板6ｇ
【用法】粉末にして1回6ｇずつ服用する。あるいは水で煎じて服用してもよい。
【効能】調補心腎・渋精止遺

【主治】心腎両虚証

頻尿・混濁尿・遺尿・ぼんやりする（心神恍惚）・不安・健忘・食欲不振・遺精・滑精・舌質淡・舌苔白・脈細弱。

【病機と治法】

心気が虧損され腎精も虚損された心腎両虚の心腎不交（水火不交）証が，本方剤の適応である。腎は精を蔵し，膀胱の開闔を調節する。よって腎精が虚損されると，腎の固摂の力が低下するために遺精や滑精を呈し，膀胱の約束の機能が低下するために，頻尿・混濁尿・遺尿などの症状を呈する。心は神を蔵する。よって心気が虧損されると心神を滋養できなくなるために，ぼんやりする・健忘などの症状を呈する。舌質淡・舌苔白・脈細弱は，いずれも心腎不足による症候である。治療は，心腎を養うとともにその交通を改善させて固精止遺する。

【方解】

甘鹹平の桑螵蛸は，補腎助陽するとともに固精縮尿する君薬である。甘渋平の竜骨は寧心安神するとともに精気を固渋し，甘鹹寒の亀板は滋陰益腎するとともに補血養心する。これらはともに，君薬の固渋止遺・補益心腎の効能を強化する臣薬である。人参は中気を補益し，当帰は心血を滋養し，茯神は寧心安神する。これらはいずれも佐薬である。遠志は寧心安神開竅し，石菖蒲は芳香開竅・寧心安神する。これら二薬は安神定志するとともに心腎を交通させる佐使薬である。これらの配合により本方剤は，補腎益精・渋精止遺・補心養神の効能を発揮して，心腎を滋養するとともにその交通を回復させて収斂固渋する。

【加減】腎虚に膀胱の虚寒を伴い，著しい頻尿や遺尿を呈する場合は，縮泉丸（益智仁・烏薬・山薬）を併用する。腎虚による遺精や滑泄が著しい場合は，山茱萸や沙苑子・五味子を加えて補腎・収斂固渋の作用を強化する。心腎不交による不眠や健忘・動悸が著しい場合は，酸棗仁や五味子を加えて寧心安神する。

【応用】小児の遺尿・夜尿症・糖尿病・自律神経失調症などの疾患が心腎両虚証に属する場合に，本方剤が応用される。

【注意】同様の症状であっても，それが下焦の湿熱や腎陽虚弱によるものであれば，本方剤を用いるべきではない。

縮泉丸　しゅくせんがん

【出典】『婦人良方』『魏氏家蔵方』

【組成】烏薬9ｇ，益智仁9ｇ

【用法】粉末を酒煎したものに山薬の粉末9ｇを加えて梧桐子大（径6ｍｍ程度）の丸剤とし，1回70丸（6ｇ）ずつ服用する。あるいは，水で煎じて服用してもよい。

【効能】温腎祛寒・縮尿止遺

【主治】下元虚寒・膀胱虚冷証

頻尿（小便頻数）・小児の遺尿・夜尿症・舌質淡・脈沈弱。

【病機と治法】

腎気が不足して腎に虚寒が生じたために膀胱虚冷となった病態が，本方剤の適応である。腎気が著しく虚損されると，腎陽が虚衰して虚寒が生じ，膀胱に虚冷が生じる。膀胱虚冷となれ

ば，膀胱が水液を約束できなくなるために頻尿や遺尿を呈する。治療は，腎陽を温補して虚寒を散じ，あわせて縮尿止遺する。

【方解】
　辛温の益智仁は，腎陽を温補するとともに暖脾摂津し，固渋縮尿する君薬である。辛温の烏薬は，下焦の虚寒を温散し，膀胱の気化機能を補助して縮尿止遺する臣薬である。加わる山薬は，益気健脾補腎するとともに精気を固渋する佐使薬である。これらの配合により本方剤は，下元の虚寒を取り除いて腎気を補い，膀胱の約束の機能を回復させて，頻尿や遺尿などの症状を改善させる。

【加減】頻尿や夜尿が著しい場合は，桑螵蛸・菟絲子・補骨脂を加えて補腎助陽・固精縮尿の力を強化する。腎陽の虚衰が著しく，畏寒や四肢の冷えを呈する場合は，腎気丸を併用する。

【応用】夜尿症・頻尿・尿失禁・尿崩症などの疾患が，下元虚寒・膀胱虚冷証に属する場合に，本方剤が応用される。

【注意】膀胱湿熱証や陰虚証には用いないこと。

第5節
固崩止帯剤

　固崩止帯剤は，女子の崩漏や慢性帯下などの病証を治療する方剤である。
　主な構成生薬は，椿根皮・赤石脂・黒荊芥・(煅)竜骨・(煅)牡蛎・五倍子・桑螵蛸・茜草などの固崩止帯薬であり，病態に応じて益気健脾薬や滋陰清熱薬・活血化瘀薬・利水滲湿薬・疏肝理気薬などが配合される。代表的な方剤に，固経丸・完帯湯がある。

<固崩止帯薬>	
適応症	女子の崩漏や慢性帯下
構成生薬	**固崩止帯薬**：椿根皮・赤石脂・黒荊芥・(煅)竜骨・(煅)牡蛎・五倍子・桑螵蛸・茜草など
代表方剤	固経丸・完帯湯

固経丸　こけいがん

【出典】『医学入門』『丹渓心法』
【組成】黄芩10g，白芍10g，亀板10g，椿根皮8g，黄柏3g，香附子3g
【用法】粉末にして梧桐子大(径6mm程度)の丸剤とし，1回50丸(6〜9g)ずつ服用する。あるいは水で煎じて服用してもよい。
【効能】滋陰清熱・固経止血
【主治】陰虚内熱による崩漏証
　崩漏・過長月経・過多月経・経血の色が暗い・経血が粘稠で紫暗色の瘀塊が混じる・手足のほてり・心胸部の煩熱(五心煩熱)・腰や膝がだるい・腹痛・尿が濃い(尿赤)・舌質紅・脈弦数。
【病機と治法】
　陰液が虚損されて火旺となり，生じた内熱が衝任二脈を損傷し迫血妄行となって崩漏を呈する病態が，本方剤の適応である。多くの場合，肝気の鬱結による肝鬱化火を伴う。肝腎の陰血が虚損されて相火が盛んになると，衝任二脈が損傷され迫血妄行となるために，崩漏・過長月経・過多月経などの症状を呈する。肝気が鬱結して血が滞り，さらに火熱により血が煎じ詰められて血瘀が生じるために，経血の色が暗く粘稠・腹痛などの症状を呈する。手足のほてり・心胸部の煩熱・腰や膝がだるい・舌質紅・脈弦数などは，いずれも肝腎の陰血が虧損されて虚

熱が生じたための症候である。治療は，虚損された陰液を滋養するとともに清熱し，あわせて固経止血する。

【方解】
　鹹甘平の亀板は，滋陰益腎することで潜陽し虚火を清するとともに固経止血し，酸甘微寒の白芍は，養血斂陰して亀板の滋陰養血の効能を強化するとともに調経し，あわせて柔肝止痛する。これらはともに君薬である。黄芩は清熱瀉火することで止血し，黄柏は下焦に入って腎の虚火を清する。これらはともに虚熱を清して陰液の耗傷を防止する臣薬である。苦渋寒の椿根皮は清熱収渋するとともに固経止血し，香附子は理気疏肝することで調血和血する。これらはともに佐薬である。これらの配合により本方剤は，虚損された陰液を滋養して虚熱を清し，肝鬱を解くとともに固経止血する。

【加減】陰虚による内熱が著しい場合は，生地黄や牡丹皮を加えて滋陰清熱涼血する。崩漏や過多月経が著しい場合は，側柏葉・地楡・仙鶴草を加えて収斂止血する。

【応用】機能性子宮出血・子宮付属器炎などの疾患が，陰虚内熱証に属する場合に，本方剤が応用される。

【注意】虚寒や血瘀による崩漏には用いないこと。

附方

固経丸に関連する方剤

固衝湯　こしょうとう

【出典】『医学衷中参西録』
【組成】白朮30g，(煅)竜骨24g，(煅)牡蛎24g，山茱萸24g，(生)黄耆18g，(生)白芍12g，烏賊骨(海螵蛸)12g，茜草9g，棕櫚炭6g，五倍子1.5g
【用法】水で煎じて服用する。
【効能】補気健脾・固衝摂血
【主治】脾不統血・衝任不固証
　崩漏(血崩)・過多月経・経血の色が薄い・動悸(心悸)・息切れ(気短)・全身倦怠感・眩暈・四肢の冷え・腰や膝がだるい(腰膝痠軟)・舌質淡・脈細弱。

【病機と方解】
　脾気が虚損されて脾の摂血の力が低下したために衝任不固となり，崩漏や過多月経を呈する病態が，本方剤の適応である。
　白朮は益気健脾することで固衝し，黄耆は脾気を補い陽気を昇挙して血の統摂を強化する。山茱萸は収斂固渋するとともに肝腎を補益し，白芍は養血調経斂陰する。煅竜骨・煅牡蛎・棕櫚炭・五倍子は収斂止血し，烏賊骨と茜草は固渋止血するとともに活血化瘀し，止血による血の瘀滞を防止する。

> **比較** 固経丸と固衝湯
>
> 　固経丸と固衝湯は，どちらも過多月経や崩漏を治療する方剤であるが，効能と適応となる病態に違いがある。固経丸は，滋陰清熱の効能を主として，あわせて収斂止血する方剤であり，陰血が虚損され内熱が生じて迫血妄行となった病態に用いられる。それに対して固衝湯は，補気摂血の効能を主として，あわせて固渋止血する方剤であり，脾気が虚損されて脾不統血となった病態に用いられる。

震霊丹　しんれいたん

【出典】『太平恵民和剤局方』

【組成】禹余粮（煅）12ｇ，紫石英（煅）12ｇ，赤石脂（煅）12ｇ，代赭石（煅）12ｇ，乳香6ｇ，五霊脂6ｇ，没薬6ｇ，朱砂3ｇ

【用法】粉末にしたものに糯米粉12ｇを加えて丸剤とし，朱砂でまぶして服用する。

【効能】化瘀止血

【主治】衝任虚寒・瘀阻胞宮証

　崩漏・月経が止まらない・経血の色が紫暗色・経血に塊が混じる・腹痛（小腹疼痛）・腹部の圧痛（拒按）・血塊が排出されると痛みが軽減する・舌質紫暗あるいは瘀点あり・脈沈細弦。

【病機と治法】

　衝任二脈に虚寒があるために血が帰経できず，瘀血が内停して崩漏を呈する病態が，本方剤の適応である。衝任二脈が虚損されて陰血を固摂する力が失われるために，崩漏・月経が止まらないなどの症状を呈する。胞宮に虚寒があり，さらに離経の血が停滞するために，血瘀が生じて経血の色が暗い・経血に塊が混じるなどの症状を呈する。血の瘀滞に伴って気も滞り，経脈が不通となるために，腹痛・腹部の圧痛などの症状を呈する。血塊が排出されると痛みが軽減するのは，一時的に血の瘀滞が解除されて経脈が通るからである。舌質紫暗・瘀点あり・脈沈細弦などは，いずれも瘀血阻滞による症候である。治療は，胞宮を温め衝任二脈の固摂の力を回復させて固渋止血し，あわせて気血の瘀滞を解除する。

【方解】

　甘酸温渋の赤石脂と甘平渋の禹余粮は，固渋止血する君薬である。代赭石は降逆止血し，紫石英は暖宮固衝する。これらはともに臣薬である。以上の四薬は，いずれも炮炙（煅）することで温渋の効能が強化されている。辛苦の乳香と没薬は活血行気止痛し，苦甘温の五霊脂は活血化瘀止痛する。これらはいずれも佐薬である。加わる朱砂は鎮心安神し，糯米粉は補肺健脾・益気温中する。これらはともに佐使薬である。これらの配合により本方剤は，下元の虚冷を温め衝任二脈の固摂の力を回復させて止血し，留まる血の瘀滞を解除して，衝任虚寒・瘀阻胞宮の崩漏を治療する。

【加減】虚寒が著しい場合は，烏薬・肉桂・附子を加えて助陽散寒する。気血の虚損を伴う場

合は，人参や黄耆・当帰を加えて気血を補益する。
【応用】子宮内膜症・機能性子宮出血・不妊症・産後の子宮復古不全による血性悪露・月経不順などの疾患が，衝任虚寒の瘀阻胞宮証に属する場合に，本方剤が応用される。
【注意】熱証や妊婦には用いないこと。使用する場合は，長期間服用させないこと。
【参考】本方剤は，収斂止血薬に活血化瘀薬が配合されるので，止血するものの血の瘀滞を生じることがない。

完帯湯　かんたいとう

【出典】『傅青主女科』
【組成】白朮30ｇ，山薬30ｇ，人参6ｇ，白芍15ｇ，車前子9ｇ，蒼朮9ｇ，炙甘草3ｇ，陳皮2ｇ，荊芥炭（黒芥穂）2ｇ，柴胡2ｇ
【用法】水で煎じて服用する。
【効能】補脾疏肝・化湿止帯
【主治】脾虚肝鬱・湿濁下注証
　白色あるいは淡黄色の帯下・希薄で無臭の帯下・顔面が蒼白い・全身倦怠感・泥状便（便溏）・舌質淡・舌苔白・脈緩あるいは濡弱。

【病機と治法】
　脾気が虚損されるとともに肝気が鬱結し，生じた湿濁が下注したところへさらに帯脈の約束の機能が低下して，白色の帯下を呈する病態が，本方剤の適応である。脾気が虚損され脾の運化の機能が低下すると湿濁が生じ，肝気が鬱結して脾に乗じれば，さらに脾気が虚損されて湿濁が盛んとなる。生じた湿濁が内停し下注すると，白色あるいは希薄で無臭の帯下を呈する。脾気が虚弱で気血生化の源が不足するために，顔面が蒼白い・全身倦怠感などの症状を呈し，湿濁が内停し清陽が昇らなくなるために，泥状便を呈する。舌質淡・舌苔白・脈緩濡弱などは，いずれも脾虚湿盛による症候である。治療は，虚損された脾気を補うとともに理気疏肝し，湿濁を化して帯下を止める。

【方解】
　苦甘温の白朮は，補気健脾燥湿の効能により湿濁を化し，甘平の山薬は，補脾益気するとともに，補腎固精の効能により帯脈の約束の機能を回復させて固渋止帯する。これらはともに君薬である。人参は益気補中し，蒼朮は燥湿健脾する。これらはともに君薬の健脾化湿の効能を強化する臣薬である。白芍は養血柔肝し，柴胡は疏肝解鬱するとともに昇陽することで湿濁の下注を防止し，二薬は組んで調肝疏鬱する。陳皮は理気燥湿の効能により気をめぐらせて湿を化し，加えて補薬による瘀滞を防止する。車前子は淡滲利湿の効能により水湿を尿から排出し，荊芥炭は血分に入って祛風勝湿するとともに収渋止帯する。これらはいずれも佐薬である。加わる炙甘草は，益気和中するとともに諸薬を調和させる佐使薬である。これらの配合により本方剤は，虚損された脾気を補って湿濁を化し，陽気を昇らせるとともに理気疏肝して，脾虚肝鬱による帯下を治療する。

【加減】帯下の量が多い場合は，（煅）竜骨・（煅）牡蛎・海螵蛸・芡実を加えて収渋止帯の力を強化する。腰や膝のだるさや痛みを伴う場合は，菟絲子・杜仲・続断を加えて肝腎を補益する。

肝気が鬱結して胸脇部の疼痛を呈する場合は，香附子・青皮・川芎を加えて理気疏肝の力を強化する。肝脈に寒凝が生じて少腹部の疼痛を呈する場合は，小茴香や烏薬を加えて理気散寒止痛する。腎経に虚寒があり帯下の色が薄く量が多い場合は，巴戟天や鹿角霜・菟絲子・附子を加えて補腎助陽する。

【応用】外陰炎・膣炎・子宮頚管炎・子宮付属器炎などの疾患が，脾虚肝鬱・湿濁下注証に属する場合に，本方剤が応用される。

【注意】湿熱による帯下には用いないこと。

【参考】本方剤は，止帯しながらも湿邪を体内に留めず，利湿しながらも正気を傷つけることのない組成となっている。

附方

完帯湯に関連する方剤

易黄湯　いおうとう

【出典】『傅青主女科』
【組成】山薬 30 g，芡実 30 g，黄柏 6 g，車前子 3 g，白果（銀杏）12 g
【用法】水で煎じて服用する。
【効能】補脾益腎・清熱袪湿
【主治】脾腎両虚・湿熱帯下証
　黄色で粘稠かつ生臭い帯下・食欲不振・全身倦怠感・腰や膝がだるい（腰膝痠軟）・舌質紅・舌苔黄膩・脈濡滑。

【病機と方解】
　脾腎がともに虚損されて湿が盛んとなり，生じた湿が化熱し，湿熱となって下注して，黄色の帯下を呈する病態が，本方剤の適応である。
　山薬と芡実は，ともに脾腎に入って補脾益腎・固渋止帯し，白果は除湿泄濁するとともに収渋止帯する。黄柏は腎に入って清熱燥湿し，車前子は清熱利湿の効能により湿熱を尿から排泄させる。

比較　完帯湯と易黄湯

　完帯湯と易黄湯は，どちらも脾虚による帯下を治療する方剤であるが，効能と適応となる病態に違いがある。完帯湯は，補気健脾の効能に重点が置かれ，あわせて理気疏肝止帯する方剤であり，脾気の虚損に肝気の鬱結を伴う帯下証に用いられる。易黄湯は，補脾益腎するとともに清熱燥湿止帯する方剤であり，脾腎がともに虚損されて湿熱を生じた帯下証に用いられる

第11章
開竅剤

■ 定 義

開竅剤とは，開竅醒神の効能をもち，神昏竅閉証を治療する方剤である。主に芳香開竅薬によって組成される。

■ 概 要

神昏竅閉証を呈する病態には虚証と実証がある。開竅剤の適応となるのは，そのうちの実証であり閉証と称される。多くが，壅盛となった邪気により心竅が蒙蔽されて引き起こされた病態である。神昏竅閉証では，意識障害（神志昏迷）・牙関緊急（牙関緊閉）・両手を固く握る・排尿困難（小便不通）・便秘（大便不通）・喉の痰鳴音などの症状を呈する。

■ 分 類

開竅剤	凉開剤	安宮牛黄丸・紫雪・至宝丹・行軍散
	温開剤	蘇合香丸・紫金錠

閉証は，病因と呈する症状によって熱閉証と寒閉証に分けられる。熱閉証は，温熱の邪気が心包に内陥して引き起こされた病態である。主な治療法は清熱開竅法であり，略して凉開という。寒閉証は，寒邪や気鬱あるいは痰濁が心竅を蒙蔽して引き起こされた病態である。主な治療法は温通開竅法であり，略して温開という。これらの病態に応じて，開竅剤には凉開剤と温開剤の2種類がある。

■ 適応証

開竅剤の適応は，盛んとなった邪気により心竅が蒙蔽されて引き起こされた神昏竅閉証であ

る。鎮静・抗痙攣・脳細胞保護・解熱・抗炎症などの作用があるために，現代では，急性髄膜炎・急性脳炎・肝性脳症・脳血管障害・尿毒症などの疾患に応用される。

■ 注意点

　開竅剤を用いる際は，まず病態の虚実を弁別する必要がある。牙関緊急・両手を固く握り締める・脈有力などの症状を呈するならば，邪気が盛んでかつ正気も充実した実証の閉証であるから，開竅剤の適応である。しかし，もし発汗・四肢が冷たい・呼吸が微弱・尿失禁・口が開くなどの症状を呈するならば，虚証に属する脱証であるから，治療は回陽救逆・益気固脱すべきであって開竅剤を用いてはならない。また意識障害（神昏）やうわごと（譫語）などの症状が陽明腑実証に属する場合は，寒下法を用いるべきであり，これも開竅剤の適応ではない。もし陽明腑実証に邪気の心包への内陥を伴うならば，病態の緩急軽重に合わせて，先に開竅するか先に寒下する，あるいは同時に開竅し寒下するなど，開竅と攻下を併用する。

　開竅剤の多くは辛散走竄の芳香開竅薬によって組成されるので，長期間服用すると正気を損傷するおそれがある。よって使用は救急を目的とした短期間に留め，症状が改善したら速やかに中止するべきである。妊婦には慎重に用いるか使用を控えること。

　開竅剤は，配合される薬味の多くが揮発性で，加熱すると効果が減弱するので，丸剤や散剤（あるいは注射剤）の形で用いられる。

第1節
涼開剤

　涼開剤は，清熱解毒・開竅醒神の効能をもち，温熱邪毒が心包に内陥して引き起こされた熱閉証を治療する方剤である。熱閉証では，高熱・煩躁・意識障害（神昏）・うわごと（譫語）などの症状を呈し，著しい場合は痙攣を呈する。その他，中風・痰厥・穢濁の気による突然の昏倒や意識障害などが熱象を伴う場合にも，涼開剤が応用される。

　主な構成生薬は，麝香・冰片・鬱金・石菖蒲などの芳香開竅薬であり，よく黄連・黄芩・山梔子・石膏などの清熱瀉火薬や，犀角・玄参などの涼血解毒薬が配合される。また，邪熱が心包に入って神志不安となった場合は，朱砂・磁石・珍珠・琥珀などの鎮心安神薬が，邪熱が内陥して津液を焼灼し，痰熱が生じた場合は，胆南星・貝母・雄黄などの清化熱痰薬が，邪熱が心包に内陥して肝風が内動した場合は，羚羊角・玳瑁などの涼肝熄風薬が，それぞれ配合される。代表的な方剤に，安宮牛黄丸・紫雪・至宝丹がある。

＜涼開剤＞

適応症	熱閉証：高熱・煩躁・神昏・譫語・痙攣
構成生薬	芳香開竅薬：麝香・冰片・鬱金・石菖蒲など
代表方剤	安宮牛黄丸・紫雪・至宝丹

安宮牛黄丸　あんぐうごおうがん

【出典】『温病条弁』
【組成】牛黄30ｇ，鬱金30ｇ，犀角（水牛角）30ｇ，黄連30ｇ，黄芩30ｇ，山梔子30ｇ，朱砂30ｇ，雄黄30ｇ，冰片（竜脳）7.5ｇ，麝香7.5ｇ，珍珠15ｇ（金箔で包む）
【用法】粉末を蜜丸にして金箔で包み，1回1丸（3ｇ）を服用する。病状が著しい場合はさらに服用してもよい（1日3回まで）。小児は1回1／2丸を服用。効果がなければさらに1／2丸を服用する。
【効能】清熱開竅・豁痰解毒
【主治】
①温熱病・邪熱内陥心包証
　高熱・煩躁・意識障害（神昏）・うわごと（譫語）・口乾・舌質紅絳乾燥・脈数。

②邪熱内閉による中風昏迷，あるいは小児の熱性痙攣（驚厥）

【病機と治法】
　温熱の邪気が心包に内陥し，痰熱が心竅を壅閉した病態が，本方剤の適応である。壅盛となった熱毒が心包に内陥して神明を擾乱するために，高熱・煩躁・意識障害・うわごとなどの症状を呈する。津液が邪熱に焼灼されて痰となり，生じた痰熱が清竅を蒙蔽すると，さらに重篤な意識障害を呈する。口乾・舌質紅絳乾燥は，盛んとなった邪熱により津液が消耗されたための症候である。一方，中風による昏迷や小児の驚厥も，同様の熱閉証でみられる病態である。治療は，芳香の薬味で開竅するとともに寒涼の薬味で心包の熱毒を清解し，あわせて安神定志しながら豁痰する。

【方解】
　苦涼の牛黄は，清心解毒しながら熄風定驚し，あわせて豁痰開竅する。辛温芳香の麝香は開竅醒神し，苦鹹寒の犀角は清心涼血解毒するとともに安神定驚する。これら三薬は，協力し合って清心開竅・涼血解毒する君薬である。黄連・黄芩・山梔子は，清熱瀉火解毒の効能により牛黄と犀角を補助して心包の熱毒を清解する。辛苦微寒の冰片は，開竅醒神清熱の効能により麝香の開竅醒神の効能を強化し，辛苦寒の鬱金は，涼血清心するとともに行気解鬱する。これらはいずれも臣薬である。朱砂と珍珠は鎮心安神し，雄黄は祛痰解毒の効能により牛黄を補助して豁痰解毒する。これらはいずれも佐薬である。加わる蜂蜜は和胃調中し，丸剤を包む金箔は重鎮安神する。これらはともに使薬である。これらの配合により本方剤は，芳香開竅するとともに清熱解毒し，あわせて豁痰することで，邪熱が心包に内陥して引き起こされた心竅蒙蔽証を治療する。

【加減】痰涎が著しく盛んな場合は，胆南星や貝母を加えて清化熱痰する。高熱や痙攣を呈する場合は，紫雪を併用して清熱開竅の力を強化する。

【応用】急性髄膜炎・脳炎・脳卒中・肝性脳症・赤痢・尿毒症などの疾患が熱陥心包証に属する場合に，本方剤が応用される。

【注意】陽気虚脱による昏睡は，本方剤の適応ではない。妊婦には慎重に用いるか使用を控えること。

【参考】本方剤は清熱開竅の主要方剤である。邪熱が心包に内陥し痰熱が閉阻して，意識障害やうわごとを呈する場合に広く用いられる。

附方

安宮牛黄丸に関連する方剤

牛黄清心丸　ごおうせいしんがん

【出典】『痘疹世医心法』
【組成】牛黄0.75ｇ，朱砂4.5ｇ，黄連15ｇ，黄芩９ｇ，山梔子９ｇ，鬱金６ｇ
【用法】粉末にして蜜丸とし，１回２丸（３ｇ）を１日２〜３回服用する。小児は適宜減量。
【効能】清熱解毒・開竅安神

【主治】温邪内陥・熱入心包証

意識障害（神昏）・うわごと（譫語）・発熱・煩躁・不安，および小児の驚厥・中風竅閉。

【病機と方解】

温熱の邪気が心包へ内陥して引き起こされた熱陥心包証の軽症が，本方剤の適応である。牛黄は清心解毒するとともに熄風定驚し，あわせて化痰開竅する。朱砂は清熱解毒しながら鎮心安神し，黄連・黄芩・山梔子は，清熱瀉火解毒の効能により牛黄を補助して心包の熱毒を清解する。鬱金は涼血清心するとともに行気解鬱する。

【参考】安宮牛黄丸は，本方剤を基礎として，清心解毒の犀角，鎮心安神の珍珠，芳香開竅の麝香・冰片，豁痰解毒の雄黄を加えて組成されたものである。よって本方剤の効能と適応となる病態は安宮牛黄丸とほぼ同じであり，本方剤は清熱開竅の力が比較的弱いため，熱閉の軽症に用いられる。

紫雪　しせつ

【別名】紫雪丹

【出典】『外台秘要』

【組成】石膏1,500ｇ，寒水石1,500ｇ，滑石1,500ｇ，磁石1,500ｇ，犀角（水牛角）150ｇ，羚羊角150ｇ，青木香150ｇ，沈香150ｇ，玄参500ｇ，升麻500ｇ，炙甘草240ｇ，丁香30ｇ，芒硝5,000ｇ，硝石2,000ｇ，麝香1.5ｇ，朱砂90ｇ，黄金3,000ｇ

【用法】丹剤にして，1回1.5〜3ｇを1日2回服用する。小児は適宜減量。

【効能】清熱開竅・鎮痙熄風

【主治】温熱病・邪熱内陥心包・熱極生風証

高熱・煩躁・意識障害（神昏）・うわごと（譫語）・手足の引きつり・痙攣・皮下出血（斑疹）・吐血・鼻出血・口渇・口唇の乾燥（唇焦）・尿が濃い（尿赤）・便秘・舌質紅絳・舌苔黄乾燥・脈数有力あるいは弦数，および小児の熱性痙攣（熱盛驚厥）。

【病機と治法】

温熱病の経過中に，邪熱が熾盛となって心包に内陥し，盛んな熱により風を生じた病態が，本方剤の適応である。邪熱が心包に内陥すると心神が擾乱されるために，意識障害やうわごと・煩躁・不安などの症状を呈する。熱毒が身体の内外に満ちて迫血妄行となるために，高熱・皮下出血・吐血・鼻出血などの症状を呈し，熱により津液が焼灼されるために，口渇・口唇の乾燥・尿が濃い・便秘などの症状を呈する。熱が盛んになって極まると，風が生じて手足の引きつりや痙攣を呈する。治療は，清熱解毒するとともに開竅醒神し，あわせて熄風止痙する。

【方解】

苦鹹寒の犀角は清心涼血解毒し，鹹寒の羚羊角は清肝熄風止痙し，辛温の麝香は開竅醒神する。これら三薬は，清心涼肝・開竅熄風する君薬である。石膏は清熱瀉火・除煩止渇し，寒水石は清熱瀉火し，滑石は清熱利湿して邪熱を下へ導き出す。玄参は清熱涼血養陰し，升麻は清熱解毒透邪する。これらはいずれも臣薬である。芳香の青木香・丁香・沈香は，行気通竅の効能により麝香と組んで開竅醒神する。朱砂・磁石・黄金は，重鎮安神し，朱砂はあわせて清心

解毒安神し，磁石はあわせて平肝潜陽して方剤の除煩止痙の効能を強化する。芒硝と硝石は，泄熱散結の効能により邪熱を腸腑から体外へ排泄して「釜底抽薪*」する。これらはいずれも佐薬である。甘草は清熱解毒するとともに益気和中し，あわせて諸薬を調和させる使薬である。これらの配合により本方剤は，清熱解毒するとともに開竅醒神し，熄風止痙しながら安神除煩する。

【加減】邪熱が営血に入って高熱や煩躁・皮下出血斑などの症状を呈する場合は，清営湯や犀角地黄湯を併用する。疔瘡や癰瘍を呈する場合は，五味消毒飲を併用する。熱毒による痢疾を伴う場合は，白頭翁湯を併用する。

【応用】急性髄膜炎・脳炎・肝性脳症・重症肺炎・猩紅熱・小児の熱性痙攣などの疾患が，熱陥心包，熱極生風証に属する場合に，本方剤が応用される。

【注意】長期間服用しないこと。元気が散脱した者や妊婦には用いてはならない。

　　*釜底抽薪：煮えたぎる鍋の底から薪を抜き取って湯の沸騰を止めること。問題の根本を解決する意味で用いられることが多い。

至宝丹　しほうたん

【出典】『太平恵民和剤局方』

【組成】犀角（水牛角）30g，朱砂30g，雄黄30g，玳瑁30g，琥珀30g，麝香0.3g，冰片（竜脳）0.3g，牛黄15g，安息香45g，金箔50枚，銀箔50枚

【用法】蜜丸にして，1回1丸（3g）を1日1回服用する。小児は適宜減量。

【効能】清熱開竅・化濁解毒

【主治】中暑・中風，および温病の痰熱内閉心包証

意識障害（神昏）・うわごと（譫語）・発熱・煩躁・喘鳴・呼吸が荒い（痰盛気粗）・舌質紅・舌苔黄垢膩・脈滑数，あるいは小児の痰熱内閉による熱性痙攣（驚厥）。

【病機と治法】

盛んになった痰熱が心包を蒙閉して引き起こされた痰熱内閉心包証が，本方剤の適応である。痰熱が心竅を蒙蔽すると神明が擾乱されるために，意識障害やうわごと・発熱・煩躁などの症状を呈する。壅盛となった痰涎が気道を阻塞するために，喘鳴・呼吸が荒いなどの症状を呈する。舌質紅・舌苔黄垢膩・脈滑数は，いずれも痰熱が盛んなための症候である。治療は，清熱開竅するとともに化濁解毒する。

【方解】

犀角は清熱涼血解毒し，麝香は芳香開竅醒神する。二薬は組んで清熱開竅する君薬である。冰片と安息香は，芳香開竅・闢穢化濁し，麝香の開竅の作用を強化する。牛黄は清熱解毒・化痰開竅し，玳瑁は清熱解毒・熄風定驚する。二薬はともに，犀角の清熱涼血解毒の効能を強化する臣薬である。朱砂と琥珀は鎮心安神し，雄黄は豁痰解毒する。金箔と銀箔は，鎮心定驚の効能により朱砂と琥珀の重鎮安神の効能を強化する。これらはいずれも佐薬である。これらの配合により本方剤は，清熱解毒・化痰開竅の効能を発揮して，痰熱が心包を蒙蔽して引き起こされた痰熱内閉心包証を治療する。

【加減】正気が虚弱な者には，人参を加えて益気扶正する。痰熱が壅盛な場合は，石菖蒲や胆南星を加えて化痰開竅する。

【応用】急性髄膜炎・脳炎・脳卒中（中風）・肝性脳症・尿毒症・赤痢・熱中症（中暑）・小児の熱性痙攣などの疾患が痰熱内閉心包証に属する場合に，本方剤が応用される。

【注意】芳香辛燥の薬味が多く配合され陰液を損傷するおそれがあるので，陰虚陽盛の者に用いてはならない。妊婦には慎重に用いること。

【参考】現代では，犀角の代わりに水牛角が使用される。また，『中国薬典』(1977年度版)には，本方剤は「局方至宝散」の名称で散剤として収載されている。

比較　安宮牛黄丸・紫雪丹・至宝丹

安宮牛黄丸・紫雪丹・至宝丹は，あわせて「涼開三宝」と称される涼開剤の代表方剤である。これらは清熱解毒・開竅醒神の効能をもつ点で共通であり主治する適応証も似ているが，それぞれに特徴がある。安宮牛黄丸は清熱解毒に，紫雪丹は鎮痙に，至宝丹は芳香開竅に，それぞれ効能の重点が置かれている。用いる際は，証を適確に弁別してこれらを使い分ける必要がある。病態によっては，これら三剤を交互に用いたり合方したりしてもよい。

行軍散　こうぐんさん

【出典】『霍乱論』

【組成】牛黄3g，麝香3g，珍珠3g，冰片（竜脳）3g，硼砂3g，雄黄24g，硝石0.9g，金箔（飛金）20枚

【用法】粉末にして混和し，散剤として1回0.3g〜0.9gを1日2〜3回服用する。

【効能】清熱開竅・闢穢解毒

【主治】暑穢蒙心の痧脹*

嘔吐・下痢・腹痛・煩悶（煩悶欲絶）・眩暈・意識障害・口内炎・咽頭痛・角膜混濁（風熱障翳）。

【病機と治法】

暑熱穢濁の邪気を感受したために，心竅が蒙蔽され気機が擾乱した「痧脹」が，本方剤の適応である。暑月痧瘴あるいは暑痧ともいい，夏期に生じることが多い。夏は暑く，地上に満ちた湿邪が上蒸するために，暑湿の邪気が口や鼻から人体に侵入しやすい。暑穢湿濁の邪気が中焦を直犯すると，中焦の気機が逆乱して清濁が入り混じり，気機の昇降が失調するために，嘔吐や下痢・腹痛などの症状を呈し，著しい場合は煩悶欲絶となる。暑熱穢濁の邪気が清竅を上擾し心竅を蒙蔽すれば，眩暈や意識障害などの症状が現れる。治療は，芳香開竅するとともに清熱解毒し，行気闢穢する。

【方解】

麝香は芳香開竅・行気闢穢するとともに，あわせて止痛し，牛黄は清心解毒するとともに豁

痰化濁開竅する。これらはともに君薬である。辛苦微寒の冰片は、闢穢開竅するとともに清熱解毒し、麝香の開竅止痛の効能を強化する臣薬である。硝石は瀉熱破結解毒し、硼砂は化腐清熱解毒し、雄黄は闢穢化濁解毒し、珍珠と飛金は重鎮安神寧心する。これらはいずれも佐薬である。これらの配合により本方剤は、清熱開竅・闢穢解毒の効能を発揮して、暑熱穢濁の邪気によって引き起こされた痧脹を治療する。

【加減】腹脹が著しい場合は、厚朴や枳実を加えて行気除脹する。

【応用】熱中症・急性胃腸炎・食中毒・急性髄膜炎・脳炎・マラリアなどの疾患が暑痧証に属する場合に、本方剤が応用される。

【注意】辛香走竄の性質をもつ方剤であるから、妊婦には慎重に用いること。

【参考】本方剤は、清熱開竅の効能をもつ薬味が主体となり、闢穢・解毒・安神の効能をもつ薬味が加わって、その効果をさらに引き出す配合となっている。牛黄・冰片・硼砂・珍珠は、清熱解毒・防腐消翳の効能があるので、口内炎や咽頭痛・角膜混濁などの症状を呈する場合にも応用される。

『中国薬典』(1977年度版)では、飛金の代わりに姜粉が用いられている。姜粉は和胃降逆の効能をもつため、方剤の闢穢解毒の作用を強化でき、理にかなった配合である。ただし、辛熱の薬味であるから、口内炎や咽頭痛・角膜混濁などの症状がある場合には、用いるべきでない。

＊痧脹：暑湿や穢濁の邪気により腸胃が阻塞されて、嘔吐や下痢・腹痛などの症状を呈する急性の消化器疾患のこと。暑湿の盛んな夏に好発する。痧気ともいう。

第2節
温開剤

　温開剤は，温散寒邪・開竅醒神の効能をもち，中風・中寒・気鬱・痰厥などの寒閉証を治療する方剤である。寒閉証では，突然の意識消失（突然昏倒）・牙関緊急（牙関緊閉）・意識障害（神昏不語）・舌苔白・脈遅などの症状を呈する。

　主な構成生薬は，蘇合香・麝香・冰片などの芳香開竅薬であり，よく白朮・白檀香・香附子などの益気健脾薬や芳香行気薬が配合される。代表的な方剤に，蘇合香丸・紫金錠がある。

＜温開剤＞

適応症	寒閉証：突然の意識消失・牙関緊急・神昏不語・舌苔白・脈遅
構成生薬	芳香開竅薬：蘇合香・麝香・冰片など
代表方剤	蘇合香丸・紫金錠

蘇合香丸　そごうこうがん

【出典】『太平恵民和剤局方』
【組成】白朮60g，青木香60g，犀角60g，香附子60g，朱砂60g，訶子60g，檀香60g，安息香60g，沈香60g，麝香60g，丁香60g，蓽撥60g，冰片（竜脳）30g，蘇合香30g，乳香30g
【用法】粉末にして梧桐子大（径6mm程度）の蜜丸とし，1回4丸（8g）を1日1～2回服用する。
【効能】行気開竅・温中止痛
【主治】寒閉証

　突然の意識消失（突然昏倒）・牙関緊急（牙関緊閉）・昏睡（人事不省）・舌苔白・脈遅，あるいは心腹部の突然の痛み（心腹猝痛）・中風・中気。

【病機と治法】

　寒痰や穢濁の邪気により気機が閉阻され，清竅が蒙蔽されて引き起こされた寒閉証が，本方剤の適応である。体内に鬱阻壅滞する陰寒穢濁の邪気が心神を蒙蔽するために，意識消失や昏睡・牙関緊急などの症状を呈する。寒痰や穢濁の邪気が胸中に留まって気血を瘀滞させると，

心胸部の痛みを呈し，中焦に壅滞して気機を阻滞すると，脘腹部の脹痛を呈する。治療は，「閉であれば開く」の治療原則に従い，芳香開竅を主として温裏散寒するとともに行気活血し，あわせて闢穢化濁する。

【方解】
　辛温の蘇合香は開竅醒神・闢穢止痛し，辛苦平の安息香は開竅醒神・行気止痛し，辛温の麝香は開竅醒神・活血止痛し，辛苦微寒の冰片は開竅醒神・清熱止痛する。これら四薬はいずれも芳香開竅醒神する君薬である。青木香・檀香・沈香・乳香・丁香・香附子は，散寒止痛・闢穢化濁するとともに，行気解鬱・活血化瘀の効能により臓腑の気血の鬱滞を取り除く臣薬である。辛熱の蓽撥は，温中散寒の効能により，配合される多くの「香薬」の散寒止痛・行気解鬱の作用を強化する。白朮は益気健脾・燥湿化濁し，訶子は収渋斂気の効能により，「香薬」による正気の耗散を防止する。犀角は清心解毒するとともに，多くの辛熱薬による温燥の行き過ぎを防ぎ，朱砂は鎮心安神する。これらはいずれも佐薬である。これらの配合により本方剤は，行気開竅するとともに温中止痛し，陰寒穢濁の邪気による寒閉証を治療する。

【加減】体質が虚弱で脈弱を呈する場合は，人参を加えて正気を補い固脱する。痰迷心竅を伴う場合は，石菖蒲や胆南星を加えて化痰開竅する。

【応用】急性髄膜炎・脳炎・脳卒中（中風）・癲癇発作・肝性脳症・狭心症・心筋梗塞などの疾患が寒閉証に属する場合に，本方剤が応用される。

【注意】性が香竄走泄で胎気を損傷しやすいので，妊婦には慎重に用いること。脱証に用いてはならない。

【参考】本方剤は寒閉証に用いる代表方剤である。芳香開竅薬を主体として組成され，辛温香散の行気薬が大量に配合されることで，優れた闢穢行気開竅の作用を発揮する。そのため，気滞による心腹部の疼痛などにも応用される。

附方

蘇合香丸に関連する方剤

冠心蘇合丸　かんしんそごうがん

【出典】『中国薬典』1977年版
【組成】蘇合香 50 g，冰片（竜脳）105 g，乳香 105 g，檀香 210 g，青木香 210 g
【用法】粉末を蜜丸とし，1回1丸（1 g）を1日1〜3回服用する。あるいは眠前に服用したり，発作時に頓服してもよい。
【効能】芳香開竅・行気活血・寛胸止痛
【主治】気滞血瘀痰阻（痰濁気滞血瘀）による胸痺
　心胸部の絞扼痛・胸悶感・胸苦（憋気）。
【病機と方解】
　気のめぐりが滞って血も瘀滞し，痰濁が阻塞したために，心胸部の絞扼痛や胸悶感を呈する病態が，本方剤の適応である。狭心症や心筋梗塞に応用される。

本方剤は蘇合香丸の加減方である。蘇合香は開竅醒神・闢穢止痛し，冰片は開竅醒神・清熱止痛する。乳香・檀香・青木香は，活血化瘀・行気止痛する。

紫金錠　　しきんじょう

【別名】玉枢丹
【出典】『片玉心書』
【組成】山慈菇 90 g，大戟 45 g，千金子（続随子）30 g，五倍子 90 g，麝香 9 g，雄黄 30 g，朱砂 30 g
【用法】粉末を糯米糊で錠剤にして，1回 0.6〜1.5 g を1日2回服用する。外用する場合は，酢で溶かして患部に塗布する。
【効能】化痰開竅・闢穢解毒・消腫止痛
【主治】穢悪痰濁の邪気による時疫
　　脘腹部の脹悶感や疼痛・悪心・嘔吐・下痢・舌苔厚膩。
　　外用の場合は，疔瘡・癰腫など。
【病機と治法】
　穢濁の邪気を感受したために，気機が閉塞し気の昇降が失調した病態が，本方剤の適応である。邪毒が中焦に壅滞すると，中焦の気の昇降が失調し気が逆乱するために，脘腹部の脹悶感や疼痛・嘔吐・下痢などの症状を呈する。穢濁の気と痰濁が結びついて肌膚に凝聚すれば，疔瘡や癰腫が生じる。治療は，化痰開竅するとともに闢穢解毒し，あわせて消腫止痛する。
【方解】
　辛温の麝香は芳香開竅・闢穢解毒・行気止痛し，辛寒の山慈姑は清熱解毒・消腫散結しながら化痰する。これらはともに君薬である。辛温の千金子は逐水消腫・破血消癥し，苦辛寒の大戟は瀉下逐飲・消腫散結する。これら有毒の二薬は，逐痰消腫の効能により「毒をもって毒を制し」，腸胃を蕩滌して痰濁を攻逐し，邪毒を便から排出させる。雄黄は化痰闢穢・解毒消腫する。これらはいずれも臣薬である。五倍子は渋腸止瀉するとともに千金子や大戟の瀉下による正気の損傷を防ぎ，朱砂は重鎮安神する。これらはともに佐薬である。これらの配合により本方剤は，化痰開竅・闢穢解毒するとともに緩下降逆し，穢悪痰濁の邪気を感受して悪心や嘔吐・下痢などの症状を呈する病態を治療する。一方，本方剤は消腫散結の効能をもつために，外用で疔瘡や癰腫にも応用される。
【加減】痰涎が壅盛な場合は，石菖蒲を加えて化痰開竅する。悪心や嘔吐が著しい場合は，生姜を加えて降逆止嘔する。
【応用】急性胃腸炎・食中毒・赤痢・皮膚軟部組織感染症・蜂窩織炎などの疾患が，穢悪痰濁の邪気によって引き起こされた場合に，本方剤が応用される。
【注意】千金子や大戟など有毒の薬物が含まれるので，過量に服用したり長期間服用したりしないこと。体質が虚弱な者や高齢者には使用を控え，小児に用いる際は減量する。また，麝香は性が走竄であるから，妊婦には使用しないこと。

第12章
理気剤

定義

　理気剤とは，行気あるいは降気の効能をもち，気滞証や気逆証などの病証を治療する方剤である．主に理気薬によって組成され，その作用は八法のうちの「消法」に属する．

概要

　気は生命の根本である．全身をめぐって昇降出入し，人体の内外を温めて滋養し，四肢百骸に正常な活動を行わせている．過度の労倦や，情志の失調・飲食不節・寒温の不適などは，いずれも気の昇降出入に影響を及ぼし気機を失調させ，臓腑の機能を低下させて疾病を引き起こす．気機の失調には，気機が鬱結して気のめぐりが滞る気滞証と，気が上逆して降りなくなる気逆証がある．気滞証に対しては，行気することで解鬱散結し，気逆証に対しては，降気することで降逆平衝することが治療の基本であるが，気滞証と気逆証は，お互いの病態が混在することも多いので，行気と降気はよく併用される．

分類

理気剤	行気剤	越鞠丸・金鈴子散・半夏厚朴湯・橘核丸・天台烏薬散
	降気剤	蘇子降気湯・定喘湯・旋覆代赭湯・橘皮竹茹湯

　気滞証と気逆証の2つの病証に対して，理気剤には，主に行気薬で組成される行気剤と，主に降気薬で組成される降気剤の2種類がある．

適応証

　理気剤の適応は，気機が鬱結して気のめぐりが滞った気滞証や，気が上逆して降りなくな

た気逆証である。理気剤には，抗うつ・鎮静・解痙（抗痙攣）・鎮痛・肝庇護（肝機能改善）・利胆・胃腸運動調律・抗炎症など多彩な作用があるため，現代ではうつ病・神経性胃炎・胃十二指腸潰瘍・過敏性腸症候群・気管支喘息・慢性気管支炎・慢性肝炎・月経前症候群・月経不順などさまざまな疾患に応用される。一方，気の病態には気が虚損された場合もあり，行気薬と降気薬はいずれも気を耗傷しやすいので，理気剤にはよく補気薬が配合される。

■ 注意点

　病態の寒熱や虚実，さらにその混在の有無を適確に弁別し，証を見極めたうえで方剤を選択する。気滞証と気逆証が併存する場合は，いずれが主体であるかを判断し，行気薬と降気薬の配合量を調節する。理気薬は辛温香燥の薬味が多く耗気傷津しやすいので，過量に用いてはならない。また，高齢者や体質が虚弱な者・妊婦・出血傾向のある者には，慎重に用いるか使用を控えること。

第1節
行気剤

　行気剤は，気機の鬱滞を改善し気を通暢させて気滞証を治療する方剤である。一般に，気滞証で多いのは脾胃気滞証と肝気鬱滞証（肝鬱気滞証）である。脾胃気滞証では，脘腹部の脹満感・噯気・呑酸・悪心・嘔吐・食欲不振・便秘あるいは下痢などの症状を呈し，肝気鬱滞証では，胸脇部や少腹部の脹痛・疝気痛・月経不順・月経痛などの症状を呈する。
　主な構成生薬は，陳皮・厚朴・木香・枳殻・砂仁などの行気寛中薬や，香附子・烏薬・川楝子・青皮・鬱金・橘核などの疏肝理気薬である。気機が鬱滞すると血行が不暢となり，痰湿が生じやすく食積も滞りやすい。また肝気の鬱滞が長い間続くと，容易に化熱し，陰血を暗耗する。そのために行気剤にはよく活血化瘀薬や燥湿化痰薬・和胃消食薬・清熱瀉火薬・滋陰養血薬・温裏散寒薬が配合される。代表的な方剤に，越鞠丸・金鈴子散・半夏厚朴湯・栝楼薤白白酒湯・橘核丸・天台烏薬散・暖肝煎がある。

＜行気剤＞		
適応症	脾胃気滞証	：脘腹部の脹満感・噯気・呑酸・悪心・嘔吐・食欲不振・便秘・下痢
	肝気鬱滞証	：胸脇部や少腹部の脹痛・疝気痛・月経不順・月経痛
構成生薬	行気寛中薬	：陳皮・厚朴・木香・枳殻・砂仁など
	疏肝理気薬	：香附子・烏薬・川楝子・青皮・鬱金・橘核など
代表方剤	越鞠丸・金鈴子散・半夏厚朴湯・栝楼薤白白酒湯・橘核丸・天台烏薬散・暖肝煎	

越鞠丸　えつぎくがん

【別名】芎朮丸
【出典】『丹渓心法』
【組成】蒼朮6g，香附子6g，川芎6g，神麴6g，山梔子6g
【用法】粉末を水で丸剤にして，1回6～9gずつ1日3回服用する。あるいは水で煎じて服用してもよい。
【効能】行気解鬱
【主治】六鬱証（気鬱・血鬱・痰鬱・火鬱・湿鬱・食鬱）

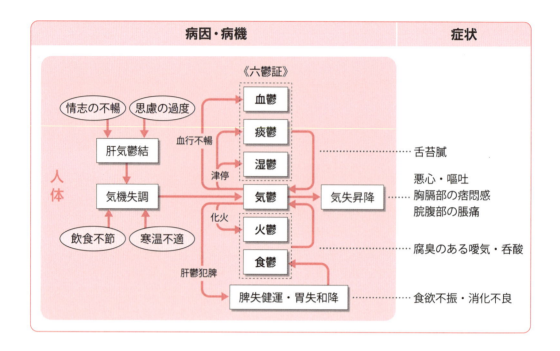

　胸膈部の痞悶感・脘腹部の脹満感や疼痛・腐臭のある噯気・呑酸・悪心・嘔吐・食欲不振・消化不良。

【病機と治法】
　情志の不暢や思慮の過度・飲食不節・寒温の不適などにより気機が失調して気が鬱滞し，それにより引き起こされた気鬱・血鬱・痰鬱・火鬱・湿鬱・食鬱の六鬱証が，本方剤の適応である。気が鬱滞すると血のめぐりが不暢となって血鬱が生じ，津液の輸布が滞るために湿鬱や痰鬱が生じる。気鬱の影響が脾胃の運化と受納の機能に及ぶと食鬱が生じ，気鬱が長い間続けば，火と化して火鬱が生じる。このように気鬱は，血・痰・火・湿・食の鬱滞を引き起こすが，一方で，これら血・痰・火・湿・食の鬱滞も，気鬱の原因となる。気が鬱滞すると，気の昇降が不調となるために悪心・嘔吐・胸膈部の痞悶感・脘腹部の脹痛などの症状を呈し，脾の運化機能が失調するために食欲不振・消化不良などの症状を呈する。肝脾の気が鬱滞して化熱すれば，腐臭のある噯気・呑酸などの症状が現れる。六鬱の根本的な原因は気の鬱滞（気鬱）であるから，治療は行気解鬱を主とし，あわせて伴う諸鬱を取り除く。

【方解】
　香附子は，疏肝行気解鬱の効能により気鬱を治す君薬である。川芎は「血中の気薬」として，活血行気の効能により血鬱を治すとともに，香附子の行気解鬱の効能を強化する。蒼朮は燥湿健脾の効能により湿鬱を治し，神曲は消食導滞の効能により食鬱を治し，山梔子は清熱瀉火の効能により火鬱を治す。これらはいずれも臣佐薬である。これらの配合により本方剤は，気機を通暢させて血をめぐらせ，湿を除くとともに熱を清し，脾気を補い食滞を消除する。一方，痰鬱は，気鬱による湿の集積や飲食の積滞，火邪による津液の焼灼によって生じるものであるから，これら五鬱が取り除かれれば自然に消退する。

【加減】 気鬱が著しい場合は，香附子を増量し，木香や枳殻を加えて疏肝行気の力を強化する。血鬱が著しい場合は，川芎を増量し，紅花や赤芍・桃仁を加えて活血化瘀の力を強化する。火

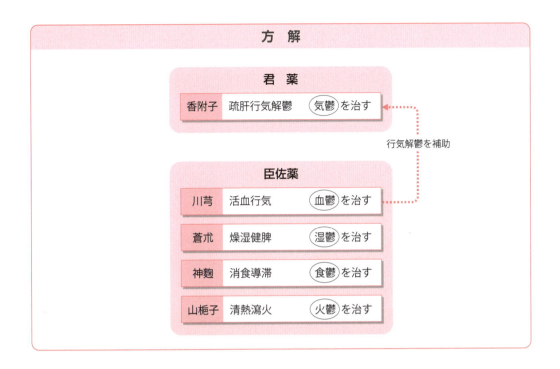

鬱が著しい場合は，山梔子を増量し，黄連や黄芩を加えて清熱瀉火の力を強化する。湿鬱が著しい場合は，蒼朮を増量し，茯苓や沢瀉を加えて健脾祛湿の力を強化する。食鬱が著しい場合は，神麴を増量し，山楂子や麦芽を加えて消食化滞の力を強化する。痰鬱が著しい場合は，半夏や陳皮・栝楼を加えて燥湿化痰の力を強化する。

【応用】神経性胃炎・胃十二指腸潰瘍・慢性胃炎・過敏性腸症候群・慢性肝炎・胆嚢炎・肋間神経痛，および女子の月経痛・月経不順などの疾患が六鬱証に属する場合に，本方剤が応用される。

金鈴子散　きんれいしさん

【出典】『素問病機気宜保命集』『太平聖恵方』
【組成】川楝子（金鈴子）9g，延胡索（玄胡）9g
【用法】粉末にして1回9gずつ服用する。あるいは水で煎じて服用してもよい。
【効能】疏肝泄熱・活血止痛
【主治】肝鬱化火（肝鬱発熱）証
　胸脇部や脘腹部の疼痛・痛みが間歇的に生じる（時発時止）・口苦・舌質紅・舌苔黄・脈弦数。
【病機と治法】
　肝気が鬱結して気のめぐりが滞り（肝鬱気滞），気の鬱滞が火と化して（気鬱化火）引き起こされたさまざまな疼痛症が，本方剤の適応である。肝は血を蔵し，条達を喜び，疏泄を主り，その経脈は両脇部をめぐる。肝気が鬱結して肝の疏泄の機能が低下すると，血行も不暢となるために胸脇部や脘腹部に痛みが生じる。肝気は情志の変化に影響を受けやすいので，痛みは間歇

的である。気の鬱滞が改善せずに火と化せば，口苦・舌質紅・舌苔黄・脈弦数などの症状が現れる。治療は，肝気を疏通させて肝火を清し，活血するとともに止痛する。

【方解】
　苦寒の川楝子は，肝気を疏通させて肝火を清泄する君薬である。辛苦温の延胡索は，行気活血するとともに止痛する臣薬である。これら二薬の配合により本方剤は，理気疏肝して肝火を清するとともに活血止痛し，肝鬱化火によって引き起こされた痛みを治療する。

【加減】気滞が著しく，胸脇部の疼痛を呈する場合は，柴胡や香附子・鬱金を加えて疏肝行気の力を強化する。少腹部の疝痛を伴う場合は，烏薬や橘核・木香を加えて行気散結止痛する。肝陰が不足して舌質紅・苔少を呈する場合は，白芍や枸杞子を加えて養陰柔肝する。気鬱血滞により月経痛を呈する場合は，当帰や益母草・香附子を加えて活血調経止痛する。

【応用】慢性肝炎・胆嚢炎・胆石症・胃十二指腸潰瘍・慢性胃炎・肋間神経痛，および女子の月経痛などの疾患が肝鬱化火証に属する場合に，本方剤が応用される。

附方

金鈴子散に関連する方剤

延胡索散　えんごさくさん

【出典】『済生方』
【組成】当帰15g，延胡索15g，蒲黄15g，赤芍15g，肉桂15g，姜黄9g，乳香9g，没薬9g，木香9g，炙甘草8g，（生姜7片）
【用法】粉末にして生姜を加えて水で煎じ，食前に温服する。
【効能】行気活血・調経止痛
【主治】気滞血瘀の心腹部痛
　心腹部の疼痛・痛みが腰や脇部あるいは背部に達し上下に放散する・月経不順。
【病機と方解】
　七情傷感によって気のめぐりが滞り，それにより血が瘀滞して引き起こされた女子の心腹部痛が，本方剤の適応である。
　当帰は補血活血・調経止痛し，延胡索と姜黄は行気活血止痛し，乳香・没薬・赤芍・蒲黄は，活血化瘀止痛する。木香は行気止痛し，肉桂は経脈を温通して止痛する。加わる炙甘草は，諸薬を調和させる。
【参考】本方剤は，気滞血瘀によるさまざまな疼痛症に，他剤への併用薬としても用いられる。

> **比較　金鈴子散と延胡索散**
>
> 　金鈴子散と延胡索散は，どちらも行気活血止痛の効能により，気滞血瘀による疼痛症を治療する方剤であるが，効能と適応となる病態に違いがある。金鈴子散は，行気活血の力が比較的弱く性が寒に偏るために，気滞血瘀による疼痛のうち熱に属するものに用いられる。それに対して延胡索散は，行気活血の力が比較的強く性が温に偏るために，気滞血瘀による疼痛のうち寒に属するものに用いられる。

半夏厚朴湯　はんげこうぼくとう

【出典】『金匱要略』
【組成】半夏 12 g，厚朴 9 g，茯苓 12 g，生姜 9 g，紫蘇葉 6 g
【用法】水で煎じて服用する。
【効能】行気散結・降逆化痰
【主治】痰気互結による梅核気

　咽喉の違和感（咽喉に物が詰まったように感じ，喀出できず，飲み込むこともできない）・胸膈部の満悶感・咳嗽・喘鳴・悪心・嘔吐・舌苔白膩・脈弦滑。

【病機と治法】
　情志が不暢となって肝気が鬱結し，肺と脾胃の機能が失調して痰が生じ，生じた痰が気と結びついて咽喉に留まった病態が，本方剤の適応である。咽喉に物が詰まったように感じ，喀出できず，飲み込むこともできない。このような状態を梅核気という。『金匱要略』に「咽中に炙臠があるがごとき」とある。肝は疏泄を主り条達を喜ぶ。脾胃は運化を主り水液を転輸する。

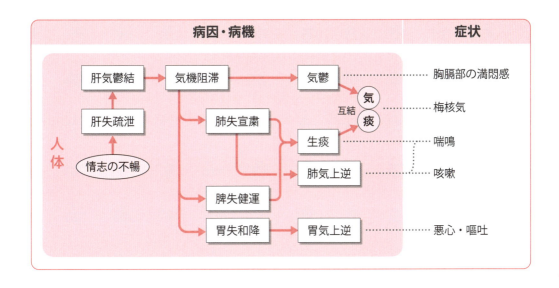

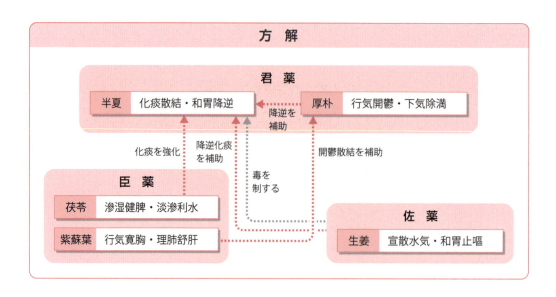

　肺は宣発と粛降を主り水道を通暢する。情志が不暢になると，肝の疏泄の機能が失調して気が鬱滞し，さらに肺や脾胃の機能が低下して津液が滞り痰が生じる。鬱滞した気と痰が結びついて咽喉に留まると，梅核気を呈する。気機が鬱滞するために胸膈部の満悶感を呈し，肺の宣発と粛降の機能が失調して痰気が上逆するために，咳嗽や喘鳴を呈する。胃の和降の機能が失調して胃気が上逆するために，悪心や嘔吐を呈する。舌苔白膩・脈弦滑は，気が鬱滞し，かつ痰が留まるための症候である。治療は，行気散結するとともに降逆化痰する。

【方解】
　辛温の半夏は，化痰散結するとともに和胃降逆し，苦辛温の厚朴は，行気開鬱するとともに下気除満する。これら二薬は，気の鬱滞と痰を取り除く君薬である。甘淡の茯苓は，滲湿健脾の効能により脾の運化の機能を高めて湿を除き，半夏の化痰の効能を強化する。辛温芳香の紫蘇葉は，行気寛胸するとともに理肺舒肝し，厚朴と組んで開鬱散結する。これらはともに臣薬である。辛温の生姜は，水気を宣散するとともに和胃止嘔し，半夏の化痰散結・和胃降逆の効能を補助しながら，あわせて半夏の毒を制する佐薬である。これらの配合により本方剤は，行気散結するとともに降逆化痰し，痰と気が結びついて引き起こされた梅核気を治療する。

【加減】気鬱が著しい場合は，香附子や鬱金を加えて行気解鬱の力を強化する。肝気が鬱結して脇肋部の疼痛を呈する場合は，川楝子や延胡索を加えて疏肝散結止痛する。痰気鬱結が化熱して心煩や不眠を呈する場合は，山梔子や黄芩・連翹を加えて清熱除煩する。

【応用】うつ病・不眠症・パニック障害・慢性喉頭炎・球感覚（ヒステリー球）・症候性びまん性食道痙攣・胃食道逆流症・機能性ディスペプシア（FD）・慢性胃炎・慢性気管支炎などの疾患が痰気互結証に属する場合に，本方剤が応用される。

【注意】辛温苦燥の薬味が多く配合されるので，陰虚津虧証や火熱旺盛証には用いてはならない。

栝楼薤白白酒湯　かろがいはくはくしゅとう

【出典】『金匱要略』
【組成】栝楼（瓜蔞）12 g，薤白 12 g，白酒（適量）
【用法】水で煎じて服用する。
【効能】通陽散結・行気祛痰
【主治】痰阻気結による胸痺

　胸痛（著しい場合は痛みが背部に放散する）・胸悶感・咳・喘息・息切れ・呼吸促迫・舌苔白膩・脈沈弦あるいは緊。

【病機と治法】
　胸陽が不振となって痰濁が生じ，生じた痰が胸中で気と結びついて引き起こされた胸痺が，本方剤の適応である。胸陽が不足すると，津液の輸布が滞るために痰が生成されやすくなる。生じた痰が胸中の気機を阻滞すると，胸痛や胸悶感を呈し，著しい場合は痛みが背部に放散する。痰濁が胸に留まれば，肺の宣発と粛降の機能が失調して，咳や喘息・息切れ・呼吸促迫などの症状が現れる。舌苔白膩・脈沈弦あるいは緊は，いずれも痰阻気滞による症候である。本証の病態は，「胸陽の不振」がその本であり「痰阻気滞」がその標である。治療は，通陽散結するとともに行気祛痰する。

【方解】
　甘寒の栝楼は，滌痰散結するとともに利気寛胸する君薬である。辛苦温の薤白は，通陽散結しながら行気寛胸する臣薬である。これら二薬は，組んで胸中の陰寒の凝滞を散じて上焦に結聚する痰濁を化し，陽気を宣通して寛胸する。辛散の白酒は，通陽するとともに行気活血し，薤白の通陽行気の効能を強化する佐薬である。これらの配合により本方剤は，胸陽を宣通して陰寒を消除し，気機を宣暢して痰濁を化し，痰と気が胸中で結びついた胸痺を治療する。

【加減】陽気の虚損が著しく，寒凝による畏寒や四肢の冷えを呈する場合は，乾姜や桂枝・附子を加えて温陽散寒する。痰濁が壅盛で著しい胸悶感を呈する場合は，半夏や陳皮・石菖蒲を加えて燥湿化痰する。気滞が著しく，胸の脹満感や逆気上衝を呈する場合は，枳実や厚朴を加えて下気除満する。血瘀を伴い，舌質暗紅・瘀斑などの症候を呈する場合は，丹参や赤芍・川芎を加えて活血祛瘀する。

【応用】狭心症・慢性気管支炎・慢性胃炎・肋間神経痛などの疾患が，胸陽不振・痰阻気結証に属する場合に，本方剤が応用される。

附方

栝楼薤白白酒湯に関連する方剤

枳実薤白桂枝湯　きじつがいはくけいしとう

【出典】『金匱要略』
【組成】枳実 12 g，厚朴 12 g，薤白 9 g，桂枝 6 g，栝楼（瓜蔞）12 g

【用法】水で煎じて服用する（枳実と厚朴は先煎）。
【効能】通陽散結・下気祛痰
【主治】痰結気逆による胸痺

胸痛（著しい場合は痛みが背部に放散する）・胸部の脹満感・咳・喘息・息切れ・呼吸促迫（短気）・下から突き上げるような心窩部の痞え感・舌苔白膩・脈沈弦あるいは緊。

【病機と方解】

胸陽が不振となって痰が生じ，生じた痰が気と結びついて引き起こされた胸痺証で，痰結気逆が著しい場合が，本方剤の適応である。

辛苦微寒の枳実は下気破結するとともに消痞除満し，辛苦温の薤白は通陽散結しながら行気寛胸し，桂枝は通陽散寒しながら降逆平衝する。これら三薬は，協力し合って通陽散結する。栝楼は滌痰散結し，厚朴は下気除満し，二薬は組んで下気祛痰するとともに散結除満する。

栝楼薤白半夏湯　かろがいはくはんげとう

【出典】『金匱要略』
【組成】栝楼 12 g，薤白 9 g，半夏 12 g，白酒（適量）
【用法】水で煎じて服用する。
【効能】通陽散結・祛痰寛胸
【主治】痰壅気結による胸痺

胸痛（痛みが背部に放散する）・胸部の脹満感・苦しくて（痛くて）横になれない。

【病機と方解】

胸陽が不振となって痰が生じ，生じた痰が気と結びついて引き起こされた胸痺証で，痰濁が著しく盛んな場合が，本方剤の適応である。

栝楼薤白白酒湯の薤白を減量し，半夏を加えて組成される。燥湿化痰の効能をもつ半夏が加わることで化痰散結・消痞の効能が強化されており，痰濁が壅盛な胸痺を治療する。

比較　栝楼薤白白酒湯・枳実薤白桂枝湯・栝楼薤白半夏湯

栝楼薤白白酒湯・枳実薤白桂枝湯・栝楼薤白半夏湯は，いずれも通陽散結・行気祛痰の効能をもち，胸陽不振・痰阻気結による胸痺を治療する方剤であるが，効能と適応となる病態に違いがある。栝楼薤白白酒湯は，通陽散結・行気祛痰の効能により胸痺を治療する代表方剤であり，胸痺のうち痰濁気滞が比較的軽い場合に用いられる。枳実薤白桂枝湯は，強力な通陽散結の効能に，下気降逆・消痞除満の効能を併せもち，痰気が互結し気逆上衝して胸中の痞満感を呈する場合に用いられる。栝楼薤白半夏湯は，化痰散結・消痞の効能が強化された方剤であり，胸痺のうち痰濁が盛んな場合に用いられる。

橘核丸　きっかくがん

【出典】『済生方』
【組成】橘核 10 g，海藻 10 g，昆布 10 g，海帯 10 g，川楝子 10 g，桃仁 10 g，厚朴 5 g，木通 5 g，枳実 5 g，延胡索 5 g，桂心 5 g，木香 5 g
【用法】粉末にしたものを丸剤とし，1 回 9 g ずつ 1 日 1〜2 回，空腹時に温酒あるいは塩湯で服用する。あるいは水で煎じて服用してもよい。
【効能】行気止痛・軟堅散結
【主治】寒湿疝気
　精巣の腫脹や疼痛および下墜感・精巣が石のように硬い・少腹部への牽引痛。
【病機と治法】
　体内に侵入した寒湿の邪気が厥陰肝経に溜まり，気血が鬱滞して精巣の腫脹や疼痛を呈する病態が，本方剤の適応である。本証の場合，精巣は外腎であるから病位は腎であるが，病態の根本は肝にある。肝脈は陰器を巡って上行し，少腹部に至る。よって，寒湿の邪気によって肝脈が阻滞されると，精巣の腫脹や疼痛・下墜感を呈し，病期が長引けば，気滞血瘀が生じて精巣が石のように硬くなり，少腹部への牽引痛を呈する。治療は，行気活血・散結止痛するとともに，あわせて遂寒袪湿する。
【方解】
　苦平の橘核は，肝経に入って行気散結止痛の効能により精巣の腫脹・疼痛を治す君薬である。川楝子は行気止痛し，桃仁は活血祛瘀し，海藻と昆布・海帯は軟堅散結する。これらはいずれも臣薬である。延胡索は活血行気止痛し，木香は行気止痛し，厚朴は行気燥湿し，枳実は破気消積する。木通は血脈を通利しながら除湿し，肉桂は経脈を温通して散寒止痛し，加えて川楝子や木通の寒涼の性質を抑制する。これらはいずれも佐薬である。これらの配合により本方剤は，厥陰肝経に直接入って寒湿の邪気を取り除くとともに気血をめぐらせ，精巣の腫脹や疼痛を治療する。
【加減】寒象が顕著な場合は，小茴香や呉茱萸を加えて散寒止痛の効能を強化する。血瘀が著しい場合は，莪朮や三稜を加えて破血袪瘀止痛する。
【応用】精巣炎・精巣上体炎・陰嚢水腫・精巣上体結核・精巣結核などの疾患が，寒湿凝滞・気血不暢証に属する場合に，本方剤が応用される。
【注意】湿熱下注による病態で，陰嚢が発赤し熱感を伴う場合は，本方剤を用いてはならない。
【参考】橘核は寒疝腹痛と精巣の腫脹・疼痛の要薬であり，本方剤は寒湿による疝気・精巣腫脹の特効薬である。

天台烏薬散　てんだいうやくさん

【別名】烏薬散
【出典】『医学発明』『聖済総録』
【組成】烏薬 12 g，木香 6 g，小茴香 6 g，青皮 6 g，高良姜 9 g，檳榔 9 g，川楝子 12 g，（巴豆 12 g）

【用法】川楝子を巴豆とともに黒くなるまで炒して巴豆を除き，他薬と合わせて粉末にして，1回3gずつ1日2回，温酒で服用する。あるいは他薬と合わせて水で煎じ，適量の黄酒を入れて服用してもよい。
【効能】行気疏肝・散寒止痛
【主治】寒凝気滞による疝気（小腸疝気）

少腹部の疼痛・精巣の腫脹や疼痛および脹墜感（偏墜）・停留精巣・移動性精巣・女子の月経痛・癥瘕・積聚・舌質淡・舌苔白・脈沈弦。

【病機と治法】

寒邪が肝脈に凝滞したために気機が阻滞されて引き起こされた疝気＊が，本方剤の適応である。足の厥陰肝経は，陰器を巡って上行し少腹部に至る。そのために寒邪が肝脈に凝滞すると，少腹部の疼痛，精巣の腫脹や疼痛・脹墜感などの症状を呈する。治療は，行気疏肝するとともに散寒止痛する。「疝を治すには，肝経に帰す」（張子和），「疝を治すには，必ずまず気を治す」（張景岳）とあるように，疝気の治療は理気疏肝が基本である。

【方解】

辛温の烏薬は，肝経に入って行気疏肝するとともに散寒止痛する君薬である。木香は行気止痛し，青皮は疏肝破気し，小茴香は暖肝散寒し，高良姜は散寒止痛する。これら4つの辛温芳香薬は，烏薬の行気散寒止痛の効能を強化する臣薬である。苦辛温の檳榔は下焦に入って行気破堅導滞し，苦寒の川楝子は行気散結止痛する。川楝子は，辛熱の巴豆と一緒に炒めることでその寒性が減じられ，行気散結の効能が強化されている。これらはともに佐薬である。これらの配合により本方剤は，寒凝を散じて気の滞りを疏通し肝脈を調和させて，寒凝気滞による疝気を治療する。

【加減】精巣の腫脹や疼痛が著しい場合は，橘核や茘枝核を加えて行気散結止痛する。寒象が著しく，下肢の冷痛や畏寒を呈する場合は，肉桂や呉茱萸を加えて散寒止痛する。
【応用】精巣炎・精巣上体炎・鼠径ヘルニア・機能性ディスペプシア（FD）・過敏性腸症候群・月経痛などの疾患が肝脈寒凝気滞証に属する場合に，本方剤が応用される。
【注意】肝腎陰虚証や内熱が盛んな場合には，本方剤を用いてはならない。

＊疝気：下腹部の痛みを呈する病態のこと。一般には鼠径ヘルニア・腹壁ヘルニアなどの腹部のヘルニアをさすが，中医学においては，陰嚢の腫脹や疼痛，それに伴う下腹部の牽引性疼痛などを呈する病態を意味する。

附方

天台烏薬散に関連する方剤

導気湯　どうきとう

【出典】『沈氏尊生書』『医方集解』
【組成】川楝子12g，木香9g，小茴香6g，呉茱萸3g
【用法】水で煎じて服用する。

【効能】行気疏肝・散寒止痛
【主治】寒疝疼痛
　　陰嚢の冷痛や硬結・精巣の牽引痛・舌苔薄白・脈弦。
【病機と方解】
　　天台烏薬散と同様，寒凝気滞によって引き起こされた疝気（小腸疝気）が，本方剤の適応である。
　　川楝子は行気散結止痛し，木香は行気止痛する。小茴香は暖肝散寒し，呉茱萸は肝気を疏泄しながら散寒止痛する。天台烏薬散と比べて構成薬が少なく薬力も穏やかなため，寒凝気滞による疝気の軽症に用いられる。

暖肝煎　だんかんせん

【出典】『景岳全書』
【組成】当帰6～9g，枸杞子9g，小茴香6g，肉桂3～6g，烏薬6g，沈香3g，茯苓6g，生姜6g
【用法】水で煎じて服用する。
【効能】暖肝温腎・行気止痛
【主治】肝腎虚寒による寒滞肝脈証
　　小腹部の疼痛・疝気・精巣の冷痛（温めると改善）・四肢の冷え・畏寒・舌質淡・舌苔白・脈沈遅。
【病機と治法】
　　肝腎不足によって生じた虚寒が肝脈に凝滞し，気機が阻滞されて引き起こされた疝気が，本方剤の適応である。寒邪が肝脈に凝滞すると，経脈が拘急するために肝経の巡る少腹部や精巣に冷痛が生じる。四肢の冷え・畏寒・舌質淡・舌苔白・脈沈遅は，肝腎不足により虚寒が生じたための症候である。治療は，暖肝温腎するとともに行気止痛する。
【方解】
　　辛甘熱の肉桂は，肝腎を温補するとともに散寒止痛し，辛温の小茴香は，暖肝散寒するとともに理気止痛する。これらはともに君薬である。当帰は養血補肝し，枸杞子は肝腎の陰血を補益し，烏薬と沈香は行気散寒止痛する。これらはいずれも臣薬である。腎が虚損されて腎の気化機能が不利になると，脾土を温補できなくなるために湿濁が生成されやすい。そのため方剤には，滲湿健脾の茯苓と散寒和胃の生姜が佐薬として配合される。これらの配合により本方剤は，下元を温めて寒凝を散じ，気機を通暢させて，少腹部の疼痛や精巣の冷痛を呈する寒滞肝脈証を治療する。
【加減】下焦の虚寒が著しい場合は，呉茱萸・乾姜・附子を加えて温腎祛寒の力を強化する。肝と脾に寒凝が滞り，胸腹部の脹痛を呈する場合は，香附子や高良姜を加えて行気散寒止痛する。気滞が著しく精巣の脹痛を呈する場合は，青皮や橘核を加えて疏肝散結止痛する。
【応用】精巣炎・精索静脈瘤・陰嚢水腫・鼠径ヘルニア・肋間神経痛・月経痛などの疾患が，肝腎不足による寒滞肝脈証に属する場合に，本方剤が応用される。
【注意】湿熱下注よる病態で，陰嚢が赤く腫れて熱痛を呈する場合には用いないこと。

【参考】本方剤は，肝腎を温補することで病態の本を治し，行気祛寒することで病態の標を治すものである。

比較　天台烏薬散と暖肝煎

天台烏薬散と暖肝煎は，どちらも行気散寒止痛の効能により疝気を治療する方剤であるが，効能と適応となる病態に違いがある。天台烏薬散は，行気散寒の効能を主とする祛邪の方剤であり，寒凝気滞による実証の疝気を治療する。それに対して暖肝煎は，行気散寒するとともに肝腎を温補する扶正祛邪の方剤であり，肝腎不足による寒滞肝脈証の疝気を治療する。

厚朴温中湯　こうぼくおんちゅうとう

【出典】『内外傷弁惑論』
【組成】厚朴 30 g，陳皮 30 g，炙甘草 15 g，茯苓 15 g，草豆蔲仁 15 g，木香 15 g，乾姜 2 g
【用法】粉末にしたもの（1回 15 g）に生姜 3 片を加えて水で煎じ，滓を除いて服用する。あるいはそのまま生姜を加えて水で煎じて服用してもよい。
【効能】行気除満・温中燥湿
【主治】寒湿中阻・気機不暢証（中焦寒湿気滞証）
　脘腹部の脹満感や疼痛・食欲不振・四肢の倦怠感・舌苔白膩・脈沈弦。
【病機と治法】
　中焦が寒湿を感受したために気機が不暢となり，脾胃の気が滞って脘腹部の脹満感や疼痛を呈する病態が，本方剤の適応である。脾は運化を主り，胃は受納を主る。また寒には凝滞の性質があり，湿には粘膩の性質がある。寒湿の邪気により中焦の気機が阻滞されると，脾胃の気の昇降が失調し運化と受納の機能が低下するために，脘腹部の脹満感や疼痛・食欲不振などの症状が現れる。脾は肌肉を主る。よって寒湿の邪気により脾胃に気滞が生じると，四肢の倦怠感を呈する。舌苔白膩・脈沈弦は，いずれも寒湿により気機が不暢となったための症候である。治療は，気をめぐらせて除満するとともに，脾胃を温めて燥湿する。
【方解】
　辛苦温の厚朴は，行気消脹するとともに燥湿除満する君薬である。辛温芳香の草豆蔲は，温中散寒するとともに行気燥湿する臣薬である。陳皮は行気健脾燥湿し，木香は行気調中止痛し，二薬は組んで厚朴の行気寛中の効能を補助して脘腹部の脹満感を改善させる。乾姜と生姜は温中散寒止痛し，茯苓は滲湿健脾和中する。これらはいずれも佐薬である。加わる炙甘草は，益気和中するとともに諸薬を調和させる佐使薬である。これらの配合により本方剤は，行気除満するとともに温中燥湿して，脾胃の寒湿気滞証を治療する。
【加減】湿邪が盛んで，体の重だるさや四肢の浮腫を呈する場合は，大腹皮や沢瀉を加えて下気利水する。寒邪を感受して，激しい脘腹部痛を呈する場合は，高良姜や肉桂を加えて温中散

寒止痛の力を強化する。肝気の鬱滞が著しく，脘腹部の脹痛や呑酸を呈する場合は，香附子や烏賊骨を加えて理気疏肝・制酸止痛する。胃気が上逆して悪心や嘔吐を呈する場合は，半夏や竹筎を加えて和胃降逆止嘔する。

【応用】急性胃炎・慢性胃炎・機能性ディスペプシア（FD）・過敏性腸症候群などの疾患が脾胃寒湿気滞証に属する場合に，本方剤が応用される。

【注意】胃熱による病態には用いないこと。

附方

厚朴温中湯に関連する方剤

良附丸　りょうぶがん

【出典】『良方集腋』
【組成】高良姜９ｇ，香附子９ｇ
【用法】粉末にして散剤あるいは水丸とし，１回６ｇずつ１日１～２回服用する。
【効能】行気疏肝・祛寒止痛
【主治】肝胃気滞寒凝証（肝気犯胃・客寒犯胃）
　脘腹部の冷痛・嘔吐・畏寒・四肢の冷え・胸脇部の脹痛・月経痛・舌苔白・脈弦。
【病機と方解】
　肝気の鬱結が脾胃に乗じるか，あるいは寒邪が脾胃に凝滞して引き起こされた肝胃気滞寒凝証が，本方剤の適応である。
　高良姜は，温中散寒止痛の効能により脾胃に凝滞する寒邪を温散して止痛し，香附子は，理気疏肝の効能により肝気の鬱結を解き，気を巡らせて止痛する。

比較　厚朴温中湯と良附丸

厚朴温中湯と良附丸は，どちらも温中行気止痛の効能により，脾胃に気滞や寒凝があって，脘腹部の脹満感や冷痛を呈する病態を治療する方剤であるが，効能と適応となる病態に違いがある。厚朴温中湯は，行気除満・温中燥湿の効能により気をめぐらせて湿濁を化し，あわせて脾胃を治す方剤であり，脾胃が寒湿によって阻滞された病態を治療する。それに対して良附丸は，温中祛寒止痛の効能により脾胃の寒凝を取り除くとともに，あわせて理気疏肝する方剤であり，脾胃が気滞や寒凝により阻滞された病態に用いられる。

加味烏薬湯　かみうやくとう

【別名】加味烏沈湯
【出典】『奇効良方』
【組成】烏薬 6 g，木香 6 g，砂仁 6 g，延胡索 6 g，香附子 12 g，甘草 5 g，生姜 3 g
【用法】水で煎じて服用する。
【効能】行気疏肝・調経止痛
【主治】気滞血瘀による月経痛（痛経）
　月経前あるいは月経時の少腹部痛・胸脇部や乳房の脹痛・舌質淡・舌苔薄白・脈弦緊。

【病機と治法】
　肝気が鬱結したために血行が不暢となり，月経痛や胸脇部の脹痛などの症状を呈する病態が，本方剤の適応である。肝気が鬱結すると，気のめぐりが滞り血行が不暢となるために月経痛を呈し，肝経の巡る胸脇部や乳房に脹痛を呈する。治療は，疏肝行気するとともに調経止痛する。

【方解】
　香附子は理気疏肝しながら調経止痛する君薬である。烏薬は行気散寒止痛し，延胡索は活血行気するとともに香附子の調経止痛の効能を強化する。これらはともに臣薬である。木香は行気健脾止痛し，砂仁は行気化湿温中し，生姜は温中散寒する。これらはいずれも佐薬である。加わる甘草は，諸薬を調和させるとともにあわせて緩急止痛する佐使薬である。これらの配合により本方剤は，行気疏肝・調経止痛の効能を発揮して，気滞血瘀による月経痛を治療する。

【加減】著しい血瘀を伴う場合は，蒲黄や五霊脂を加えて祛瘀止痛する。著しい寒象を呈する場合は，呉茱萸や小茴香を加えて温経散寒止痛する。

【応用】女子の月経痛・無月経・月経不順・子宮付属器炎等の骨盤内炎症性疾患などの疾患が気滞血瘀証に属する場合に，本方剤が応用される。

【注意】気血不足や衝任虚損による月経痛には用いないこと。

第2節
降気剤

　降気剤は，気を降下させて気逆証を治療する方剤である。適応となる気逆証には，肺気が上逆する肺気上逆証と胃気が上逆する胃気上逆証がある。肺気上逆証では，咳嗽や呼吸困難・喘息などの症状を呈し，胃気上逆証では，嘔吐や吃逆・噫気などの症状を呈する。

　主な構成生薬は，肺気上逆証に対しては，(紫)蘇子・杏仁・款冬花・紫菀・厚朴・沈香などの降気平喘薬が，胃気上逆証に対しては，旋覆花・代赭石・半夏・竹筎・丁香・柿蒂などの降逆止嘔薬が，それぞれ用いられる。また病態の寒熱や虚実，伴う兼証に応じて，降気剤にはよく清熱や温裏・補虚・祛痰の薬味が配合される。肺気上逆証に用いる代表的な方剤には，蘇子降気湯・定喘湯・四磨湯があり，胃気上逆証に用いる代表的な方剤には，旋覆代赭湯・橘皮竹筎湯・丁香柿蒂散がある。

＜降気剤＞

	肺気上逆証	胃気上逆証
適応症	咳嗽・呼吸困難・喘息	嘔吐・吃逆・噫気
構成生薬	**降気平喘薬**：蘇子・杏仁・款冬花・紫菀・厚朴・沈香など	**降逆止嘔薬**：旋覆花・代赭石・半夏・竹筎・丁香・柿蒂など
代表方剤	蘇子降気湯・定喘湯・四磨湯	旋覆代赭湯・橘皮竹筎湯・丁香柿蒂散

1　肺気上逆証

蘇子降気湯　　そしこうきとう

【出典】『太平恵民和剤局方』『備急千金要方』
【組成】(紫)蘇子9g，半夏9g，当帰6g，炙甘草6g，前胡6g，厚朴6g，肉桂3g
【用法】生姜3g，大棗3g，蘇葉2gを加えて，水で煎じて服用する。
【効能】降気祛痰・止咳平喘
【主治】上実下虚の喘咳証(腎虚痰盛による喘咳証)

　痰の量が多い(痰涎壅盛)・咳嗽・喘鳴・呼吸促迫(気急)・吸気性呼吸困難(呼多吸少)・胸悶感・腰や下肢がだるく力が入らない・下肢の浮腫・舌苔白滑あるいは白膩・脈滑。

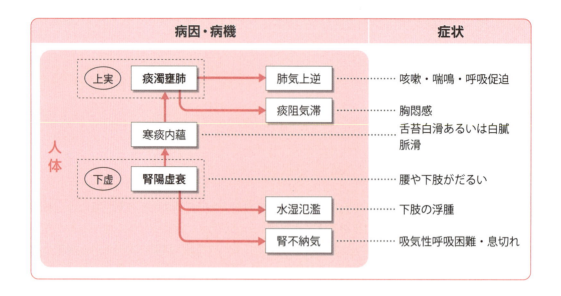

【病機と治法】
　腎陽が虚衰したところへ，さらに肺に痰濁が壅盛となった上実下虚の喘咳証が，本方剤の適応である。上実とは，肺に痰濁が盛んなために肺気が下降できなくなった状態をいい，胸悶感や喘鳴・咳嗽・痰が多いなどの症状を呈する。下虚とは，腎陽が虚衰した状態をいい，腰や下肢のだるさ・下肢の浮腫などの症状を呈し，さらに腎不納気となれば，吸気性呼吸困難・息切れなどの症状を呈する。舌苔白滑あるいは白膩・脈滑は，体内に痰濁が壅盛となったための症候である。治療は，降気祛痰するとともに止咳平喘する。

【方解】
　辛温の蘇子は，降気祛痰・止咳平喘の効能により痰濁壅盛の気逆喘咳証を治療する君薬である。辛温の半夏は，上逆する気を降下させるとともに燥湿化痰して蘇子の化痰の効能を強化し，辛苦温の厚朴は，化痰平喘するとともに行気除満し，蘇子の降気の効能を強化する。前胡は肺気を宣通して降気祛痰し，あわせて止咳平喘する。これらはいずれも臣薬である。これら君薬と臣薬の配合は，肺の宣発粛降の機能を回復させて降逆化痰し，肺に痰濁が壅盛となった上実の病態を治療する。肉桂は腎陽を温補するとともに納気平喘し，当帰は肉桂と組んで下虚を温補し，あわせて養血潤燥することで半夏・厚朴による辛燥の行き過ぎを防止する。これら二薬は，協力し合って腎陽が虚衰した下虚の病態を治療する。加わる少量の生姜と蘇葉は，肺気を宣通するとともに温肺散寒する。これらはいずれも佐薬である。大棗と炙甘草は，益気和中するとともに諸薬を調和させる佐使薬である。これらの配合により本方剤は，病態の上下に配慮して降気祛痰しながら温腎補益し，腎虚痰盛の喘咳証を治療する。

【加減】痰涎が壅盛で，激しい咳嗽や喘鳴を呈する場合は，葶藶子を加えて降気平喘の力を強化する。表証を伴う場合は，麻黄や杏仁を加えて宣肺平喘しながら外邪を疏散させる。気虚を伴う場合は，人参や黄耆を加えて益気補虚する。腎陽の虚衰が著しく，腰の冷えや息切れを呈する場合は，附子や補骨脂を加えて温腎納気の力を強化する。

【応用】慢性気管支炎・肺気腫・気管支喘息などの疾患が腎虚痰盛証に属する場合に，本方剤が応用される。

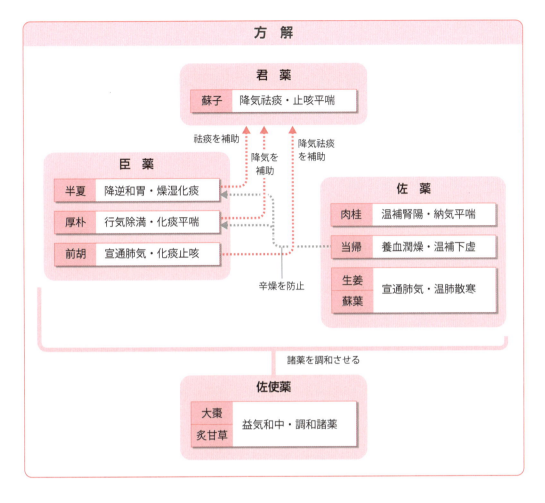

【注意】肺腎両虚による喘咳証で邪気がない場合や，腎陽の虚衰が著しい場合は，本方剤の適応ではない。また性が温燥に偏っているので，肺熱による痰喘証にも用いるべきではない。

【参考】本方剤の適応証は，痰涎壅肺を標とし腎陽虚衰を本とする本虚標実証であり，方剤は標本を同治するものであるが，「標を治す」点に重点が置かれている。すなわち，痰濁が壅盛となった肺の上実を治療する降気祛痰・止咳平喘の効能が主体であり，腎の下虚を治療する温腎納気の効能は，それに付随するものとなっている。

定喘湯　ていぜんとう

【出典】『摂生衆妙方』
【組成】白果（銀杏）9g，麻黄9g，（紫）蘇子6g，甘草3g，款冬花9g，杏仁6g，桑白皮9g，黄芩6g，半夏9g
【用法】水で煎じて服用する。
【効能】宣肺降気・清熱化痰
【主治】風寒外束・痰熱内蘊の哮喘証

咳嗽・喘鳴・呼吸困難・呼吸促迫（気急）・痰の量が多い・黄色い粘稠痰・微悪風寒・舌苔黄膩・脈滑数。

【病機と治法】
　もともと痰が盛んなところへ風寒の邪気を感受したために肺気が壅閉し，鬱して熱と化して痰熱を生じた病態が，本方剤の適応である。肺の宣発粛降の機能が失調して肺気が上逆するために，咳嗽・喘鳴・呼吸困難・呼吸促迫などの症状を呈し，肺に痰熱が壅盛となるために，黄色い粘稠痰・痰が喀出しにくいなどの症状を呈する。治療は，宣肺降気して止咳平喘するとともに，清熱化痰する。

【方解】
　辛温の麻黄は，風寒の邪気を散じるとともに肺気を宣発して止咳平喘し，苦甘渋の白果は，肺気を収斂して祛痰止咳平喘する。こららはともに君薬である。これら二薬の配合は，平喘の効能を強め合うと同時に，「一散一収」の宣肺と収斂の組み合わせで，麻黄による肺気の耗散を，白果の斂肺の効能が防ぐものとなっている。桑白皮は瀉肺平喘し，黄芩は肺熱を清泄し，二薬はともに内蘊する痰熱を消除する臣薬である。蘇子と杏仁は，降気化痰するとともに止咳平喘し，半夏は燥湿化痰止咳し，款冬花は潤肺止咳平喘する。これらはいずれも君薬と臣薬を補助して祛痰平喘する佐薬である。加わる甘草は，諸薬を調和させるとともに止咳する佐使薬である。これらの配合により本方剤は，風寒の邪気を散じて痰熱を清し，肺の宣発粛降の機能を回復させて，風寒外束・痰熱内蘊の哮喘証を治療する。

【加減】表証を伴わない場合は，麻黄の量を減量するか炙麻黄を用いる。痰が粘稠で喀出しにくい場合は，栝楼や胆南星を加えて清熱化痰の力を強化する。著しい胸悶感を呈する場合は，枳殻や厚朴を加えて理気寛胸する。肺熱が壅盛な場合は，石膏や魚腥草を加えて清肺の力を強化する。

【応用】慢性気管支炎・気管支喘息などの疾患が痰熱蘊肺兼表寒証に属する場合に，本方剤が応用される。

【注意】風寒を感受したばかりで肺に痰熱がない場合や，肺腎不足の虚喘証は，本方剤の適応ではない。

四磨湯　しまとう

【出典】『済生方』
【組成】人参6ｇ，檳榔9ｇ，沈香6ｇ，烏薬6ｇ
【用法】水で煎じて服用する。
【効能】行気降逆・寛胸散結
【主治】肝鬱気逆証
　胸膈部の煩悶感・胸が苦しい・呼吸困難・呼吸促迫（上気喘急）・喘鳴・心窩部の痞え感（心下痞満）・食欲不振・舌苔白・脈弦。

【病機と治法】
　肝気が鬱結したために肺と胃の気機が不暢となり，肺気が上逆し，かつ胃の和降の機能が失調した病態が，本方剤の適応である。肝は疏泄を主り，条達を喜ぶ。情志の異常や突然の精神

的ストレスがあると，肝の疏泄の機能が低下し，肝気が鬱結して気機が不暢となる。鬱結した気が胸膈の間へ横逆するために，胸膈部の煩悶感を呈する。肝気の鬱結が肺を犯せば，肺気が上逆して呼吸困難・呼吸促迫・喘鳴などの症状を呈し，胃を犯せば，胃の和降の機能が失調して心窩部の痞え感や食欲不振などの症状を呈する。本証は，病態の標は肺と胃にあるもののその本は肝にある。よって治療は，行気疏肝を主として，あわせて降逆平喘・益気和中する。

【方解】
　辛温の烏薬は，行気疏肝するとともに散寒止痛する君薬である。辛苦温の沈香は，行気止痛するとともに降逆納気し，苦辛温の檳榔は，行気化滞して消積除満する。これらはともに臣薬である。以上の三薬は，順気破結することで胸膈部の煩悶感を治し，逆気を鎮めて呼吸困難や心窩部の痞え感を改善させる。これら破気の効能をもつ薬味は正気を損傷しやすいので，方剤には益気扶正の効能をもつ人参が佐薬として加わる。これらの配合により本方剤は，行気疏肝・降逆平喘・和胃調中の効能を発揮して，肝気が鬱結して引き起こされた肺と胃の気逆証を治療する。

【加減】体質が頑強で気結が著しく，心腹部の脹痛を呈する場合は，人参を除き木香や枳実を加えて行気破結の力を強化する。便秘や腹部膨満感を伴う場合は，枳実や大黄を加えて通便導滞する。

【応用】気管支喘息・肺気腫・消化不良・過敏性腸症候群・難治性の吃逆などの疾患が肝鬱気逆証に属する場合に，本方剤が応用される。

【注意】気血不足や腎虚による気逆証には，本方剤を用いてはならない。

【参考】本方剤は，破気の薬味に補気の薬味が配合されるために，鬱結した気を散じながらも正気を損傷することがない。

附方

四磨湯に関連する方剤

五磨飲子　ごまいんし

【出典】『医便』
【組成】木香6g，沈香6g，檳榔6g，枳実6g，烏薬6g
【用法】水で煎じて服用する。
【効能】行気降逆・寛胸散結
【主治】七情鬱結・大怒暴厥（暴怒気厥）
　脘腹部の脹満感や疼痛・呼吸促迫・喘鳴・突然の昏迷や意識障害など。

【病機と方解】
　七情の変動により肝気が鬱結し，気が上逆して胸腹部の脹満感や呼吸促迫・喘鳴・突然の意識障害などの症状を呈する病態が，本方剤の適応である。怒とは気が上逆して上焦に実し，下焦に降りないことをいい，暴怒気厥とは，それによる突然の意識障害をいう。気厥には虚証と実証があり，さらに閉証と脱証の区別があるが，本方剤の適応は実証の気厥の閉証である。

四磨湯から人参を除き，木香と枳実を加えて組成される。檳榔は気の鬱滞を解いて導気下行しながら消積除満し，枳実は破気消積するとともに逆気を泄する。沈香は行気止痛するとともに降逆納気し，烏薬は行気疏肝するとともに散寒止痛し，木香は行気止痛する。

比較　　四磨湯と五磨飲子

　四磨湯と五磨飲子は，どちらも行気降逆の効能により気滞気逆証を治療する方剤であるが，効能と適応となる病態に違いがある。四磨湯は，益気扶正の効能を兼ねており，実を瀉すとともに虚を補う邪正兼治の方剤である。それに対して五磨飲子は，行気破結の薬味によってのみ組成され作用が峻烈であり，補虚の効能はない。そのために体力が充実した者で，気結が比較的著しい場合に用いられる。

2　胃気上逆証

旋覆代赭湯　せんぷくたいしゃとう

【別名】旋覆花代赭石湯
【出典】『傷寒論』
【組成】旋覆花 9 g，代赭石 9 g，人参 6 g，生姜 10 g，炙甘草 6 g，半夏 9 g，大棗 4 g
【用法】水で煎じて服用する。
【効能】降逆化痰・益気和胃
【主治】中虚痰阻気逆証（胃気虚弱・痰濁内阻）

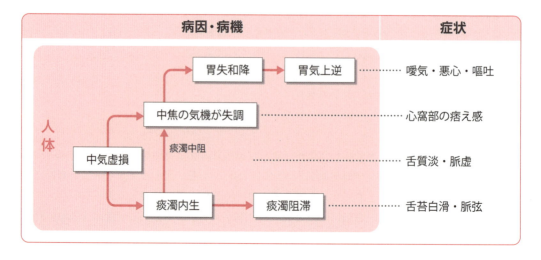

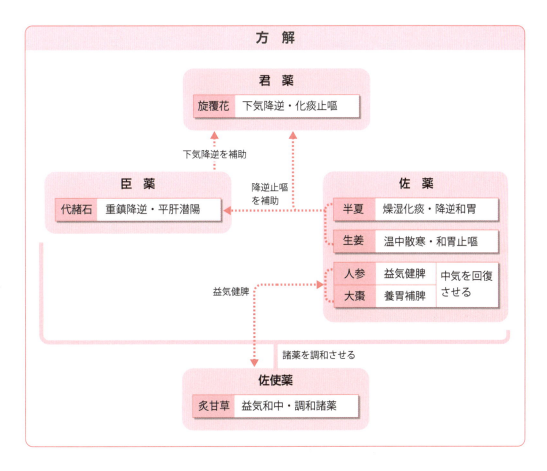

心窩部の痞え感（心下痞鞕）・持続する噯気（噫気不除）・悪心・嘔吐（反胃嘔逆）・舌質淡・舌苔白滑・脈弦虚。

【病機と治法】

　傷寒病に対して発汗させた後，あるいは誤って吐法や下法などを行った際に，表証は取り除かれたものの中気が損傷されて痰濁が内生し，胃気が上逆した病態が，本方剤のもともとの適応である。『傷寒論』に「傷寒，発汗し，もしくは吐しあるいは下して治癒した後，心下痞鞕し，噫気除かれざる者，旋覆代赭湯これを主る」とある。痰濁が中焦の気機を阻滞するために心窩部の痞え感を呈し，胃の和降の機能が失調して胃気が上逆するために，噯気や悪心・嘔吐を呈する。舌質淡・舌苔白滑・脈弦虚は，中気が虚損されかつ痰濁が滞るための症候である。治療は，胃気の上逆を鎮めて痰濁を化し，あわせて虚損された中気を補益する。

【方解】

　辛苦微温の旋覆花は，下気降逆・化痰止嘔の効能により胃気の上逆を鎮めるとともに痰濁を化す君薬である。苦寒の代赭石は，重鎮降逆の効能により肝胃の逆気を鎮め，君薬の下気降逆の効能を補助する臣薬である。半夏は燥湿化痰するとともに和胃降逆し，生姜は温中散寒止嘔し，二薬はともに君薬と臣薬の降逆止嘔の効能を強化する。人参は益気健脾し，大棗は養胃補脾し，二薬はともに虚損された中気を回復させる。これらはいずれも佐薬である。加わる炙甘草は，益気和中するとともに諸薬を調和させる佐使薬である。これらの配合により本方剤は，降逆化痰・益気和胃の効能を発揮して，痰濁を消除するとともに逆気を鎮め，脾胃の機能を回

復させて，中気が虚損されて痰濁が内生し胃気が上逆した病態を治療する。
【加減】痰が多く舌苔白膩を呈する場合は，茯苓や陳皮を加えて化痰和胃する。気滞を伴い著しい腹脹を呈する場合は，枳実や厚朴を加えて行気除満する。脾胃に虚寒があって腹痛喜温を呈する場合は，乾姜や呉茱萸を加えて温中祛寒する。舌質紅・舌苔黄など蘊熱の症候を呈する場合は，黄連や竹筎を加えて胃熱を清泄する。
【応用】慢性胃炎・機能性ディスペプシア（FD）・心因性嘔吐・胃十二指腸潰瘍などの疾患が中虚痰阻気逆証に属する場合に，本方剤が応用される。
【注意】脾胃に虚寒がある場合は，代赭石の用量を減らすこと。

附方

旋覆代赭湯に関連する方剤

小半夏湯　しょうはんげとう

【出典】『金匱要略』
【組成】半夏9g，生姜6g
【用法】水で煎じて服用する。
【効能】降逆止嘔・化痰蠲飲
【主治】脾胃寒飲証（痰飲内停・濁陰上逆）
　悪心・嘔吐・食欲不振・心窩部の痞悶感・口渇なし・舌苔白膩。
【病機と方解】
　脾胃に痰飲が停滞したために胃気が上逆し，悪心や嘔吐を呈する病態が，本方剤の適応である。
　辛温の半夏は，燥湿化痰の効能により痰飲を化すとともに降逆止嘔し，辛微温の生姜は，温中滌痰・降逆止嘔の効能により半夏の化痰降逆の効能を強化するとともに，半夏の毒を抑制する。

小半夏加茯苓湯　しょうはんげかぶくりょうとう

【出典】『金匱要略』
【組成】半夏9g，生姜9g，茯苓9g
【用法】水で煎じて服用する。
【効能】和胃降逆・化痰蠲飲
【主治】膈間有水証
　嘔吐・心窩部の痞え感・眩暈・動悸（心悸）。
【病機と方解】
　膈間に水飲があるために眩暈や動悸を呈し，胃気が上逆して嘔吐を呈する病態が，本方

剤の適応である。

半夏と生姜は，水気をめぐらせるとともに逆気を鎮めて止嘔し，茯苓は，利水滲湿の効能により水飲を取り除き，寧心安神することで動悸を鎮める。

大半夏湯　だいはんげとう

【出典】『金匱要略』
【組成】半夏15g，人参9g，蜂蜜9g
【用法】半夏と人参を水で煎じ，蜂蜜を加えて服用する。
【効能】和胃降逆・益気補中
【主治】脾胃虚弱による反胃嘔吐

食べるとすぐに吐く（食入即吐）・朝食べたものを夕方に吐く（朝食暮吐）・夕方食べたものを朝に吐く（暮食吐朝）・心窩部の痞え感・全身倦怠感。

【病機と方解】

脾胃の気陰が虚損されて痰飲が内生し，胃に痰濁が凝結して胃気が上逆した病態が，本方剤の適応である。

半夏は，燥湿化痰の効能により痰飲を化すとともに降逆止嘔し，人参と蜂蜜は，益気補中・潤燥の効能により失われた脾胃の気陰を滋養する。

【参考】本方剤の適応となる嘔吐症は，主に食事を契機に生じるものであり，食事と無関係に悪心や嘔吐を呈する一般の嘔吐症とは異なるものである。

乾姜人参半夏丸　かんきょうにんじんはんげがん

【出典】『金匱要略』
【組成】乾姜6g，人参6g，半夏9g
【用法】粉末にして姜汁を加えて丸剤とし，1回3〜6gずつ服用する。あるいは生姜3片を加えて水で煎じて服用してもよい。
【効能】温中補虚・降逆止嘔
【主治】脾胃虚寒による嘔吐・妊娠時の嘔吐

悪心・嘔吐・食欲不振・全身倦怠感・眠くなりやすい・舌質淡・舌苔白滑・脈沈滑無力。

【病機と方解】

原書に「妊娠嘔吐不止」とあるように，妊娠時の嘔吐が本方剤の本来の適応であるが，脾胃の陽気が虚損されて嘔吐を呈する場合に広く応用される。

乾姜は温中の効能により脾胃の陽気を補助し，人参は補脾益気し，加わる半夏と生姜（小半夏湯）は降逆止嘔する。降逆の薬味が少なめで服薬量も少量となっているのは，妊娠時に胎児を傷つけないようにする配慮である。

橘皮竹筎湯　きっぴちくじょとう

【出典】『金匱要略』
【組成】 橘皮 12 g，竹筎 12 g，大棗 9 g，生姜 9 g，甘草 6 g，人参 3 g
【用法】 水で煎じて服用する。
【効能】 降逆止呃・益気清熱
【主治】 胃虚有熱・気逆不降（胃虚熱による呃逆証）
　吃逆（呃逆）・嘔気・乾嘔・虚煩・息切れ・口乾・舌質紅・脈虚数。

【病機と治法】
　慢性疾患や嘔吐・下痢などにより胃気が虚損されたために，虚熱が生じて胃気が上逆し降りなくなった状態が，本方剤の適応である。胃の和降の機能が失調して胃気が上逆するために，吃逆・嘔気・乾嘔などの症状を呈し，熱により津液が消耗されるために口が乾燥する。舌質紅・脈虚数は，胃気が虚損されて熱が生じたための症候である。治療は，虚損された胃気を補うとともに胃熱を清し，上逆する胃気を降下させる。

【方解】
　辛苦温の橘皮は，理気調中するとともに和胃降逆し，甘微寒の竹筎は，清熱安胃止呃する。これら二薬は，組んで降逆止呃しながら清熱和胃する君薬である。人参は益気補中し，生姜は和胃降逆止嘔する。これらはともに臣薬である。大棗は，益気和胃の効能により人参と組んで中気を補い，虚損された胃気を回復させる佐薬である。加わる甘草は，益気和中するとともに諸薬を調和させる佐使薬である。これらの配合により本方剤は，胃気を補うとともに胃熱を清し，上逆する胃気を降下させて，胃虚有熱の呃逆証を治療する。

【加減】 胃陰不足が著しく，口乾や舌紅少苔を呈する場合は，石斛や麦門冬を加えて滋陰養胃する。胃熱が著しく，口乾や口苦・舌紅苔黄を呈する場合は，黄連を加えて胃熱を清泄する。胃気上逆が著しく，嘔吐する場合は，旋覆花や代赭石を加えて降逆止嘔する。吃逆が止まらない場合は，枇杷葉や柿蒂を加えて降逆止呃の力を強化する。

【応用】 妊娠悪阻・慢性胃炎・逆流性食道炎などの疾患が，胃虚有熱の気逆証に属する場合に，本方剤が応用される。

【注意】 実熱や虚寒による呃逆証には用いないこと。

【参考】 甘寒の竹筎は，辛温の橘皮・生姜が配合されることで，清するものの寒に過ぎず，益気養胃の人参・大棗・甘草は，行気和胃の橘皮が配合されることで，補うものの滞ることがない。

附方

橘皮竹筎湯『金匱要略』に関連する方剤

橘皮竹筎湯　きっぴちくじょとう

【出典】『済生方』
【組成】（赤）茯苓 30 g，橘皮 30 g，枇杷葉 30 g，麦門冬 30 g，（青）竹筎 30 g，半夏 30 g，

人参 15 g，炙甘草 15 g
【用法】生姜 5 片を加えて，水で煎じて服用する。
【効能】降逆止嘔・和胃清熱
【主治】胃熱嘔逆・気陰両虚

嘔気・乾嘔・口渇・吃逆（呃逆）・食欲不振。

【病機と方解】

　胃熱による胃気上逆証で，気陰がともに虚損された場合が本方剤の適応である。

　『金匱要略』の橘皮竹筎湯に，茯苓・枇杷葉・麦門冬・半夏を加え，大棗を除いた構成となっている。橘皮は理気調中するとともに和胃降逆し，竹筎は清熱安胃止呃する。麦門冬は熱により消耗された胃陰を滋養し，枇杷葉は胃熱を清して止嘔する。半夏は降逆止嘔の効能を強化するとともに，健脾利水の茯苓と組んで滋潤による胃気の停滞を防止する。人参は益気補中し，加わる炙甘草は益気和中するとともに諸薬を調和させる。『金匱要略』の橘皮竹筎湯と比べて，滋陰の効能が加わり，清熱・降逆止嘔の効能が強化されている。

新製橘皮竹筎湯　しんせいきっぴちくじょとう

【出典】『温病条弁』
【組成】橘皮 9 g，竹筎 9 g，柿蒂 9 g，姜汁適量
【用法】水で煎じて服用する。
【効能】理気降逆・清熱止呃
【主治】胃熱呃逆・胃気不虚

嘔気・乾嘔・吃逆（呃逆）。

【病機と方解】

　胃熱による胃気上逆証で，胃気に虚損がない場合が本方剤の適応である。

　『金匱要略』の橘皮竹筎湯から補気益胃の人参・大棗・炙甘草を除き，柿蒂を加えた構成となっている。橘皮は理気調中するとともに和胃降逆し，竹筎は清熱安胃止呃し，柿蒂は降逆止呃する。

比較　橘皮竹筎湯（『金匱要略』・『済生方』）・新製橘皮竹筎湯

　『金匱要略』の橘皮竹筎湯と『済生方』の橘皮竹筎湯・新製橘皮竹筎湯は，いずれも理気和胃・清熱止呃の効能をもち，胃熱による胃気上逆証で吃逆を呈する場合を治療する方剤であるが，効能と適応となる病態に違いがある。『金匱要略』の橘皮竹筎湯は，健脾益胃の効能を併せもち，胃気が虚弱な場合に用いられ，『済生方』の橘皮竹筎湯は，滋陰養胃の効能を併せもち，気陰がともに虚損された場合に用いられる。一方，新製橘皮竹筎湯は，補虚の効能がないために，胃気に虚損がない場合に用いられる。

丁香柿蒂湯 ちょうこうしていとう

【出典】『症因脈治』
【組成】丁香６ｇ，柿蒂９ｇ，人参３ｇ，生姜６ｇ
【用法】水で煎じて服用する。
【効能】温中益気・降逆止呃
【主治】虚寒呃逆証（胃気虚寒）

　吃逆（呃逆）が止まらない（呃逆不已）・胸が痞える（胸脘痞悶）・嘔気・嘔吐・舌質淡・舌苔白・脈沈遅。

【病機と治法】
　陽気が虚損されたために胃に虚寒が生じ，胃の和降の機能が失調して胃気が上逆した病態が，本方剤の適応である。胃気が上逆して降りないために，吃逆が止まらない・胸が痞える・嘔気・嘔吐などの症状を呈する。舌質淡・舌苔白・脈沈遅は，胃気に虚寒があるための症候である。治療は，降逆止呃するとともに温中益気する。

【方解】
　辛温の丁香は，温中散寒するとともに降逆止呃する胃寒呃逆の要薬であり，苦平の柿蒂は，胃気を降下させて止呃する胃気上逆の呃逆の要薬である。これら二薬は，温胃散寒するとともに降逆止呃する君薬である。辛温の生姜は，温中止嘔の効能により丁香・柿蒂を補助して温胃降逆する臣薬である。甘温の人参は，益気補虚養胃する佐薬である。これらの配合により本方剤は，中気を温めて虚寒を散じ，胃気の虚損を回復させて逆気を鎮め，吃逆や胸痞を呈する胃気虚寒証を治療する。

【加減】気滞を伴い胸脘部の脹満感を呈する場合は，陳皮や木香を加えて理気除満し，気滞にさらに痰阻を伴い舌苔白膩を呈する場合は，半夏や陳皮を加えて理気化痰する。胃寒が著しい場合は，呉茱萸や乾姜を加えて温中祛寒の力を強化する。

【応用】横隔膜痙攣などによる難治性の吃逆が胃寒気逆証に属する場合に，本方剤が応用される。

【注意】胃熱による呃逆証には用いないこと。

コラム

― エキス剤合方のヒント ―

　治療にエキス剤を用いていると，単一の処方では目の前の病証に十分対応できず，複数のエキス剤を併用（合方）せざるを得なくなることがある。また，用いたい方剤がエキス剤に存在せず，既存のエキス剤を用いて代用しようとする際も，合方せざるを得なくなるケースが多い。それでは，どうしたらエキス剤を効率よく合方できるであろうか。ここでは，エキス剤を合方する必要性が生じる場合を，次の３つに分けて述べてみたい。

> ① 複数の証が存在する場合
> ② 方剤の効能を補う目的で
> ③ 方剤の性質の行き過ぎを抑えるために

1．複数の証が存在する場合

　証が複数存在し，それぞれに対して方剤が必要な場合がある。例えば，著しい精神的ストレスにさらされて，気分の落ち込みや，イライラなどの症状を呈し，同時に食欲不振や下痢などの症状を呈する場合は，肝気の鬱結が脾に影響を及ぼした肝気犯脾証であり，肝気鬱結証に脾気虚証を伴っている。このような場合，疏肝理気の効能をもつ四逆散や加味逍遙散に，益気健脾の効能をもつ四君子湯や六君子湯を併用するとよい。また，複数の証を認める場合には，それぞれの証が同じ病態の標と本であるなど，お互いに深く関連し合っている場合もある。肝腎不足（肝腎陰虚）証とそれに伴う肝陽上亢証がその例である。肝腎の陰血を補う六味丸に，肝陽の上亢を抑える釣藤散を併用する。

2．方剤の効能を補う目的で

　病証を主治する方剤を念頭において，不足する効能を補う目的で別の方剤を追加併用することがある。方剤のもつ効能を強化したり，あるいは特定の効能を際立たせることができる。例えば，イライラや気分の変調・気鬱・肩こりなどの症状に，眼が赤い・耳鳴り・耳の閉塞感・締め付けるような頭痛などの症状を伴う場合は，肝気の鬱結が進行した肝火上炎証であるから，清肝瀉火の効能をもつ竜胆瀉肝湯のよい適応であるが，疏肝理気の効能を強化するために，柴胡や香附子の入った方剤を併用したい。エキス剤であれば四逆散が便利だが，瘀血や血虚を伴うならば加味逍遙散を併用する手もある。

3．方剤の性質の行き過ぎを抑えるために

　組成する薬味とその配合量により，方剤には寒熱や収散・潤燥・昇降などの性質があり，ともするとこれらの行き過ぎが思わぬ副反応を引き起こすことがある。それに対応すべく，逆の性質をもつ薬味を有する方剤を加えて調和を保つことも，合方により得られる利点である。例えば，地黄や天門冬・麦門冬など滋陰の効能をもつ薬味が配合される方剤を用いる際に，滋陰の行き過ぎを抑える目的で，蒼朮や厚朴が含まれる方剤を併用したり，痰湿を伴うならば半夏や陳皮が含まれる方剤を併用する。逆に，蒼朮や柴胡など燥性の強い薬味で組成される方剤を用いる際には，燥性の行き過ぎを抑えるために麦門冬や天門冬など滋潤の薬味を有する方剤を併用する。1つの方剤の効能を補うと同時に性質の行き過ぎを抑える合方例もある。心熱が壅盛で著しい口内炎を呈する心火亢盛証では，心火を清するとともに心陰を滋養する必要があるが，エキス剤では，黄連解毒湯に清心蓮子飲を併用するとよい。清心蓮子飲の清瀉心火の効能を黄連解毒湯が強化し，黄連解毒湯のもつ燥性を清心蓮子飲の滋陰の効能が抑えてくれる。

第13章
理血剤

■ 定 義

　理血剤とは，活血袪瘀あるいは止血の効能をもち，血瘀証や出血証を治療する方剤である。主に理血薬によって組成される。

■ 概 要

　血は人体を構成し，かつ栄養する基本物質である。絶えず脈中をめぐり，五臓六腑を滋養し四肢百骸を濡養している。血の病証には血虚証・血瘀証・血熱証・血寒証・出血証などがあるが，理血剤の適応となるのは，そのうちの血瘀証と出血証である。もし，なんらかの原因により血行が不暢となって停滞したり，離経の血が妄行して脈外に溢れたりすると，血瘀証や出血証が生じる。血瘀証では，腹痛・拒按・月経不順・顔色が青紫色・癥瘕・積聚・舌質暗・脈渋などの症状を呈し，出血証では，吐血・喀血・鼻出血・下血・崩漏などの症状を呈する。

　血の病証は病機が複雑であり，とりわけ寒熱と虚実の面で多様である。治療の際は，病態の寒熱と虚実を的確に弁別したうえで，血瘀や血溢の有無を判断する必要がある。また，血の病証には軽重や緩急の違いもある。理血剤を用いる際には，必ずその病態の原因を捉え，標本緩急を弁別しなければならない。急であればその標を治し，緩であればその本を治し，あるいは病状に応じて標本兼治する。

■ 分 類

理血剤	活血袪瘀剤	桃核承気湯・血府逐瘀湯・補陽還五湯・温経湯・桂枝茯苓丸
	止血剤	十灰散・咳血方・槐花散・小薊飲子・黄土湯・膠艾湯

　理血剤には，主に活血化瘀の効能をもつ活血袪瘀剤と，主に止血の効能をもつ止血剤の2種類がある。

■ 適応証

理血剤の適応は，血行が不暢となって瘀滞する血瘀証と，血が脈外に溢れ出る出血証である。現代では，狭心症・脳梗塞・片頭痛・脳血管性認知症・慢性肝炎・肝硬変・子宮内膜症・不妊症・頸椎症・腰椎椎間板ヘルニア・骨折などの疾患が，血瘀証として活血祛瘀剤が応用され，気管支拡張症・肺結核・胃十二指腸潰瘍・潰瘍性大腸炎・裂肛・尿路結石・機能性子宮出血・特発性血小板減少性紫斑病・外傷による出血などの疾患が，出血証として止血剤が応用される。

■ 注意点

逐瘀が過ぎれば血が傷つきやすく，逐瘀が長引けば正気が傷つきやすい。よって活血祛瘀剤を用いる際は，必要に応じて補血益気の薬味を配合して，消瘀による正気の損傷を防止すること。また，急速な止血は瘀の停留を招き，単なる固渋止血だけでは固渋による瘀の停留を免れない。よって止血剤を用いる際は，活血祛瘀の薬味を配合するか，あるいは活血祛瘀の効能を併せもつ止血薬を選択して，止血しても瘀が留まらないように工夫するべきである。

活血祛瘀剤は，血行を促進する力が強力で，性が破瀉で動血しやすく，流産（墜胎）を招くおそれもある。よって過多月経を呈する者や妊婦には，慎重に用いるか使用を控える必要がある。

また，上部の出血を呈する場合は，升麻や柴胡など昇提の性質をもつ薬味の使用は控えるべきであり，下部の出血を呈する場合は，代赭石や牛膝・大黄など沈降の性質をもつ薬味の使用は控えるべきである。

第1節
活血祛瘀剤

　活血祛瘀剤は，活血祛瘀の効能をもち，血が瘀滞して引き起こされた瘀血証を治療する方剤である。瘀血証では，胸腹部の疼痛・月経痛（痛経）・無月経（閉経）・癥積・産後の悪露（悪露不行）・半身不随（半身不遂）・外傷後の瘀痛・舌質紫暗あるいは瘀斑や瘀点あり・脈渋あるいは弦などの症状を呈する。瘀血証の痛みは，刺すようで部位が移動せず，夜間に増悪するという特徴がある。

　主な構成生薬は，川芎・桃仁・紅花・赤芍・丹参などの活血祛瘀薬である。瘀血にはさまざまな原因がある。気のめぐりが滞れば血もまた滞り，気が虚損されて推動の力が低下すれば血が瘀滞する。寒があれば血が凝滞し，熱があれば血が煎じ詰められて血瘀が生じる。これら瘀血の原因に応じて，方剤にはよく理気薬や補気薬・温経薬・清熱薬が配合される。代表的な方剤に，桃核承気湯・血府逐瘀湯・復元活血湯・補陽還五湯・失笑散・温経湯・生化湯・桂枝茯苓丸がある。

＜活血祛瘀剤＞

適応症	瘀血証：胸腹部の疼痛・月経痛・無月経・癥積・産後の悪露・半身不随・外傷後の瘀痛・舌質紫暗・舌の瘀斑や瘀点・脈渋または弦
構成生薬	活血祛瘀薬：川芎・桃仁・紅花・赤芍・丹参など
代表方剤	桃核承気湯・血府逐瘀湯・復元活血湯・補陽還五湯・失笑散・温経湯・生化湯・桂枝茯苓丸

桃核承気湯　とうかくじょうきとう

【別名】桃仁承気湯
【出典】『傷寒論』
【組成】桃仁12g，大黄12g，桂枝6g，炙甘草6g，芒硝6g
【用法】水で煎じて服用する。
【効能】逐瘀瀉熱（破血下瘀）
【主治】下焦蓄血証（下焦瘀熱互結証）
　下腹部が硬く脹る（少腹急結）・夜間の発熱・煩躁・うわごと（譫語）・著しい場合は狂躁状態・

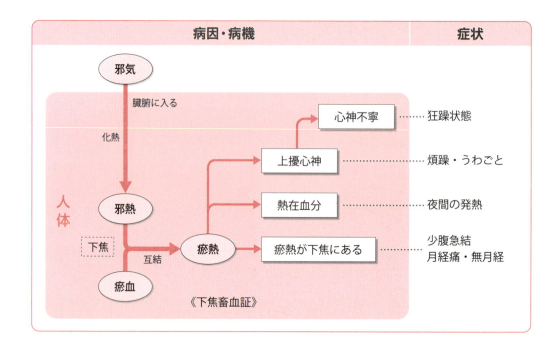

月経痛（痛経）・無月経（閉経）。排尿には異常がない（小便自利）・舌質暗紅・脈沈実あるいは渋。

【病機と治法】

　太陽病の表邪が取り除かれず，邪気が経絡に沿って臓腑に入り化熱して，生じた邪熱が下焦で血と結びつき瘀熱を形成した蓄血証が，本方剤のもともとの適応である。下焦に瘀熱があるために少腹急結を呈する。下焦に蓄血はあるものの，邪気が血分にあって膀胱の気化機能には影響が及ばないために排尿異常はみられない。邪熱が血分にあるために夜間に発熱し，瘀熱が心神を上擾するために，煩躁・うわごとなどの症状を呈し，著しい場合は心神が不寧となって狂躁状態となる。胞宮は下焦に位置するために，下焦に瘀熱があると月経痛や閉経を呈する。治療は，破血逐瘀するとともに攻下瀉熱して，下焦で結びついた血分の瘀熱を取り除く。

【方解】

　調胃承気湯に桃仁と桂枝を加えて組成される。苦甘平の桃仁は破血祛瘀・潤腸通便し，苦寒の大黄は活血祛瘀・瀉熱通便し，二薬は組んで病位へ直達し，瘀と熱をともに取り除く君薬である。辛甘温の桂枝は，血脈を通行させて桃仁の破血祛瘀の効能を強化するとともに，寒薬による凝滞を防ぎ，鹹寒の芒硝は，瀉熱軟堅の効能により大黄の瀉熱下瘀の効能を強化する。これらはともに臣薬である。加わる炙甘草は，益気和中するとともに諸薬を調和させ，方剤の峻烈性を緩和する佐使薬である。これらの配合により本方剤は，破血下瘀・通便瀉熱の効能を発揮して，通便することで蓄血を取り除いて瘀熱を清し，下焦に瘀熱が停滞して引き起こされた蓄血証を治療する。

　本方剤は，破血逐瘀と引熱下行の効能をもつことから，後にさまざまな病態に用いられるようになった。打撲傷により瘀血が停留し，痛くて体が動かせず，便秘や排尿困難を呈する場合，火旺により血が鬱滞して上へ昇り，頭痛や頭脹感・眼の充血・歯痛を呈する場合，血熱が妄行して鼻出血や吐血を呈する場合，および血瘀により経閉や産後の悪露・少腹部の堅痛を呈する場合などは，いずれも本方剤の適応である。

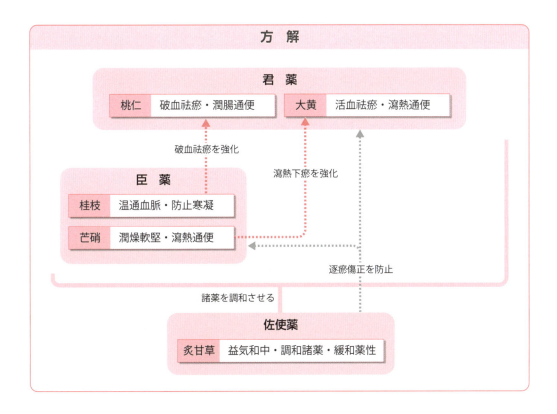

【加減】血の瘀滞が著しく，月経不順や月経痛を呈する場合は，延胡索や当帰・紅花・五霊脂を加えて調経止痛する。無月経を呈する場合は，牛膝や当帰・川芎を加えて行血通経する。打撲傷には，赤芍・紅花・蘇木を加える。

【応用】子宮付属器炎・子宮筋腫・子宮外妊娠・腸閉塞・急性腸間膜虚血・虚血性大腸炎・脳出血・慢性前立腺炎・前立腺肥大症・打撲傷などの疾患が，瘀熱互結証に属する場合に，本方剤が応用される。

【注意】表証が残存する場合は，まず先に解表してから本方剤を用いるべきである。体質が虚弱な者には慎重に用いること。妊婦に用いてはならない。

附方

桃核承気湯に関連する方剤

下瘀血湯　げおけつとう

【出典】『金匱要略』
【組成】大黄 9 g，桃仁 9 g，䗪虫 9 g
【用法】水で煎じて服用する。
【効能】破血下瘀

【主治】瘀熱内結証

　妊婦の腹痛・乾血内結による臍下部痛，あるいは瘀血による月経不順や無月経（閉経）。

【病機と方解】

　下焦に瘀熱が内結して引き起こされた妊婦の腹痛や乾血内結による臍下部痛が，本方剤の適応である。

　大黄は活血祛瘀・清熱通便し，桃仁は活血祛瘀・潤腸通便し，䗪虫は破血逐瘀する。

比較　桃核承気湯と下瘀血湯

　桃核承気湯と下瘀血湯は，どちらも破血下瘀の効能をもち，下焦に瘀熱が停滞した病態を治療する方剤であるが，効能と適応となる病態に違いがある。桃核承気湯は，下焦に瘀熱が内結した蓄血証で少腹急結を呈する場合，および瘀熱が上擾して心神に影響がおよび，夜間の発熱や狂躁などの症状を呈する場合に用いられる。それに対して下瘀血湯は，同じ瘀熱の内結でも，妊婦の腹痛や，臍下に痛みを伴う硬結を触れる場合に用いられる。

血府逐瘀湯　けっぷちくおとう

【出典】『医林改錯』

【組成】桃仁12ｇ，紅花9ｇ，当帰9ｇ，生地黄9ｇ，川芎5ｇ，赤芍6ｇ，牛膝9ｇ，桔梗5ｇ，柴胡3ｇ，枳殻6ｇ，甘草3ｇ

【用法】水で煎じて服用する。

【効能】活血祛瘀・行気止痛

【主治】胸中血瘀証（血行不暢）

　胸痛・慢性の頭痛・痛みが刺すようで部位は移動しない・吃逆（呃逆）・乾嘔・熱感・煩悶（内熱瞀悶）・動悸（心悸怔忡）・不眠（失眠）・易怒（急躁易怒）・夕方の発熱（入暮潮熱）・口唇や眼の周りの色が暗い・舌質暗紅・舌辺縁の瘀斑・舌表面の瘀点・脈渋あるいは弦緊。

【病機と治法】

　胸中に瘀血が生じたために気機が阻滞されて不通となり，胸痛や頭痛を呈する病態が，本方剤の適応である。「胸中の血府の血瘀」を治す方剤として，王清任によって考案された。胸中の血が瘀滞すると気機が不暢となるために胸痛を呈し，清陽の昇達が妨げられるために慢性の頭痛を呈する。胸脇部には肝経が循行する。よって長い間胸中に瘀血が留まると，肝気が鬱結して肝鬱不舒となるために，易怒や胸脇部の刺痛を呈する。気の鬱滞が長引いて熱と化せば，熱感や煩悶・夕方の発熱などの症状を呈し，熱が心神を上擾すれば，動悸や不眠を呈し，熱が胃を横犯すれば，胃の和降の機能が失調して乾嘔や吃逆を呈する。口唇や眼の周りの色が暗い・舌質暗紅・舌の瘀斑や瘀点・脈渋などは，いずれも血に瘀滞があるための症候である。治療は，

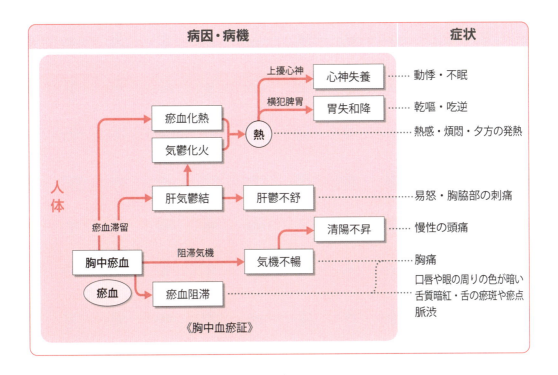

活血化瘀するとともにあわせて行気解鬱止痛する。

【方解】

　桃紅四物湯の熟地黄を生地黄とし，白芍を赤芍としたものに，四逆散の枳実を枳殻としたものを合わせ，さらに桔梗と牛膝を加えて組成される。桃仁は破血祛瘀するとともに潤腸通便する君薬である。紅花は活血祛瘀し，川芎は活血行気し，赤芍は涼血祛瘀止痛し，当帰は補血活血止痛し，牛膝は活血祛瘀するとともに引血下行する。これらはいずれも君薬の活血祛瘀の力を強化する臣薬である。柴胡は疏肝理気するとともに清陽を昇達させる。桔梗は肺気を開宣するとともに諸薬を上行させて胸中へ導き，枳殻は下気除痞しながら行気寛中する。生地黄は清熱涼血の効能により瘀熱を清するとともに当帰と組んで滋陰養血する。これらはいずれも佐薬である。加わる甘草は，諸薬を調和させる使薬である。これらの配合により本方剤は，血の瘀滞を解除し気をめぐらせて肝気の鬱結を解き，瘀熱を消退させて，血行の不暢に肝気の鬱結を伴う胸中の血瘀証を治療する。本方剤は，活血化瘀しながらも血を傷つけず，舒肝解鬱しながらも気を消耗しない構成となっている。

【加減】 胸痛が著しい場合は，乳香や没薬を加えて活血止痛する。気滞痰鬱による胸悶感を呈する場合は，青皮や香附子・栝楼・薤白・半夏を加えて理気寛胸化痰する。血瘀による月経痛や無月経を呈する場合は，香附子・益母草・沢蘭を加えて活血調経止痛する。脇下部に血瘀による癥積を認める場合は，鬱金や三棱・莪朮を加えて破血消癥する。瘀熱が著しい場合は，生地黄と赤芍を増量し，牡丹皮を加えて涼血退熱する。

【応用】 狭心症・リウマチ熱に伴う心疾患・肋軟骨炎・肋間神経痛・胸部の打撲傷・肝硬変・片頭痛・脳震盪後の頭痛や眩暈・頸椎症などの疾患が，気滞血瘀証に属する場合に，本方剤が応用される。

【注意】 瘀血がない場合は，本方剤の適応ではない。

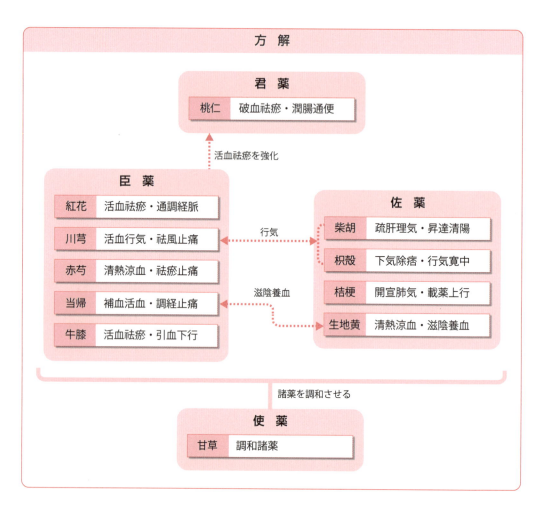

【参考】血府とは、「血液がめぐる場所」のことであり全身の脈管を意味するが、王清任は著書『医林改錯』の中で血府について次のように述べている。「血府とは胸下の膈膜の一片であり、紙のように薄く、とても丈夫である。前部は心口の窪みと同じ高さにあり、両脇から腰の上部に至り、前部が高く後部が低い坂のような斜めの構造で、低い部位は血の存在する池のようであり、そこは精汁と化す場所である」

附方

血府逐瘀湯に関連する方剤

通竅活血湯　つうきょうかっけつとう

【出典】『医林改錯』
【組成】赤芍3g、川芎3g、桃仁6g、紅花9g、(老)葱6g、生姜9g、大棗5g、麝香0.15g、黄酒適量

【用法】水で煎じて服用する。
【効能】活血通竅
【主治】頭面瘀阻証

頭痛・眩暈・難治性の難聴・脱毛・顔色が青紫色・酒皶鼻・尋常性白斑（白癜風）・女性の虚労（乾血癆）・小児の疳積・羸痩（肌肉消痩）・舌質暗・舌の瘀斑あるいは瘀点。

【病機と方解】

血の瘀滞が頭部や顔面部に存在する場合が，本方剤の適応である。

赤芍・川芎・桃仁・紅花は，活血祛瘀の効能により血の瘀滞を解除し，老葱と麝香は，走竄通絡の効能により経絡を通して散結し，方剤の活血祛瘀の効能を強化する。黄酒は，血の運行を促進して祛瘀の効能を補助し，加わる大棗は，益脾和中するとともに，他の活血祛瘀薬の峻烈な薬性を緩和する。

【参考】本方剤を用いる際は，頭部や顔面部に薬力が届くように，頭と体を水平にして横になるとよい。

膈下逐瘀湯　かくかちくおとう

【出典】『医林改錯』
【組成】五霊脂6g，当帰9g，川芎6g，桃仁9g，牡丹皮6g，赤芍6g，烏薬6g，延胡索3g，甘草9g，香附子5g，紅花9g，枳殻5g
【用法】水で煎じて服用する。
【効能】活血祛瘀・行気止痛
【主治】膈下瘀血証

腹痛・疼痛部位は移動しない・腹部の積塊・小児の痞塊・舌質暗紅・舌の瘀斑・脈弦。

【病機と方解】

血の瘀滞が膈下にあって腹部の腫塊（積塊）を呈する病態が，本方剤の適応である。

五霊脂・当帰・川芎・桃仁・牡丹皮・赤芍・延胡索・紅花は，活血通経するとともに癥積を消除して止痛する。烏薬・香附子・枳殻は，理気疏肝し，加わる甘草は諸薬を調和させる。

少腹逐瘀湯　しょうふくちくおとう

【出典】『医林改錯』
【組成】小茴香1.5g，乾姜3g，延胡索3g，当帰9g，川芎3g，肉桂3g，赤芍6g，蒲黄9g，五霊脂6g，没薬3g
【用法】水で煎じて服用する。
【効能】活血祛瘀・温経止痛
【主治】少腹寒凝血瘀証

下腹部（少腹部）の腫塊（積塊）や疼痛あるいは脹満感・月経期の腰のだるさ（腰痠）や下

腹部の脹満感・頻発月経・崩漏・経血の色が暗紫色あるいは凝血塊（瘀塊）が混じる・舌質暗・舌苔白・脈沈弦渋。

【病機と方解】

　下焦に寒邪が凝滞し，血のめぐりが阻滞されて引き起こされた瘀血証が，本方剤の適応である。

　小茴香・乾姜・肉桂は，下焦に留まる寒邪を散じて血の瘀滞を解除する。当帰・赤芍・没薬は，血の瘀滞を取り除くとともに止痛し，延胡索と川芎は活血行気止痛し，蒲黄と五霊脂は活血袪瘀止血する。

身痛逐瘀湯　　しんつうちくおとう

【出典】『医林改錯』
【組成】秦艽３ｇ，川芎６ｇ，桃仁９ｇ，紅花９ｇ，甘草６ｇ，羌活３ｇ，没薬６ｇ，当帰９ｇ，五霊脂６ｇ，香附子３ｇ，牛膝９ｇ，地竜６ｇ
【用法】水で煎じて服用する。
【効能】活血行気・袪瘀通絡・通痺止痛
【主治】瘀阻経絡痺証

　肩や肘の疼痛・腰痛・下肢の疼痛あるいは全身の痛み・痛みは刺すようで難治性。

【病機と方解】

　気血が瘀滞したために経絡が痺阻されて引き起こされた痺証が，本方剤の適応である。

　川芎・桃仁・紅花・没薬・当帰・五霊脂・牛膝は，血行を促進して血の瘀滞を取り除き，香附子は気をめぐらせて方剤の活血化瘀の効能を強化する。秦艽・羌活・地竜は，宣痺通絡の効能により，瘀血による経絡の痺阻を取り除いて痛みを止める。加わる甘草は，袪瘀の薬性を緩和して正気の損傷を防ぐとともに，諸薬を調和させる。

> **比較** 五逐瘀湯
> ── 血府逐瘀湯・通竅活血湯・膈下逐瘀湯・少腹逐瘀湯・身痛逐瘀湯
>
> 　血府逐瘀湯とその附方は，川芎・当帰・桃仁・紅花が共通に配合され，いずれも活血祛瘀止痛の効能をもち，血瘀による病証を治療する方剤であり，合わせて「五逐瘀湯」と称される。これらの方剤は，効能と適応となる病態に共通点が多いものの違いもある。
> 　血府逐瘀湯は，行気開胸の枳殻や桔梗・柴胡と，引血下行の牛膝が配合され，胸脇部の気滞を宣通し引血下行する効能に秀でており，胸中の瘀阻証に用いられる。通竅活血湯は，通陽開竅の麝香と老葱が配合され，活血通竅の作用が比較的強力であり，頭部や顔面部の瘀阻証に用いられる。膈下逐瘀湯は，疏肝行気止痛の香附子・延胡索・烏薬・枳殻が配合され，行気止痛の作用が強く，瘀血が膈下に結んだ肝鬱気滞証に用いられる。少腹逐瘀湯は，温裏散寒の小茴香・肉桂・乾姜が配合され，温経止痛の作用を併せもち，寒凝による少腹部の血瘀証に用いられる。身痛逐瘀湯は，宣痹通絡止痛の秦艽・羌活・地竜が配合され，経絡の痹阻を取り除く作用を併せもち，瘀血により経絡が阻滞された痹証に用いられる。

復元活血湯　ふくげんかっけつとう

【出典】『医学発明』
【組成】柴胡15g，天花粉（栝楼根）9g，当帰9g，紅花6g，甘草6g，穿山甲6g，（酒）大黄30g，（酒）桃仁9g
【用法】水で煎じて服用する。
【効能】活血祛瘀，疏肝通絡
【主治】打撲傷による脇下の瘀血証
　打撲傷後の胸脇部の腫脹や疼痛・耐え難い痛み。

【病機と治法】
　転倒等の打撲傷により脇下の脈絡が損傷され，血が経脈から離れて瘀血を生じた病態が，本方剤の適応である。脇肋部は肝経の循行部位である。そのため脇下に瘀血が内留すると，肝気も鬱滞して脇肋部の腫脹や耐え難い痛みを呈する。気血の鬱滞が長引くと，熱と化して燥が生じ，血の瘀滞はさらに著しいものとなる。治療は，活血祛瘀するとともに，あわせて疏肝行気通絡する。

【方解】
　苦寒の大黄は，活血祛瘀の効能により血の瘀滞を下へ導いて凝瘀敗血を蕩滌し，辛苦微寒の柴胡は，疏肝行気の効能により気をめぐらせて血行を促進するとともに，大黄を病位へ導いて

脇下の瘀血を取り除く。これらはともに君薬である。桃仁と紅花は，活血祛瘀・消腫止痛し，辛散走竄の穿山甲は，破瘀通絡するとともに散結消腫する。これらはいずれも臣薬である。当帰は，養血和血の効能により方剤の活血祛瘀の効能を補助するとともに，祛瘀による血の損傷を防止する。天花粉は，血分に入って消瘀散結するとともに清熱潤燥の効能により鬱熱による血燥を潤す。これらはともに佐薬である。加わる甘草は，緩急止痛するとともに諸薬を調和させる使薬である。これらの配合により本方剤は，祛瘀生新するとともに行気通絡し，瘀血滞留による胸脇部の疼痛を治療する。

【加減】気滞による腫脹や疼痛が著しい場合は，青皮・木香・香附子を加えて行気消腫止痛する。瘀血による疼痛が著しい場合は，乳香・没薬・三七を加えて化瘀止痛の効能を強化する。瘀阻が化熱して便秘する場合は，芒硝を加えて瀉熱通便する。熱が心神を擾乱して神志不安を呈する場合は，夜交藤や丹参を加えて寧心安神する。

【応用】胸脇部の打撲傷・肋間神経痛・肋軟骨炎・肋骨骨折などの疾患が瘀血停滞証に属する場合に，本方剤が応用される。

【注意】疼痛の程度に応じて大黄の量を加減すること。妊婦に用いてはならない。

【参考】活血祛瘀の薬味を中心に組成され，行気薬の配合は比較的少ないので，用いる際は，適宜行気止痛の薬味を加えて効果を強めるとよい。活血祛瘀止痛の作用が比較的強力なため，さまざまな外傷や軟部組織の損傷による積瘀疼痛に応用される。

附方

復元活血湯に関連する方剤

七厘散　しちりんさん

【出典】『良方集腋』『同寿録』

【組成】血竭30g，麝香0.4g，冰片（竜脳）0.4g，乳香5g，没薬5g，紅花5g，朱砂4g，児茶7.5g

【用法】粉末にしたものを密封して保存し，1回0.22〜1.5gずつを黄酒か温湯で服用する。外用には適量を酒に溶かして用いる。

【効能】活血散瘀・定痛止血

【主治】外傷による瘀血腫痛

打撲傷・筋損傷や骨折による腫脹や疼痛・切創による出血，あるいは火傷・熱傷など。

【病機と方解】

打撲傷などの外傷により，気血が瘀滞して局所に腫脹や疼痛を呈する場合，あるいは血絡が損傷されて出血する場合が，本方剤の適応である。

血竭は祛瘀止痛するとともに収斂止血し，紅花は血竭を補助して活血祛瘀し，乳香と没薬は祛瘀行気するとともに消腫止痛する。辛香走竄の麝香と冰片は，開竅通絡の効能により方剤の活血祛瘀の効能を補助して散瘀止痛する。涼渋の児茶は，清熱収斂するとともに血竭を補助して止血生肌する。定驚安神の朱砂が配合されるのは，突然の外傷による気乱

心慌*を鎮めるためである。

【参考】本方剤は，内服・外用ともに傷科の重要方剤であり，一般に外傷による瘀血で生じた疼痛や出血に用いられるが，内傷による血瘀の疼痛や吐血などにも用いることができる。使用量が一般に1回7厘(約0.22g)であることから，「七厘散」の名がある。

*気乱心慌：気持ちが落ち着かずそわそわし，動悸を呈する状態。

補陽還五湯　ほようかんごとう

【出典】『医林改錯』
【組成】(生)黄耆60～120g，当帰(尾)6g，赤芍5g，地竜3g，川芎3g，紅花3g，桃仁3g
【用法】水で煎じて服用する。
【効能】補気活血通絡
【主治】気虚血瘀の中風後遺症
　半身不随(半身不遂)・顔面神経麻痺(口眼歪斜)・構音障害・口角からよだれが垂れる(口角流涎)・下肢の運動神経麻痺(下肢痿廃)・頻尿(小便頻数)・遺尿・尿失禁・舌質暗淡・舌苔白・脈緩。
【病機と治法】
　中風(脳卒中)に罹患した後，正気が虚損されて気の推動の力が低下したために，血が瘀滞し脈絡が瘀阻された病態が，本方剤の適応である。血のめぐりが滞ると，筋脈や肌肉が滋養されなくなるために半身不随や顔面神経麻痺などの症状を呈し，舌も栄養を失うために構音障害を呈する。脾は口に開竅し，涎は脾の液である。よって元気が虧損されると，口角からよだれが

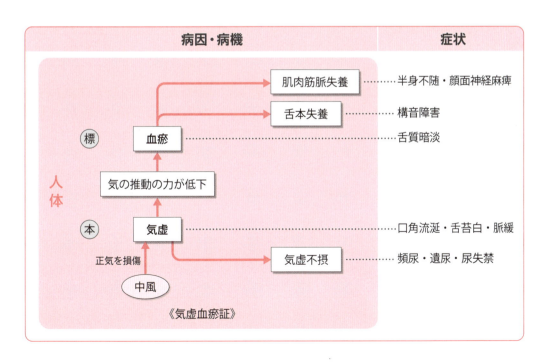

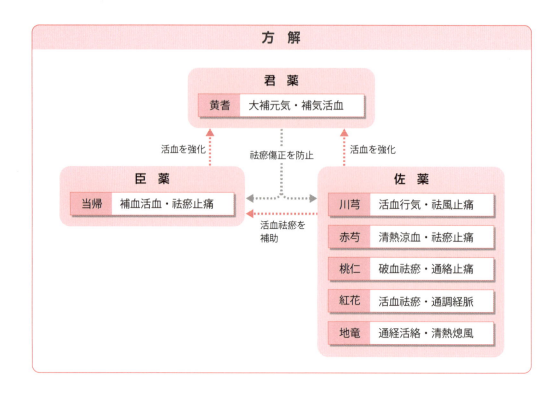

流れる。また，気が虚損されると，気の固摂作用が低下するために頻尿や遺尿・尿失禁などの症状が現れる。舌質暗淡は血が瘀滞したための，舌苔白・脈緩は気が虚損されたための，それぞれ症候である。本証の病態は，気の虚損（気虚）が本であり血の瘀滞（血瘀）が標であるから，治療は補気を主として，あわせて活血通絡する。

【方解】
　大量に配合される黄耆は，元気を大いに補い，気を旺盛にすることで血行を促進し，あわせて祛瘀による正気の損傷を防止する君薬である。辛甘温の当帰は，補血活血する臣薬である。当帰は血を補いながら活血祛瘀するために血を傷つけることがない。川芎・赤芍・桃仁・紅花は，当帰の活血祛瘀の効能を強化し，鹹寒走竄の地竜は，通経活絡する。これらはいずれも佐薬である。これらの配合により本方剤は，気を盛んにして気の推動の力を強め，血行を促進して活血祛瘀し，あわせて経絡を通利して，気虚血瘀の中風後遺症を治療する。

【加減】脾胃が虚弱で食欲不振や脱力を呈する場合は，人参や党参・白朮を加えて補気健脾の力を強化する。痰が盛んな場合は，半夏や天竺黄を加えて化痰する。構音障害が著しい場合は，石菖蒲・鬱金・遠志を加えて化痰開竅する。中風の初期で半身不随が著しい場合は，防風や秦艽を加えて祛風通絡する。

【応用】脳梗塞・脳血管性認知症・片頭痛・動脈硬化症・狭心症・慢性腎臓病・下肢の静脈瘤・坐骨神経痛・腰椎椎間板ヘルニアなどの疾患が気虚血瘀証に属する場合に，本方剤が応用される。

【注意】陰虚内熱証には用いないこと。

【参考】適応となる病証の本が正気の虚損であるため，本方剤には黄耆が大量に配合されるが，より少量から投与を開始した方がよい。一般に 30 〜 60 g から徐々に増量する。また，症状が軽快した後も，再発を防ぐために継続して服用することが望ましい。

失笑散　しっしょうさん

【出典】『太平恵民和剤局方』『経史証類備急本草』
【組成】五霊脂6g，蒲黄6g
【用法】粉末にして，1回6gずつを黄酒か酢に溶かして服用する。あるいは水で煎じて服用してもよい。
【効能】活血祛瘀・散結止痛
【主治】瘀血停滞証
　心胸部や脘腹部の刺痛・産後の悪露（悪露不行）・月経不順・急性の少腹部の疼痛・舌質紫暗。

【病機と治法】
　瘀血が内停するために脈道が阻滞され，血行が不暢となって引き起こされた各種の疼痛症が，本方剤の適応である。脈道が阻滞されて不通となれば，痛みが生じる。痛みを呈する部位は，阻滞される脈道の部位によりさまざまである。治療は，活血祛瘀するとともに散結止痛する。

【方解】
　苦甘温の五霊脂は，肝経の血分に入って破血行血するとともに止痛し，甘平の蒲黄は，肝経と心包経の血分に入って活血祛瘀止血する。二薬は相須の関係で作用を強め合い，血脈を通利して散結祛瘀止痛する。薬味を黄酒や酢に溶かすのは，方剤の活血止痛の効能を強めるためである。これらの配合により本方剤は，穏やかに祛瘀止痛して推陳致新する。

【加減】著しい気滞を伴い胃脘部の疼痛などの症状を呈する場合は，金鈴子散を併用して活血行気止痛する。寒凝による血瘀には，炮姜や小茴香を加えて温経散寒する。血虚による月経異常を伴う場合は，四物湯を併用して養血調経する。

【応用】慢性胃炎・胃十二指腸潰瘍・狭心症・子宮外妊娠・月経痛・子宮内膜症などの疾患が瘀血停滞証に属する場合に，本方剤が応用される。

【注意】脾胃が虚弱な者には，慎重に用いるか使用を控える。妊婦には禁用。

【参考】本方剤は，血瘀による疼痛症を治療する主要方剤である。瘀血積滞による疼痛であれば，胃痛や月経痛などさまざまな症状に応用できる。なかでも肝経の血瘀によって引き起こされた病態には，特に有効である。また，本方剤は活血祛瘀の効能を主とするものであり行気の力は弱いので，適宜行気薬を加えるとよい。

附方

失笑散に関連する方剤

手拈散　しゅねんさん

【出典】『奇効良方』『是斎百一選方』
【組成】延胡索9g，五霊脂9g，草果9g，没薬9g
【用法】粉末にして，1回6gずつ服用する。
【効能】活血祛瘀・行気止痛

【主治】気血凝滞による脘腹疼痛

脘腹部や胸脇部および腰部の疼痛。

【病機と方解】

寒邪により気血が凝滞し，脈道が阻滞されて脘腹部の疼痛を呈する場合が，本方剤の適応である。五霊脂と没薬は活血化瘀止痛し，延胡索は活血行気止痛し，草果は温中化滞する。本方剤は薬性が温に偏り温散の効能を併せもつので，病態が比較的寒に偏る場合に用いられる。

丹参飲　たんじんいん

【出典】『時方歌括』
【組成】丹参 30 g，檀香 5 g，砂仁（縮砂）5 g
【用法】水で煎じて服用する。
【効能】活血祛瘀・行気止痛
【主治】血瘀気滞による心胃の疼痛

心窩部痛・胃痛・胃脘部の脹満感・舌質紫暗・脈弦。

【病機と方解】

気と血がともに瘀滞し中焦で結びついたために，心窩部痛（胃痛）を呈する場合が，本方剤の適応である。

苦微寒の丹参は活血祛瘀止痛し，辛温芳香の檀香は理気調中・散寒止痛し，辛温の砂仁は行気温中・和胃止痛する。本方剤は薬性がやや寒に偏り行気の効能を併せもつので，病態が比較的熱に偏る場合や気滞を伴う場合に用いられる。

活絡効霊丹　かつらくこうれいたん

【出典】『医学衷中参西録』
【組成】当帰 15 g，丹参 15 g，乳香 15 g，没薬 15 g
【用法】水で煎じて服用するか，あるいは粉末にして散剤として服用してもよい。
【効能】活血祛瘀・通絡止痛
【主治】気血凝滞証

胸痛・腹痛・四肢の疼痛（腿臂疼痛）・打撲などの外傷による腫脹や疼痛（跌打瘀腫）・腹腔内や体表の化膿性腫瘤（内外瘡瘍）・腹部の腫塊（癥瘕積聚）・舌質紫暗。

【病機と方解】

気血が凝滞して脈道が阻滞されたために，胸腹部の疼痛や腫瘤を呈する場合が，本方剤の適応である。

辛甘温の当帰は補血活血止痛し，苦微寒の丹参は活血祛瘀止痛し，辛苦温の乳香と苦平の没薬は，活血化瘀・行気散滞・消腫止痛する。本方剤は祛瘀止痛の力が非常に強力であり，血瘀による胸痛や腹痛・腹部の腫塊・打撲傷などに優れた効果を発揮する。

> **比較　失笑散・手拈散・丹参飲・活絡効霊丹**
>
> 失笑散・手拈散・丹参飲・活絡効霊丹は，いずれも活血祛瘀止痛の効能をもち，瘀血による疼痛症に用いられるが，効能と適応となる病態に違いがある。失笑散は，薬性が穏やかな活血祛瘀止痛の主要方剤であり，単純な瘀血停滞証に用いられる。手拈散は，活血止痛の力がより強力で温散の効能も兼ねており，病態が比較的寒に偏る場合に用いられる。丹参飲は，行気の効能を併せもつとともに薬性がやや寒に偏っており，気滞を伴う場合や病態が比較的熱に偏る場合に用いられる。活絡効霊丹は，養血通絡・消腫止痛の効能を併せもち，瘀血による胸痛や腹痛・腹部の腫塊・打撲傷などに用いられる。

温経湯　うんけいとう

【出典】『金匱要略』

【組成】 呉茱萸9g，当帰6g，白芍6g，川芎6g，人参6g，桂枝6g，阿膠6g，牡丹皮6g，生姜6g，甘草6g，半夏6g，麦門冬9g

【用法】 水で煎じて服用する。阿膠は薬液で溶解させる（烊化沖服）。

【効能】 温経散寒・養血祛瘀

【主治】 衝任虚寒・瘀血阻滞証

　崩漏（漏下不止）・月経不順（頻発月経〈月経先期〉・希発月経〈月経後期〉・過短月経・過長月経・過多月経・過少月経）・無月経・月経痛・機能性子宮出血・夕方の発熱・手掌のほてり・心煩・口唇や口の乾燥・下腹部の冷痛・下腹部の引きつり（少腹裏急）・腹満感・女性の不妊症・舌質紫暗・脈細渋。

【病機と治法】

　衝任二脈に虚寒があるために気血が凝滞して引き起こされた瘀血阻滞証が，本方剤の適応である。衝脈は血海であり，任脈は胞胎を主る。これら2つの経脈は，どちらも小腹部から起こり月経と密接に関わる。そのために衝任二脈に虚寒が生じて気血が凝滞すると，崩漏や月経不順・無月経・月経痛・下腹部の冷痛・不妊症などの症状を呈する。瘀血が体内に留まると新血が生まれず，また崩漏により陰血が損傷されるために，口唇や口が乾燥する。夕方の発熱や手掌のほてり・心煩などは，いずれも瘀熱や陰血不足による虚熱の症候であり，舌質紫暗・脈細渋は，寒凝とそれによる血瘀の症候である。本方剤の適応証は，虚・寒・瘀・熱を有する虚実寒熱の錯雑証であるが，なかでも寒凝血瘀が病態の中心である。治療は，温経散寒・養血祛瘀を主として，あわせて虚熱を清瀉する。

【方解】

　辛苦熱の呉茱萸は肝経に入って散寒止痛し，辛甘温の桂枝は温経通陽の効能により血脈を温通する。これらはともに君薬である。当帰は養血活血止痛し，川芎は活血行気止痛し，白芍は養血調経しながら緩急止痛する。これら三薬は活血祛瘀するとともに養血調経する。牡丹皮は

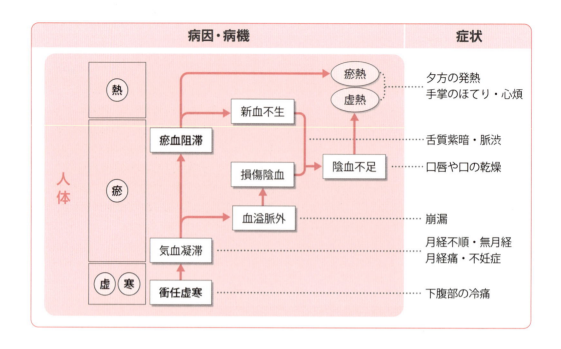

活血祛瘀しながら涼血して虚熱を清し，阿膠は養血滋陰するとともに止血し，麦門冬は養陰潤燥することで虚熱を清する。これらはいずれも臣薬である。人参と甘草は，益気健脾の効能により生血の源を養いながら統血し，半夏は胃気を通降させて散結し，方剤の祛瘀調経の効能を補助する。生姜は胃気を温めて君薬の温経散寒の効能を強化する。これらは，益気健脾和中することで気血の生化を促す佐薬である。一方，甘草は諸薬を調和させる使薬としての役割も兼ねている。こられの配合により本方剤は，温経散寒・養血祛瘀の効能を発揮して，寒邪を散じて瘀血を除き，虚熱を清して経脈を通暢させて，衝任虚寒の瘀血阻滞証を治療する。

【加減】寒邪が盛んで，下腹部に激しい冷痛を呈する場合は，牡丹皮を除いて桂枝と当帰を増量し，小茴香を加えて温経散寒の力を強化する。瘀血が著しく，下腹部の激しい痛みや無月経を呈する場合は，当帰と川芎を増量するかあるいは蒲黄・乳香・没薬を加えて化瘀止痛する。気滞を伴い，下腹部の脹痛を呈する場合は，香附子や烏薬を加えて行気止痛する。陰血の虚損が著しく，心悸や崩漏・脈細を呈する場合は，当帰と阿膠を増量し，熟地黄や大棗を加えて養血滋陰の力を強化する。

【応用】月経不順・月経痛・機能性子宮出血・子宮内膜症・子宮筋腫・子宮付属器炎などの疾患が，衝任虚寒・瘀血阻滞証に属する場合に，本方剤が応用される。

【注意】内熱が盛んな場合は用いないこと。

【参考】本方剤は調経に用いる婦人科の常用方剤である。その作用は補養と祛瘀を兼ね，また散寒と清熱を兼ねるものであるが，衝任二脈を温養する効能に力点が置かれている。「温経湯」と称する所以である。

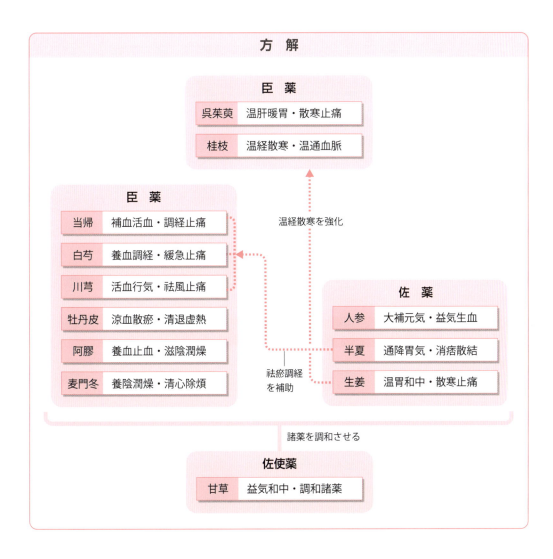

附方

温経湯に関連する方剤

艾附暖宮丸　がいふだんきゅうがん

【出典】『仁斎直指』
【組成】艾葉9g，香附子18g，呉茱萸9g，川芎6g，白芍6g，黄耆6g，続断5g，生地黄6g，桂皮（肉桂）3g，当帰9g
【用法】粉末にしたものを米酢で丸剤とし，1回6gずつ服用する。
【効能】暖宮温経・養血活血
【主治】婦人の胞宮虚寒証
　白色帯下（帯下白淫）・顔色が萎黄（面色萎黄）・四肢の疼痛・倦怠感・脱力（倦怠無力）・食

欲不振・月経不順・腹痛・不妊症。

【病機と方解】
　子宮（胞宮）に虚寒があるために気血が凝滞した瘀血阻滞証が，本方剤の適応である。

　辛温の艾葉は，温経散寒の効能により経脈を温通させて虚寒を除くとともに止血し，辛苦熱の呉茱萸は，下焦の虚寒を温散しながら止痛する。香附子は理気疏肝の効能により気の鬱滞を解除し，肉桂は補火助陽の効能により艾葉と呉茱萸の温経散寒の効能を強化する。川芎と当帰は，肉桂と組んで血分の瘀滞を取り除き，白芍と生地黄は補血和営し，黄耆は補気行滞し，続断は肝腎を滋補して活絡止痛する。

【参考】本方剤は，多くの温散薬が配合され温経祛寒の効能に力点が置かれているため，寒凝の程度が著しい場合に用いられる。温経湯と比べて温経養血の力がより強力であるが，気血を調暢する効能は補助的であり，祛瘀の力は温経湯よりも弱い。

生化湯　せいかとう

【出典】『傅青主女科』
【組成】当帰24g，川芎9g，桃仁6g，乾姜2g，炙甘草2g
【用法】水で煎じて服用するか，あるいは黄酒を加えて煎じて服用する。
【効能】養血化瘀・温経止痛
【主治】産後の血虚寒凝血瘀証
　産後の腹痛・悪露の停滞（悪露不行）・下腹部の冷痛（小腹冷痛）・脈遅細あるいは渋。

【病機と治法】
　出産後に血虚となり，虚に乗じて寒邪が体内に侵入して血瘀が生じ，生じた血瘀が胞宮に留阻した病態が，本方剤の適応である。瘀血が内阻すると，敗血が下降しなくなるために悪露を排出できず，胞宮に寒邪が滞るために下腹部の冷痛を呈する。脈遅は，寒邪を感受して瘀血が内阻したための症候である。治療は，養血化瘀するとともに温経散寒止痛する。

【方解】
　辛甘温の当帰は，養血活血・温経散寒の効能により血虚寒凝の血瘀証を治療する君薬である。川芎は活血行気し，桃仁は活血祛瘀し，二薬はともに当帰を補助して活血化瘀する臣薬である。乾姜は血分に入って温経散寒止痛し，黄酒は血脈を温通して活血する。これらはともに佐薬である。加わる炙甘草は，諸薬を調和させるとともに緩急止痛する佐使薬である。これらの配合により本方剤は，養血化瘀・温経散寒止痛の効能を発揮して，産後の悪露の排出を促すとともに下腹部の冷えや痛みを和らげる。

【加減】寒邪が盛んで，下腹部に激しい冷痛を呈する場合は，肉桂・呉茱萸・烏薬を加えて温経散寒止痛する。出産時の出血量が多く，顔面蒼白・脈細などの症状を呈する場合は，阿膠や大棗を加えて益気養血する。気滞を伴い，乳房の脹痛を呈する場合は，香附子を加えて理気疏肝する。

【応用】産後の胎盤遺残・産褥子宮復古不全・産褥晩期出血・産褥性子宮内膜炎などの疾患が血虚寒凝血瘀証に属する場合に，本方剤が応用される。

【注意】本方剤は，化瘀の効能を主とするものであり薬性が温性に偏っている。よって産後に寒邪を感受して生じた血瘀証が良い適応であり，血熱による血瘀証は適応ではない。血塊が残る場合は，痛みが止まらなくなるので人参や黄耆を加えてはならない。

【参考】本方剤は産後の婦人に用いる主要方剤である。中国のある地域では，産後に必ず本方剤を服用させる習慣がある。また，本方剤が「生化湯」と称されるのは，「新血を生じさせて瘀血を化す」効能があるためである。

桂枝茯苓丸　けいしぶくりょうがん

【出典】『金匱要略』
【組成】桂枝9g，茯苓9g，牡丹皮9g，桃仁9g，白芍9g
【用法】水で煎じて服用する。あるいは粉末を蜜丸にして1日3～5gを服用する。
【効能】活血化瘀・緩消癥塊
【主治】瘀血留阻胞宮証

腹痛・腹部の圧痛（拒按）・下腹部の腫瘤（癥塊）・子宮筋腫・切迫流産（胎動不安）・崩漏（漏下不止）・経血の色が暗い（暗紫色）・無月経・月経痛・舌質紫暗・脈沈渋。

【病機と治法】

妊娠中，胞宮（子宮）に瘀血が滞留し，鬱して瘀熱となり，生じた瘀熱が湿と結びついて下焦に留まって胎元が栄養を失った病態が，本方剤のもともとの適応である。胞宮に瘀血が停滞するために，下腹部の癥塊を呈する。胞宮に瘀血があるところへ妊娠すると，経脈が阻遏されるために，腹痛・腹部の圧痛・崩漏などの症状を呈する。瘀と湿が結びついて下焦に留まると，胎元が栄養を失うために，切迫流産となる。治療は，瘀血を消散させるとともに袪湿して，穏やかに癥塊を消退させる。本方剤は，現在では妊娠の有無にかかわらず，瘀血の滞留により同様の症状を呈する場合に幅広く応用される。

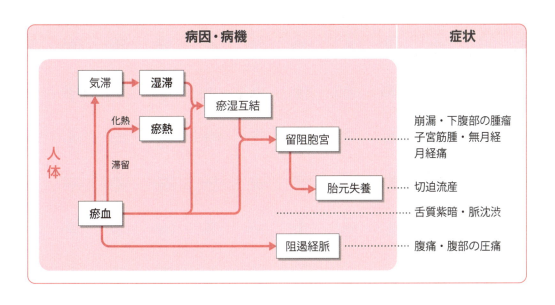

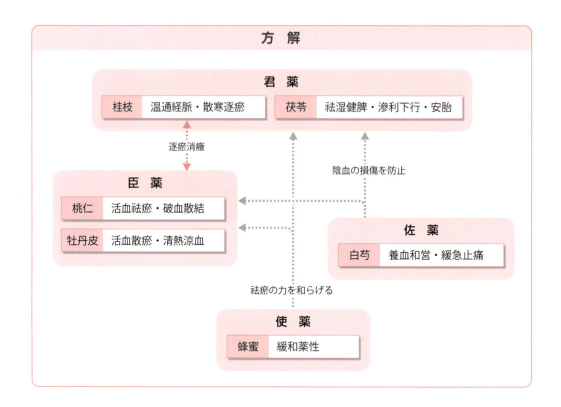

【方解】　辛甘温の桂枝は，温通経脈の効能により血脈を温通させて瘀滞を除き，甘淡平の茯苓は，健脾祛湿するとともに滲利下行の効能により瘀血を下行させ，あわせて安胎する。これらはともに君薬である。桃仁は活血祛瘀し，牡丹皮は活血化瘀するとともに瘀熱を清する。これらはともに臣薬である。白芍は，養血和営の効能により祛瘀に伴う新血の損傷を防止し，あわせて緩急止痛する佐薬である。丸剤にする際に用いる蜂蜜は，方剤の祛瘀破泄の力を和らげて，より穏やかな「緩消」とする使薬である。これらの配合により本方剤は，活血化瘀・緩消癥塊の効能を発揮して，瘀血阻滞によるさまざまな病証を治療する。

【加減】　下腹部に腫瘤がある場合は，牡蛎・鼈甲・乳香・没薬を加えて軟堅散結・散瘀消腫する。無月経を呈する場合は，川芎・当帰・香附子を加えて行気活血の力を強化する。

【応用】　子宮内膜症・子宮筋腫・子宮付属器炎・卵巣囊腫・機能性子宮出血・前立腺肥大症などの疾患が瘀血阻滞証に属する場合に，本方剤が応用される。

【注意】　妊婦の癥積に用いる際は，少量から慎重に投与すること。

【参考】　漏下を止め胎元を守るためには，瘀血とそれによる癥塊を取り除く必要があるが，あまり強力に活血祛瘀すると，かえって胎元を損傷するおそれがある。よって本方剤を妊婦に用いる際は，血瘀による癥塊の存在を確認したうえで，慎重に用いるべきである。

大黄䗪虫丸　だいおうしゃちゅうがん

【出典】『金匱要略』
【組成】大黄30g，黄芩6g，甘草9g，桃仁6g，杏仁6g，白芍12g，乾地黄30g，乾漆3g，
　　　虻虫6g，水蛭6g，蠐螬6g，䗪虫3g
【用法】粉末にしたものを蜜丸とし，1回1丸（3g）ずつ服用する。あるいは水で煎じて服用してもよい。
【効能】活血消癥・祛瘀生新
【主治】虚労兼瘀血内停証（五労虚極）

　羸痩（形体羸痩）・腹脹・腹部の膨満感が強く飲食できない・乾皮症（肌膚甲錯）・眼の周りが黒い（両目黯黒）・潮熱・無月経・癥積・舌質紫暗あるいは瘀斑あり・脈沈渋。

【病機と治法】
　虚労とは，先天不足や後天の栄養不足，外感や内傷などさまざまな原因により臓腑の機能が失調し，気血陰陽が虧損され，回復せずにいたために五臓虚衰となった病態の総称である。五労（心労・肝労・脾労・肺労・腎労）が極まったところへさらに瘀血が内停した病態が，本方剤の適応である。飲食不節や飢餓・精神的ストレスによる気分の憂うつ・房事の過多・過労などが原因となる。気血営衛が損傷されると，肌肉を滋養できなくなるために羸痩を呈し，脾気が虚損され脾の運化の機能が低下するために，腹脹や腹部膨満感を呈する。経脈が栄養を失うために血脈が凝滞して瘀血が生じ，生じた瘀血が長く留まると乾血となる。留まる瘀血が鬱して熱と化せば，瘀熱が生じて潮熱を呈する。瘀熱により陰血が損傷され新血の生成が妨げられると，肌膚の濡潤が低下して乾皮症を呈し，眼の濡養が低下して眼の周りが黒くなる。瘀阻が胞宮に至り脈絡が不通となれば無月経を呈し，瘀血の内結が長い間体内に留まれば癥積が生じる。本証の瘀血内停は正気の虚損によって引き起こされたものであるが，瘀血の積滞が著しく，また瘀血を取り去らなければ新血を生じさせることもできないので，治療は，祛瘀消癥を主として，あわせて補虚扶正する。

【方解】
　苦寒の大黄は攻下逐瘀するとともに清熱涼血し，鹹寒の䗪虫は破血逐瘀消癥する。これらはともに君薬である。桃仁・乾漆・虻虫・水蛭・蠐螬は，いずれも活血通絡・破血逐瘀の効能により君薬を補助する臣薬である。白芍と乾地黄は，養血滋陰の効能により虧損された陰血を補い，黄芩は大黄を補助して瘀熱を清泄し，杏仁は，桃仁と組んで降気破血するとともに燥結を潤す。これらはいずれも佐薬である。加わる甘草は，補虚和中するとともに諸薬を調和させ，破血薬の峻烈性を和らげる使薬である。五労の虚極では正気が著しく虚損されているので，さらに蜜丸にすることで薬味の峻烈性を緩和し，効能を緩消緩散としている。これらの配合により本方剤は，瘀血を取り除くとともに瘀熱を清泄し，陰血を滋養し燥結を潤して，五労の虚極に瘀血の内停を伴う病態を治療する。

【加減】脾気に虚損があって食欲不振や便溏を呈する場合は，四君子湯や補中益気湯を併用して益気補中する。気血がともに虚損されて全身倦怠感や眩暈・動悸を呈する場合は，帰脾湯や八珍湯を併用して気血を双補する。癥積や腹痛を呈する婦人には，温経湯や少腹逐瘀湯を併用して温経活血する。

【応用】肝硬変・慢性肝炎・脂肪肝・肝臓癌・再生不良性貧血・子宮筋腫などの疾患が虚労兼

瘀血内停証に属する場合に，本方剤が応用される。

【注意】本方剤は，破血祛瘀の薬味が多く含まれ，補虚扶正の薬味の配合は比較的少ない。よって内停する瘀血が取り除かれたら，補虚の効能をもつ方剤を用いて虚労そのものを治療する必要がある。

出血傾向のある者には慎重に投与すること。妊婦には禁用。

第2節
止血剤

　止血剤は，血液が妄行して脈外へ溢れ出た出血証を治療する方剤である。吐血や喀血・鼻出血・下血・血尿・崩漏など，さまざまな出血症に用いられる。主な構成生薬は，側柏葉・小薊・大薊・槐花・白茅根・黄土・艾葉・地楡・三七・蒲黄などの止血薬である。代表的な方剤に，十灰散・槐花散・小薊飲子・黄土湯・膠艾湯がある。

　出血証の病態は複雑である。治療の際は，病因の寒熱虚実を正確に捉え，病情の軽重と病勢の緩急を把握し，出血部位の上下内外の違いにも配慮する必要がある。例えば，血熱妄行による出血証では，清熱涼血薬を配合して涼血止血する。瘀血による出血証では，化瘀止血薬を用いて活血化瘀止血する。衝任虚損による出血証では，調補衝任薬を配合して補血調経止血する。気虚の脾不統血による出血証では，益気健脾薬を配合し，陽気が虚弱であればさらに温裏助陽薬を加えて温陽益気止血する。出血が緩徐な慢性の出血証であれば，出血をきたす病因の治療（本治）を主として，あわせて止血（標治）する。それに対して突然大量に出血する場合は，なによりも止血（標治）を優先させ，収渋止血薬を用いて「急なれば，その標を治す」必要がある。吐血や喀血・鼻出血など身体上部の出血証には，適宜，沈降の引血下行薬を配合し，昇提薬の使用は控える。下血や崩漏など身体下部の出血証には，適宜，昇浮の昇提薬を配合し，沈降薬の使用は控える。血とともに気が脱出した気随血脱証では，まず元気をすみやかに補い，気脱による急性症を治す。出血証では血の瘀滞を伴いやすく，止血すれば血の留瘀を招きやすい。そのために止血剤にはよく活血祛瘀の薬味が配合される。

　出血証を治療する際は，止血にのみ固執せず，病態の本を治すことを忘れてはならない。常に出血の原因を探り，それに応じて配合薬を選択して的確に弁証論治する必要がある。

＜止血剤＞

適応症	出血証：吐血・喀血・鼻出血・下血・血尿・崩漏
構成生薬	止血薬：側柏葉・小薊・大薊・槐花・白茅根・黄土・艾葉・地楡・三七・蒲黄など
代表方剤	十灰散・槐花散・小薊飲子・黄土湯・膠艾湯

十灰散　じっかいさん

【出典】『十薬神書』

【組成】大薊９ｇ，小薊９ｇ，荷葉９ｇ，側柏葉９ｇ，白茅根９ｇ，茜草根９ｇ，山梔子９ｇ，大黄９ｇ，牡丹皮９ｇ，棕櫚皮９ｇ

【用法】薬味をそれぞれ炭化させて粉末とし，藕汁か大根汁，およびすった京墨とともに１回９ｇずつ服用する。あるいは水で煎じて服用してもよい。

【効能】涼血止血

【主治】血熱妄行による上部の出血証

　喀血・吐血・鼻出血・血の色が鮮紅色・舌質紅・脈数。

【病機と治法】
　火熱の邪気が熾盛となって迫血妄行し，血絡を損傷して引き起こされた出血証が，本方剤の適応である。火には炎上の性質があるために，気火は上衝して身体上部の血絡を損傷する。そのために喀血や吐血・鼻出血などの症状を呈する。治療は，涼血止血するとともに，あわせて清降・収渋・化瘀する。

【方解】
　大薊・小薊・荷葉・側柏葉・白茅根・茜草根は，寒涼の性質により涼血止血する君薬である。苦渋の棕櫚皮は収渋止血し，清熱瀉火の山梔子と導熱下行の大黄は，協力し合って上逆する気火を降下させて止血する。牡丹皮は，清熱涼血の効能により大黄と組んで活血祛瘀し，止血に伴う瘀血の滞留を防止する。これらはいずれも臣薬である。藕汁・大根汁・京墨は，いずれも方剤の清熱涼血止血の効能を強化する佐薬である。用いる薬味は，いずれも炭化することで収渋止血の効能が強化されている。これらの配合により本方剤は，涼血止血の効能を発揮して血熱を清するとともに止血し，あわせて気火を清降して瘀血を取り除く。

【加減】血熱が著しいために火気が激しく上衝する場合は，大黄と山梔子を増量するか，牛膝や代赭石を加えて引血導熱下行する。

【応用】消化管出血・気管支拡張症・肺結核などの疾患が血熱妄行証に属する場合に，本方剤が応用される。

【注意】長期にわたり使用しないこと。虚寒による出血証は本方剤の適応ではない。

【参考】本方剤は止血の主要方剤であり，出血時の救急目的に備えられることも多い。

附方

十灰散に関連する方剤

四生丸　しせいがん

【出典】『婦人大全良方』

【組成】生荷葉９ｇ，生艾葉９ｇ，生側柏葉９ｇ，生地黄９ｇ

【用法】すりつぶして鶏卵大の丸剤とし，１丸ずつ服用する。あるいは水で煎じて服用し

てもよい。
【効能】涼血止血
【主治】血熱妄行証
　　吐血・喀血・鼻出血・血の色が鮮紅色・口や咽の乾燥・舌質紅絳・脈弦数。
【病機と方解】
　　火熱の邪気が迫血妄行したために血絡が損傷されて引き起こされた出血証が，本方剤の適応である。
　　側柏葉は涼血止血し，生地黄は清熱涼血の効能により側柏葉の涼血止血の作用を強化して，同時に養陰生津する。荷葉と艾葉は，止血するとともに瘀滞を散じて，止血に伴う瘀血の滞留を防止する。側柏葉・地黄・荷葉を生で用いるのは，清熱涼血の効能を引き出すためであり，艾葉もその熱性を緩和する目的で生用される。本方剤を「四生」と称するのは，方剤を組成する4つの薬味が，いずれも生で用いられるためである。
【参考】本方剤は，薬力は十灰散に及ばないものの，すべての薬味を生用にすることで涼血止血の効能が強化されており，さらに養陰の効能を併せもつという特徴がある。

咳血方　がいけつほう

【出典】『丹溪心法』
【組成】青黛6g，栝楼仁9g，海浮石9g，山梔子9g，訶子6g
【用法】水で煎じて服用する。あるいは粉末を蜂蜜と姜汁で丸剤にして服用してもよい。
【効能】清肝寧肺・涼血止血
【主治】肝火犯肺による咳血証
　　咳嗽・喀痰・痰が粘稠で黄色い・痰に血が混じる・痰を喀出しにくい・心煩・怒りっぽい（易怒）・胸脇部の疼痛・頬部の紅潮・口苦・便秘・舌質紅・舌苔黄・脈弦数。
【病機と治法】
　　肝火が旺盛となり，気火が上行し肺を犯して引き起こされた肝火犯肺の咳血証が，本方剤の適応である。肝火が肺を犯すと，肺の清粛の機能が失調して肺気が上逆するために咳嗽を呈する。熱により肺陰が焼灼されるために痰が粘稠になって喀出しにくくなり，熱により血絡が損傷されれば痰に血が混じる。心煩・怒りっぽい・胸脇部の疼痛・頬部の紅潮・口苦・便秘・舌質紅・舌苔黄・脈弦数などは，いずれも肝火亢盛による症候である。本証は，病位は肺にあるものの，病態の根本は肝にある。よって治療は，肝火を清瀉し気火を清降することで，肺の安寧を導く。
【方解】
　　鹹寒の青黛は清熱解毒涼血し，苦寒の山梔子は清熱涼血・瀉火解毒する。二薬はともに肝火を清瀉し，あわせて涼血する君薬である。甘寒の栝楼仁は清熱化痰・潤肺止咳し，鹹寒の海浮石は清肺降火・軟堅化痰する。これらはともに臣薬である。苦渋の訶子は斂肺止咳することで収渋止血する佐薬である。これらの配合により本方剤は，清肝寧肺の効能を発揮して，肝火を清瀉して肺への影響を抑え，肺の粛降の機能を回復させて化痰止咳止血する。止血薬を配合せ

ずに止血の効能を発揮する点が，本方剤の特徴である。

【加減】火熱により陰液が著しく耗傷されて，痰の量が減り喀出しにくくなった場合は，沙参や麦門冬を加えて清肺養陰する。多量の血痰を呈する場合は，仙鶴草や白茅根・側柏葉を加えて涼血止血する。咳が激しく痰の量が多い場合は，杏仁や貝母・胆南星を加えて清肺化痰止咳の力を強化する。

【応用】気管支拡張症・肺結核など血痰を呈する病態が肝火犯肺証に属する場合に，本方剤が応用される。

【注意】肺腎陰虚証や，脾虚で便溏を呈する場合は，本方剤の適応ではない。

【参考】本証では，肝火によって陰液が灼傷されるために肺陰が損傷されやすい。よって適宜，清肺養陰の効能をもつ薬味を加えるとよい。

槐花散　かいかさん

【出典】『普済本事方』

【組成】槐花12g，側柏葉12g，荊芥穂6g，枳殻6g

【用法】粉末にして空腹時に6gずつ服用する。あるいは水で煎じて服用してもよい。

【効能】清腸止血・疏風行気

【主治】風熱湿毒壅結大腸証（腸風臟毒下血）
　下血・排便時の出血・血便・痔核の出血・出血の色が鮮紅色あるいは暗く混濁・舌質紅・舌苔黄・脈数。

【病機と治法】
　腸風や臟毒により下血を呈する場合が，本方剤の適応である。盛んとなった風熱や湿毒が大腸に壅結して血絡を損傷し，腸道から血がにじみ出る病態である。腸風とは，風熱が大腸に壅結した病態で，排便前に出血し血の色が鮮紅色である。一方，臟毒とは，湿熱が大腸に蘊結した病態で，排便後に出血し血の色が暗い。いずれの場合も，治療は清腸涼血止血するとともに，あわせて燥湿疏風・寛腸行気する。

【方解】
　苦微寒の槐花は，大腸の湿熱を清泄するとともに涼血止血する君薬である。苦渋微寒の側柏葉は，槐花を補助して清熱涼血止血し，辛微温の荊芥穂は，疏風するとともに血分に入って止血する。これらはともに臣薬である。枳殻は，寛腸行気して腑気をめぐらせる佐使薬である。これらの配合により本方剤は，清腸止血・疏風行気の効能を発揮して，風熱湿毒が大腸に壅結して引き起こされた下血を治療する。

【加減】大腸の熱が著しく，肛門の灼熱感を呈する場合は，黄連や黄柏を加えて清腸泄熱の力を強化する。下血の量が多い場合は，地楡を加えて涼血止血する。

【応用】痔核・潰瘍性大腸炎など下血や血便を呈する疾患が風熱湿毒壅結大腸証に属する場合に，本方剤が応用される。

【注意】本方剤は薬性が寒涼に偏るため，長期にわたる使用は避け，中焦虚寒証には使用を控えるべきである。血便や下血が長い間続く場合は，他の治療法を選択すべきであり，気虚証や陰虚証には本方剤を用いてはならない。

附方

槐花散に関連する方剤

槐角丸　かいかくがん

【出典】『太平恵民和剤局方』
【組成】槐角12ｇ，防風6ｇ，地楡6ｇ，当帰6ｇ，黄芩6ｇ，枳殻6ｇ
【用法】粉末にしたものを丸剤とし，1回9ｇずつ服用する。あるいは水で煎じて服用してもよい。
【効能】清腸止血・疏風利気
【主治】風熱湿毒壅結大腸証（腸風下血）
　　下血・血便・痔核の出血・脱肛。
【病機と方解】
　風邪熱毒や湿熱が大腸に壅結して血絡を損傷したために，腸道に血が溢れて下血や痔出血を呈する病態が，本方剤の適応である。
　苦寒の槐角は清肝瀉火するとともに涼血止血し，苦微寒の地楡は解毒収斂するとともに涼血止血する。苦寒の黄芩は，清熱燥湿・瀉火止血の効能により槐角の清肝涼血止血の効能を強化する。下血のような下部からの出血は，気陥による不挙が一因であるから，方剤には昇浮の性質をもつ防風が加わり清陽を昇発させる。枳殻は気機を疏暢して寛腸行気し，当帰は活血祛瘀の効能により止血に伴う瘀血の滞留を防止する。槐角は当帰と組んで腸道を潤して通便を促し，地楡にも弱いながらも瀉下の効能がある。これらの潤腸通便の効能は，便秘による腸道の損傷を防ぐことで病態のさらなる進行を防止する。

小薊飲子　しょうけいいんし

【出典】『済生方』『玉機微義』
【組成】生地黄30ｇ，小薊15ｇ，滑石15ｇ，木通6ｇ，蒲黄9ｇ，藕節9ｇ，淡竹葉9ｇ，当帰6ｇ，山梔子9ｇ，炙甘草6ｇ
【用法】水で煎じて服用する。
【効能】涼血止血・利水通淋
【主治】熱結下焦による血淋（熱結膀胱証）
　　血尿・頻尿・排尿時の灼熱痛（赤渋熱痛）・舌質紅・舌苔黄・脈数。
【病機と治法】
　邪熱が下焦で結んで膀胱に集まったために血絡が損傷された病態が，本方剤の適応である。瘀熱が膀胱に蘊結して膀胱の気化機能が失調するために，頻尿や排尿時の灼熱痛を呈し，熱が血絡を損傷するために血尿を呈する。舌質紅・舌苔黄・脈数は，いずれも下焦熱結の症候である。治療は涼血止血するとともに利尿通淋する。

【方解】
　苦甘涼の小薊は，涼血止血するとともに利尿泄熱する君薬である。生地黄は涼血止血するとともに滋陰清熱し，藕節と蒲黄は，収渋止血・活血化瘀の効能により君薬の涼血止血の効能を補助するとともに，止血に伴う瘀血の滞留を防止する。これらはいずれも臣薬である。滑石・木通・淡竹葉は，清熱利水通淋し，山梔子は，清熱利湿・涼血解毒の効能により心・肺・三焦の火熱を下へ導き清泄する。甘温の当帰は，養血和血の効能により，生地黄と組んで熱により失われた陰血を滋養し，あわせて方剤の寒涼の性質を和らげる。これらはいずれも佐薬である。加わる炙甘草は，益気和中するとともに諸薬を調和させる使薬である。これらの配合により本方剤は，涼血止血するとともに利水通淋し，下焦に邪熱が結んで引き起こされた血尿や血淋を治療する。

【加減】瘀熱が著しく，頻尿や排尿時痛を呈する場合は，萹蓄や瞿麦を加えて清利通淋の力を強化する。血尿の量が多い場合は，大薊や白茅根を加えて涼血止血の力を強化する。尿路結石を伴う場合は，金銭草や海金沙・石葦を加えて化石通淋する。

【応用】尿路感染症・尿路結石・糸球体腎炎・腎盂腎炎などの疾患が熱結膀胱証に属する場合に，本方剤が応用される。

【注意】性が寒涼なため，長期にわたる使用は避けること。妊婦には禁用。

【参考】本方剤は導赤散（生地黄・木通・生甘草梢・竹葉）の加味方である。止血しながら瘀血を化し，清利しながら陰血を滋養するという特徴をもち，実熱による血淋や血尿の治療に欠かすことのできない方剤である。

黄土湯　おうどとう

【出典】『金匱要略』
【組成】甘草9g，乾地黄9g，白朮9g，（炮）附子9g，阿膠9g，黄芩9g，黄土（伏竜肝）30g
【用法】黄土を水で煎じて得られた煎じ液で他薬を煎じ，阿膠を溶かして服用する。
【効能】温陽健脾・養血止血
【主治】脾陽不足（中焦虚寒）・脾不統血証
　血便・下血・吐血・鼻出血（衄血）・崩漏・血の色が暗い・四肢の冷え（四肢不温）・顔色が悪い（面色萎黄）・全身倦怠感・舌質淡・舌苔白・脈沈細無力。

【病機と治法】
　脾陽が虚損されたために脾の統血の力が低下して，さまざまな出血症を呈する病態が，本方剤の適応である。脾は統血を主る。脾気は血が脈外に漏れないように固摂している。脾陽が不足すると脾気も虚弱となり統摂の力が低下するために，脈外に血が漏れやすくなる。血が上へ溢れれば吐血や鼻出血を呈し，下へ溢れれば血便や崩漏を呈する。出血により陰血が耗傷されるために，顔色が悪い・脈細などの症状を呈する。血の色が暗い・四肢の冷え・舌質淡・舌苔白，脈沈無力などは，脾に虚寒があるための症候である。本証は脾陽の不足が病態の本であり出血が標であるから，治療は温陽健脾を主として，あわせて養血止血する。

【方解】
　辛微温の黄土は，脾陽を温めながら収渋止血する君薬である。白朮は益気健脾し，附子は補火助陽し，二薬は脾陽を温めて中気を補い，君薬を補助して脾の統血の力を回復させる臣薬である。乾地黄と阿膠は，失われた陰血を滋養するとともに止血し，さらに附子と白朮の温燥による傷陰を防止する。黄芩は，苦寒の性質により熱薬による動血を防いで止血する。これらはいずれも佐薬である。加わる甘草は，益気和中するとともに諸薬を調和させる佐使薬である。これらの配合により本方剤は，脾陽を温補するとともに養血止血し，脾陽不足によるさまざまな出血症を治療する。

【加減】気虚が著しい場合は，人参や黄耆を加えて益気摂血する。出血量が多い場合は，三七や白芨・艾葉を加えて止血の力を強化する。黄土は赤石脂で代用してもよい。

【応用】消化管出血・潰瘍性大腸炎・機能性子宮出血・痔核などの疾患が，脾陽不足・脾不統血証に属する場合に，本方剤が応用される。

【注意】血熱による病態は，本方剤の適応ではない。

【参考】本方剤は，寒薬と熱薬を併用することで温陽しながらも陰血を傷つけず，滋陰しながらも陽気を損傷することのない構成となっている。温陽健脾と養血止血の併用で病態の標本を同治する。

膠艾湯　きょうがいとう

【別名】芎帰膠艾湯
【出典】『金匱要略』
【組成】川芎6g，阿膠9g，艾葉9g，甘草6g，当帰9g，白芍12g，乾地黄12g
【用法】水で煎じて滓を除き，薬液に阿膠を溶かして服用する。
【効能】補血止血・調経安胎
【主治】衝任虚損

　崩漏・過多月経・過長月経・妊娠中の不正出血（胎漏）や腹痛・切迫流産（胎動不安）・産後あるいは流産後の持続する出血・顔色が蒼白い・全身倦怠感・舌質淡・舌苔白・脈細弱。

【病機と治法】
　衝任二脈が虚損されたために崩漏や過多月経などの症状を呈する病態が，本方剤の適応である。衝脈は血海であり，任脈は胞胎を主る。衝任二脈が虚損されると，陰血を内守することができなくなるために，崩漏や過多月経・産後の持続出血・妊娠中の不正出血や腹痛・切迫流産などの症状を呈する。持続する出血により陰血が耗傷されるために，顔色が蒼白い・全身倦怠感などの症状を呈する。舌質淡・舌苔白・脈細弱も，陰血が虚損されたための症候である。治療は止血するとともに失われた陰血を補い，あわせて調経安胎する。

【方解】
　本方剤は四物湯の加減方である。甘平の阿膠は補血しながら止血し，苦辛温の艾葉は温経止血・散寒止痛する。これら二薬は崩漏を止めるとともに調経安胎する君薬である。熟地黄・当帰・白芍・川芎（以上で四物湯）は，補血調経するとともに活血調血し，持続する出血に伴う瘀血の滞留を防止する。これらはいずれも臣薬である。加わる甘草は，諸薬を調和させるとと

もに益気和中し，白芍と組んで緩急止痛する佐使薬である。これらの配合により本方剤は，補血止血・調経安胎の効能を発揮して，衝任虚損による崩漏や過多月経・妊娠中の不正出血や腹痛・切迫流産などを治療する。

【加減】 気虚が著しい場合は，人参や黄耆・白朮を加えて益気摂血する。腰の痛みやだるさ（腰痠）を呈する場合は，杜仲や桑寄生・菟絲子を加えて補腎安胎する。

【応用】 切迫流産・機能性子宮出血・特発性血小板減少性紫斑病などの疾患が，衝任虚損・血虚血寒証に属する場合に，本方剤が応用される。

【注意】 血熱や血瘀による病態には用いないこと。

コラム

― 漢方薬の副作用 ―

漢方薬は安全で気軽に利用できるというイメージがあるが，漢方薬にも副作用がある。まず注意を払いたいのは，甘草や麻黄の循環動態への影響である。甘草は体液の貯留を介して，麻黄は交感神経興奮作用を介して，いずれも過量に用いると人体の循環動態に影響を及ぼし，高血圧や心不全・腎機能低下などさまざまな問題を引き起こしうる。特に甘草は，その成分であるグリチルリチン酸が，ナトリウムと体液を貯留させ，血圧を上昇させて低カリウム血症をも引き起こす。グリチルリチン酸は配糖体成分であり，その吸収が腸内細菌に影響を受けるため副作用の発現には個人差があるが，もし過剰に体液が貯留して心不全となれば，心拍出量が低下し腎機能の低下にもつながっていく。

以前，甘草に関して記憶に残る症例があった。頭痛を主訴に来院された40代の男性である。持続する肩こりと後頸部痛に対して，以前から葛根湯と芍薬甘草湯のエキス剤をいずれも1日3回で処方されており，受診時に血圧が著明に上昇していた。過量の甘草を長期間服用したためと考え，直ちに漢方薬の服用を中止してもらい事なきを得たが，甘草の循環動態への影響を思い知らされた次第である。

さらに，桂皮や紫蘇・当帰・黄芩などは，皮膚の発疹や発赤・瘙痒など薬疹の，地黄や当帰・川芎・麻黄・石膏などは，食欲不振や悪心・嘔吐・胃痛・下痢など胃腸障害の，それぞれ原因となりうるので注意したい。その他，もともと毒性があり，過量に用いると動悸やのぼせ・舌や口周囲の痺れ・嘔吐・呼吸困難などの症状を引き起こす附子，間質性肺炎や肝機能障害を引き起こしうる黄芩，腸間膜静脈硬化症との因果関係が取りざたされる山梔子などにも注意が必要であろう。

第14章
治風剤

■ 定 義

　治風剤とは，疏散外風あるいは平熄内風の効能をもち，風病を治療する方剤である。主に祛風薬や熄風薬によって組成される。

■ 概 要

　風病は比較的幅広い概念である。その範疇に多くの疾病が含まれ，かつ病状が複雑に変化するために，病態を概括することは困難であるが，病因と呈する症候に基づいて，おおまかに「外風」と「内風」の2種類に分類される。

　外風とは，風邪が外界から人体に侵入し，肌表や経絡・筋肉・骨関節に留まって引き起こされた病態である。風邪は寒・熱・湿・燥など他の邪気を伴いやすいため，外風には風寒・風熱・風湿・風燥などの区別がある。風邪が肌表にあれば頭痛や悪風を呈し，風邪が湿や熱を伴って肌表に留まれば，皮膚の瘙痒や湿疹などの症状を呈する。風邪が経絡や筋肉・骨関節に留まれば，顔面神経麻痺（口眼歪斜）・四肢のしびれ・筋肉の痙攣・骨関節の痛みや拘縮（関節屈伸不利）などの症状を呈し，著しい場合は後弓反張（角弓反張）を呈する。このほか体表の傷口から風邪毒気が人体に侵入して生じる破傷風も，外風の範疇に含まれる。治療は，疏散外風の方法により風邪を体外へ疏散させる。

　内風とは，臓腑の機能が失調したために体内から風が生じて引き起こされた病態である。その病機には肝陽化風や熱極生風・陰虚風動・血虚生風などがあり，主に肝の機能失調が原因となって，眩暈やふらつき・振戦・四肢の痙攣（抽搐）・構音障害・半身不随・突然の意識消失発作・顔面神経麻痺（口眼歪斜）など，肝風内動の症状を呈する。治療は，平熄内風の方法により臓腑の機能を回復させて内風を鎮める。

■ 分類

治風剤	疏散外風剤	大秦艽湯・消風散・川芎茶調散・牽正散・玉真散・小活絡丹
	平熄内風剤	羚角鈎藤湯・鎮肝熄風湯・天麻鈎藤飲・大定風珠・地黄飲子

　風病には，外界から風邪を感受して引き起こされた外風と，臓腑機能の失調により体内から風が生じた内風がある。それに応じて，治風剤には疏散外風剤と平熄内風剤の2種類がある。

■ 適応証

　治風剤の適応は，外風や内風による風病である。現代では，脳卒中・顔面神経麻痺・片頭痛・高血圧症・髄膜炎・関節リウマチ・メニエール病・三叉神経痛・蕁麻疹・アレルギー性接触皮膚炎などの疾患が風証に属する場合に応用される。

■ 注意点

　治風剤を用いる際は，まず風病が外風によるものか内風によるものかを弁別し，外風によるものであれば風邪を疏散させ，内風によるものであれば風邪を平熄させる。次に寒熱や虚実を弁別し，痰や湿・血瘀の有無を見極める。風邪に寒や熱・湿・痰・瘀血を伴う場合は，それぞれ散寒・清熱・祛湿・化痰・活血化瘀の効能をもつ薬味を，血虚や陰虚を伴う場合は，養血滋陰の効能をもつ薬味を，適宜配合する。

　外風と内風は相互に影響を及ぼし合う。外風は内風を引き起こしうるし，内風もまた外風を伴いやすい。風病の病態は複雑であり，呈する症候もさまざまである。治療の際は，病態の主従を的確に弁別したうえで，経過を含めた疾病の全体像を把握するように心がけたい。

第1節
疏散外風剤

　疏散外風剤は，外界から感受した風邪が肌表や経絡・筋肉・骨関節に留まって引き起こされた外風証を治療する方剤である。正気が不足し腠理が疎ら（疏松）であれば，外界から風邪を感受しやすく風病を発症しやすい。『霊枢』五変篇に「肉堅からず腠理が疏であれば，風病が生じやすい」とある。

　外界から風邪を感受した際，邪気が体表にあって悪寒・発熱・頭痛などの表証を呈する場合は，解表散邪するべきであり解表剤の適応である（第1章「解表剤」を参照のこと）。本節で扱う疏散外風剤の適応は，感受した風邪が，肌肉や経絡・筋骨・関節に侵入して引き起こされた病態である。頭痛や眩暈・湿疹・顔面神経麻痺（口眼歪斜）・構音障害・関節痛・関節拘縮（関節屈伸不利）・筋肉の痙攣・四肢のしびれ（麻木不仁），著しい場合は後弓反張（角弓反張）などの症状を呈する。

　主に羌活や独活・防風・川芎・白芷・荊芥・白附子などの辛散祛風薬で組成され，体質の強弱や邪気の軽重，伴う病証に応じて，散寒薬や清熱薬・祛湿薬・化痰薬・活血化瘀薬・養血薬・止痙薬・通絡薬などが適宜配合される。「風病を治すにはまず血を治す。血がめぐれば風は自然に消滅する」という理論がある。代表的な方剤に，大秦艽湯・消風散・川芎茶調散・牽正散・小活絡丹がある。

〈疏散外風剤〉

適応症	外風証：頭痛・眩暈・湿疹・顔面神経麻痺・構音障害・関節痛・関節屈伸不利・筋肉の痙攣・四肢のしびれ・後弓反張
構成生薬	辛散祛風薬：羌活・独活・防風・川芎・白芷・荊芥・白附子など
代表方剤	大秦艽湯・消風散・川芎茶調散・牽正散・小活絡丹

大秦艽湯　だいじんぎょうとう

【出典】『素問病機気宜保命集』
【組成】秦艽9g，甘草6g，川芎6g，当帰6g，白芍6g，細辛1.5g，羌活3g，防風3g，黄芩3g，石膏6g，白芷3g，白朮3g，生地黄3g，熟地黄3g，茯苓3g，独活6g
【用法】水で煎じて服用する。あるいは粉末にしたものを1回30gずつ煎じて，滓を除いて服用する。

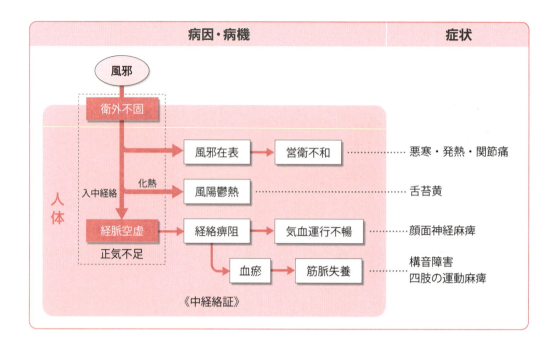

【効能】祛風清熱・養血活血
【主治】風邪初中経絡証
　顔面神経麻痺（口眼歪斜）・構音障害（舌が強ばりうまくしゃべれない）・四肢の運動麻痺・悪寒・発熱・関節痛・舌苔白あるいは黄・脈浮緊あるいは弦細。

【病機と治法】
　風邪が身体に侵入して引き起こされる病証に中風がある。中風には中経絡と中臓腑の2種類があり，このうち中経絡の初期が本方剤の適応である。中経絡とは，風邪が経絡に侵入した病態である。中風はあらかじめ正気が不足する場合に生じやすい。中経絡は，正気が虚損されて経脈が空虚となり衛外が不固となったところへ，虚に乗じて風邪が経絡に侵入して引き起こされる。経絡が阻滞されて気血の運行が不暢となるために，顔面神経麻痺を呈する。血のめぐりが滞り筋脈が栄養を失うために，四肢の運動麻痺や構音障害を呈する。風邪が体表にあれば，営衛が不和となって悪寒や発熱・関節痛などの症状を呈する。舌苔黄は風邪が化熱したための症候であり，脈浮緊あるいは弦細は，営気が虚弱なところへ風邪を感受したための症候である。治療は祛風散邪を主とし，あわせて活血通絡するとともに裏熱を清瀉する。

【方解】
　辛苦微寒の秦艽は，祛風清熱するとともに経絡を疏通させ舒筋する君薬である。辛温行散の羌活や独活・防風・白芷・細辛は，いずれも祛風散邪しながら通絡する臣薬である。当帰・川芎・白芍・熟地黄（以上で四物湯）は，養血活血の効能により失われた筋脈の陰血を滋養するとともに，風薬による陰血の損傷を防止する。これら四薬は，血を養い血をめぐらせることで風邪を散じる。「疏風するには，必ずまず養血する」「風を治すにはまず血を治す。血がめぐれば風は自然に消滅する」という治療原則がある。白朮と茯苓は，益気健脾の効能により気血生化の源を補って，正気の祛風の力を強化する。黄芩・石膏・生地黄は，清熱涼血滋陰の効能により，鬱熱を清瀉するとともに風邪の化熱を抑え，さらに風薬による温燥の行き過ぎを防止す

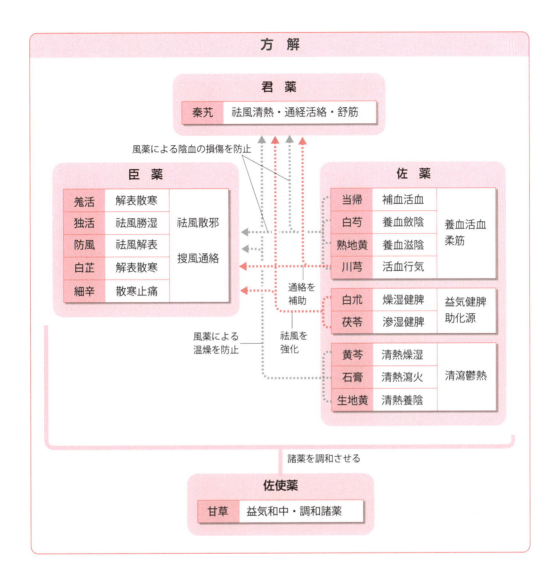

る。これらはいずれも佐薬である。加わる甘草は，健脾益気するとともに諸薬を調和させる佐使薬である。これらの配合により本方剤は，祛風清熱するとともに養血活血通絡し，風邪が経絡に侵入して引き起こされた「中経絡」を治療する。

【加減】内熱を伴わない場合は，黄芩や石膏・生地黄などの清熱薬を除くか減量する。瘀血阻滞を伴う場合は，紅花や丹参・牛膝を加えて活血祛瘀の力を強化する。

【応用】顔面神経麻痺・脳卒中・関節リウマチなどの疾患が風中経絡証に属する場合に，本方剤が応用される。

【注意】多くの風薬が配合されるために，辛燥の性質が強く，陰血を耗傷するおそれがある。よって，陰血が虧損された者には慎重に用いる必要がある。風中臓腑証や内風証は，本方剤の適応ではない。

附方

大秦艽湯に関連する方剤

小続命湯　しょうぞくめいとう

【出典】『備急千金要方』
【組成】麻黄6g，防已6g，人参6g，肉桂6g，黄芩6g，白芍6g，甘草6g，川芎6g，杏仁6g，防風9g，附子3g，生姜10g
【用法】水で煎じて服用する。
【効能】祛風散寒・益気助陽
【主治】風中経絡証（気虚風邪中絡証）
　顔面神経麻痺（口眼歪斜）・構音障害（言語不利）・筋肉の引きつり（筋脈拘急）・半身不随・悪寒・発熱，または風寒湿による関節痛（痺痛）。
【病機と方解】
　風寒の邪気が経絡に侵入したために気血が阻滞された風中経絡証が，本方剤の適応である。
　麻黄・防風・生姜は風寒の邪気を発散し，杏仁は肺気を利して方剤の祛邪の効能を補助する。人参・甘草・附子・肉桂は，益気助陽の効能により正気を強めて祛風散寒する。白芍と川芎は補血活血し，防已は祛風湿止痛し，加わる黄芩は，邪気の化熱を防ぐとともに他薬の温熱の行き過ぎを防止する。

消風散　しょうふうさん

【出典】『外科正宗』
【組成】当帰3g，生地黄3g，防風3g，蝉退（蝉蛻）3g，知母3g，苦参3g，胡麻3g，荊芥3g，蒼朮3g，牛蒡子3g，石膏3g，甘草1.5g，木通1.5g
【用法】水で煎じて空腹時に服用する。
【効能】疏風養血・清熱除湿
【主治】風湿熱毒による風疹や湿疹
　赤色の湿疹・斑疹・皮膚の瘙痒・皮膚を搔破すると滲出液が出る・舌質紅・舌苔白あるいは黄・脈浮数有力。
【病機と治法】
　風湿や風熱の邪気が人体に侵入し肌膚に鬱したために，さまざまな皮膚症状を呈する病態が，本方剤の適応である。風邪が肌膚の腠理の間に留まり営衛が不暢になると，皮膚に湿疹や瘙痒が現れる。風には「善行」（よくめぐる）と「数変」（変化しやすい）の性質があるために，湿疹は反復しやすい。風邪が湿熱とともに血脈に入り込めば，湿疹が赤くなり搔破すると滲出液が出る。舌苔白あるいは黄・脈浮数有力は，風邪が肌表に留まり病位がまだ浅いための症候である。本証は風湿や風熱の邪気が肌膚に留まり，陰血が内耗された状態であるから，治療は，疏

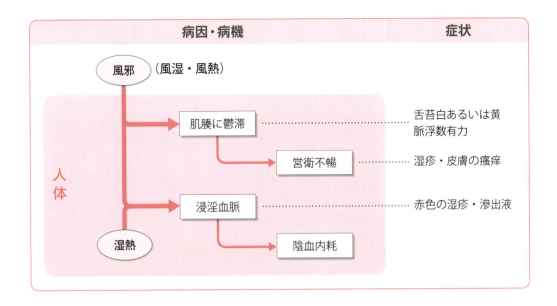

風養血の効能により風邪を疎散させて陰血を養い，あわせて清熱除湿する。

【方解】
　辛微温の荊芥と防風，辛苦寒の牛蒡子，甘寒の蝉退は，疏風透表の効能により体表にある風邪を疏散させて透疹止痒する君薬である。辛苦の蒼朮は燥湿健脾・祛風除湿し，苦寒の苦参は清熱燥湿・祛風止痒し，苦寒の木通は利水瀉熱し，石膏と知母は清熱瀉火する。これらはいずれも臣薬である。風邪が血脈に入ると陰血が耗傷され，また配合される祛風除湿薬は陰血を消耗しやすい。よって方剤には，養血活血の当帰，滋陰清熱の生地黄，養陰潤燥の胡麻が佐薬として配合される。加わる甘草は，益気和中・清熱解毒するとともに諸薬を調和させる佐使薬である。これらの配合により本方剤は，疏風養血・清熱除湿の効能を発揮して，風湿熱毒によって引き起こされたさまざまな皮膚症状を改善させる。

【加減】風熱が盛んで発熱や口渇を呈する場合は，金銀花や連翹を加えて疏風清熱解毒する。湿熱が盛んで脘腹部の痞悶感や身体の重だるさを呈する場合は，地膚子や車前子・山梔子を加えて清熱祛湿の力を強化する。血分の熱が著しく，五心煩熱や舌紅絳を呈する場合は，赤芍や牡丹皮・紫草を加えて清熱涼血する。

【応用】蕁麻疹・湿疹・接触性皮膚炎・薬疹・乾癬・疥癬・尋常性疣贅・アレルギー性結膜炎・春季カタル・咳喘息・急性糸球体腎炎などの疾患が風湿熱毒証に属する場合に，本方剤が応用される。

【注意】本方剤を服用する際は，効果を十分に引き出すために，辛い食べものや濃いお茶は控えること。喫煙や飲酒も慎むべきである。

【参考】本方剤は風疹や湿疹に頻用される主要方剤である。原書に「大人も子どもも，風熱による隠疹や全身の雲状斑疹が，出たり消えたりする場合に効果がある」とある。

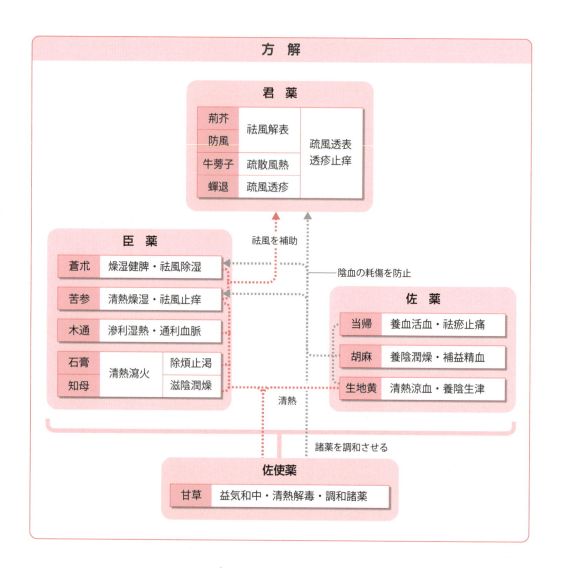

附方

消風散に関連する方剤

当帰飲子　とうきいんし

【出典】『済生方』
【組成】当帰6g，白芍6g，川芎6g，生地黄6g，白疾藜6g，防風6g，荊芥6g，何首烏5g，黄耆5g，炙甘草3g
【用法】生姜を加えて水で煎じて服用する。あるいは粉末にしたものを1回12gずつ，生姜を加えて水で煎じて服用してもよい。
【効能】養血活血・祛風止痒
【主治】血虚・風邪外襲証（血燥生風証）

皮膚の瘙痒や乾燥あるいは落屑・赤色の丘疹。

【病機と方解】

風邪が肌腠に鬱した皮膚病変で，病期が長引いて気血が虚損された場合，あるいは陰血が不足して内風を生じた血燥生風の皮膚病変が，本方剤の適応である。

当帰・白芍・生地黄・何首烏は，失われた陰血を滋養し，川芎は活血散瘀するとともに袪風する。黄耆と炙甘草は失われた気を補って補気生血し，衛気を強めて袪風の力を強化する。白蒺藜は行気活血するとともに風熱を疏散させ，防風と荊芥は，疏風透表の効能により体表の風邪を疏散させて透疹止痒する。

川芎茶調散　せんきゅうちゃちょうさん

【出典】『太平恵民和剤局方』
【組成】川芎12g，荊芥12g，白芷6g，羌活6g，甘草6g，細辛3g，防風4.5g，薄荷24g
【用法】粉末にして，1回6gずつを1日2回，お茶（清茶）と一緒に服用する。あるいは水で煎じて服用してもよい。
【効能】疏風止痛
【主治】外感風邪による頭痛

頭痛・片頭痛・頭頂部の疼痛・悪寒・発熱・眩暈・鼻閉・舌苔薄白・脈浮。

【病機と治法】

外界から感受した風邪が身体に侵入して引き起こされた頭痛が，本方剤の適応である。風邪が経絡に沿って上へ昇り，頭目を上擾して清陽を阻遏するために，頭痛や眩暈を呈する。風邪が体表にあって邪正が闘争するために，悪寒や発熱・舌苔白・脈浮などの症状を呈する。風邪が肺を犯して肺気が不利となれば，鼻閉を呈する。風邪が体内に長く留まると，頭痛が長期に

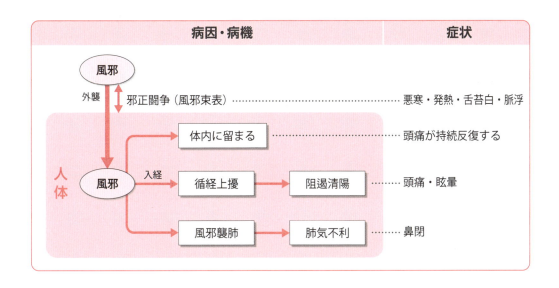

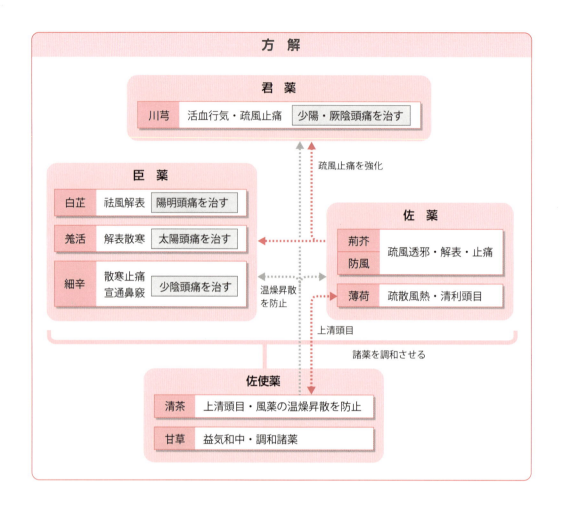

わたって持続し反復するようになる。このような病態を頭風という。治療は，風邪を疏散させて頭痛を止める。

【方解】
　辛温の川芎は，頭部へ上達し疏風止痛の効能により頭痛を鎮める君薬である。川芎は少陽経と厥陰経の頭痛（頭頂部と側頭部の頭痛）を治すのに優れた頭痛の要薬である。白芷は陽明経に入って前額部の頭痛を治し，羌活は太陽経に入って後頭部や頭頂部の頭痛を治し，細辛は散寒止痛の効能により少陰経の頭痛を治すとともに宣通鼻竅する。これら辛温の三薬は，いずれも祛風止痛の効能により頭痛を治す臣薬である。以上の薬味は，それぞれ入る経絡が異なるので，頭痛の部位に応じて配合量を加減するとよい。辛微温の荊芥と防風は，疏風透邪の効能により，上行して頭部の風邪を疏散させて止痛し，大量に配合される辛涼の薄荷は，疏風散熱しながら頭目を清利する。これらはいずれも，君薬と臣薬の祛風止痛の効能を強化し，あわせて解表する佐薬である。加わる甘草は，益気和中するとともに諸薬を調和させ，苦寒の茶は，薄荷と組んで頭目を上清し，さらに風薬による温燥と昇散の行き過ぎを防止する。二薬はともに佐使薬である。これらの配合により本方剤は，疏風止痛の効能を発揮して風邪を疏散させて頭痛を止める。

【加減】風寒が盛んな場合は，川芎を増量し生姜や紫蘇葉を加えて祛風散寒する。風熱が盛ん

な場合は，羌活と細辛を除き蔓荊子や菊花を加えて疏散風熱する。邪気が深く入絡して頭痛が慢性化した場合は，白僵蚕・全蝎・桃仁・紅花を加えて通絡止痛する。

【応用】片頭痛・緊張型頭痛・感冒・慢性鼻炎・慢性副鼻腔炎・アレルギー性鼻炎・三叉神経痛などの疾患が外感風邪による病証に属する場合に，本方剤が応用される。

【注意】気虚や血虚など正気に虚損がある場合，あるいは肝陽上亢による頭痛は，本方剤の適応ではない。あまり長く煎じると効果が減弱するので，煎じる時間は短時間に留めること。

【参考】本方剤は風邪による頭痛を治す主要方剤である。主に祛風解表の効能をもつ風薬によって組成され，風邪を疏散させることで頭痛を治療する。『医方集解』(汪昂)に「巓頂の上，ただ風薬のみが到達できる」とある。

附方

川芎茶調散に関連する方剤

菊花茶調散　きくかちゃちょうさん

【出典】『医方集解』
【組成】川芎茶調散に，菊花と白僵蚕を加える。
　　川芎 12 g，荊芥 12 g，白芷 6 g，羌活 6 g，甘草 6 g，細辛 3 g，防風 4.5 g，薄荷 24 g，菊花 6 g，白僵蚕 6 g
【用法】粉末にして，1回6gずつをお茶(清茶)と一緒に服用する。
【効能】疏風止痛・清利頭目
【主治】風熱上犯証(風熱上擾頭目)
　　眩暈・頭痛・片頭痛。

【病機と方解】
　外界から感受した風邪によって引き起こされた頭痛や眩暈で，病態が比較的風熱に偏る場合が，本方剤の適応である。
　方剤の骨格となる川芎茶調散が風邪を散じて頭痛を止め，加わる菊花と白僵蚕は，風熱を疏散させる。

蒼耳子散　そうじしさん

【出典】『重訂厳氏済生方』
【組成】辛夷 15 g，蒼耳子 7.5 g，白芷 30 g，薄荷 1.5 g
【用法】粉末にして，1回6gずつをお茶(葱茶清)と一緒に食後に服用する。
【効能】疏風止痛・通利鼻竅
【主治】風寒鼻淵証(風邪上攻による鼻淵)
　　鼻閉・粘性の黄色い鼻汁・前額部の頭痛・舌苔薄白あるいは白膩。

【病機と方解】
　外界から感受した風寒の邪気が身体の上部に侵入し，頭痛や鼻閉・粘性鼻汁などの症状を呈する場合が，本方剤の適応である。
　辛苦温の蒼耳子は風湿を取り除くとともに宣通鼻竅・止痛し，辛温の辛夷は風寒を散じて鼻竅を通利する。辛温の白芷は祛風止痛の効能により前額部の頭痛を鎮め，辛涼の薄荷は風邪を疏散させて頭目を清利し，あわせて他薬の温燥の行き過ぎを防止する。

牽正散　けんせいさん

【出典】『楊氏家蔵方』
【組成】白附子3g，白僵蚕3g，全蝎（去毒）3g
【用法】粉末にして，1回3gずつ服用する。あるいは水で煎じて服用してもよい。
【効能】祛風化痰・通絡止痙
【主治】風痰阻絡による口眼喎斜
　顔面神経麻痺（口眼喎斜）・顔面痙攣・舌質淡紅・舌苔白。

【病機と治法】
　風痰の邪気が頭部や顔面の経絡を阻滞して引き起こされた中風（中経絡）が，本方剤の適応である。風痰の邪気が経絡を阻滞すると，経脈が不利となるために筋肉が栄養を失い弛緩する。一方，邪気が届かない部位は，気血の運行が正常であり筋肉は収縮する。顔面を走行する経絡に，足の陽明胃経と足の太陽膀胱経がある。顔面部において，陽明胃経は口を挟んで口唇に沿って下行し，太陽膀胱経は目の内眥から前額部に向かって上行し頭頂部へ向かう。陽明胃経が痰濁によって阻滞されたところへ，外界から風邪が太陽膀胱経にあたると，筋肉の反応に部位による違いが生じ，一方が他方を牽引して顔面神経麻痺を呈する。治療は，風痰の邪気を取り除いて経絡を通じ，痙攣を止める。

【方解】
　辛甘温の白附子は，燥湿化痰するとともに祛風止痙し，主に頭部や顔面の風邪を取り除く君薬である。鹹辛平の白僵蚕は熄風止痙するとともに化痰し，辛平の全蝎は熄風止痙するとともに通絡する。これらはともに臣薬である。これら三薬の配合により本方剤は，風痰の邪気を取り除いて経絡を通暢させ，痙攣を止める。

【加減】風邪が上攻して頭痛や悪寒などの表証を呈する場合は，荊芥や防風・白芷を加えて祛風散寒する。風痰の邪気により経絡が著しく阻滞され，顔面の筋肉が痙攣する場合は，蜈蚣や地竜・天麻を加えて祛風解痙の力を強化する。

【応用】顔面神経麻痺・顔面痙攣・三叉神経痛・片頭痛・脳卒中後遺症などの疾患が風痰阻絡証に属する場合に，本方剤が応用される。

【注意】性が温燥に偏るので，病態が比較的寒に偏る場合がよい適応である。気虚血瘀や肝風内動による病態には用いない。また，白附子や全蝎は毒性のある薬味であるから，用量の設定を慎重にし，必要最少量にとどめること。妊婦には禁用。

附方

牽正散に関連する方剤

止痙散　しけいさん

【出典】『方剤学』（上海中医学院編）
【組成】全蝎３ｇ，蜈蚣３ｇ
【用法】粉末にして，１回１～1.5ｇずつを１日２～４回服用する。
【効能】祛風止痙・通絡止痛
【主治】風中経絡の痙厥
　　四肢の痙攣（抽搐）・頭痛・関節痛・後弓反張（角弓反張）。
【病機と方解】
　風痰の邪気を感受して引き起こされた中風（中経絡）で，痙厥を呈する場合が，本方剤の適応である。
　辛温の蜈蚣は走竄の性質により祛風止痙し，辛平の全蝎は熄風止痙するとともに通絡止痛する。二薬は組んで祛風止痙定搐の効能を発揮して，痙厥を呈する中経絡を治療する。本方剤は，難治性の頭痛や関節痛などにも良好な止痛作用を発揮する。

玉真散　ぎょくしんさん

【出典】『外科正宗』
【組成】天南星６ｇ，防風６ｇ，白芷６ｇ，天麻６ｇ，羌活６ｇ，白附子６ｇ
【用法】粉末にしたものを，１回３ｇずつ，加熱した酒に溶かして服用する。外用で用いる場合は適量を患部に使用。
【効能】祛風化痰・止痙定搐
【主治】風毒痰阻による破傷風
　開口障害（牙関緊急）・口や顎の強ばり（口撮唇緊）・全身の筋肉の硬直または緊張性攣縮（身体強直）・後弓反張（角弓反張）・脈緊弦。
【病機と治法】
　皮肉が損傷されたところへ外界から風毒の邪気（風邪）を受け，邪気が経脈に入って裏へ伝入し，筋脈が拘急した病態（破傷風）が，本方剤の適応である。多くの場合，創傷が原因となる。風邪が経脈に侵入すると営衛が不通となって津液が滞り痰が生じる。風邪と痰が結びついて陽明経を阻滞すると，開口障害・口や顎の強ばりなどの症状を呈し，太陽経や督脈を阻滞すれば，全身の筋肉の硬直や後弓反張を呈する。治療は，祛風化痰するとともに止痙定搐する。
【方解】
　辛苦温の天南星は，経絡中に滞る風痰の邪気を除いて止痙定搐し，辛甘温の白附子は，燥湿化痰の効能により風痰の邪気を除いて祛風止痙する。これら二薬は，祛風化痰するとともに止

痙定搐する君薬である（白附子は特に頭部の風邪を取り除く効能に優れている）。辛温の羌活・防風・白芷は，経絡中に留まる風邪を疏散させて体外へ外泄する臣薬である。羌活は太陽経の，防風は厥陰経の，白芷は陽明経の，それぞれ風邪を疏散させる。甘潤の天麻は平肝熄風止痙する佐薬である。服薬する際に用いる熱酒は，経絡を疏通させ気血をめぐらせる使薬である。これらの配合により本方剤は，袪風化痰・止痙定搐の効能を発揮して，風痰の邪気が経絡を阻滞して引き起こされた破傷風を治療する。

【加減】本方剤は止痙の作用が弱いので，破傷風など筋脈の拘急が著しい病態には，全蝎・蜈蚣・地竜・白僵蚕を加えて止痙の力を強化する。

【応用】破傷風・顔面神経麻痺・三叉神経痛・片頭痛・舞踏病・眼瞼痙攣・頚椎症・蕁麻疹などの疾患が風痰阻絡証に属する場合に，本方剤が応用される。

【参考】本方剤は『普済本事方』の玉真散（天南星と防風のみで組成される）に，袪風の効能をもつ白芷・天麻・羌活・白附子を加えたものである。『普済本事方』の玉真散に比べて袪風止痙の効能が強められている。

【注意】性が温燥なので，気陰不足証や血虚証には用いないこと。天南星や白附子は毒性があるので過量に用いてはならない。妊婦には禁用。

小活絡丹　しょうかつらくたん

【別名】活絡丹
【出典】『太平恵民和剤局方』
【組成】（炮）川烏頭 180 g，（炮）草烏頭 180 g，（炮）天南星 180 g，地竜 180 g，乳香 66 g，没薬 66 g
【用法】粉末にしたものを蜜丸とし，1 回 1 丸（3 g）ずつを 1 日 2 回，酒か湯で服用する。
【効能】袪風除湿・化痰通絡・活血止痛
【主治】風寒湿邪留滞経絡証

① 風寒湿痺証
　筋肉（筋脈）の疼痛や痙攣・四肢のしびれ（麻木）・関節の拘縮（屈伸不利）・移動性の疼痛・舌質淡暗・脈沈緊。

② 中風（中経絡）
　半身不随・運動麻痺・長期にわたる手足の感覚障害（不仁）・腰や下肢の重だるさ・四肢の疼痛。

【病機と治法】
　外界から感受した風寒湿の邪気が経絡に侵入して気血が阻滞された病態，あるいは体内で内生された瘀血や痰湿が経絡に滞留し，気血が不通となった病態が，本方剤の適応である。風寒湿の邪気や瘀血・痰湿が経絡に滞ると，気血の運行が不利となり営衛が不暢となるために，筋肉の痛みや痙攣・関節拘縮などの症状を呈する。風邪には「善行数変」の性質があるために，疼痛部位は定まらず移動しやすい。気血のめぐりが滞ると筋脈が滋養されなくなるために，半身不随や運動麻痺を呈し，肌膚が濡養を失うために，手足の感覚障害を呈する。治療は，袪風散寒除湿するとともに化痰活血通絡する。

【方解】
　辛熱の川烏頭と草烏頭は，祛風散寒除湿しながら通絡し痛みを止める君薬である。天南星は祛風燥湿化痰の効能により経絡中の風痰湿濁を取り除き，あわせて止痛する臣薬である。乳香と没薬は，行気活血の効能により経絡中の瘀血を取り除いて通絡止痛し，地竜は活血するとともに熄風通絡し，酒と組んで諸薬を病変部へ導く。これらはいずれも佐薬である。これらの配合により本方剤は，祛風散寒・逐湿化痰・祛瘀通絡の効能を発揮して，風寒湿の邪気や痰濁・瘀血を取り除き経絡を疏通させて，風寒湿の邪気が経絡に入って引き起こされた痺証や中風を治療する。

【加減】風邪の勢いが強く疼痛部位が移動する場合（行痺）は，防風や秦艽を加えて祛風止痛の力を強化する。湿が盛んで腰や下肢の重だるさや痛みを呈する場合（着痺）は，蒼朮や防已・薏苡仁を加えて祛風除湿の力を強化する。寒邪の勢いが強く関節の冷痛を呈する場合（痛痺）は，肉桂を加え川烏頭や草烏頭を増量して散寒止痛の力を強化する。

【応用】関節リウマチ・変形性関節症・坐骨神経痛・脳卒中後遺症などの疾患が風寒湿瘀阻証に属する場合に，本方剤が応用される。

【注意】性が温燥で薬力が峻烈であるから，陰血不足証や陰虚内熱証・体質が虚弱な者には使用を控えるべきである。妊婦には禁用。

附方

小活絡丹に関連する方剤

大活絡丹　だいかつらくたん

【出典】『蘭台軌範』
【組成】白花蛇・烏梢蛇・威霊仙・両頭尖・草烏頭・天麻・全蝎・何首烏・亀板・麻黄・貫衆・炙甘草・羌活・肉桂・藿香・烏薬・黄連・熟地黄・大黄・木香・沈香 各60g，細辛・赤芍・丁香・乳香・白僵蚕・天南星・青皮・骨砕補・白豆蔲・安息香・附子・黄芩・茯苓・香附子・玄参・白朮 各30g，防風 75g，葛根・虎骨・当帰 各45g，血竭 21g，地竜・犀角・麝香・松脂 各15g，牛黄・冰片（竜脳）各4.5g，人参 90g
【用法】粉末にしたものを竜眼の種（桂円核）大の蜜丸とし，金箔で包んで1回1丸ずつ，酒で服用する。
【効能】祛風扶正・活絡止痛
【主治】正虚邪実の中風後遺症・痰厥・痿痺・陰疽流注
　脳卒中後遺症などの四肢の運動麻痺（中風癱瘓）・意識障害・関節痛・四肢の筋力低下。
【病機と方解】
　外界から感受した風寒湿の邪気が経絡に侵入して気血が阻滞された病態で，正気の虚損を伴う場合が，本方剤の適応である。
　白花蛇・烏梢蛇・白僵蚕・全蝎・虎骨・葛根は祛風解痙止痛し，威霊仙・両頭尖・骨砕補は祛風湿止痛し，天南星と天麻は熄風祛痰する。麻黄・羌活・細辛・防風・草烏頭は祛

風散寒し，赤芍・乳香・血竭・地竜は活血通絡し，麝香・冰片・松脂・安息香は芳香透絡する。貫衆・黄連・大黄・黄芩・犀角・牛黄は清熱解毒し，藿香・烏薬・木香・沈香・丁香・青皮・香附子・白豆蔲は気機を通暢させる。適応となる証は正気が虚損された病態であるから，方剤にはさらに扶正の効能をもつ薬味が加わる。人参・白朮・茯苓・炙甘草は益気健脾し，何首烏・亀板・熟地黄・玄参・当帰は滋陰補血し，肉桂・附子は助陽散寒止痛する。

比較 小活絡丹と大活絡丹

小活絡丹と大活絡丹は，いずれも祛風通絡の効能をもち，風寒湿の邪気による痺証や中風を治療する方剤であるが，効能と適応となる病態に違いがある。小活絡丹は，祛風通絡の効能に化痰・活血の効能を併せもち，風寒湿の邪気に痰湿や瘀血を伴う場合に用いられる。それに対して大活絡丹は，祛風通絡の効能に補気や補血など扶正の効能を併せもち，風寒湿の邪気に正気の虚損を伴う正虚邪実証に用いられる。

第2節
平熄内風剤

　平熄内風剤は，内風による病証を治療する方剤である。内風とは，気血津液の失調や臓腑機能の失調により体内で生成される風邪である。肝の機能の失調と関係することが多いため，肝風内動とも称される。『素問』至真要大論篇に「さまざまな風による浮動感や眩暈は，みな肝に属する」「風が内から生ずる」とある。内風証は，邪気と正気の関係により実証と虚証に分類される。

　実証の内風証には，熱極生風（熱極動風）や肝陽化風（肝陽偏亢）がある。熱極生風は邪熱が厥陰肝経に入って引き起こされた病態であり，高熱・煩悶・意識障害（神志昏迷）・四肢の痙攣（抽搐）などの症状を呈する。肝陽化風は偏亢する肝陽が頭部を上擾して引き起こされた病態であり，眩暈・頭痛・頭部の熱感・顔面の紅潮・顔面神経麻痺（口角歪斜），著しい場合は突然の意識消失・半身不随などの症状を呈する。治療は，いずれも平肝熄風の方法をとる。主な構成生薬は，羚羊角・釣藤鈎・石決明・天麻・牡蛎・白疾藜などの平肝熄風薬であり，よく清熱薬や化痰薬・滋陰薬・養血活血薬が配合される。代表的な方剤に，羚角鈎藤湯・鎮肝熄風湯・天麻鈎藤飲がある。

　虚証の内風証には，陰虚風動（陰虚生風）や血虚生風がある。いずれも肝腎虧虚や邪熱による陰液の損傷が引き金となる虚風内動であり，筋肉の痙縮（筋脈拘攣）・手足の不随意運動（蠕動）・眩暈・耳鳴りなどの症状を呈する。治療は，滋陰熄風の方法をとる。主な構成生薬は，地黄・白芍・阿膠・鶏子黄・亀板・鼈甲などの滋陰養血薬であり，よく平肝熄風薬や清熱薬が配合される。代表的な方剤に，阿膠鶏子黄湯・大定風珠がある。

〈平熄内風剤〉

	実証	虚証
適応症	熱極生風：高熱・煩悶・意識障害・四肢の痙攣	虚風内動（陰虚風動・血虚生風）：筋肉の痙縮・手足の不随意運動・眩暈・耳鳴り
	肝陽化風：眩暈・頭痛・頭部の熱感・顔面紅潮・顔面神経麻痺・意識消失・半身不随	
構成生薬	平肝熄風薬：羚羊角・釣藤鈎・石決明・天麻・牡蛎・白疾藜など	滋陰養血薬：地黄・白芍・阿膠・鶏子黄・亀板・鼈甲など
代表方剤	羚角鈎藤湯・鎮肝熄風湯・天麻鈎藤飲	阿膠鶏子黄湯・大定風珠

1 実証

羚角鈎藤湯　れいかくこうとうとう

【別名】羚羊鈎藤湯
【出典】『通俗傷寒論』
【組成】羚羊角 4.5 g，桑葉 6 g，川貝母 12 g，生地黄 15 g，釣藤鈎 9 g，菊花 9 g，茯神木 9 g，（生）白芍 9 g，（生）甘草 2.5 g，竹茹 15 g
【用法】水で煎じて服用する。
【効能】涼肝熄風・増液舒筋
【主治】肝経熱盛・熱極生風証（肝熱生風証）

　持続する高熱・煩躁・狂乱・四肢の痙攣（手足抽搐）・痙厥発作・著しい場合は意識障害（神昏）・うわごと（譫語）・舌質紅絳・乾燥・脈弦数。

【病機と治法】
　邪熱が厥陰肝経に伝入して肝経が熱盛となり，熱が極まって風を生じた熱極生風証が，本方剤の適応である。体内で邪熱が盛んとなるために高熱が持続し，熱が心神を擾乱するために煩躁や狂乱を呈し，著しい場合は意識障害を呈する。熱が盛んとなって風が生じ，熱により陰血が耗傷され筋脈が濡養を失うために，四肢の痙攣や痙厥発作を呈する。舌質紅絳乾燥・脈弦数は，肝経の熱が盛んで，熱により陰血が焼灼されたための症候である。治療は，涼肝熄風するとともに増液舒筋する。

【方解】
　鹹寒の羚羊角は肝経と心経に入って清熱平肝熄風し，甘微寒の釣藤鈎は肝経と心包経に入って清熱平肝・熄風止痙する。二薬は組んで涼肝熄風する君薬である。苦甘寒の桑葉と菊花は，肝経と肺経に入って疏風清熱涼肝し，君薬の涼肝熄風の効能を強化する臣薬である。風熱が盛

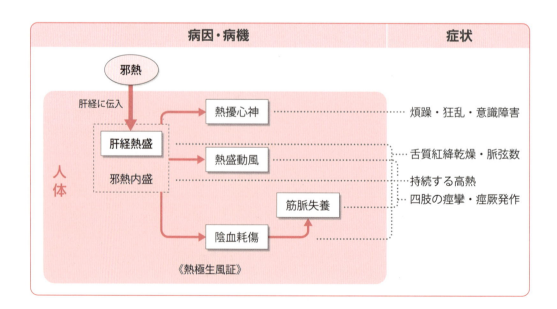

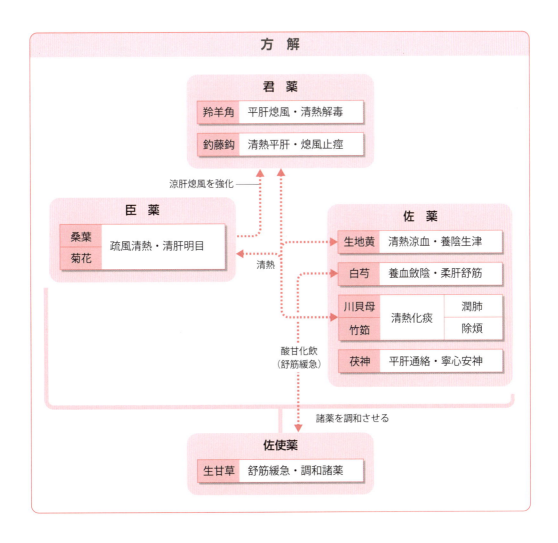

んであれば陰液が著しく消耗されるので，滋陰養血・柔肝舒筋の効能をもつ生地黄と白芍が加わり，邪熱が亢盛であれば津液が焼灼されて痰が生じるので，清熱化痰の効能をもつ川貝母と竹筎が配合される。加わる茯神木は，平肝通絡するとともに寧心安神し，熱によりかき乱された心神を鎮める。これらはいずれも佐薬である。生甘草は，諸薬を調和させるとともに白芍と組んで酸甘化陰し舒筋緩急する佐使薬である。これらの配合により本方剤は，清熱涼肝・増液舒筋するとともに化痰寧神し，邪熱が肝経に入って引き起こされた熱極生風証を治療する。

【加減】気分の熱が盛んで壮熱・煩渇・発汗過多などの症状を呈する場合は，石膏や知母を加えて清熱除煩する。営分や血分の熱が盛んで皮下出血斑（斑疹）や吐血・鼻出血を呈する場合は，水牛角や牡丹皮・紫草を加えて清熱涼血する。頻繁に痙攣発作を繰り返す場合は，全蠍・白僵蚕・蜈蚣を加えて止痙定搐する。邪熱が心包に内陥して意識障害やうわごとを呈する場合は，安宮牛黄丸や紫雪を併用して清熱開竅する。

【応用】急性髄膜炎・脳炎・脳卒中・片頭痛・顔面痙攣・顔面部の帯状疱疹・肺炎・小児の熱性痙攣などの疾患が，肝経熱盛・熱極生風証に属する場合に，本方剤が応用される。

【注意】陰虚風動証や血虚生風証は，本方剤の適応ではない。

【参考】羚羊角や釣藤鈎などの涼肝熄風薬と生地黄や白芍などの滋陰養血薬の組み合わせは，病態の標本を同治するものである。

　本方剤は熱極生風証に用いる代表方剤である。温熱病の経過中に高熱や煩躁・手足の痙攣・痙厥発作などの症状を呈する場合に広く用いられる。その他，本方剤には涼肝熄風の効能があるので，肝陽が上亢して引き起こされた頭痛や眩暈・手足の振戦などにも応用される。

附方

羚角鈎藤湯に関連する方剤

鈎藤飲　こうとういん

【出典】『医宗金鑑』
【組成】釣藤鈎 9 g，羚羊角 0.3 g（粉末にして沖服），全蝎 0.9 g，天麻 6 g，人参 3 g，炙甘草 1.5 g
【用法】水で煎じて服用する。
【効能】清熱熄風・益気解痙
【主治】熱盛動風（熱極生風）兼気虚証（小児の熱性痙攣・急驚）
　開口障害（牙関緊閉）・四肢の痙攣（抽搐）・心悸亢進（驚悸）・発熱（壮熱）・眼球偏位（頭目仰視）。

【病機と方解】
　熱が極まって風を生じた熱極生風証に気虚を伴う場合が，本方剤の適応である。主に熱病による小児の痙攣に用いられる。

　釣藤鈎と羚羊角は平肝熄風するとともに清熱解痙し，天麻と全蝎は清熱涼肝しながら熄風解痙する。小児は病態が実証から虚証へ容易に変化し，また涼肝熄風の効能をもつ薬味は正気を損傷しやすい。そのために方剤には益気の効能をもつ人参と炙甘草が配合される。解毒の効能を期待する場合は，大青葉や板藍根を加えるとよい。

比較　羚角鈎藤湯と鈎藤飲

　羚角鈎藤湯と鈎藤飲は，どちらも釣藤鈎と羚羊角を配合し，平肝熄風の効能により熱極生風証を治す方剤であるが，効能と適応となる病態に違いがある。羚角鈎藤湯は，滋陰増液と清熱化痰の効能が加わり，熱極生風に陰液の虚損を伴う場合に用いられる。それに対して鈎藤飲は，益気の効能が加わり，熱極生風に正気の虚損を伴う場合に用いられる。

鎮肝熄風湯　ちんかんそくふうとう

【出典】『医学衷中参西録』
【組成】牛膝30g，代赭石(生)30g，竜骨(生)15g，牡蛎(生)15g，亀板(生)15g，白芍(生)15g，玄参15g，天門冬15g，川楝子6g，麦芽(生)6g，茵陳蒿6g，甘草4.5g
【用法】水で煎じて服用する。
【効能】鎮肝熄風・滋陰潜陽
【主治】類中風・肝陽化風証（肝腎陰虧・肝陽上亢・肝風内動）

眩暈・ふらつき（頭目眩暈）・眼が張る感じ（目脹）・耳鳴り・頭痛・頭部の熱感・胸があつ苦しい（心中煩熱）・顔面の紅潮・噯気・四肢のしびれや感覚障害・顔面神経麻痺（口眼歪斜）・眩暈とともに昏睡に陥る・覚醒後に四肢の運動麻痺や感覚障害が残る・意識障害・半身不随・舌質紅・脈弦長有力。

【病機と治法】

肝腎の陰血が虧損されたために肝陽が上亢し，それに伴い気血が逆乱した状態（類中風）が，本方剤の適応である。肝陽が著しく上亢すると，風が生じて風陽が清竅を上擾するために，眩暈やふらつき・眼が張る感じ・耳鳴り・頭痛・頭部の熱感・顔面紅潮などの症状を呈する。肝気が胃を犯して胃気が上逆すると噯気を呈する。もし肝陽が過剰に上亢すれば，気に伴って血も上逆（血随気逆）し，軽症例では四肢のしびれや感覚障害・顔面神経麻痺など風中経絡の症状を，重症例では眩暈・四肢の運動麻痺・昏睡・意識障害・半身不随など風中臓腑の症状を呈する。脈弦長有力は，肝陽が亢盛であるための症候である。治療は，鎮肝熄風・導血下行するとともに，あわせて肝腎の陰血を滋養する。

【方解】

苦酸平の牛膝は，肝腎経に入り引血下行して肝陽の上亢を抑えるとともに，肝腎を滋補する君薬である。代赭石・竜骨・牡蛎は，重鎮降逆・平肝潜陽の効能により上亢する陽気を降下さ

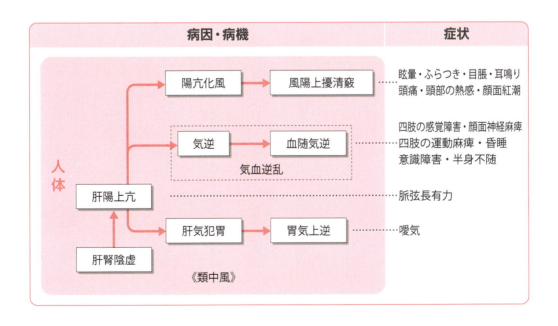

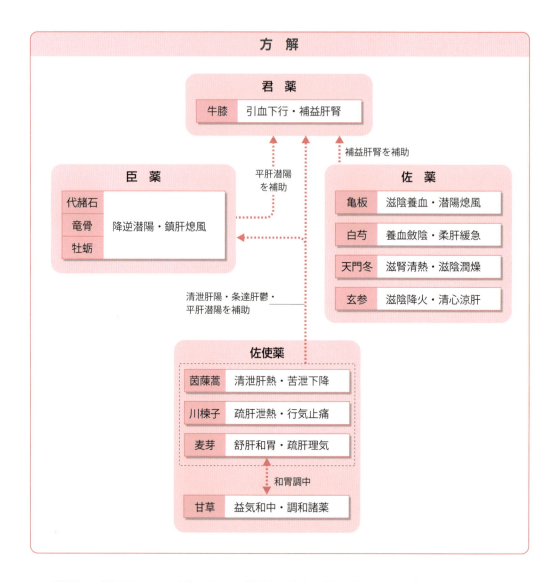

せて潜陽し，鎮肝熄風する臣薬である。甘鹹寒の亀板は滋陰することで潜陽熄風し，酸寒の白芍は養血柔肝緩急し，甘苦寒の天門冬は滋腎清熱し，鹹寒の玄参は滋陰降火の効能により清心涼肝する。これらはいずれも陰液を滋養することで肝陽の上亢を抑制する佐薬である。茵陳蒿は肝熱を清泄し，川楝子は理気疏肝泄熱し，麦芽は舒肝和胃する。これらはいずれも君薬を補助して肝陽の有余を清泄し，肝気の鬱滞を通暢させて平肝潜陽する。甘草は諸薬を調和させるとともに麦芽と組んで和胃調中し，他の鉱物由来の薬味による傷胃を防止する。これらはいずれも佐使薬である。これらの配合により本方剤は，鎮肝熄風するとともに滋陰潜陽し，肝腎の陰血が虧損され肝陽が上亢して引き起こされた肝陽化風証を治療する。

【加減】熱痰を伴い胸悶感や痰を呈する場合は，胆南星や川貝母を加えて清熱化痰する。肝火が上衝して頭痛や頭部の熱感を呈する場合は，夏枯草や菊花を加えて肝火を清泄する。胃熱を伴い，著しい胸のあつ苦しさを呈する場合は，石膏を加えて清熱瀉火除煩する。瘀血を伴う場合は，桃仁や乳香を加えて活血祛瘀する。風陽が著しい場合は，天麻・釣藤鈎・羚羊角を加えて平肝熄風する。下痢や軟便を呈する場合は，代赭石と亀板を除いて赤石脂を加える。

【応用】高血圧症・脳卒中・片頭痛・癲癇・不眠症・難治性の吃逆・気管支拡張症・月経前症候群などの疾患が肝陽化風証に属する場合に，本方剤が応用される。

【注意】脾胃が虚弱な者には慎重に用いること。熱極動風証は本方剤の適応ではない。

附方

鎮肝熄風湯に関連する方剤

建瓴湯　けんれいとう

【出典】『医学衷中参西録』

【組成】山薬(生)30g，牛膝30g，代赭石(生)24g，竜骨(生)18g，牡蛎(生)18g，生地黄(乾地黄)18g，白芍12g，柏子仁12g

【用法】鉄銹水で煎じて服用する。

【効能】鎮肝熄風・滋陰安神

【主治】肝腎陰虚・肝陽上亢証(肝陽化風証)

眩暈・ふらつき・眼が張る感じ(目脹)・耳鳴り・動悸(心悸)・健忘・煩躁・不眠・多夢・脈弦硬長。

【病機と方解】

肝腎の陰血が虚損されて肝陽が上亢した肝陽化風証に，不眠や多夢などの心神不寧証を伴う場合が，本方剤の適応である。

牛膝は肝腎を補益しながら引血下行して肝陽の上亢を抑制し，代赭石・竜骨・牡蛎は，重鎮降逆・平肝熄風の効能により上亢する肝陽を潜陽する。生地黄と白芍は滋陰養血して柔肝し，山薬は脾腎を補って益気養陰し，柏子仁は心の陰血を補益して養心安神する。

比較　鎮肝熄風湯と建瓴湯

鎮肝熄風湯と建瓴湯は，どちらも滋陰潜陽・鎮肝熄風の効能をもち，肝腎陰虚・肝陽上亢による肝陽化風証を治療する方剤であるが，効能と適応となる病態に違いがある。鎮肝熄風湯は，比較的鎮潜清降の力が強く，肝陽の上亢に伴い気血が上逆して頭痛や頭部の熱感・顔面紅潮などの症状を呈する場合に用いられる。それに対して建瓴湯は，寧心安神の効能を併せもち，不眠や多夢などの心神不寧証を伴う場合に用いられる。

天麻鈎藤飲　てんまこうとういん

【出典】『中医内科雑病証治新義』
【組成】天麻 9 g，釣藤鈎 12 g（後下），石決明 18 g（先煎），山梔子 9 g，黄芩 9 g，（川）牛膝 12 g，杜仲 9 g，益母草 9 g，桑寄生 9 g，夜交藤 9 g，茯神 9 g
【用法】水で煎じて服用する。
【効能】平肝熄風・清熱活血・補益肝腎
【主治】肝陽偏亢・肝風上擾証
　頭痛・眩暈・顔面紅潮・眼の充血・耳鳴り・不眠・多夢・舌質紅・舌苔黄・脈弦数。

【病機と治法】
　肝腎の陰血が虚損されたために肝陽が偏亢となり，生じた風陽が上擾した肝風上擾証が，本方剤の適応である。風陽が上へ昇って清竅を擾乱するために，頭痛や眩暈を呈する。肝陽が偏亢となって火と化し，生じた陽熱が心神を内擾すれば，夢が多い・不眠などの症状が現れる。舌質紅・脈弦数は，肝経に熱が盛んなための症候である。治療は，平肝熄風するとともに清熱活血し，あわせて肝腎の陰血を補益する。

【方解】
　甘平の天麻は，肝経に入り平肝潜陽・熄風止痙して頭痛や眩暈を鎮め，甘微寒の釣藤鈎は，肝経と心包経に入って清熱平肝・熄風止痙する。二薬はともに平肝熄風の効能により偏亢となった肝陽を制する君薬である。鹹寒の石決明は平肝潜陽・清肝明目し，牛膝は肝腎を補益しながら活血し，あわせて引血下行する。これらはともに君薬を補助して肝陽を平降させる臣薬である。山梔子と黄芩は清熱瀉火の効能により肝経の熱を清降し，益母草は活血祛瘀の効能により血をめぐらせて風陽を鎮め，杜仲と桑寄生は，肝腎を補益することで肝陽の上亢を抑える。加わる夜交藤と茯神は，寧心安神しながら通絡する。これらはいずれも佐使薬である。これらの配合により本方剤は，平肝潜陽・清熱熄風するとともに肝腎を補益して，あわせて活血寧神し，肝陽が偏亢となり風陽が上擾して頭痛や眩暈を呈する肝風上擾証を治療する。

【加減】肝火が熾盛で，激しい頭痛を呈する場合は，竜胆草や夏枯草を加えて肝火を清瀉する。風陽の上擾が著しい場合は，竜骨や牡蠣・羚羊角を加えて平肝潜陽し，熄風の力を強化する。胃腸に燥熱があって便秘を呈する場合は，大黄や火麻仁を加えて清熱瀉火・潤腸通便する。肝腎の陰血が著しく虚損された場合は，女貞子や枸杞子・亀板・生地黄を加えて滋陰養血する。

【応用】高血圧症・脳卒中・片頭痛・メニエール病・更年期障害・頸椎症などの疾患が，肝陽上亢・肝風上擾証に属する場合に，本方剤が応用される。

【注意】肝経湿熱による頭痛は，本方剤の適応ではない。

附方

天麻鈎藤飲に関連する方剤

釣藤散　ちょうとうさん

【出典】『普済本事方』
【組成】釣藤鈎6g，陳皮（橘皮）6g，半夏6g，麦門冬6g，茯苓6g，茯神6g，人参6g，菊花6g，防風6g，炙甘草3g，石膏12g
【用法】粉末にしたものを1回12gずつ，生姜を加えて水で煎じて服用する。
【効能】平肝熄風・清頭目
【主治】肝厥頭暈
　頭痛・眩暈・嘔吐・発熱。
【病機と方解】
　肝気が厥逆し上衝したために眩暈や頭痛を呈する肝厥証が，本方剤の適応である。
　釣藤鈎は，清熱平肝・熄風止痙の効能により肝熱を清して平肝潜陽する。菊花は疏風清熱涼肝し，防風は祛風止痛し，二薬はともに釣藤鈎を補助して肝陽の上亢による眩暈や頭痛を鎮める。石膏は清熱瀉火の効能により方剤の清熱の効能を強化する。半夏・茯苓・陳皮・生姜・炙甘草（以上で二陳湯）は，燥湿化痰・理気和中し，茯神は寧心安神する。人参は益気健脾し，麦門冬は養陰生津する。

抑肝散　よくかんさん

【出典】『保嬰撮要』
【組成】柴胡1.5g，甘草1.5g，川芎2.5g，当帰3g，白朮3g，茯苓3g，釣藤鈎3g
【用法】水で煎じて服用する。子母同服。
　同様の組成の薬味を蜂蜜で丸剤としたものを，抑青丸と称する。
【効能】抑肝健脾・清熱解痙
【主治】肝経虚熱発搐・肝陽偏亢証
　イライラ・不眠，および小児のひきつけや夜泣き。
【病機と方解】
　脾気が虚弱なところへ，肝の陰血が虧損されて虚熱が生じ，それにより肝陽が偏亢となった病態が，本方剤の適応である。
　苦微寒の柴胡は，肝気を条達させて疏肝解鬱し，甘微寒の釣藤鈎は，肝経の熱を清して平肝熄風止痙する。川芎は行気調血するとともに祛風し，当帰は養血柔肝する。白朮と茯苓は益気健脾し，加わる甘草は，益気和中するとともに諸薬を調和させる。
【参考】原典の『保嬰撮要』は小児科の書であり，本方剤は本来，小児のひきつけや夜泣きに用いるものである。小児と母親の双方が服用するように指示があるのは興味深い。成人に広く応用されるようになったのは，主に本邦においてである。現代では，その薬理学的

作用から，認知症の周辺症状（行動・心理症状）を緩和させる目的で使用されることも多い。なお，成人に用いる際は，用量を増やす必要がある。

2 虚証

阿膠鶏子黄湯　あきょうけいしおうとう

【出典】『通俗傷寒論』
【組成】阿膠6g（烊化して沖服），白芍（生）9g，石決明15g，釣藤鈎6g，生地黄12g，炙甘草1.8g，牡蛎（生）12g，絡石藤9g，茯神木12g，鶏子黄2個（沖服）
【用法】水で煎じて服用する。
【効能】滋陰養血・柔肝熄風
【主治】熱傷陰血・虚風内動証
　筋肉の引きつり（筋脈拘急）・四肢の間代性痙攣（手足瘛瘲*）・眩暈・ふらつき・舌質紅絳・舌苔少・脈細数。

【病機と治法】
　邪熱が長い間体内に留まったために，熱により陰血が耗傷されて内風を生じた虚風内動証が，本方剤の適応である。温熱病の後にみられることが多い。陰血が虧損されると，筋を養うことができなくなるために筋脈が拘攣して筋肉が引きつり，筋肉の収縮と弛緩が障害されて四肢の間代性痙攣を呈する。肝の陰血も濡養を失うために（水不涵木），肝陽が上亢し風が生じて（肝虚風動）眩暈やふらつきを呈する。舌質紅絳・舌苔少・脈細数は，熱により陰津が消耗されたための症候である。治療は滋陰養血することで柔肝熄風し，あわせて潜陽通絡する。

【方解】
　阿膠と鶏子黄は，陰血を滋養して熄風和陽する君薬である。生地黄は清熱養陰生津し，白芍は養血柔肝，甘草は益気健脾する。これら三薬は酸甘化陰することで柔肝熄風する臣薬である。釣藤鈎は平肝熄風し，石決明と牡蛎は重鎮潜陽熄風し，茯神木は平肝寧心安神する。これらはいずれも陰血不足で偏亢となった肝陽を潜陽する佐薬である。甘草は，白芍と組んで緩急舒筋するとともに諸薬を調和させる佐使薬としての役割も兼ねており，絡石藤は舒筋通絡の効能により筋脈の拘攣を解く使薬である。これらの配合により本方剤は，養血滋陰するとともに柔肝熄風し，邪熱の滞留により陰血が虧損されて引き起こされた虚風内動証を治療する。

【加減】筋肉の引きつりや痙攣が著しい場合は，羚羊角を加えて熄風解痙の力を強化する。陰虚に伴って内熱が生じ，微熱が続く場合は，知母や地骨皮・白薇を加えて虚熱を清する。気陰が虧損されて倦怠感を呈する場合は，人参や麦門冬を加えて益気養陰の力を強化する。

【応用】流行性脳炎・高血圧症・高血圧性脳症・脳卒中などの疾患が，陰血不足・虚風内動証に属する場合に，本方剤が応用される。

【注意】熱極生風証は，本方剤の適応ではない。

＊手足瘈瘲：筋肉が収縮と弛緩を交互に反復し，四肢が屈曲と伸展を繰り返すこと。瘈とは筋脈が牽引性に拘急することを，瘲とは筋脈が弛緩し伸張することをいう。

大定風珠　だいていふうしゅ

【出典】『温病条弁』
【組成】白芍(生)18ｇ，阿膠9ｇ，亀板(生)12ｇ，乾地黄18ｇ，麻子仁6ｇ，五味子6ｇ，牡蛎(生)12ｇ，麦門冬18ｇ，炙甘草12ｇ，鶏子黄2個，鼈甲12ｇ
【用法】水で煎じて滓を除き，烊化した阿膠を加えさらに鶏子黄を入れて攪拌して服用する。
【効能】滋陰熄風
【主治】陰虚風動証
　全身倦怠感・元気がない(神倦)・口渇・四肢の間代性痙攣(瘈瘲)・意識障害・舌質紅絳・舌苔少・脈虚(脈気虚弱)。

【病機と治法】
　温病に長い間罹患したために邪熱により真陰が灼傷された場合，あるいは誤って汗法や下法を行って陰液が著しく損傷された場合の，真陰大虧の虚風内動証が本方剤の適応である。真陰が著しく消耗されるために，全身倦怠感・口渇・舌質紅絳・舌苔少などの症状を呈し，真陰の虧損に伴い陽気が拠り所を失うために，元気がない・脈虚などの症状を呈する。肝陰が滋養を失い肝陽が浮き上がって内風が生じ，筋脈も濡養を失うために，手足の間代性痙攣を呈する。本証は，真陰が著しく耗傷され陽気も欲脱しかかった，危険な状態の陰虚風動証である。治療は，枯渇した真陰を補充して潜陽し，虚風の内動を平熄させる。

【方解】
　鶏子黄と阿膠は，陰血を滋養することで潜陽し，内風を平熄させる君薬である。乾地黄は滋陰養液し，麦門冬は養陰生津し，白芍は養血柔肝する。これら三薬は滋陰柔肝・緩急舒筋する臣薬である。牡蛎は平肝潜陽し，亀板と鼈甲は滋陰することで潜陽する。麻子仁は養陰潤燥通便し，五味子は斂陰寧神する。これらはいずれも佐薬である。加わる炙甘草は，益気和中するとともに白芍・五味子と組んで酸甘化陰し浮陽を摂納して柔肝緩急し，さらに諸薬を調和させる佐使薬である。これらの配合により本方剤は，陰液を滋養して潜陽し，虚風の内動を平熄させる。

【加減】陰虚に伴い内熱が生じて微熱が続く場合は，知母や地骨皮を加えて虚熱を清する。気虚を伴い息切れや気喘を呈する場合は，人参を加えて補脾益肺する。肝陽の浮陽に伴い発汗を呈する場合は，竜骨や浮小麦を加えて収斂固渋止汗する。
【応用】流行性脳炎の後期・脳卒中後遺症・帯状疱疹後神経痛・甲状腺機能亢進症・蕁麻疹・慢性腎臓病などの疾患が陰虚風動証に属する場合に，本方剤が応用される。
【注意】火熱が旺盛な熱盛風動証は，本方剤の適応ではない。
【参考】本方剤は，加減復脈湯(炙甘草・乾地黄・白芍・麦門冬・阿膠・麻子仁『温病条弁』)の加減方である。本来滋陰復脈の効能をもつ方剤に，鶏子黄や五味子・亀板・鼈甲・牡蛎などの滋陰潜陽薬が加わることで滋陰熄風の方剤となっている。

附方

大定風珠に関連する方剤

小定風珠　しょうていふうしゅ

【出典】『温病条弁』
【組成】鶏子黄1個，阿膠6g，亀板18g，童便（小児の尿）15ml，淡菜9g
【用法】亀板と淡菜を水で煎じて滓を除き，烊化した阿膠を加え，さらに鶏子黄を入れて攪拌し，童便（小児の尿）を加えて服用する。
【効能】滋陰熄風・降逆平衝
【主治】肝腎陰虚・風動気逆証
　痙攣・意識障害（痙厥）・吃逆（呃逆）・脈細弦。
【病機と方解】
　温熱の邪気が長い間下焦に留まったために，肝腎の陰血が灼爍されて虚火が上衝し，風を生じた病態が，本方剤の適応である。
　鶏子黄と阿膠は陰血を滋養して内風を平熄させ，亀板と淡菜は滋陰潜陽するとともに降逆平衝し，加わる童便は滋陰降火する。

三甲復脈湯　さんこうふくみゃくとう

【出典】『温病条弁』
【組成】炙甘草18g，乾地黄18g，白芍（生）18g，麦門冬15g，阿膠9g，牡蛎（生）15g，鼈甲（生）24g，亀板（生）30g，麻子仁9g
【用法】水で煎じて服用する。
【効能】滋陰復脈・潜陽熄風
【主治】陰虚風動の痙厥
　痙攣・意識障害（痙厥）・心悸不寧（心中憺憺大動）・著しい場合は胸痛（心中疼痛）・舌質紅・舌苔少・脈細促。
【病機と方解】
　温病に長い間罹患して邪熱が下焦に留まったために，肝腎の陰血が焼灼されて内風が生じ（肝風内動），心陰も虧損されて心神不寧となった病態が，本方剤の適応である。
　乾地黄・麦門冬・阿膠は，真陰を滋養することで，肝陰を潤して熄風するとともに心陰を滋養して寧心安神する。鼈甲・亀板・牡蛎（以上で「三甲」）は，滋陰潜陽することで熄風する。白芍は養血柔肝し，麻子仁は養陰潤燥通便し，炙甘草は，白芍と組んで緩急舒筋するとともに心気の虚損を補って心脈の急を緩め，あわせて諸薬を調和させる。

比較 **大定風珠・小定風珠・三甲復脈湯**

　大定風珠・小定風珠・三甲復脈湯は，いずれも滋陰熄風の効能をもち，肝腎の陰血が損傷されて引き起こされた陰虚風動証を治療する方剤であるが，効能と適応となる病態に違いがある。大定風珠は，滋陰養液し熄風する力が最も強力で，浮陽を摂納する効能を併せもっており，陽気が欲脱しかかった重度の真陰不足による虚風内動証に用いられる。それに対して小定風珠は，熄風の力は比較的弱いものの降逆平衝の効能を併せもっており，吃逆など気逆による症候を伴う場合に用いられる。三甲復脈湯は，肝腎の陰血のみならず心陰をも滋養し，寧心する効能を併せもっており，心陰の虧損を伴い，心悸不寧などの症候を呈する場合に用いられる。

コラム **― 高齢者と抑肝散 ―**

　最近，高齢者の認知症に対して抑肝散が使われる機会が増えている。神経の興奮を鎮める効能があり，攻撃性や興奮・不眠・せん妄など認知症の周辺症状（行動・心理症状）を改善させることができるためである。西洋薬で対応しきれない面を漢方薬で補うことは，東洋医学の適応を広げるうえで大いに喜ばしいことではあるが，体質を考慮せず漢方薬を使う姿勢には問題がある。抑肝散は柴胡・蒼朮・茯苓など燥性の強い薬味によって組成される方剤であるから，長期にわたって使用すれば津液を損傷しかねない。高齢者はもともと陰液不足の人が多いので，その心配はなおさらである。用いる際には，滋陰の効能をもつ薬味を加えたり，滋陰潤燥の方剤を併用したりする必要があるだろう。

第15章
治燥剤

■ 定 義

　治燥剤とは，軽宣燥邪あるいは滋陰潤燥の効能をもち，燥証を治療する方剤である．主に軽宣薬や滋陰薬・止咳平喘薬によって組成される．

■ 概 要

　燥証には外燥と内燥がある．外燥とは，外界から燥邪を感受して引き起こされた病態である．季節の中では秋に多い．秋になって立秋を過ぎると，湿度が低下し空気が乾燥して，燥邪が盛んになるためである．また外燥には，燥邪を感受した時季の寒暖と人体の陰陽の盛衰によって涼燥と温燥の区別がある．涼燥は比較的寒に偏った病態であり，晩秋に多く，温燥は比較的熱に偏った病態であり，初秋にみられやすい．燥邪は六淫の邪気の1つであり，肺を傷つけやすく津液を消耗しやすい（傷肺耗津）．よって病態の初期には，発熱や悪寒以外に，口の乾きや咽頭痛・乾性咳嗽・痰が出ないかあるいは少ないなどの症状を呈する．一方，内燥とは，臓腑が傷つき津液が消耗され精血が奪われて，燥を生じた病態である．長引く慢性疾患による体力の消耗・嘔吐や下痢による津液の損傷・房労過多による体力の低下・辛いものや熱いものの摂り過ぎなどは，いずれも真陰の損傷を招いて燥病を引き起こす．内燥は，燥の生じた部位や臓腑によって，上燥（肺）・中燥（胃）・下燥（腎・大腸）に分類される．上燥では肺気が上逆して乾性咳嗽を呈し，中燥では胃気が上逆して乾嘔を呈し，下燥では消渇や便秘を呈する．いずれの病態も，治療の原則は「濡潤すること」である．『素問』至真要大論篇に，「燥は，これを濡つ」とある．

■ 分類

治燥剤	軽宣外燥剤	杏蘇散・桑杏湯・清燥救肺湯
	滋潤内燥剤	養陰清肺湯・百合固金湯・麦門冬湯・増液湯

　燥証には，外界から燥邪を感受して引き起こされる外燥と，臓腑機能の失調により体内から生じる内燥がある。治燥剤には軽宣外燥剤と滋潤内燥剤の2種類があり，外燥には軽宣外燥剤が，内燥には滋潤内燥剤が主として用いられる。また，外燥のうち涼燥には温宣し，温燥には清宣する。

■ 適応証

　治燥剤の適応は，外燥証や内燥証などの燥証である。現代では，気管支喘息や慢性気管支炎・気管支拡張症・肺気腫・肺炎・肺結核・百日咳・胃十二指腸潰瘍・慢性胃炎・糖尿病・シェーグレン症候群などの疾患が，燥証に属する場合に応用される。

■ 注意点

　人体の体表と体内，さらに臓腑同士の間には密接なつながりがあるため，体表と体内の病証が同時にみられたり，各臓腑の病証が相互に影響を及ぼし合うことがある。例えば，温燥の初期であれば，発熱や悪風寒などの表証のほかに，咽喉の乾燥や疼痛・乾性咳嗽・痰が出ないなどの内燥の症候を呈する。治療は，燥邪を清宣するとともに肺燥を滋潤する。またこれらの上燥の症候は，多くの場合，腎陰不足とそれによる虚火上炎が関連するので，滋腎の治法が併用される。

　燥邪は容易に化熱して傷津耗気するので，治燥剤にはよく清熱瀉火薬や益気生津薬が配合される。また燥証を治療する際は，耗気の性質をもつ辛香の薬味や傷陰の性質をもつ苦燥の薬味は，使用を控えるべきである。

　治燥剤には滋膩の薬味が配合されることが多いので，湿を助長して痰を生じやすく，気機を阻滞させやすい。よって脾気が虚弱で便溏を呈する者や痰湿が盛んな者，気機が阻滞された者には，慎重に用いるか使用を控えるべきである。

第1節 軽宣外燥剤

　軽宣外燥剤は，外界から燥邪を感受して引き起こされた外燥証を治療する方剤である。軽宣潤燥剤ともいう。外燥には涼燥と温燥がある。涼燥は，気温が低くなった晩秋にみられる病態であり，風寒燥邪を感受して引き起こされる。肺が損傷されて肺気が不宣となり，津液の散布が阻滞されて痰が生じるために，悪寒や頭痛・咳嗽・薄い痰・鼻閉・口や咽喉の乾燥などの症状を呈する。治療は軽宣温潤を主とする。主な構成生薬は，蘇葉（紫蘇葉）・葱白・桔梗・前胡・杏仁などの辛温宣散薬や止咳平喘薬である。代表的な方剤に杏蘇散がある。温燥は，いまだ気温の高い初秋にみられる病態であり，温熱燥邪を感受して引き起こされる。肺が損傷されて肺の清粛の機能が失調し，気津が耗傷されて痰が生じるために，発熱や頭痛・乾性咳嗽・痰が少ない・喘息・口や鼻の乾燥・口渇などの症状を呈する。治療は清宣潤肺を主とする。主な構成生薬は，桑葉・淡豆豉・薄荷・杏仁などの辛涼宣散薬や止咳平喘薬，沙参・麦門冬などの滋陰潤燥薬である。代表的な方剤に桑杏湯・清燥救肺湯がある。

〈軽宣外燥剤〉

	涼燥	温燥
適応症	悪寒・頭痛・咳嗽・薄い痰・鼻閉・口や咽喉の乾燥	発熱・頭痛・乾性咳嗽・痰が少ない・喘息・口や鼻の乾燥・口渇
構成生薬	**辛温宣散薬・止咳平喘薬**：蘇葉・葱白・桔梗・前胡・杏仁など	**辛涼宣散薬・止咳平喘薬**：桑葉・淡豆豉・薄荷・杏仁など **滋陰潤燥薬**：沙参・麦門冬など
代表方剤	杏蘇散	桑杏湯・清燥救肺湯

1 涼燥

杏蘇散　きょうそさん

【出典】『温病条弁』
【組成】蘇葉9g，半夏9g，茯苓9g，前胡9g，(苦)桔梗6g，枳殻6g，甘草3g，生姜

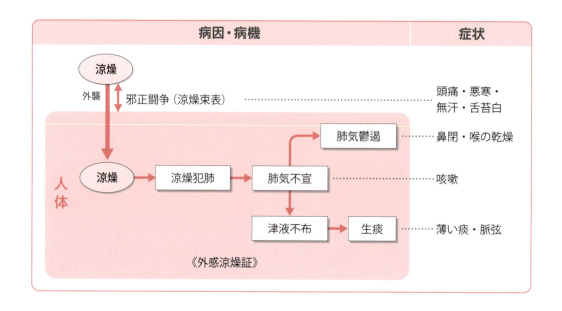

　　3g，橘皮（陳皮）6g，杏仁9g，大棗3g
【用法】水で煎じて服用する。
【効能】軽宣涼燥・理肺化痰
【主治】外感涼燥証
　軽い頭痛・悪寒・無汗・咳嗽・希薄な痰・鼻閉・咽喉の乾燥・舌苔白・脈弦。
【病機と治法】
　外界から涼燥を感受したために，肺の宣発と粛降の機能が失調して痰飲を生じた病態が，本方剤の適応である。涼燥が体表を侵襲するために，頭痛や悪寒・無汗を呈する。涼燥が肺を犯すと，肺気が不宣となり津液の輸布が滞って痰が生じるために，咳嗽や薄い痰を呈する。肺は鼻に開竅し，喉は肺の門戸であるから，涼燥により肺気が鬱遏すると，鼻閉や喉の乾燥を呈する。舌苔白は涼燥が陰寒の邪気であるためであり，脈弦は寒邪により水飲が停滞したための症候である。治療は涼燥を軽宣するとともに宣肺し，あわせて化痰止咳する。
【方解】
　辛温の蘇葉は，解表散邪の効能により体表の邪気を散じるとともに肺気を開宣し，苦微温の杏仁は，肺気を降下させるとともに潤肺止咳化痰する。これらはともに君薬である。辛苦微寒の前胡は，疏風透邪・降気化痰の効能により，蘇葉を補助して涼燥を軽宣し，杏仁を補助して化痰止咳する。桔梗は肺気を開宣するとともに止咳化痰し，枳殻は理気寛胸する。これらはいずれも臣薬である。半夏は燥湿化痰し，橘皮は理気化痰し，茯苓は利湿健脾する。これら三薬は，生痰の源を絶つ佐薬である。生姜と大棗は，営衛を調和させるとともに津液を通行させ，甘草は諸薬を調和させるとともに桔梗と組んで宣肺祛痰利咽する。これらはいずれも佐使薬である。これらの配合により本方剤は，涼燥を宣散するとともに肺の宣発粛降の機能を回復させて化痰止咳する。
【加減】表寒が著しく，全身の痛みや脈弦緊などの症状を呈する場合は，防風・荊芥・羌活を加えて解表の力を強化する。痰が少ないときは，半夏と茯苓を除いて祛湿化痰の力を弱める。中焦の湿が盛んで，下痢や腹満感を呈する場合は，蒼朮や厚朴を加えて燥湿健脾除満する。
【応用】感冒・急性気管支炎・慢性気管支炎・肺気腫などの疾患が，外感涼燥証や外感風寒痰

湿内阻証に属する場合に，本方剤が応用される。

【注意】外感温燥証は，本方剤の適応ではない。

【参考】本方剤は，二陳湯（半夏・茯苓・陳皮・甘草）の加減方である。

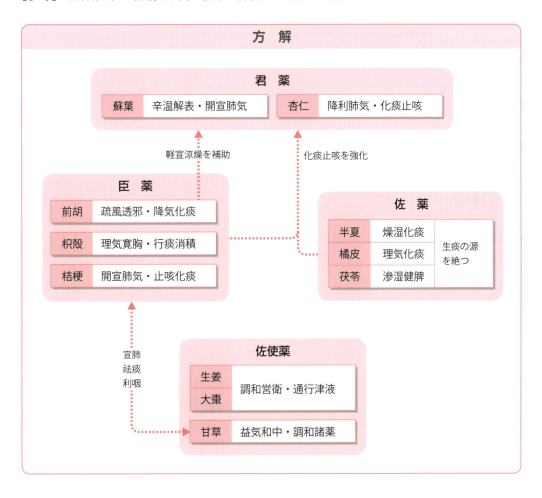

| 比較 | 参蘇飲と杏蘇散 |

　本方剤は参蘇飲から人参・葛根・木香を除いて杏仁を加えたものであり，組成が参蘇飲に似ているが，両者には適応となる病態に違いがある。参蘇飲は，もともと正気が虚損された者が外界から風寒の邪気を感受し，邪気が肺を犯して痰飲が内生された病態に用いられる。それに対して杏蘇散は，正気がまだ虚損されていない者が外界から涼燥を感受した病態で，呈する表証が軽く，気機の阻滞もわずかな場合に用いられる。そのために，補気の人参・発散の葛根・理気の木香が除かれ，潤肺止咳の杏仁が加わっている。

2 温燥

桑杏湯　そうきょうとう

【出典】『温病条弁』
【組成】桑葉3g，杏仁4.5g，沙参6g，(浙)貝母3g，淡豆豉3g，山梔子3g，梨皮3g
【用法】水で煎じて服用する。
【効能】清宣温燥・潤肺止咳
【主治】外感温燥軽証

発熱(微熱)・頭痛・乾性咳嗽・痰が少ないかあるいは出ない・痰が粘稠で喀出しにくい・口や喉の乾燥・口渇・舌質紅・舌苔薄黄乾燥・脈浮数・右脈大。

【病機と治法】
外界から温燥を感受したために肺陰が耗傷された病態(温燥襲肺)で，邪気が肺衛にある場合が，本方剤の適応である。比較的軽症に用いられる。温燥の邪気が体表を侵襲するために発熱や頭痛・脈浮数などの症状を呈するが，邪気が軽く，身体の深くまで達していないので，発熱しても高熱ではない。燥邪が肺を傷つけて肺の清粛の機能を阻遏し，さらに燥熱が津液を焼灼するために，乾性咳嗽・痰が出ない・痰が粘稠で喀出しにくい・口や喉の乾燥・口渇などの症状を呈する。舌質紅・舌苔薄黄乾燥は，燥熱により津液が灼傷されたための症候である。治療は燥邪を清宣するとともに，あわせて潤肺止咳する。

【方解】
苦甘寒の桑葉は，肺経に入って温燥の邪気を軽宣するとともに清肺止咳し，苦微温の杏仁は，肺気を降利して潤燥止咳する。これらはともに君薬である。淡豆豉は宣肺散邪の効能により桑葉を補助して軽宣透邪し，(浙)貝母は清熱化痰止咳し，沙参は潤肺止咳する。これらはいずれも臣薬である。山梔子は清熱瀉火の効能により肺衛の燥熱を清泄し，梨皮は潤肺しながら止咳化痰する。これらはともに佐薬である。これらの配合により本方剤は，清宣温燥・潤肺止咳

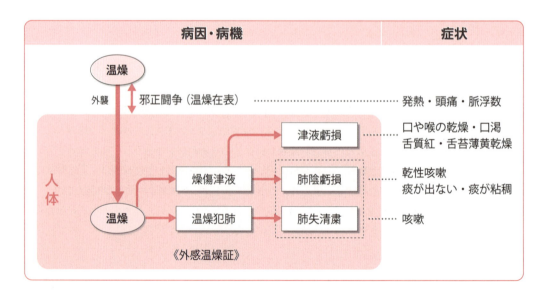

の効能を発揮して，温燥を感受して肺陰が虧損された外感温燥証を治療する。

【加減】燥熱が盛んで高熱を呈する場合は，金銀花や連翹を加えて清熱の力を強化する。肺気が上逆して激しい咳を呈する場合は，百部や枇杷葉を加えて降気止咳する。邪熱が肺絡を傷つけて血痰を呈する場合は，白茅根や旱蓮草を加えて清熱涼血止血する。咽喉の腫脹や疼痛を呈する場合は，牛蒡子や薄荷を加えて利咽散腫する。

【応用】急性上気道炎・急性気管支炎・慢性気管支炎・気管支拡張症・百日咳などの疾患が外感温燥証に属する場合に，本方剤が応用される。

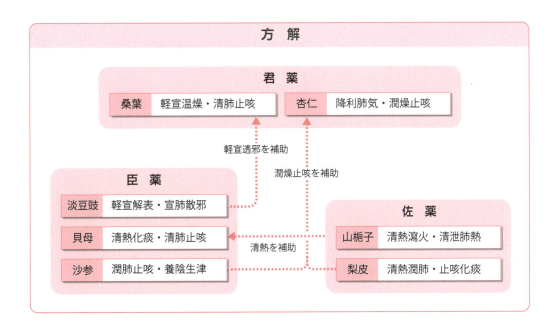

附方

桑杏湯に関連する方剤

翹荷湯　ぎょうかとう

【出典】『温病条弁』
【組成】薄荷 4.5 g，連翹 4.5 g，山梔子 4.5 g，(生)甘草 3 g，桔梗 6 g，緑豆皮 6 g
【用法】水で煎じて服用する。
【効能】清泄燥熱・宣利上竅（上焦気分の燥熱を清する）
【主治】燥気化火・清竅不利
　　耳鳴り・眼の充血（目赤）・歯齦（歯肉）の腫脹・咽頭痛。
【病機と方解】
　温燥の邪気が上焦の気分に入り，火と化して上擾し，清竅が不利となった病態が，本方剤の適応である。

薄荷と連翹は，軽揚宣散の効能により燥熱の邪気を疏散させ，山梔子と緑豆皮は，清熱解毒の効能により燥熱を清泄する。加わる桔梗と生甘草は，利咽しながら清熱する。

清燥救肺湯　せいそうきゅうはいとう

【出典】『医門法律』
【組成】桑葉9g，石膏8g，人参2g，甘草3g，胡麻仁(炒)3g，阿膠3g，麦門冬4g，杏仁(炒)2g，枇杷葉(蜜炙)3g
【用法】水で煎じて服用する。
【効能】清肺潤燥・益気養陰
【主治】温燥傷肺・気陰両傷証
　発熱・頭痛・乾性咳嗽・痰が少ないかあるいは出ない・呼吸促迫・喘息・胸脇部の膨満感や疼痛・心煩・咽喉や鼻腔の乾燥・口渇・舌質紅乾燥・舌苔少あるいは無苔・脈虚大数。

【病機と治法】
　温燥の邪気によって肺が損傷されて，気陰がともに耗傷された病態が，本方剤の適応である。燥熱が体表を侵襲するために，発熱や頭痛を呈する。燥熱が肺を傷つけると，肺の粛降の機能が失調して肺気が上逆するために，咳嗽・呼吸促迫・喘息・胸脇部の膨満感や疼痛などの症状が現れる。燥熱が気陰を耗傷するために，痰が出ない・咽喉の乾燥・口渇・心煩・舌質乾燥・無苔・脈虚大などの症状を呈する。治療は，燥熱を清宣するとともに気陰を補益する。

【方解】
　辛涼の桑葉は，温燥の邪気を宣散し，あわせて止咳する君薬である。軽宣涼潤の薬味であるため傷陰耗気の心配がない。辛甘大寒の石膏は，肺熱を清泄するとともに止渇除煩し，甘微寒の麦門冬は，養陰潤肺の効能により肺陰を養い肺燥を潤して咳を鎮める。二薬はともに臣薬である。これら君薬と臣薬の組み合わせは，「宣の中に清があり，清の中に潤がある」ものであり，石膏と麦門冬は性が寒涼であるが，用いる量が少ないので桑葉の軽宣の作用を妨げることはない。杏仁と枇杷葉は，肺気を降下させて止咳し，阿膠と麻子仁は，養陰潤肺の効能により麦門冬を補助して肺陰を滋潤する。人参は，益気和中の効能により脾胃を補うことで肺気を旺盛にする（土旺金生）。これらはいずれも佐薬である。加わる甘草は，人参と組んで益気健脾するとともに諸薬を調和させる佐使薬である。これらの配合により本方剤は，温燥の邪気を清宣するとともに気陰を補益して，肺の粛降の機能を回復させる。これらの効能は，まさに本方剤を清燥救肺湯と称する所以である。

【加減】燥熱が津液を焼灼して，痰が喀出しにくくなった場合は，貝母や栝楼を加えて潤肺化痰する。燥熱が動血して血痰や喀血を呈する場合は，人参を除き，白芨・生地黄・側柏葉を加えて涼血止血する。燥熱が盛んで，高熱を呈する場合は，羚羊角や水牛角を加えて清熱の力を強化する。
【応用】肺炎・気管支喘息・急性気管支炎・慢性気管支炎・肺気腫・肺結核などの疾患が，温燥傷肺・気陰両傷証に属する場合に，本方剤が応用される。
【注意】脾気が著しく虚損された者や痰湿が盛んな者には用いないこと。辛香苦燥の薬味は，さらに気陰を損傷するおそれがあるので，使用を控える。

附方

清燥救肺湯に関連する方剤

沙参麦冬湯　しゃじんばくどうとう

【出典】『温病条弁』
【組成】沙参 9 g，玉竹 6 g，(生) 甘草 3 g，桑葉 4.5 g，白扁豆 4.5 g，天花粉 (栝楼根) 4.5 g，麦門冬 9 g
【用法】水で煎じて服用する。
【効能】清養肺胃・生津潤燥
【主治】燥傷肺胃証 (燥傷肺胃陰分証)
　咽喉の乾燥・口渇・発熱・乾性咳嗽・痰が少ないかあるいは出ない・舌質紅・舌苔少・脈細数。
【病機と方解】
　温燥の邪気によって肺と胃が損傷され，肺胃の陰液が耗傷されて虚熱を生じた病態が，本方剤の適応である。
　甘寒の沙参・麦門冬・玉竹・天花粉は，生津潤燥の効能により肺胃を滋潤して虚熱を清する。白扁豆と(生)甘草は，益気和胃することで津液の生成を促し，桑葉は肺の燥熱を軽宣するとともに肺気を宣通させて咳を鎮める。

比較　桑杏湯・清燥救肺湯・沙参麦冬湯

　桑杏湯・清燥救肺湯・沙参麦冬湯は，いずれも温燥を清宣するとともに潤肺して，温燥により肺陰が耗傷された温燥傷肺証を治療する方剤であるが，効能と適応となる病態に違いがある。桑杏湯は，温燥を軽宣するとともにあわせて清熱潤肺する穏やかな方剤であり，燥熱が軽く，陰液の虚損も著しくない場合に用いられる。清燥救肺湯は，温燥を清宣するとともに気陰を補益する方剤であり，燥熱が盛んなために肺絡が傷つき気陰が耗傷された場合に用いられる。沙参麦冬湯は，肺胃の陰液を滋養する効能に重点が置かれた方剤であり，燥熱は比較的軽いものの，肺と胃の陰液が著しく耗傷された場合に用いられる。

第2節

滋潤内燥剤

　滋潤内燥剤は，臓腑の津液が耗傷され精血が虧損されて引き起こされた内燥証を治療する方剤である。滋陰潤燥剤ともいう。内燥証では，陰液が損傷された部位によりさまざまな症状を呈する。上燥では，乾性咳嗽・喘息・痰が少ない・血痰・鼻や喉の乾燥などの症状を，中燥では，強い空腹感（多食易飢）・口渇・乾嘔などの症状を，下燥では，消渇・顔面紅潮・便秘などの症状を，それぞれ呈する。治療は滋陰潤燥を主とする。主な構成生薬は，沙参・麦門冬・百合・生地黄・玄参などの滋陰潤燥薬と，当帰・白芍・熟地黄などの補血潤燥薬である。代表的な方剤に養陰清肺湯・百合固金湯・麦門冬湯・増液湯がある。

〈滋潤内燥剤〉

適応症	上燥：乾性咳嗽・喘息・痰が少ない・血痰・鼻や喉の乾燥 中燥：多食易飢・口渇・乾嘔 下燥：消渇・顔面紅潮・便秘
構成生薬	滋陰潤燥薬：沙参・麦門冬・百合・生地黄・玄参など 補血潤燥薬：当帰・白芍・熟地黄など
代表方剤	養陰清肺湯・百合固金湯・麦門冬湯・増液湯

養陰清肺湯　ようインせいはいとう

【出典】『重楼玉鑰』
【組成】生地黄12g，麦門冬9g，(生)甘草3g，玄参9g，貝母5g，牡丹皮5g，薄荷3g，白芍(炒) 5g
【用法】水で煎じて服用する。
【効能】養陰清肺・利咽解毒
【主治】陰虚肺燥証・虚熱白喉証（ジフテリア）
　扁桃の白色偽膜（剥がれ難い）・咽頭の腫脹や疼痛・発熱・咳嗽・喘鳴・鼻や口唇の乾燥・舌質紅絳・脈数無力あるいは細数。
【病機と治法】
　本方剤は虚熱白喉証（ジフテリア）に用いる常用方剤である。白喉証は，肺腎の陰液が虚損されて蘊熱が生じたところへ疫毒を感受して引き起こされる病態である。喉は肺の門戸であり，

腎脈は咽を挟んで上行し舌根に至る。よって肺腎陰虚で虚火が上炎しているところに疫毒が加わると，扁桃の白色偽膜・咽頭の腫脹や疼痛・鼻や口唇の乾燥などの症状が現れる。虚火により津液が焼灼されて痰が生じ，生じた痰が咽喉を阻塞するために喘鳴を呈する。治療は，養陰清肺するとともに利咽解毒し，あわせて疫毒を清解する。

【方解】
　生地黄は，腎陰を滋養して肺燥を潤すとともに清熱涼血する君薬である。玄参は腎陰を滋養することで虚火を清して解毒し，麦門冬は養陰潤肺・益胃生津し，白芍は斂陰柔肝しながら和営泄熱する。これらはいずれも臣薬である。牡丹皮は清熱涼血するとともに活血散瘀消腫し，貝母は潤肺化痰・消腫散結し，薄荷は辛涼透邪しながら利咽する。これらはいずれも佐薬である。加わる甘草は，利咽解毒するとともに諸薬を調和させる佐使薬である。これらの配合により本方剤は，養陰清肺・利咽散結の効能を発揮して，肺腎を滋養するとともに疫毒を清解し，あわせて利咽消腫する。

【加減】熱毒が盛んな場合は，金銀花や連翹を加えて清熱解毒の力を強化する。腎陰の虧損が著しく，肺熱が盛んな場合は，天門冬を加えて滋陰潤燥の力を強化する。

【応用】ジフテリア・急性扁桃炎・急性咽頭炎・急性喉頭炎などの疾患が陰虚肺燥証に属する場合に，本方剤が応用される。

百合固金湯　びゃくごうこきんとう

【出典】『医方集解』『慎斎遺書』
【組成】生地黄9g，熟地黄9g，麦門冬4.5g，百合4.5g，白芍(炒)3g，当帰9g，貝母4.5g，(生)甘草3g，玄参2.4g，桔梗2.4g
【用法】水で煎じて服用する。
【効能】滋腎潤肺・化痰止咳
【主治】肺腎陰虚・虚火上炎証

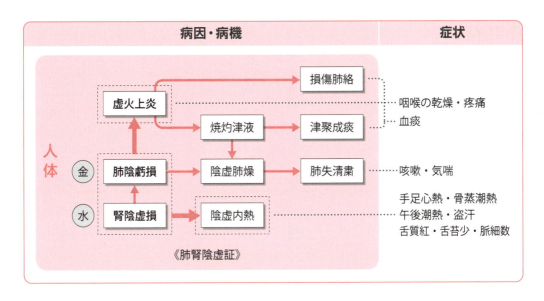

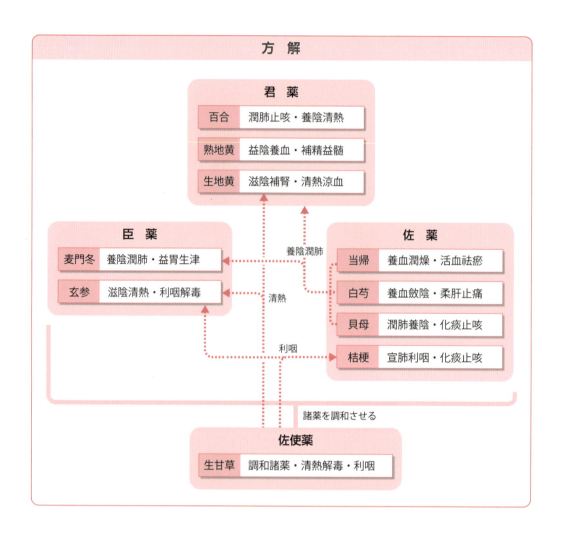

咳嗽・気喘・血痰・咽喉の乾燥や疼痛・眩暈・手足のほてり(手足心熱)・身体の熱感(骨蒸潮熱)・午後潮熱・盗汗・舌質紅・舌苔少・脈細数。

【病機と治法】

肺と腎の陰液が虚損されて虚火が上炎した病態が，本方剤の適応である。肺陰が虧損されて肺燥が生じ，肺の清粛の機能が失調するために咳嗽や気喘を呈する。虚火が肺絡を損傷し津液を焼灼するために，痰に血が混じる。喉は肺の門戸であり腎脈は咽を挟んで上行する。よって肺腎陰虚により虚火が上炎すると，咽喉の乾燥や疼痛を呈する。手足のほてり・身体の熱感・午後の潮熱・盗汗・舌質紅・舌苔少・脈細数などは，いずれも陰液が虚損されて内熱が生じたための症候である。治療は，滋腎潤肺して虚火を清し，あわせて化痰止咳する。

【方解】

甘微寒の百合は肺経に入って潤肺止咳し，生地黄は滋陰補腎するとともに清熱涼血し，熟地黄は益陰養血する。これらはいずれも君薬である。麦門冬は養陰潤肺し，玄参は滋陰清熱涼血しながら利咽する。これらはともに臣薬である。当帰は養血潤燥し，白芍は養血斂陰柔肝し，桔梗は宣肺止咳化痰しながら利咽し，貝母は潤肺養陰・化痰止咳する。これらはいずれも佐薬である。加わる(生)甘草は，清熱解毒するとともに諸薬を調和させ，桔梗と組んで利咽する佐

使薬である。これらの配合により本方剤は，肺と腎を滋潤して虚火を清し，化痰止咳するとともに咽喉を清利する。

【加減】肺熱が盛んで黄色い痰を呈する場合は，胆南星や栝楼仁を加えて清熱潤肺化痰する。肺絡の損傷が著しいために喀血する場合は，桔梗を除き白芨や白茅根を加えて清熱涼血止血する。肺の気陰の耗散が著しいために，痰が少ない・慢性咳嗽・喘息などの症状を呈する場合は，人参や五味子・烏梅を加えて益気生津斂肺する。

【応用】肺結核・慢性気管支炎・気管支拡張症・慢性喉頭炎などの疾患が肺腎陰虚証に属する場合に，本方剤が応用される。

【注意】脾気が虚弱で下痢や泥状便を呈する場合には，用いないこと。

麦門冬湯　ばくもんどうとう

【出典】『金匱要略』
【組成】麦門冬42g，半夏6g，人参9g，粳米6g，大棗9g，甘草6g
【用法】水で煎じて服用する。
【効能】滋養肺胃・降逆和中
【主治】肺胃陰虚証

① 肺陰不足証（肺陰虚証）

激しい咳嗽（咳逆上気）・喀出しにくい痰・痰が切れない・息切れ・口や咽喉の乾燥・手足のほてり（手足心熱）・舌質紅乾燥・舌苔少・脈虚数。

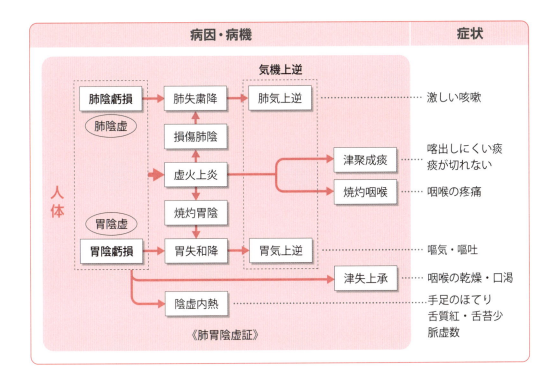

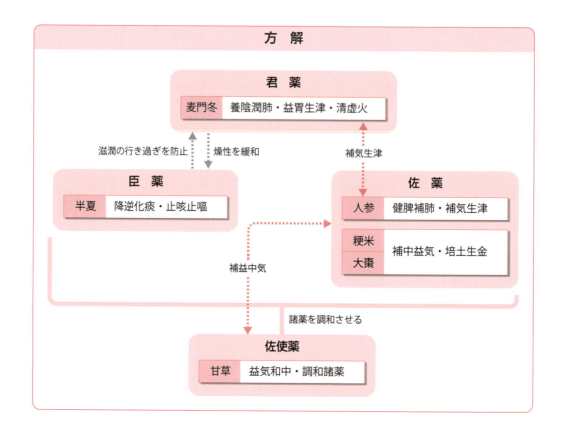

②胃陰不足証（胃陰虚証）
　嘔気・嘔吐（気逆嘔吐）・吃逆（呃逆）・口渇・咽喉の乾燥・舌質紅・舌苔少・脈虚数。
【病機と治法】
　肺と胃の陰液が虚損されたために虚火が上炎し，それに伴い気機が上逆した病態が，本方剤の適応である。虚火が肺陰を傷つけて肺気が上逆するために激しい咳嗽を呈し，虚火が津液を焼灼して痰が生じるために，喀出しにくい痰，痰が切れないなどの症状を呈する。虚火が胃陰を傷つければ，胃気が上逆して嘔気や嘔吐を呈する。陰液が虚損されて咽を潤すことができず，さらに上炎した虚火が咽を焼灼するために，咽喉の乾燥や疼痛を呈する。口渇や手足のほてり・舌質紅・舌苔少・脈虚数などは，いずれも陰液が虚損されて内熱が生じたための症候である。治療は，肺胃の陰液を滋養して虚火を清し，あわせて降逆化痰する。
【方解】
　大量に配合される麦門冬は，甘寒の性質により肺胃の陰液を滋養して虚火を清する君薬である。半夏は，降逆化痰・止咳止嘔の効能により，肺胃の気逆を降下させて咳や嘔気を鎮める臣薬である。温燥の性質により麦門冬の滋潤の行き過ぎを抑え，一方で麦門冬とともに用いることでその燥性が和らげられる。人参は，麦門冬と組んで健脾補肺・補気生津し，粳米と大棗は，補脾益胃の効能により，脾胃を補益して肺陰を潤し「培土生金」する。これらはいずれも佐薬である。加わる甘草は，益気和中するとともに諸薬を調和させる佐使薬である。これらの配合により本方剤は，肺胃の陰液を滋潤して虚火を清するとともに上逆した気を降下させる。
【加減】咳嗽が著しい場合は，百部や款冬花を加えて潤肺止咳する。激しく嘔吐する場合は，竹

筎や生姜を加えて化痰止嘔の力を強化する。陰液の虚損が著しい場合は，北沙参や玉竹を加えて養陰生津の力を強化する。陰液の虚損に伴い潮熱を呈する場合は，桑柏皮や地骨皮を加えて虚熱を清泄する。

【応用】慢性気管支炎・気管支拡張症・肺結核・慢性喉頭炎・慢性胃炎・胃十二指腸潰瘍・機能性ディスペプシア・糖尿病などの疾患が，肺陰虚証や胃陰虚証に属する場合に，本方剤が応用される。

【注意】湿濁が壅盛な場合は用いないこと。虚寒肺痿証は本方剤の適応ではない。

【参考】虚熱を伴う肺痿で咳嗽や喀痰を呈する場合や，胃陰が不足して胃気が上逆し乾嘔を呈する場合なども，本方剤のよい適応である。

　本方剤の方解には，人参を臣薬として半夏を佐薬とするものや，人参と半夏をともに臣薬とするものなど，いくつか別の解釈もある。

比較　百合固金湯と麦門冬湯

　百合固金湯と麦門冬湯は，どちらも滋陰潤燥の効能により，養陰潤肺して陰虚肺熱証を治療する方剤であるが，効能と適応となる病態に違いがある。百合固金湯は，肺と腎を滋養して虚火を清する方剤であり，肺腎陰虚による虚火上炎証で，咳嗽・血痰・発熱・盗汗などの症状を呈する場合に用いられる。それに対して麦門冬湯は，肺と胃を滋養し虚火を清するとともに，上逆する気を降下させる方剤であり，肺胃陰虚に気逆を伴う証で，激しい咳嗽・喀出しにくい痰・嘔気・嘔吐・食欲不振などの症状を呈する場合に用いられる。

玉液湯　ぎょくえきとう

【出典】『医学衷中参西録』

【組成】山薬30 g，(生)黄耆15 g，知母18 g，(生)鶏内金6 g，葛根4.5 g，五味子9 g，天花粉(栝楼根)9 g

【用法】水で煎じて服用する。

【効能】益気生津・潤燥止渇

【主治】気陰虧虚の消渇病

　口渇・水を飲みたい(引飲)・水を飲んでも口渇が改善しない・多尿・頻尿あるいは混濁尿・全身倦怠感(困倦)・息切れ(気短)・舌質嫩紅乾燥・脈虚細無力。

【病機と治法】

　脾気が虚損され，脾の昇清と転輸の機能が失調して津液を輸布できず，胃燥が生じたところへ，さらに腎虚不固を伴う病態(消渇病)が，本方剤の適応である。多くの場合，陽明熱盛が原因となり，体内にこもった邪熱が肺胃の津液を耗傷して引き起こされる。気が虚損されているために津液を輸布できず，さらに胃燥により津液が消耗されるために，口渇・水を飲みたいな

どの症状を呈する．脾気が虚損されて固摂の力が低下し，さらに腎虚不固により膀胱の約束の機能が低下するために，水精が下へ流れて多尿や頻尿・混濁尿を呈する．全身倦怠感・息切れ・舌質嫩紅乾燥・脈虚細無力は，いずれも気陰が虚損されて胃燥が生じたための症候である．治療は，益気昇清の効能により津液を輸布し，生津潤燥して口渇を止め，あわせて収摂固腎して縮尿する．

【方解】
　甘平の山薬は，益気養陰・補脾益肺の効能により肺脾の気陰を補って口渇を止め，補腎固渋して頻尿を止める．甘微温の黄耆は，益気昇陽の効能により脾の昇清の機能を補助して精気を布散させて肺へ送る．これらはともに君薬である．苦甘寒の知母と天花粉は，滋陰清熱・潤燥止渇の効能により，津液を補って口渇を止める臣薬である．鶏内金は脾の運化の機能を回復させて消食導滞し，水穀の化生と津液の生成を促す．葛根は生津止渇するとともに清陽を昇挙して津液を五臓へ注ぎ，五味子は斂陰生津止渇するとともに補腎固精止遺する．これらはいずれも佐薬である．これらの配合により本方剤は，益気生津・潤燥止渇するとともに固腎渋精して，脾気虚損・胃燥津傷・腎虚不固の消渇病を治療する．

【加減】気虚が著しい場合は，人参や西洋参を加えて補気養陰の力を強化する．陰虚に著しい内熱を伴う場合は，麦門冬・竹葉・石膏を加えて滋陰清熱する．肝腎不足を伴い，頻尿を呈する場合は，山茱萸や菟絲子を加えて肝腎を補益する．

【応用】糖尿病・尿崩症などの疾患が気陰両虚証に属する場合に，本方剤が応用される．

【注意】脾虚湿滞証には用いてはならない．

【参考】消渇病とは，口渇・多飲・多尿・全身倦怠感・消痩などを主訴とする疾病であり，現在の糖尿病にほぼ相当する．気陰がともに虧損された病態であり，罹患期間が長くなると，気が消耗され津液が傷ついて病態がさらに悪化する．

増液湯　ぞうえきとう

【出典】『温病条弁』
【組成】玄参30ｇ，麦門冬24ｇ，生地黄24ｇ
【用法】水で煎じて服用する．
【効能】滋陰潤燥（増液潤燥）
【主治】陽明温病・津液不足証（津虧腸燥証）
　便秘（大便秘結）・口乾・口渇・舌質紅乾燥・脈細数あるいは沈無力．

【病機と治法】
　温熱の邪気が長い間体内に留まったために，津液が消耗されて腸道を濡潤できなくなり，大腸の伝導の機能が不利となった「無水舟停」＊の腸燥便秘症が，本方剤の適応である．下法を過度に行い津液が虧損されて引き起こされた腸燥便秘症や，もともと陰血虧虚の体質で津液が不足した状態の腸燥便秘症も，本方剤の適応である．津液が虧損されて身体の上部を濡潤できないために，口乾や口渇を呈する．陰虚により内熱が生じるために，舌質紅・脈細数などの症状を呈する．治療は，失われた津液を滋潤することで通便する「増水行舟」の方法をとる．

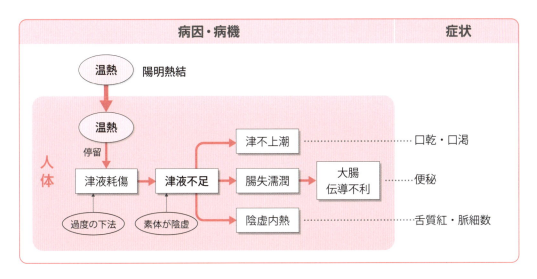

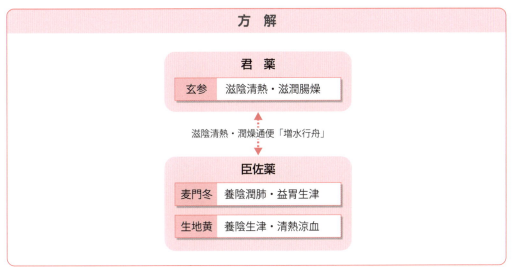

【方解】
　苦甘鹹寒の玄参は，滋陰清熱の効能により腸燥を潤して潤下する君薬である。甘微寒の麦門冬は滋陰潤燥生津し，甘寒の生地黄は滋陰清熱・潤燥生津する。これらはともに臣佐薬である。これらの配合により本方剤は，滋陰清熱・潤燥通便の効能を発揮して「増水行舟」し，津液不足によって引き起こされた腸燥便秘症を治療する。

【加減】津虧熱結が著しく，本方剤を服用しても便秘が改善しない場合は，大黄や芒硝・麻子仁を加えて瀉熱潤腸通便する。胃陰が不足して，著しい口乾や口渇を呈する場合は，沙参や石斛を加えて益胃生津する。

【応用】便秘・口内炎・歯肉炎・糖尿病・慢性喉頭炎などの疾患が陰津不足証に属する場合に，本方剤が応用される。

【注意】本方剤は，純粋な滋陰潤燥の「増水行舟」の方剤であり攻下の効能はないので，乾証が中心で熱結証はわずかな場合が適応である。通便の効能が弱いので，本方剤だけで便秘を改

善させるには，多くの量が必要となることが多い。
【参考】陽明の熱結証では，例外なく陰液が損傷される。もし邪熱が盛んな実証であれば，治療は承気湯で攻下し熱を清瀉することで陰液の損傷を防止する。それに対してもともと陰液が虚損されている場合や，何らかの原因で陰液が著しく耗傷された場合は，承気湯を用いてはならない。攻下することでさらに陰液が損傷されるからである。そのような場合は滋陰潤燥することで通便する。本方剤のよい適応である。

*無水舟停：「津液が不足して便秘する病態」を「川に水がないために船が動かない状態」に例えた比喩表現。

コラム ― 意外に知られていない方剤の効能 ―

　方剤の中には，本邦の保険診療上，適応症とされていないため，本来用いるべき病態に用いられていないものがある。ここではそのうちの2つを紹介したい。1つは，胃陰不足証に対する麦門冬湯である。麦門冬湯は，本邦では主に乾性咳嗽・喘息・口乾などの症状を呈する肺陰不足証に用いられるが，食欲不振・乾嘔・口渇などの症状を呈する胃陰不足証もよい適応である。高齢者によく見かける病態であり，六君子湯を用いても症状が改善しないということで相談を受けるケースが多い。もう1つは，肝火上炎証に対する竜胆瀉肝湯である。竜胆瀉肝湯は本来，肝火上炎証と湿熱下注証を適応証とするが，本邦では，専ら排尿痛や残尿感・尿の混濁などの症状を呈する湿熱下注証に用いられている。イライラや易怒・締めつけるような頭痛・目の充血・耳鳴りなどの症状を呈する肝火上炎証も，竜胆瀉肝湯の重要な適応証である。多くのストレスにさらされる現代社会においてよく見かける病態であるから覚えておきたい。

第16章
祛湿剤

■ 定 義

　祛湿剤とは，化湿利水・通淋泄濁の効能をもち，湿邪によって引き起こされた水湿証を治療する方剤である。主に祛湿薬によって組成され，その作用は八法のうちの「消法」に属する。

■ 概 要

　湿は陰邪であり，重く，滞りやすい性質がある。そのために湿による疾病は，病勢が緩慢で遷延しやすい。湿による病態には，外界から湿邪を感受して引き起こされる「外湿」と，臓腑機能の失調により体内から湿邪が生じる「内湿」の2種類がある。

　外湿とは，長い間降り続く雨，湿地への居住，水中での作業，濡れた服を着たままでいる，などにより，湿邪が外界から人体に侵入し，正気が虚損されて引き起こされた病態である。湿邪が肌表から経絡に侵入すると，悪寒や発熱・頭が張るように痛い・体が重だるい・関節痛・顔面の浮腫などの症状を呈する。内湿とは，生ものや冷たいものの食べ過ぎや過剰な飲酒などにより脾胃が損傷され，脾の運化の機能が失調（脾失健運）し湿濁が内生されて引き起こされた病態である。盛んとなった湿邪は，さらに脾を傷つけて湿の内生を助長する。身体の中から湿邪が生じると，胸脘部の痞悶感・悪心・嘔吐・下痢・黄疸・混濁尿・下肢の浮腫などの症状を呈する。一方，肌表と臓腑は表裏の関係にあり相互に通じ合うから，外湿と内湿は影響を及ぼし合う。体表に湿邪があれば臓腑へ伝入しうるし，体内に湿邪があれば体表の肌膚に溢れうる。よって外湿の症候と内湿の症候が，同時にみられることも少なくない。

　水湿証の病態は複雑である。湿邪は風・寒・暑・熱など他の邪気と結びつきやすく，その病態は体質の強弱によって異なり，湿邪が侵入した部位によっても上下・表裏の区別がある。さらに邪気と正気の力関係から虚証と実証に分類され，その後の経過から寒化する場合と熱化する場合に分けられる。水湿証の治療は，これらの複雑な病態を的確に把握したうえで選択しなければならない。一般に，湿邪が身体の上部や体表にある場合は，わずかに汗をかかせて邪気を解散させ，湿邪が身体の下部や体内にある場合は，芳香苦燥の薬味で化湿するか甘淡滲利の薬味で外泄させる。湿

邪が寒化した場合は温陽化湿し，熱化した場合は清熱祛湿する。体質が虚弱で湿邪が体内に滞りやすい場合（体虚湿盛）は，祛湿しながら扶正する。臓腑の機能を考慮することも忘れてはならない。腎は水を主り，脾は水を制し，肺は水を調節する。よって水湿による病態は，肺・脾・腎の3つの臓腑と密接な関係がある。脾気が虚損されれば湿が生じ，腎気が虚損されれば水が氾濫し，肺の宣発粛降の機能が失調すれば水液の輸布が滞る。その他，三焦や膀胱もまた水湿と関係がある。三焦の気が阻滞されれば（三焦気阻），決瀆*が不暢となり，膀胱の気化が不利となれば尿からの水液の排泄が障害される。治療の際は，これらの臓腑にも配慮して弁証論治する必要がある。

*決瀆：溝を造って水を流すこと。

■ 分 類

祛湿剤	化湿和胃剤	平胃散・藿香正気散
	清熱祛湿剤	茵陳蒿湯・三仁湯・甘露消毒丹・連朴飲・八正散・二妙散
	利水滲湿剤	五苓散・猪苓湯・防已黄耆湯・五皮散
	温化水湿剤	苓桂朮甘湯・真武湯・実脾散・萆薢分清飲
	祛風勝湿剤	羌活勝湿湯・独活寄生湯・疎経活血湯

　水湿証には，外湿と内湿の違いのみならず，虚実・寒熱・病位，伴う邪気などによりさまざまな病態がある。それに応じて，祛湿剤には化湿和胃剤・清熱祛湿剤・利水滲湿剤・温化水湿剤・祛風勝湿剤の5種類がある。

■ 適応証

　祛湿剤の適応は，湿邪によって引き起こされた水湿証である。現代では，慢性胃炎・胃十二指腸潰瘍・急性胃腸炎・糸球体腎炎・尿路感染症・ウイルス性肝炎・メニエール病・変形性関節症・関節リウマチなどの疾患が水湿証に属する場合に応用される。

■ 注意点

　湿邪は性が重着かつ粘膩であるために，気機を阻滞させやすい。よって祛湿剤にはよく理気薬が配合される。「気が化せば，湿もまた化す」という理論がある。また，湿邪が体表にある場合は祛風発散薬が，脾気に虚損があって湿が内生された場合は健脾助運薬が，陽気が虚弱なために水湿が停滞した場合は温腎助陽薬が，それぞれ配合される。

　祛湿剤は多くの芳香薬や温燥薬・滲湿薬で組成されるため，津液を耗傷しやすい。よって，もともと陰津が虚損された者や病後で体力が低下した者，妊婦には慎重に投与し，必要に応じて適宜健脾扶正の薬味を配合する。

第1節
化湿和胃剤

　化湿和胃剤は，体内に湿濁が盛んなために（湿濁内盛）脾胃の機能が阻滞された病態を治療する方剤である。脘腹部の痞満感・噯気・呑酸*・嘔吐・泄瀉・食欲不振・全身倦怠感などの症状を呈する。

　主な構成生薬は，蒼朮・陳皮・藿香・白豆蔲などの苦温燥湿薬や芳香化濁薬である。湿濁が盛んになると気機が阻滞されやすく，湿濁内盛証では外感風寒証や脾胃失和証を伴うことが多い。そのために化湿和胃剤にはよく行気薬や解表薬・和中薬が配合される。代表的な方剤に，平胃散・藿香正気散がある。

　*呑酸：胃酸が逆流し，口元へ上がること。

〈化湿和胃剤〉

適応症	**湿困脾胃証**：脘腹部の痞満感・噯気・呑酸・嘔吐・泄瀉・食欲不振・全身倦怠感
構成生薬	**苦温燥湿薬・芳香化濁薬**：蒼朮・陳皮・藿香・白豆蔲など
代表方剤	平胃散・藿香正気散

平胃散　へいいさん

【出典】『太平恵民和剤局方』
【組成】蒼朮12g，厚朴9g，陳皮（橘皮）6g，炙甘草3g（生姜3g，大棗3g）
【用法】粉末にしたものを1回4〜6gずつ，生姜と大棗の煎じ汁か湯で服用する。あるいは生姜3gと大棗3gを加えて，そのまま水で煎じて服用してもよい。
【効能】燥湿運脾・行気和胃
【主治】湿滞脾胃証

　脘腹部の膨満感（脘腹脹満）・食欲不振・味がしない（口淡無味）・悪心・嘔吐・噯気・呑酸・四肢が重だるい（肢体沈重）・横になりたい（怠惰嗜臥）・泥状便・慢性の下痢・舌苔白膩厚・脈緩。

【病機と治法】

　湿濁により脾胃が損傷されて気機が阻滞された湿滞脾胃証が，本方剤の適応である。脾は運化を主り，燥を喜び湿を嫌う。湿濁が脾胃に滞ると（湿困脾胃），脾の運化の機能が失調するために（脾失健運），食欲不振・味がしない・慢性の下痢などの症状を呈し，胃の和降の機能が失

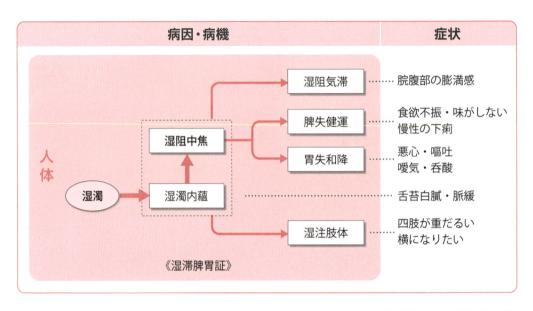

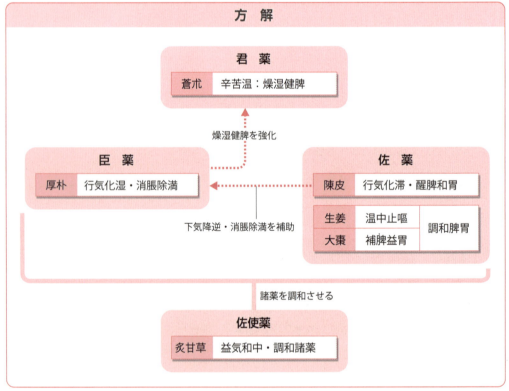

調するために（胃失和降），悪心や嘔吐・噯気・呑酸などの症状を呈する。湿が気を阻滞するために（湿阻気滞），脘腹部の膨満感を呈し，湿が四肢体幹に注げば（湿注肢体），身体や四肢が重だるい・横になりたいなどの症状が現れる。舌苔白膩・脈緩は，いずれも湿が鬱滞したための症候である。治療は，燥湿することで脾の運化の機能を回復させ（燥湿運脾），気をめぐらせて胃の和降の機能を回復させる（行気和胃）。

【方解】
　辛苦温の蒼朮は，温燥の性質によって湿を除き，脾の運化の機能を回復させる君薬である。辛苦温の厚朴は，気をめぐらせて湿を化し，脘腹部の膨満感を改善させるとともに蒼朮の燥湿健脾の効能を強化する臣薬である。陳皮は気をめぐらせて化滞するとともに醒脾和胃し，厚朴と組んで下気降逆・除満消脹する。生姜と大棗は，脾胃を調和させて脾の運化の機能を回復させる。これらはいずれも佐薬である。加わる炙甘草は，益気和中するとともに諸薬を調和させる佐使薬である。これらの配合により本方剤は，湿濁を化して気機を順調にし，脾の運化の機能を回復させ胃気を降下させて，湿濁が脾胃に停滞して引き起こされた病証を治療する。

【加減】寒湿が盛んで畏寒や四肢の冷えを呈する場合は，乾姜や肉桂・呉茱萸を加えて寒湿を温散する。湿が化熱して湿熱となり，舌苔黄膩を呈する場合は，黄連や黄芩を加えて清熱燥湿する。湿が盛んで激しい下痢を呈する場合は，茯苓や芡実・肉豆蔻を加えて補脾祛湿・渋腸止瀉する。嘔気や嘔吐が止まらない場合は，半夏を加えて降逆止嘔する。

【応用】慢性胃炎・胃十二指腸潰瘍・消化不良・機能性ディスペプシアなどの疾患が湿滞脾胃証に属する場合に，本方剤が応用される。

【注意】陰血不足証や胃熱証には用いない。妊婦にも使用を控えること。

附方

平胃散に関連する方剤

不換金正気散　ふかんきんしょうきさん

【出典】『太平恵民和剤局方』
【組成】厚朴 10 g，藿香 10 g，甘草 10 g，半夏 10 g，蒼朮 10 g，陳皮（橘皮）10 g
【用法】粉末にしたものを 1 回 3〜6 g ずつ，生姜と大棗の煎じ汁で服用する。
【効能】行気化湿・和胃止嘔
【主治】湿濁内停兼表寒証，あるいは瘴疫時気*の霍乱
　嘔吐・泄瀉・腹脹・悪寒・発熱・舌苔白膩。

【病機と方解】
　湿濁により脾胃の機能が阻滞された湿濁中阻証に，表寒証を伴う場合が，本方剤の適応である。
　平胃散に藿香と半夏が加わり組成される。藿香は湿濁を化して和胃止嘔するとともに発表し，半夏は燥湿化痰・降逆止嘔する。平胃散に解表散邪の効能が加わり，さらに燥湿和胃・降逆止嘔の効能が強化された方剤である。

　　＊瘴疫：瘴気（毒気）にあたって起こる伝染病。
　　　時気：季節により流行病を引き起こす伝染性の強い病邪。

柴平湯　さいへいとう

【出典】『景岳全書』『内経拾遺方論』
【組成】柴胡6g，人参3g，半夏3g，黄芩4.5g，甘草1.5g，陳皮（橘皮）3.5g，厚朴3g，蒼朮4.5g
【用法】生姜と大棗を加えて，水で煎じて服用する。
【効能】和解少陽・祛湿和胃
【主治】湿瘧
　全身の疼痛・四肢が重だるい・悪寒や軽い発熱（寒多熱少）・脈濡。
【病機と方解】
　湿濁の邪気が中焦に滞り脾胃の機能が阻滞された湿滞中焦証に，少陽不和を伴う湿瘧が，本方剤の適応である。
　本方剤は平胃散と小柴胡湯の合方である。平胃散が燥湿和胃し，加わる小柴胡湯が和解少陽する。

藿香正気散　かっこうしょうきさん

【出典】『太平恵民和剤局方』
【組成】藿香9g，大腹皮3g，白芷3g，紫蘇葉3g，茯苓3g，半夏曲6g，白朮6g，陳皮（橘皮）6g，厚朴（姜汁炙）6g，桔梗6g，炙甘草6g
【用法】粉末にしたものを1回6gずつ，生姜と大棗の煎じ汁で服用する。あるいは生姜3g

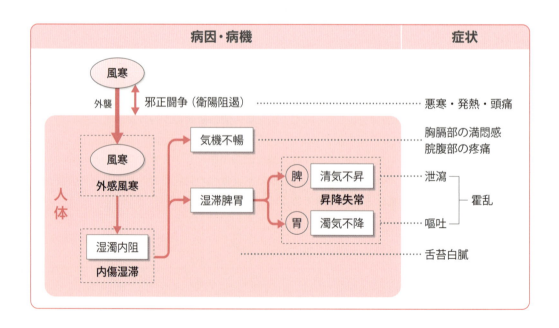

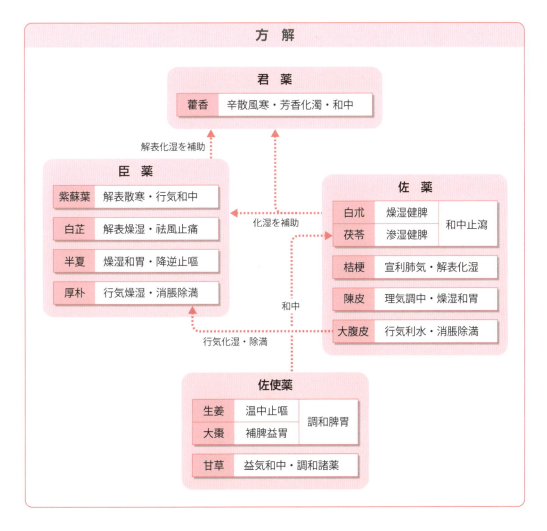

と大棗3gを加えて，そのまま水で煎じて服用してもよい。

【効能】解表化湿・理気和中

【主治】外感風寒・内傷湿滞証

　霍乱・嘔吐・泄瀉・発熱・悪寒・頭痛・胸膈部の満悶感・脘腹部の疼痛・舌苔白膩。

【病機と治法】

　外界から風寒の邪気を感受して体内に湿が滞り，清濁が結びついて嘔吐や泄瀉を呈する病態（霍乱）が，本方剤の適応である。風寒の邪気が体表を侵襲すると，衛陽が阻遏されるために悪寒や発熱・頭痛を呈する。湿濁が体内に滞ると，気機が不暢となるために胸膈部の満悶感や脘腹部の疼痛を呈する。湿邪が胃腸に留まれば，脾の昇清と胃の降濁の機能が失調するために嘔吐や泄瀉を呈する。舌苔白膩は，湿邪が体内に鬱滞したための症候である。治療は，体表で風寒の邪気を疏散させるとともに体内で湿濁を化し，あわせて理気和中する。

【方解】

　辛温芳香の藿香は，体表で風寒の邪気を疏散させながら体内で湿濁を化し，和中するとともに昇清降濁して霍乱を治療する君薬である。紫蘇葉は解表散寒・行気和中し，白芷は解表燥湿し，半夏曲は燥湿和胃・降逆止嘔し，厚朴は行気燥湿する。これらはいずれも藿香を補助して

解表化湿する臣薬である。白朮と茯苓は，健脾化湿の効能により中気を補って止瀉し，大腹皮は行気利水するとともに消脹除満し，桔梗は肺気を宣利するとともに解表化湿し，陳皮は理気和中燥湿する。これらはいずれも佐薬である。生姜・大棗・甘草は，脾胃を補うとともに諸薬を調和させる佐使薬である。これらの配合により本方剤は，体表で風寒の邪気を疏散させるとともに体内で湿濁を化し，気機を通暢し脾胃の機能を回復させて，外感風寒により体内に湿邪が鬱滞した霍乱を治療する。

【加減】表寒が著しいために発熱や悪寒・無汗を呈する場合は，香薷を加えるか紫蘇葉と白芷を増量して解表散寒の力を強化する。湿が盛んで舌苔厚膩を呈する場合は，白朮の代わりに蒼朮を用いて燥湿健脾する。内湿が化熱して舌苔が黄色くなった場合は，黄連・黄芩・山梔子を加えて清熱燥湿する。気滞を伴い脘腹部の脹痛を呈する場合は，木香や沈香・延胡索を加えて行気止痛する。

【応用】急性胃腸炎・感染性胃腸炎・夏の感冒・消化不良などの疾患が，外感風寒・内傷湿滞証に属する場合に，本方剤が応用される。

【注意】傷食による嘔吐や下痢は，本方剤の適応ではない。

【参考】本方剤は，化湿和胃の効能に力点を置きながら，穏やかな解表散寒の効能を併せもった方剤である。よって，寒湿の邪気を感受して脾胃の機能が失調した夏の感冒が，最もよい適応である。

　霍乱（かくらん）とは，急激に発症して激しい嘔吐や下痢・腹痛を呈する病態の総称である。夏季に時行疫癘を感受して，あるいは冷たい飲食物を摂り過ぎて，脾胃が損傷され昇降の機能が失調して引き起こされる。発症が急激で，わずかの間に揮霍撩乱する（もがいて手を激しく振り回す）ために霍乱と称する。本邦では，霍乱は一般に日射病などの暑気あたりをさすが，古くは同様に激しい嘔吐や下痢・腹痛を呈する急性胃腸炎のことをいった。ちなみに現代の中国語では，霍乱はコレラを意味する。

附方

藿香正気散に関連する方剤

六和湯　ろくわとう

【出典】『太平恵民和剤局方』『医方考』
【組成】人参3g，(赤)茯苓6g，炙甘草3g，白扁豆6g，藿香6g，砂仁3g，杏仁3g，半夏3g，厚朴12g，木瓜6g，香薷6g
【用法】生姜3gと大棗3gを加えて，水で煎じて服用する。
【効能】祛暑化湿・健脾和胃
【主治】湿傷脾胃・外感暑湿証
　霍乱・嘔吐・泄瀉・全身倦怠感・胸膈部の痞満感・舌苔白滑。
【病機と方解】
　夏季に生ものや冷たいものを摂取して湿邪を感受したために，脾胃の昇降の機能が失調し

て嘔吐や泄瀉・全身倦怠感などの症状を呈する場合が，本方剤の適応である。

人参・茯苓・甘草は，益気健脾の効能により脾気を補って脾の祛湿の力を強め，白扁豆は健脾化湿和中する。藿香と砂仁は化湿するとともに行気和中し，半夏と厚朴は燥湿和胃・降逆止嘔する。杏仁は肺気の粛降を補助して水道を通調させ，木瓜と香薷は和中化湿する。
【参考】『医方考』の六和湯は，香薷の代わりに白朮が配合される。

比較 　藿香正気散と六和湯

藿香正気散と六和湯は，どちらも化湿和中の効能により，嘔吐や泄瀉を呈する霍乱を治療する方剤であるが，効能と適応となる病態に違いがある。藿香正気散は，解表散寒の効能に力点が置かれ，あわせて化湿・理気和中する方剤であり，主に外感風寒・内傷湿滞証に用いられる。それに対して六和湯は，健脾化湿の効能に力点が置かれた方剤であり，主に湿傷脾胃・外感暑湿証に用いられる。

コラム 　― アトピー性皮膚炎と漢方 ―

アトピー性皮膚炎は，Th 2細胞の過剰な誘導・活性化などの免疫異常が指摘される慢性炎症性疾患であるが，中医学的に病態を捉えると別の側面が見えてくる。実際に証を弁別してみると，経験的に血熱や湿邪が関与するという意見が多い。その病機を考察するならば，脾の運化の機能が低下して湿熱が内生され，あるいは風湿熱邪を感受して引き起こされると捉えることができる。湿熱が肌腠に鬱滞すれば，正気が耗傷され脾気が損傷されて血燥となり，肌膚が濡養を失っていく。よって治療は，益気健脾するとともに清熱祛湿・疏風止痒し，さらに皮膚の乾燥に合わせて養血潤燥することになる。

一方，フィラグリンとの関連が注目されるように，アトピー性皮膚炎では，近年皮膚のバリア機能の低下が指摘されている。表皮角層のバリア機能が障害されると，皮膚が乾燥するのみならず，外界から異物が侵入しやすくなり外来アレルゲンに対する感作が成立しやすくなるというのである。そのような観点からすれば，生肌の効能をもつ黄耆に効果が期待できそうである。実際，処方を組み立てる際に適量の黄耆を加えると，良好な経過をたどる例を多く経験する。東洋医学的な病態の捉え方は，多くの場合西洋医学のそれと異なるが，西洋医学的な知識が，漢方薬の運用に参考になることもあるので注意したい。

第2節
清熱祛湿剤

　清熱祛湿剤は，外界から湿熱の邪気を感受して，あるいは体内で湿熱が盛んになったり湿熱が下注したりして引き起こされた，湿温・黄疸・霍乱・熱淋・泄瀉・痿痺などの湿熱証を治療する方剤である。

　主な構成生薬は，茵陳蒿・薏苡仁・滑石などの清熱利湿薬と，黄連・黄芩・黄柏・山梔子などの清熱燥湿薬である。よく杏仁・桔梗などの宣肺薬や，半夏・陳皮・厚朴などの理気燥湿薬が配合される。代表的な方剤に，茵陳蒿湯・三仁湯・甘露消毒丹・連朴飲・八正散・二妙散がある。

〈清熱祛湿剤〉

適応症	湿熱証：湿温・黄疸・霍乱・熱淋・泄瀉・痿痺
構成生薬	**清熱利湿薬**：茵陳蒿・薏苡仁・滑石など **清熱燥湿薬**：黄連・黄芩・黄柏・山梔子など
代表方剤	茵陳蒿湯・三仁湯・甘露消毒丹・連朴飲・八正散・二妙散

茵陳蒿湯　いんちんこうとう

【出典】『傷寒論』
【組成】茵陳蒿（茵陳）18ｇ，山梔子９ｇ，大黄６ｇ
【用法】水で煎じて服用する。
【効能】清熱・利湿・退黄
【主治】湿熱黄疸（陽黄）
　鮮やかな色の黄疸・眼球結膜の黄染・軽度の腹満感・口渇・尿量の減少・尿の色が濃い・舌苔黄膩・脈滑数あるいは沈実。

【病機と治法】
　湿邪と瘀熱が肝胆経に蘊結して引き起こされた湿熱黄疸が，本方剤の適応である。湿邪と瘀熱が体内に鬱して肌膚を蒸し上げると，胆汁が外溢して全身に黄疸が生じ，眼球結膜が黄染する。湿が鬱滞し体内に留まると，気機が阻滞されるために軽度の腹満感を呈し，気化が不利となれば尿量が減少する。口渇・舌苔黄膩・脈滑数は，いずれも湿熱が内鬱したための症候である。治療は，清熱利湿の効能により湿熱の瘀滞を解き，体外へ湿熱を外泄させて，退黄する。

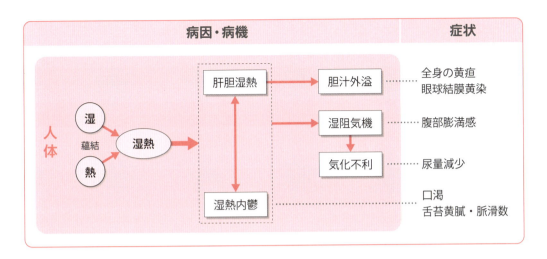

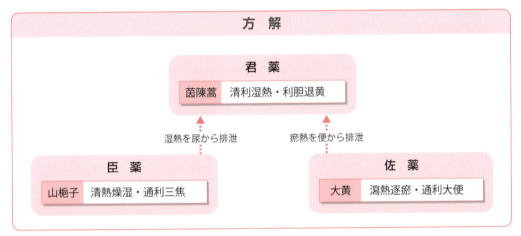

【方解】
　苦微寒の茵陳蒿は，湿熱を清利し利胆退黄して黄疸を治療する君薬である。苦寒の山梔子は，清熱燥湿するとともに三焦を通利し，湿熱を下へ導いて尿から体外へ排泄させる臣薬である。大黄は，瀉熱逐瘀するとともに大便を通利し，瘀熱を便から体外へ排泄させる佐薬である。これらの配合により本方剤は，湿熱の瘀滞を解き，湿熱を二便から体外へ外泄させて黄疸を治療する。
【加減】湿が熱より著しい場合は，茯苓や沢瀉を加えて淡滲利湿する。熱が湿より著しい場合は，竜胆草や蒲公英を加えて清熱の力を強化する。食滞を伴い，悪心や嘔吐・食欲低下を呈する場合は，半夏や神麹を加えて和胃消食止嘔する。少陽経の経気が不利となって寒熱往来や胸脇苦満を呈する場合は，柴胡や黄芩を加えて和解少陽する。胸脇部や脘腹部に脹痛を呈する場合は，鬱金や川楝子・枳実を加えて疏肝行気除脹する。
【応用】急性肝炎・慢性肝炎・胆嚢炎・胆石症等による黄疸が湿熱内蘊証に属する場合に，本方剤が応用される。
【注意】陰黄証は本方剤の適応ではない。妊婦には慎重に用いること。
【参考】中医学的に，黄疸には陰と陽の区別がある。湿熱により引き起こされ，鮮やかな色の黄疸を呈するものを陽黄といい，寒湿により引き起こされ，暗い色の黄疸を呈するものを陰黄

という。本方剤は，湿熱による黄疸（陽黄）に用いる主要方剤である。清熱と利湿の力がほぼ同等であるため，湿と熱がともに盛んな場合に用いられる。

附方

茵陳蒿湯に関連する方剤

梔子柏皮湯　ししはくひとう

【出典】『傷寒論』
【組成】山梔子9g，炙甘草3g，黄柏6g
【用法】水で煎じて服用する。
【効能】清熱利湿
【主治】湿熱黄疸・傷寒身熱発黄

鮮やかな色の黄疸・眼球結膜の黄染・発熱・口渇・心煩・尿の色が濃い・舌質紅・舌苔黄・脈弦数あるいは弦大滑実。

【病機と方解】

湿熱による黄疸で，瘀熱が著しく，湿邪は比較的軽い場合が，本方剤の適応である。

苦寒の山梔子は，清熱燥湿するとともに三焦を通利して湿熱を下泄し，黄柏は，清熱燥湿の効能により湿熱を清利して退黄する。炙甘草は，諸薬を調和させるとともに寒薬による脾胃の損傷を防止する。

茵陳四逆湯　いんちんしぎゃくとう

【出典】『張氏医通』『衛生宝鑑』『傷寒微旨論』
【組成】茵陳蒿18g，乾姜6g，（炮）附子9g，炙甘草6g
【用法】水で煎じたものを，冷やして服用する。
【効能】温裏助陽・利湿退黄
【主治】寒湿内阻の陰黄

暗い色の黄疸（黄色晦暗）・倦怠感・体が重い・元気がない・食欲不振・四肢体幹の冷え・脈沈細無力。

【病機と方解】

寒湿の邪気が体内に鬱滞したために脾気が虚損され，脾陽が虚衰して発黄した陰黄が，本方剤の適応である。

苦寒の茵陳蒿は利湿退黄し，辛温の乾姜と附子は，温中散寒の効能により寒湿を除いて脾陽を補助し，加わる炙甘草は益気和中するとともに諸薬を調和させる。

> | 比　較 | 茵陳蒿湯・梔子柏皮湯・茵陳四逆湯 |
>
> 　茵陳蒿湯と梔子柏皮湯は，どちらも清熱利湿の効能により湿熱による陽黄を治療する方剤であるが，茵陳蒿湯は清熱と利湿の力がほぼ同等なため，湿と熱がともに盛んな場合に用いられ，梔子柏皮湯は清熱の力が利湿の力より強力なため，熱が盛んで湿が軽い場合に用いられる。一方，茵陳四逆湯は，温陽利湿することで退黄する方剤であり，寒湿内阻による陰黄に用いられる。

三仁湯　　さんにんとう

【出典】『温病条弁』
【組成】杏仁15ｇ，滑石18ｇ，通草６ｇ，白蔲仁（白豆蔲）６ｇ，竹葉６ｇ，厚朴６ｇ，（生）薏苡仁18ｇ，半夏10ｇ
【用法】水で煎じて服用する。
【効能】宣暢気機・清利湿熱
【主治】湿温病証（湿重熱軽）・邪在気分
　頭痛・悪寒・全身の重だるさや疼痛・顔色が淡黄色・胸悶感・食欲不振・午後の発熱・舌苔白膩・脈弦細かつ濡。

【病機と治法】
　暑湿によって引き起こされた湿温病の初期で，湿熱の邪気が気分にあるために気機が阻遏された病態が，本方剤の適応である。なかでも湿が盛んで熱は比較的軽い場合に用いられる。湿温病とは，著しい湿を伴う熱性疾患である。長夏から初秋にかけての暑い季節に多く，もともと脾気が虚損され湿が停滞している者が罹患しやすい。湿邪により衛陽が阻遏されるために，頭痛・悪寒・全身の重だるさや疼痛などの症状を呈する。湿邪により脾気が損傷され気機が阻滞されるために，胸悶感や食欲不振を呈する。湿が体表に留まると体内に熱がこもる（湿遏熱伏）ために，午後に発熱する。顔色が淡黄色・舌苔白膩・脈弦細かつ濡などは，いずれも湿邪が体内に留まるための症候である。治療は，祛湿するとともに清熱し，阻遏された気機を宣暢させる。

【方解】
　苦微温の杏仁は，上焦の肺気を宣通して気化を促すことで湿を化し，辛温の白蔲仁（白豆蔲）は，行気温中・化湿消痞の効能により中焦の気機を宣暢させ，甘淡微寒の薏苡仁は，健脾するとともに湿熱を滲利して下焦を疏導する。これら三薬（「三仁」）は，上焦・中焦・下焦の三焦の気機を調暢して湿熱を清利する君薬である。滑石は清熱利水解暑し，通草は清熱利水し，竹葉は清熱生津利尿する。これら三薬は，甘寒淡滲の性質により薏苡仁と組んで湿熱を下へ導き下焦を清利する臣薬である。半夏と厚朴は，行気化湿・散結除痞の効能により白蔲仁を補助して中焦の気機を宣暢させる佐薬である。これらの配合により本方剤は，気機を調暢して湿を化すとともに解暑清熱して，三焦の気機が湿熱の邪気によって阻遏された病態を治療する。

【加減】湿温病の初期で，頭痛や悪寒・全身の重だるさなどの症状が著しい場合は，藿香・香薷・

佩蘭を加えて解暑化湿の力を強化する。湿が盛んで，嘔気や嘔吐・脘腹部の脹満感を伴う場合は，蒼朮や草果・石菖蒲を加えて化湿和胃する。熱が湿よりも著しい場合は，黄連や黄芩を加えて清熱瀉火し，熱が盛んなために高熱や口渇・多汗・顔面紅潮などの症状を呈する場合は，半夏と厚朴を除き，石膏や知母を加えて，清熱の力をさらに強化する。

【応用】急性胃腸炎・腎盂腎炎・糸球体腎炎・肝炎などの疾患が湿温証に属する場合に，本方剤が応用される。

【注意】湿温病の初期は邪気が気分に留まるために，病勢が緩慢で治癒し難く，経過が長期にわたることが多い。このような場合，『温病条弁』では「発汗」「後下」「滋潤」の3つの治法を禁忌としており，注意が必要である。芳香苦辛の薬味により軽宣淡滲し，気機を宣暢して利湿清熱することが望ましい。

【参照】杏仁・白蔲仁・薏苡仁の三仁は，上焦を宣利する（宣上）とともに中焦を調暢（暢中）し，あわせて下焦を滲利する（滲下）ことで，体内に盛んな湿邪を取り除く。これら「三仁」が重要な役割を果たすために，「三仁湯」の名がある。

本方剤は，暑湿・痺証・水腫・淋証などの病証で，湿が盛んで熱は比較的軽い場合にも応用される。

附方

三仁湯に関連する方剤

藿朴夏苓湯　かつぼくかりょうとう

【出典】『医原』『感証輯要』
【組成】藿香6g，半夏4.5g，（赤）茯苓9g，杏仁9g，（生）薏苡仁12g，白蔲仁（白豆蔲）3g，猪苓6g，淡豆豉9g，沢瀉4.5g，厚朴3g，通草3g
【用法】水で煎じて服用する。
【効能】解表化湿
【主治】表証を伴う湿温病証の初期
　発熱・悪寒・四肢体幹の倦怠感・胸悶感・口が粘る（口膩）・舌苔薄白・脈濡緩。
【病機と方解】
　暑湿により引き起こされた湿温病の初期で，表証を伴い，湿が盛んで熱は比較的軽い場合が，本方剤の適応である。
　辛微温の藿香は，体表で表邪を外散させるとともに体内で脾胃の湿滞を化し，半夏と厚朴は，燥湿運脾の効能により脾の化湿の機能を回復させる。淡豆豉は化気利湿疏表するとともに除煩し，白蔲仁は行気温中化湿する。杏仁は肺の宣発粛降の機能を回復させて水道を通暢する。茯苓と薏苡仁は利水滲湿・益気健脾し，猪苓・沢瀉と組んで下焦に働き，水道を通暢して水湿を外泄させる。加わる通草は清熱滲湿利水する。

黄芩滑石湯　おうごんかっせきとう

【出典】『温病条弁』
【組成】黄芩９ｇ，滑石９ｇ，茯苓皮９ｇ，大腹皮６ｇ，白蔲仁（白豆蔲）３ｇ，通草３ｇ，猪苓９ｇ
【用法】水で煎じて服用する。
【効能】清熱利湿
【主治】湿熱阻滞中焦証（湿熱が中焦に蘊結した湿温病）
　発熱・全身の疼痛・発汗すると解熱するがまた発熱する・口が渇くが水を飲みたくない，あるいは口渇なし・舌苔淡黄滑・脈緩。
【病機と方解】
　暑湿によって引き起こされた湿温病で，湿熱の邪気が中焦に滞った病態が，本方剤の適応である。
　黄芩は清熱燥湿し，滑石と通草は清熱利水し，茯苓と猪苓は滲湿利水する。大腹皮は行気消脹利水し，白蔲仁は行気温中化湿する。

比較　三仁湯・藿朴夏苓湯・黄芩滑石湯

　三仁湯・藿朴夏苓湯・黄芩滑石湯は，いずれも湿温病の治療に用いられる方剤であるが，効能と適応となる病態に違いがある。三仁湯は，利湿の効能を主として清熱の効能を併せもつ方剤であり，湿温病の初期で，湿が盛んで熱は比較的軽い場合に用いられる。藿朴夏苓湯は，清熱利湿の効能にさらに疏表の効能を併せもつ方剤であり，湿温病の初期で表証を伴い，湿が盛んで熱は軽い場合に用いられる。黄芩滑石湯は，清熱と利湿の効能を同等にもつ方剤であり，湿温の邪気が中焦にあって，湿と熱がともに盛んな場合に用いられる。

甘露消毒丹　かんろしょうどくたん

【別名】普済解毒丹
【出典】『温熱経緯』『医効秘伝』
【組成】滑石15ｇ，茵陳蒿11ｇ，黄芩10ｇ，石菖蒲６ｇ，川貝母５ｇ，木通５ｇ，藿香４ｇ，射干４ｇ，連翹４ｇ，薄荷４ｇ，白豆蔲４ｇ
【用法】粉末にして１回９ｇずつ服用するか，神麴糊で９ｇの丸剤にして湯で服用する。そのまま水で煎じて服用してもよい。１日２回。
【効能】利湿化濁・清熱解毒

【主治】湿温による時疫（疫癘）・邪在気分

発熱・全身倦怠感・胸悶感・腹部膨満感（腹脹）・四肢が重だるい（肢酸）・咽頭の腫脹や疼痛・口渇・尿が濃くて少ない・嘔吐・下痢（泄瀉）・混濁尿（淋濁）・黄疸・舌苔黄膩あるいは白膩または乾黄・脈濡数あるいは滑数。

【病機と治法】

湿温による時疫で，湿熱の邪気が気分に留まり，かつ湿と熱がともに盛んな場合が，本方剤の適応である。湿と熱が結びついて身体を燻蒸するために，発熱・全身倦怠感・四肢が重だるいなどの症状を呈する。湿が清陽を遮蔽して気機を阻滞させるために，胸悶感や腹部膨満感を呈する。湿熱が中焦に蘊結すると脾胃の昇降の機能が失調するために，嘔吐や下痢を呈する。熱毒が上攻すれば，咽頭の腫脹や疼痛・口渇を呈し，湿熱が下注すれば，尿が濃くて少ない・混濁尿などの症状を呈する。湿熱が肝胆を蒸し上げれば，黄疸が現れる。舌苔黄膩あるいは白膩は，湿熱が体内で盛んなための症候である。治療は，盛んとなった湿熱を清利するとともに気機を通暢させる。

【方解】

甘淡寒の滑石は，湿熱を清利するとともに清熱解暑し，苦微寒の茵陳蒿は，肝胆脾胃の湿熱を清利して退黄し，苦寒の黄芩は，清熱解毒燥湿する。これら三薬は，協力し合って清熱祛湿する君薬である。石菖蒲は開竅寧心・化湿和胃し，白豆蔲は行気化湿止嘔し，藿香は化湿解暑和中する。これらはいずれも臣薬である。薄荷は上焦を軽宣するとともに射干と組んで清熱解毒利咽し，川貝母は清熱潤肺し，連翹は清熱解毒し，木通は滑石と茵陳蒿を補助して湿熱を清利する。これらはいずれも佐薬である。これらの配合により本方剤は，湿邪を滲利しながら熱毒を清解し気機を調暢して，湿と熱がともに盛んな湿温の時疫を治療する。

【加減】咽頭の腫脹や疼痛が著しい場合は，板藍根・牛蒡子・金銀花・山豆根を加えて解毒利咽の力を強化する。黄疸を呈する場合は，山梔子・大黄・金銭草を加えて利胆退黄する。

【応用】急性胃腸炎・感染性腸炎・急性ウイルス性肝炎・胆嚢炎などの疾患が，湿熱併重証に属する場合に，本方剤が応用される。

【注意】熱により津液が虧損された者には用いないこと。

【参考】本方剤は，あらゆる湿温病・時疫に用いられる「湿温時疫の主方」である。暑湿が盛んな夏季に用いられることが多い。

連朴飲　れんぼくいん

【出典】『霍乱論』
【組成】（製）厚朴6g，黄連（姜汁炒）3g，石菖蒲3g，（製）半夏3g，淡豆豉（炒）9g，山梔子9g，芦根60g
【用法】水で煎じて服用する。
【効能】清熱化湿・理気和中
【主治】中焦湿熱証・湿熱霍乱

嘔吐・下痢（泄瀉）・胸脘部の痞悶感・煩躁・尿が濃くて少ない・舌苔黄膩・脈滑数。

【病機と治法】
　湿熱が中焦に鬱遏したために嘔吐や下痢を呈する霍乱が，本方剤の適応である。湿熱が中焦に蘊伏すると，脾の昇清と胃の和降の機能が失調するために，嘔吐や下痢を呈する。湿熱により気機が阻滞されるために，胸脘部の痞悶感や煩躁を呈する。尿が濃くて少ない・舌苔黄膩・脈滑数は，いずれも湿熱が体内に滞るための症候である。治療は，清熱化湿するとともに気機を調暢して，脾胃の昇清降濁の機能を回復させる。

【方解】
　苦辛温の厚朴は，行気化湿するとともに消痞除満し，苦寒の黄連は，清熱燥湿するとともに止瀉する。これら二薬は，気をめぐらせて湿を化し，脾胃の昇清降濁を回復させて湿熱を消除する君薬である。石菖蒲は芳香辟穢することで化濁し，半夏は燥湿化痰・降逆和胃し，芦根は清熱除煩・和胃止嘔する。これらはいずれも臣薬である。淡豆豉は鬱熱を宣泄し，山梔子は湿熱を清利するとともに三焦を通利する。これら二薬は，胸脘部の鬱熱を清宣する佐薬である。これらの配合により本方剤は，清熱化湿・理気和中の効能を発揮して，湿熱を消除するとともに脾胃の昇清降濁の機能を回復させる。

【加減】激しい下痢を呈する場合は，薏苡仁や茯苓・沢瀉を加えて利湿止瀉する。胸腹部の脹満感を伴う場合は，草果や白豆蔲を加えて行気化湿する。湿熱が腸道の気血を傷つけて裏急後重を呈する場合は，木香や白芍を加えて気血を調和させる。

【応用】急性胃腸炎・感染性腸炎などの疾患が中焦湿熱証に属する場合に，本方剤が応用される。

【注意】嘔吐や下痢が激しいために気津が耗傷された場合は，本方剤を用いるべきでない。中焦寒湿証には禁用。

【参考】苦降辛開の性質をもつ本方剤は，湿温病の常用方剤である。湿熱が体内に蘊伏し中焦を阻滞した病態で，湿と熱がともに盛んな場合がよい適応である。

附方

連朴飲に関連する方剤

蚕矢湯　さんしとう

【出典】『霍乱論』
【組成】蚕砂 15 g，薏苡仁 12 g，大豆黄巻* 12 g，木瓜 9 g，黄連(姜汁炒) 9 g，(製)半夏 3 g，黄芩(酒炒) 3 g，通草 3 g，山梔子 5 g，呉茱萸 1 g
【用法】水で煎じて服用する。
【効能】清熱利湿・昇清降濁
【主治】湿熱霍乱
　嘔吐・下痢(泄瀉)・腹痛・筋肉の引きつり(転筋)・口渇・煩躁・舌苔黄厚乾燥・脈濡数。

【病機と方解】
　湿熱が内蘊したために引き起こされた霍乱で，筋肉の引きつりを伴う場合が，本方剤の適応である。嘔吐や下痢が長い間続くと，陰液が損傷されて筋脈が栄養を失うために，筋

肉の引きつりを呈するようになる。

　蚕砂は，祛風除湿・闢穢化濁の効能により，湿濁による嘔吐や下痢を止めるとともに，筋肉の引きつりを治療する霍乱転筋の主薬である。木瓜は，化湿和中・舒筋活絡の効能により，蚕砂と組んで嘔吐や下痢・筋肉の引きつりを治療する。大豆黄巻は化湿するとともに昇清し，薏苡仁は利湿しながら降濁し，あわせて舒筋する。黄芩・黄連・山梔子は，邪熱を清解するとともに燥湿し，半夏は降逆止嘔し，通草は滲利泄濁するとともに経絡を疏通させる。加わる少量の呉茱萸は，半夏を補助して下気降逆するとともに，黄連と組んで降逆止嘔する。

　　＊大豆黄巻（だいずおうけん）：黒豆（黒大豆）を発芽させて作ったもやしを乾燥させたもの。

比較　連朴飲と蚕矢湯

　連朴飲と蚕矢湯は，いずれも湿熱が内蘊して嘔吐や下痢を呈する霍乱を治療する方剤であるが，効能と適応となる病態に違いがある。連朴飲は，行気和胃止嘔の効能を主とする方剤であり，湿熱により気機が阻滞された霍乱に用いられる。それに対して蚕矢湯は，利湿止瀉の効能に舒筋の効能を併せもつ方剤であり，筋肉の引きつり（転筋）を伴う霍乱に用いられる。

八正散　はっしょうさん

【出典】『太平恵民和剤局方』
【組成】車前子９ｇ，瞿麦９ｇ，萹蓄９ｇ，滑石９ｇ，山梔子９ｇ，炙甘草９ｇ，木通９ｇ，大黄９ｇ
【用法】粉末にしたものを１回６〜９ｇずつ，灯心草を入れて煎じて服用する。そのまま水で煎じて服用してもよい。
【効能】清熱瀉火・利水通淋
【主治】湿熱淋証（湿熱下注による熱淋や血淋）
　混濁尿・血尿・排尿痛・排尿困難・尿線が細い（淋漓不暢）・尿閉（癃閉不通）・下腹部の膨満感（小腹急満）・口や咽頭の乾燥・舌苔黄膩・脈滑数。
【病機と治法】
　湿熱が下注し，膀胱に蘊結して引き起こされた淋証が，本方剤の適応である。湿熱が膀胱に下注するために混濁尿を呈し，湿熱が蘊結して膀胱の気化機能が失調するために，排尿痛・排尿困難・尿線が細いなどの症状を呈する。著しい場合は，膀胱が閉阻され水道が不暢となって，尿閉・下腹部の膨満感などの症状が現れる。内蘊する邪熱により津液が虧損されるために，口や咽頭の乾燥を呈し，邪熱が血絡を損傷すれば，血尿を呈する。舌苔黄膩・脈滑数は，湿熱が体内に滞るための症候である。治療は，清熱瀉火・利水通淋することで下焦に蘊結した湿熱を

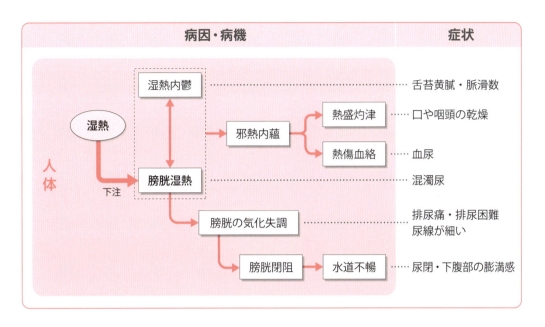

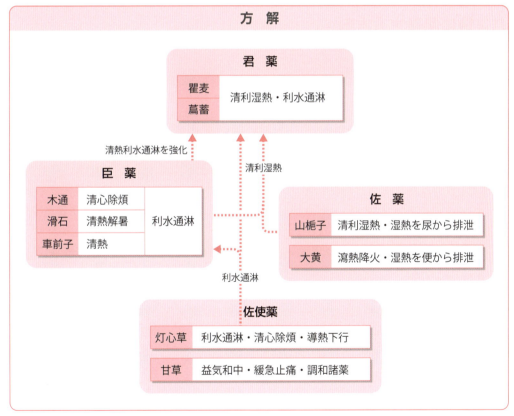

清除する。
【方解】
　苦寒の瞿麦と萹蓄は，膀胱の湿熱を清利して利水通淋する君薬である。木通は清心除煩・利水通淋し，滑石は利水通淋・清熱解暑し，車前子は清熱利水通淋する。これら三薬は，君薬を

補助して清熱利水通淋する臣薬である。山梔子は三焦の湿熱を清利し，大黄は瀉熱降火する。二薬は湿熱を下へ導き二便から排泄させる佐薬である。灯心草は清心除煩しながら利水通淋し，甘草は益気和中・緩急止痛するとともに諸薬を調和させる。これらはともに佐使薬である。これらの配合により本方剤は，清熱瀉火するとともに利水通淋して，湿熱が膀胱に下注して引き起こされた淋証を治療する。

【加減】血淋（血尿）には，小薊や白茅根を加えて涼血止血する。排尿痛を伴う石淋（尿路結石）には，金銭草や海金砂を加えて化石通淋する。膏淋（乳び尿）には，萆薢や石菖蒲を加えて分清化濁する。

【応用】膀胱炎・尿道炎・急性前立腺炎・尿路結石・腎盂腎炎などの疾患が膀胱湿熱証に属する場合に，本方剤が応用される。

【注意】腎虚の労淋は本方剤の適応ではない。妊婦には慎重に用いること。

【参考】本方剤は性が苦寒の通利の方剤であるから，湿熱に属する淋証がよい適応である。

附方

八正散に関連する方剤

五淋散　ごりんさん

【出典】『太平恵民和剤局方』
【組成】（赤）茯苓5g，当帰3g，生甘草3g，赤芍薬12g，山梔子12g
【用法】粉末にして1回6gずつ服用する。そのまま水で煎じて服用してもよい。
【効能】清熱涼血・利水通淋
【主治】熱鬱血淋証（膀胱湿熱の血淋）
　血尿（血淋）・排尿痛（渋痛）・頻尿・混濁尿・尿に砂が混じる（砂淋・石淋）・下腹部痛。

【病機と方解】
　湿熱が下注して膀胱に蘊結したために，血尿や排尿痛を呈する淋証が，本方剤の適応である。
　山梔子は清熱瀉火の効能により邪熱を清瀉して涼血止血し，赤茯苓は湿熱を清利して利水通淋する。これら二薬は協力し合って清熱通淋する。赤芍薬は涼血活血散瘀し，当帰は補血活血止痛する。これら二薬は協力し合って活血散瘀し，下腹部の疼痛を治す。加わる生甘草は，緩急止痛するとともに諸薬を調和させる。

> **比較** 八正散と五淋散
>
> 八正散と五淋散は，どちらも湿熱が下注し，膀胱に蘊結して引き起こされた淋証を治療する方剤であるが，効能と適応となる病態に違いがある。八正散は，清熱利湿の効能に力点が置かれており，主に熱淋の治療に用いられる。五淋散は，清熱涼血の効能に力点が置かれており，主に血淋の治療に用いられる。

二妙散　にみょうさん

【出典】二妙丸
【出典】『丹渓心法』
【組成】黄柏（炒）15g，蒼朮（炒）15g
【用法】粉末にして1回3～5gずつ服用する。あるいは丸剤にして服用するかそのまま水で煎じて服用してもよい。
【効能】清熱燥湿
【主治】湿熱下注証

　筋肉や関節の疼痛・下肢の筋力低下（痿軟無力）・膝や足の発赤や腫脹または熱感・下半身の湿疹（下部湿瘡）・尿が濃くて少ない（小便短赤）・黄色の帯下（湿熱帯下）・舌苔黄膩。

【病機と治法】
　湿熱が下行して経絡や筋脈に流注したために，下肢の筋肉や関節の腫脹や疼痛・黄色帯下・湿疹などの症状を呈する場合が，本方剤の適応である。湿熱が下注して筋骨に注ぐと，下肢の経脈が痺阻されるために，下肢の筋肉や関節の疼痛・膝や足の発赤や腫脹あるいは熱感を呈す

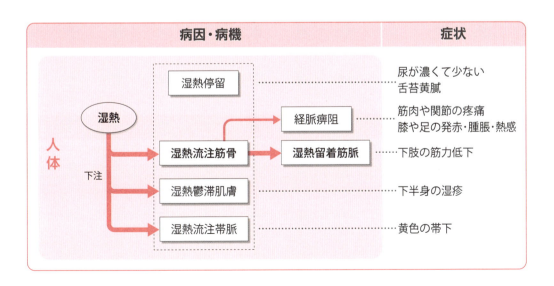

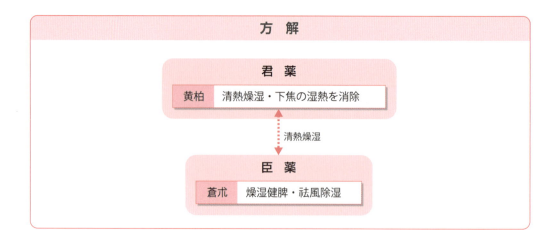

る。湿熱が筋脈に滞れば，筋脈が弛緩して下肢の筋力が低下する。下注した湿熱が肌膚に鬱滞すれば，下半身に湿疹が生じ，帯脈に注いで前陰に下りれば，帯下が混濁し悪臭を伴うようになる。尿が濃くて少ない・舌苔黄膩は，いずれも湿熱が体内に留まるための症候である。治療は，清熱燥湿の効能により下焦に留まる湿熱を取り除く。

【方解】　苦寒の黄柏は，清熱燥湿の効能により下焦の湿熱を消除する君薬である。辛苦温の蒼朮は，脾胃に入って燥湿健脾するとともに祛風除湿する臣薬である。これら二薬は，協力し合って清熱燥湿の効能を発揮して湿と熱を取り除き，湿熱が下注して引き起こされたさまざまな病態を改善させる。

【加減】　痺証には，木瓜・忍冬藤・豨薟草を加えて祛湿通絡する。痿証には，五加皮・牛膝・豨薟草・鹿蹄草を加えて肝腎を補い筋骨を強化する。下半身の湿疹など湿熱による湿瘡には，竜胆草・苦参・地膚子・赤小豆を加えて清熱祛湿解毒する。湿熱帯下には，芡実や樗根皮（椿根皮）を加えて利湿止帯する。

【応用】　関節リウマチ・変形性関節症・痛風・糸球体腎炎・湿疹・腟炎などの疾患が湿熱下注証に属する場合に，本方剤が応用される。

【注意】　肝腎虧虚や気血不足による痿証には，用いないこと。

【参考】　本方剤を用いる際は，経過中の証の変化に合わせて，薬味の量を適宜加減する必要がある。

附方

二妙散に関連する方剤

三妙丸　さんみょうがん

【出典】『医学正伝』
【組成】黄柏(酒炒) 12 g，蒼朮 18 g，（川）牛膝 6 g

【用法】粉末にしたものを梧桐子大（径6mm程度）の丸剤とし，1回50〜70丸ずつ，空腹時に姜汁か塩湯で服用する。

【効能】清熱燥湿

【主治】湿熱下注証

両下肢のしびれ（麻木）・両下肢の腫脹や疼痛または熱感・下肢の筋力低下（痿軟無力）。

【病機と方解】

湿熱が下行し経絡や筋脈に流注した病態で，下肢に肝腎虧損による筋力低下，瘀血による疼痛やしびれなどの症状を呈する場合が，本方剤の適応である。

二妙散に牛膝を加えて組成される。加わる牛膝は，活血化瘀するとともに諸薬を下へ導き，肝腎を補益して筋骨を強化する。

四妙丸　　しみょうがん

【出典】『成方便読』

【組成】（川）黄柏20g，薏苡仁20g，蒼朮12g，（懐）牛膝12g

【用法】粉末にしたものを水で丸剤とし，1回6〜9gずつ服用する。

【効能】清熱利湿

【主治】湿熱下注証

両下肢のしびれ（麻木）・両下肢の腫脹や疼痛・下肢の筋力低下（痿軟）。

【病機と方解】

湿熱が下行して経絡や筋脈に流注した病態で，湿熱が著しいために，両下肢のしびれや腫脹・疼痛・筋力低下を呈する場合が，本方剤の適応である。

三妙丸にさらに薏苡仁を加えて組成される。加わる薏苡仁は，湿熱を清利しながら舒筋する。

第3節
利水滲湿剤

利水滲湿剤は，体内に水湿が盛ん（水湿壅盛）となって引き起こされた水腫や泄瀉（下痢）・癃閉・淋濁などの病証を治療する方剤である。

主に茯苓・沢瀉・猪苓などの利水滲湿薬で組成され，個々の病態に応じて，よく解表薬や清熱薬・健脾薬・理気薬などが配合される。代表的な方剤に，五苓散や猪苓湯・防已黄耆湯・五皮散がある。

〈利水滲湿剤〉

適応症	水湿壅盛証：水腫・泄瀉・癃閉・淋濁
構成生薬	利水滲湿薬：茯苓・沢瀉・猪苓など
代表方剤	五苓散・猪苓湯・防已黄耆湯・五皮散

五苓散　ごれいさん

【出典】『傷寒論』
【組成】猪苓9g，沢瀉15g，白朮9g，茯苓9g，桂枝6g
【用法】粉末にして1回3～6gずつ服用するか，あるいは水で煎じて服用する。
【効能】利水滲湿・温陽化気
【主治】
① 蓄水証（傷寒太陽膀胱蓄水証）：体表に邪気があり，かつ体内に水湿が滞った病態。
　頭痛・発熱・口渇（煩渇）・水を飲みたい（欲飲）・飲水後すぐに吐く・尿量減少（小便不利）・舌苔白・脈浮。
② 水湿内停証
　浮腫（水腫）・嘔吐・泄瀉（下痢）・尿量減少（小便不利）。
③ 痰飲内停証
　下腹部の動悸（臍下動悸）・涎を吐く（吐涎沫）・眩暈・息切れ（短気）・咳。

【病機と治法】
太陽経に入った風寒の邪気が取り除かれず，太陽の腑である膀胱に内転したために，膀胱の気化が不利となり水湿が内停した蓄水証が，本方剤のもともとの適応である。現在では，さまざまな水飲停蓄証に応用される。邪気が体表にあるために，頭痛や発熱を呈し脈が浮となる。

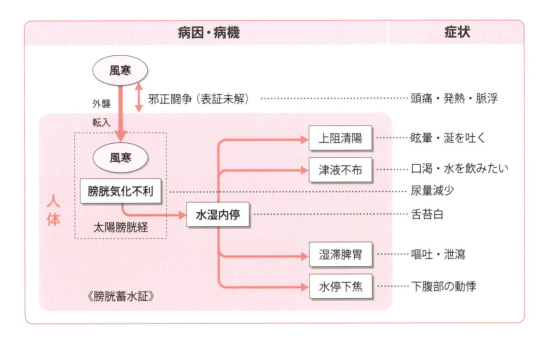

　邪気が膀胱に入って膀胱の気化機能が失調するめに，尿量が減少する。水湿が中焦に停滞すると，脾胃の昇清降濁の機能が失調するために嘔吐や泄瀉を呈し，水湿が下焦に蓄積すると，気が津液を化生することも全身に輸府することもできなくなるために，口渇・水を飲みたいなどの症状が現れる。津液の転輸が失調し，下に出路もないために，飲水するとすぐに吐いてしまう（水逆証）。水湿が陽気を蔽阻すれば，清陽が昇らなくなるために眩暈を呈する。治療は，体表の邪気を外散させるとともに体内の蓄水を滲利し，あわせて膀胱の気化機能を回復させる。

【方解】
　甘淡寒の沢瀉は，腎と膀胱に入って利水滲湿しながら泄熱する君薬である。甘淡平の茯苓と猪苓は，淡滲利水の効能により沢瀉を補助して利水滲湿し，甘苦温の白朮は，脾気を補うことで水湿の運化を促進する。これらはいずれも臣薬である。甘辛温の桂枝は，体表で太陽の表邪を外散させるとともに，体内で膀胱の気化を補助して方剤の利水滲湿の効能を強化する佐薬である。これらの配合により本方剤は，脾気を補って化気行水するとともに体表の邪気を取り除き，膀胱の気化が不利となって水湿が内停した蓄水証を治療する。

【加減】水湿が盛んで著しい浮腫を呈する場合は，大腹皮や桑白皮を加えて利水消腫する。表証が著しい場合は，麻黄や紫蘇葉を加えて解表宣肺する。発熱などの熱象が著しい場合は，桂枝を除き，黄芩や滑石を加えて清熱祛湿する。腎陽が虚弱で腰痛や下肢の筋力低下・冷えなどの症状を呈する場合は，桂枝の代わりに肉桂を用い，附子を加えて腎陽を温壮する。

【応用】浮腫を伴う慢性腎不全や肝硬変・急性胃腸炎・脳浮腫・水頭症・メニエール病などの疾患が水湿痰飲内停証に属する場合に，本方剤が応用される。

【注意】あまり長い時間煎じないこと。漫然と長期にわたり使用しないこと。体質が虚弱な者に用いる際は，健脾養胃薬を併用する。

【参考】本方剤は，滲湿利水の効能を主とし，健脾化気の効能を併せもつので，脾気の虚損に伴う水湿内停による水腫・水湿下注による泄瀉・湿濁による霍乱・痰飲による臍下の動悸などもよい適応である。

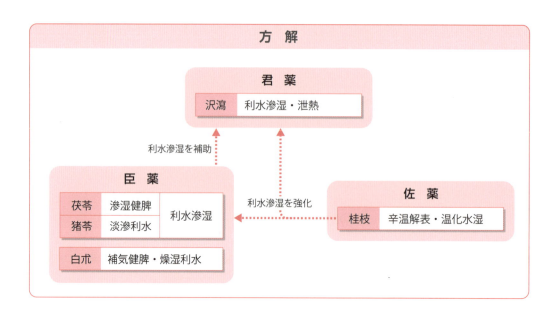

附方

五苓散に関連する方剤

四苓散　しれいさん

【出典】『明医指掌』『丹渓心法』
【組成】白朮9g，茯苓9g，猪苓9g，沢瀉15g
【用法】水で煎じて服用する。
【効能】滲湿利水
【主治】水湿内停証
　　尿量の減少・尿が濃い・泥状便・下痢。
【病機と方解】
　　飲食の過多などにより脾胃の機能が虧損されて湿を生じた水湿内停証が，本方剤の適応である。
　　五苓散から桂枝を除いて組成される。滲湿利水の効能を主とする方剤であり，証に応じて薬味を加減し，さまざまな水湿内停証に応用される。

茵蔯五苓散　いんちんごれいさん

【出典】『金匱要略』
【組成】茵蔯蒿(末)10g，五苓散5g
【用法】粉末にして，1回6gずつを1日3回服用する。
【効能】利湿退黄(利湿清熱退黄)
【主治】湿熱黄疸証(湿重熱軽)

発熱・黄疸・悪心・嘔吐・尿量減少（小便不利）・泥状便・舌苔微黄膩・脈弦滑あるいは濡数。

【病機と方解】
　湿邪と瘀熱が肝胆経に蘊結して引き起こされた湿熱黄疸証で，湿が熱より著しい場合が，本方剤の適応である。
　五苓散に茵陳蒿を加えて組成される。加わる茵陳蒿が，利湿清熱退黄する。

胃苓湯　いれいとう

【出典】『丹渓心法』
【組成】平胃散3g，五苓散3g
【用法】生姜と大棗を加えて水で煎じ，空腹時に服用する。
【効能】祛湿和胃・行気利水
【主治】水湿内停気滞証
　食欲不振・腹部膨満（腹脹）・消化不良・泥状便・水様の下痢（泄瀉）・四肢の重だるさ・浮腫（水腫）・尿量減少（小便不利）・舌淡・舌苔白・脈濡。

【病機と方解】
　脾気が虚損されて水液の運化が失調したために，水湿が内停して気機が阻滞された病態が，本方剤の適応である。
　本方剤は平胃散と五苓散の合方である。平胃散は燥湿運脾するとともに行気和胃し，五苓散は利水滲湿・温陽化気する。全体で水湿の内停を取り除いて胃気を和し，気機を通暢させて利水する。

【注意】性が温燥に偏り，利水の力が強力で陰血を耗傷しやすいので，血虚陰虧証には慎重に用いること。

比較　四苓散・茵陳五苓散・胃苓湯

　四苓散・茵陳五苓散・胃苓湯は，いずれも五苓散の加減方であり，利水滲湿の効能により水湿内停証を治療する方剤であるが，効能と適応となる病態に違いがある。四苓散は，五苓散から桂枝を除いたものである。利水滲湿の効能を主とし，薬味を加減することでさまざまな水湿内停証に用いられる。茵陳五苓散は，五苓散に大量の茵陳蒿を加えたものである。利湿清熱退黄の効能をもち，黄疸を呈し，湿が著しいわりに熱は比較的軽い場合に用いられる。胃苓湯は，平胃散と五苓散の合方である。祛湿和胃と行気利水の効能をもち，水湿が内停し，かつ気機が阻滞された病態に用いられる。

猪苓湯　ちょれいとう

【出典】『傷寒論』
【組成】猪苓9g，茯苓9g，沢瀉9g，阿膠（烊化）9g，滑石9g
【用法】水で煎じて滓を除き，薬液に阿膠を溶かして服用する。
【効能】利水滲湿・清熱養陰
【主治】
①水熱互結証（水熱互結傷陰証）
　尿量減少（小便不利）・発熱・口渇・水を飲みたい（欲飲）・心煩・不眠・咳嗽・悪心・嘔吐・下痢。
②熱淋・血淋
　排尿痛・排尿困難・血尿・下腹部（小腹）の膨満感や疼痛。
【病機と治法】
　寒邪が陽明経や少陰経に入って熱と化し，水と結びついた（水熱互結）ために陰液が虧損された病態が，本方剤の適応である。邪熱が内蘊するために発熱し，水熱が互結すると気化の機能が失調して陰液を輸府できなくなるために尿量が減少する。邪熱により陰液が耗傷されるために口渇・水を飲みたいなどの症状を呈し，陰液が虚損されて生じた虚熱が上擾すると，心煩や不眠を呈する。水気が上逆して肺に影響を及ぼせば咳嗽を呈し，中焦に停滞して胃を犯せば悪心や嘔吐を呈し，下へ降りて大腸に入れば下痢を呈する。邪熱が膀胱の血絡を損傷すれば排尿痛や血尿を呈する。治療は，利水滲湿するとともに清熱養陰する。
【方解】
　甘淡平の猪苓は，利水滲湿するとともに泄熱する君薬である。甘淡平の茯苓は滲湿健脾し，

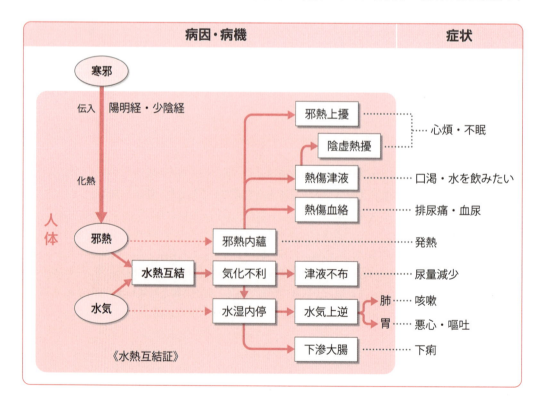

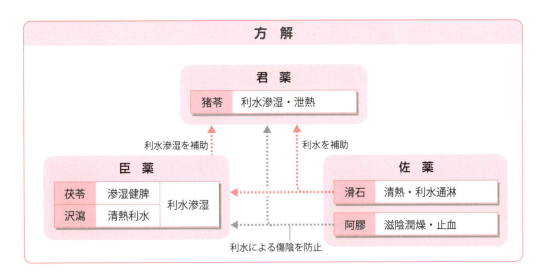

甘淡寒の沢瀉は清熱利水し，二薬はともに，利水滲湿の効能により君薬を補助して水湿を体外へ外出させる臣薬である。甘淡寒の滑石は清熱するとともに利水通淋し，甘鹹の阿膠は，滋陰潤燥の効能により他薬の利水の作用による陰液の損傷を防止し，あわせて養血止血する。これらはともに佐薬である。これらの配合により本方剤は，水湿を滲利するとともに邪熱を清して陰液を回復させる。

【加減】排尿痛や排尿困難を呈する熱淋には，瞿麦・萹蓄・山梔子を加えて利水通淋清熱の力を強化する。血淋には，白茅根・大薊・小薊を加えて涼血止血する。

【応用】膀胱炎・尿道炎・腎盂腎炎・糸球体腎炎・尿路結石症などの疾患が水熱互結傷陰証に属する場合に，本方剤が応用される。

【注意】熱があまりに盛んで陰液の耗傷が著しい場合は，使用を控えること。

【参考】本方剤は，滲利の効能を主体とするものの清熱養陰の効能を併せもつので，水気を除いて邪熱を清するとともに陰液を回復させることができる。よって利水しながらも陰液を傷つけず，滋陰しながらも水湿の邪気を留めることがない。

利水通淋・清熱止血の効能があるので，血尿や尿量減少を呈する血淋にも応用される。

比較 五苓散と猪苓湯

五苓散と猪苓湯は，どちらも猪苓・沢瀉・茯苓の三薬を共通に配合し，利水滲湿の効能により水湿内停による尿量減少（小便不利）を治療する方剤であるが，両者には効能と適応となる病態に違いがある。五苓散は，桂枝と白朮が加わり，桂枝が太陽の表邪を外散させるとともに膀胱の気化機能を回復させ，白朮が脾気を補って水湿を取り除く。全体で温陽化気利水の効能をもつために，陽気が不化となった蓄水停湿証に用いられる。それに対して猪苓湯は，滑石と阿膠が加わり，滑石が清熱利湿通淋し，阿膠が滋陰養血潤燥する。全体で利水滲湿・清熱養陰の効能をもつために，水熱が互結して陰液が耗傷された淋証に用いられる。

防已黄耆湯　ぼういおうぎとう

【出典】『金匱要略』
【組成】防已12g，黄耆15g，甘草6g，白朮9g
【用法】生姜3gと大棗6gを加えて水で煎じて服用する。
【効能】益気祛風・健脾利水
【主治】衛表不固の風水あるいは風湿証
　　発汗・悪風・体が重だるい（身重）・尿量減少（小便不利）・関節の腫脹や疼痛・浮腫・舌質淡・舌苔白・脈浮。

【病機と治法】
　肺脾の気が虚損され衛表が不固となったところへ風邪を感受したために，水湿が肌表や経絡に停滞した病態（風水や風湿）が，本方剤の適応である。風水とは，風邪が水湿と結びついて肌表に留まり水腫を呈する場合をいい，風湿とは，風邪が水湿と結びついて経絡を阻滞し痺証を呈する場合をいう。衛表が虚弱で体表を固めることができない（衛表不固）ために，容易に風邪を感受して発汗や悪風を呈する。脾気が虚弱なために湿が生じ，生じた水湿が風と結びついて肌肉に停滞するために体が重だるくなり，関節や経絡に留まるために関節の腫脹や疼痛を呈する。脾気が虚弱で水湿の運化が停滞するために尿量が減少し，湿が集まって水となり肌膚に溢れれば浮腫を呈する。舌質淡・舌苔白・脈浮は，正気が虚弱なところへ水湿が内停し，さらに肌表に風邪が留まるための症候である。このような場合，体表の風邪を取り除くために発汗させるべきであるが，衛気が虚弱であるから，無理に発汗させると衛表が傷ついてかえって

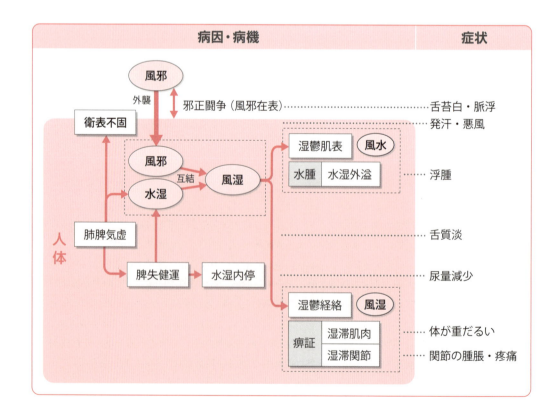

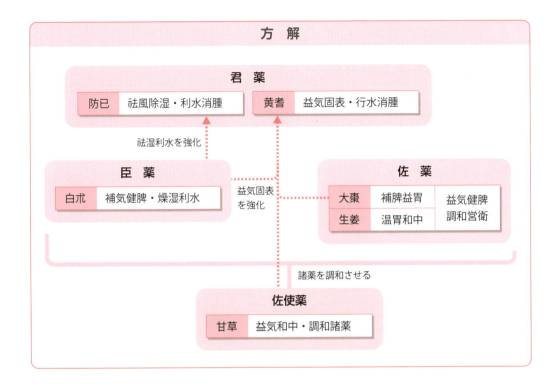

風邪を招き入れることになりかねない。よって治療は，益気と祛邪を併用し，益気固表するとともに祛風行水する。

【方解】
　辛散苦泄の防已は祛風除湿・利水消腫し，甘温の黄耆は益気固表しながら行水消腫する。これら二薬は，協力し合って祛風除湿するとともに益気固表する君薬であり，祛邪するも正気を傷つけず，扶正するも邪気を留めることがない扶正祛邪の配合である。白朮は，補気健脾の効能により脾の運化の機能を強化して，黄耆と組んで益気固表するとともに，防已と組んで祛湿利水する臣薬である。生姜と大棗は，益気健脾するとともに営衛を調和させる佐薬である。加わる甘草は，益気和中しながら諸薬を調和させる佐使薬である。これらの配合により本方剤は，体表の衛気を固めて風邪を除き，脾気を補い水道を通利して水湿を取り除く。

【加減】肺気の不宣を伴い，喘咳を呈する場合は，麻黄や蘇葉を加えて宣肺止咳する。肝脾不和による腹痛を呈する場合は，白芍を加えて柔肝止痛する。全身の浮腫を呈する場合は，茯苓や沢瀉を加えて利水消腫の力を強化する。肝腎の虚寒を伴い，腰や膝に冷痛を呈する場合は，肉桂や杜仲を加えて補腎温陽する。風湿が著しいために，激しい関節痛や四肢の重だるさを呈する場合は，秦艽・独活・木瓜を加えて祛風除湿の力を強化する。

【応用】関節リウマチ・変形性関節症・心性浮腫・腎性浮腫・低栄養による浮腫などの疾患が，気虚不固・風湿鬱滞証に属する場合に，本方剤が応用される。

【注意】熱痺や陽水証は，本方剤の適応ではない。

附方

防已黄耆湯に関連する方剤

防已茯苓湯　ぼういぶくりょうとう

【出典】『金匱要略』
【組成】防已 9 g，黄耆 9 g，桂枝 9 g，茯苓 18 g，甘草 6 g
【用法】水で煎じて服用する。
【効能】益気通陽・利水消腫
【主治】衛陽不足の皮水証*
　　四肢の浮腫・畏寒・四肢の冷え・四肢の筋肉がピクピクと痙攣する。

【病機と方解】
　陽気が虚損されて気化が不利となったために，水気が肌表に溢れて四肢に著しい浮腫を呈する場合が，本方剤の適応である。水と気が皮下で結びつくために，筋の線維束性収縮を呈する。
　防已と茯苓は，利水滲湿の効能により停滞する水気を取り除き，桂枝は温陽化気行水する。黄耆は益気固表するとともに行水消腫し，甘草は益気和中するとともに諸薬を調和させる。

　*皮水：水気が皮膚に留まる病態。

比較　　防已黄耆湯と防已茯苓湯

　防已黄耆湯と防已茯苓湯は，どちらも利水消腫の効能により水腫を治療する方剤であるが，効能と適応となる病態に違いがある。防已黄耆湯は，益気健脾利湿の効能を主とし，あわせて祛風通絡する方剤であり，利水の力は比較的弱い。そのために発汗や悪風・体の重だるさなどの症状を呈する表虚の風水に用いられる。それに対して防已茯苓湯は，温陽益気利水の効能を主とする方剤であり，利水の力が強力である。そのために著しい浮腫や四肢の冷えを呈する陽虚の皮水に用いられる。

五皮散　ごひさん

【別名】五皮飲
【出典】『華氏中蔵経』
【組成】生姜皮９ｇ，桑白皮９ｇ，陳皮９ｇ，大腹皮９ｇ，茯苓皮９ｇ
【用法】水で煎じて服用するか，あるいは粉末にして１回９ｇずつ水で煎じて服用する。
【効能】利水消腫・理気健脾
【主治】脾虚湿盛・水停気滞の皮水証

　全身の浮腫・体が重だるい（肢体沈重）・心腹部の脹満感・呼吸促迫・呼吸困難・尿量減少（小便不利）・妊婦の浮腫・舌苔白膩・脈沈緩。

【病機と治法】
　脾気が虚損されたために水湿が盛んとなって停滞し，気機も阻滞されて水気が肌膚に溢れた皮水証が，本方剤の適応である。脾気が虚損され脾の運化の機能が低下すると，水湿が盛んとなって体が重だるくなり，水湿が肌膚に溢れて全身の浮腫を呈する。水湿が気機を阻滞すると，心腹部の脹満感や尿量減少を呈し，水湿が肺気を阻滞すれば，肺気が上逆して呼吸促迫や呼吸困難を呈する。舌苔白膩・脈沈緩は，体内に水湿が停滞したための症候である。治療は，脾気を補って利水消腫するとともに，気をめぐらせて水湿を取り除く。

【方解】
　甘淡平の茯苓皮は，利水滲湿するとともに益気健脾し，脾の運化の機能を回復させる君薬である。辛微温の大腹皮は行気寛中除満・利水消腫し，辛苦温の陳皮は理気和中するとともに燥湿和胃し，大腹皮と組んで水湿を化す。これらはともに臣薬である。辛温の生姜皮は，脾胃に停滞する水湿を辛散させながら肺気を宣発して水道を通調し，甘寒の桑白皮は肺気を粛降して利水消腫する。これらはともに佐薬である。これらの配合により本方剤は，利湿消腫するとともに理気祛湿健脾して，脾気が虚損されて水気が肌膚に溢れた皮水証を治療する。

【加減】脾気の虚損が著しい場合は，白朮や黄耆を加えて益気健脾の力を強化する。風邪を伴い上半身に著しい浮腫を呈する場合は，防風や羌活を加えて祛風除湿する。下半身に著しい浮腫を呈し，尿量の減少を伴う場合は，五苓散を併用して利水消腫の力を強化する。肺の宣発粛降の機能が失調して喘咳を呈する場合は，麻黄や葶藶子を加えて宣肺平喘する。腹部の脹満感を呈する場合は，莱菔子や厚朴を加えて行気消積する。

【応用】心性浮腫・腎性浮腫・肝性浮腫・妊娠中の浮腫などの疾患が水停気滞証に属する場合に，本方剤が応用される。

【注意】長期にわたって漫然と使用してはならない。

【参考】本方剤は，利水消腫の効能を主とするものであり，皮水証の代表方剤である。

第4節
温化水湿剤

　温化水湿剤は，水湿を温めて運化する効能をもち，水湿が寒化して，あるいは陽気が虚弱で水気を気化できずに引き起こされた，痰飲や水腫・痹証・脚気などの病証を治療する方剤である。

　主に桂枝・附子などの温陽薬と，茯苓・沢瀉などの利湿薬によって組成され，病態に応じて，乾姜や生姜などの温陽祛寒薬，白朮や甘草などの益気健脾薬，木香や陳皮などの理気行滞薬が配合される。代表的な方剤に，苓桂朮甘湯・真武湯・実脾散がある。

〈温化水湿剤〉

適応症	寒湿内阻証：痰飲・水腫・痹証・脚気
構成生薬	温陽薬：桂枝・附子など 利湿薬：茯苓・沢瀉など
代表方剤	苓桂朮甘湯・真武湯・実脾散

苓桂朮甘湯　りょうけいじゅつかんとう

【出典】『金匱要略』
【組成】茯苓12g，桂枝9g，白朮6g，炙甘草6g
【用法】水で煎じて服用する。
【効能】温陽化飲・健脾利湿
【主治】中陽不足（脾陽虚）の痰飲病

　胸脇部の脹満感（胸脇支満）・眩暈（目眩）・動悸（心悸）・息切れ（短気）・咳嗽・舌苔白滑・脈弦滑。

【病機と治法】
　中焦の陽気が不足する（脾陽虚）ために脾の運化の機能が低下して，生じた水飲が心下に停滞した痰飲病が，本方剤の適応である。中陽が虚損され脾の運化の機能が低下すると，湿が集まって水飲が生じる（湿聚成飲）。生じた水飲が胸脇部に留まり気機を阻滞するために胸脇部の脹満感を呈し，清陽の上昇を妨げるために眩暈を呈する。飲邪が心を凌駕するために動悸を呈し，水飲が肺を犯せば，肺気が上逆して咳嗽や息切れを呈する。舌苔白滑・脈弦滑は，いずれも水飲が内停したための症候である。治療は，陽気を温めて水飲を化し（温陽化飲），脾気を

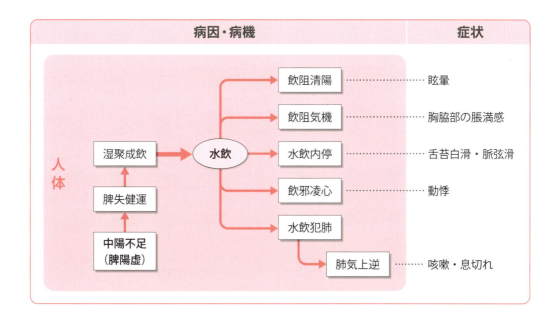

補って利水する。『金匱要略』に「痰飲の病では，温薬を用いてこれを和す」とある。
【方解】
　甘淡平の茯苓は，脾気を補うとともに湿を除いて水飲を化す君薬である。辛甘温の桂枝は，温陽化気の効能により陽気を温めて水飲を化すとともに，上逆する気を鎮めて降下させ，茯苓を補助して化飲利水する臣薬である。苦甘温の白朮は，益気健脾燥湿の効能により脾気を補い脾の運化の機能を強化して生痰の源を治し，痰飲を除く佐薬である。茯苓と組んで健脾祛湿し，さらに桂枝と組んで温中健脾する。炙甘草は，益気和中するとともに桂枝を補助して温陽化気し，あわせて諸薬を調和させる佐使薬である。これらの配合により本方剤は，温陽化飲・健脾利湿の効能を発揮して，陽気を温めて水飲を化し，脾気を補って水湿を取り除く。
【加減】脾気の虚損が著しい場合は，党参や黄耆を加えて補気の力を強化する。痰飲が肺を犯して咳嗽や喀痰を呈する場合は，半夏や陳皮を加えて燥湿化痰止咳する。
【応用】心不全・不整脈・気管支喘息・慢性気管支炎・メニエール病などの疾患が，脾陽不足・痰飲内停証に属する場合に，本方剤が応用される。
【注意】飲邪が化熱して熱象を呈する場合には，用いないこと。
【参考】本方剤はわずか四味で構成されるものの，その配合は実に合理的である。温であるものの熱でなく，利するもののその作用は峻烈でないために，痰飲を取り除く良方として広く応用される。
　『金匱要略』では，本方剤の適応を「中陽不足により心下に水飲が停滞し，胸脇支満，眩暈，息切れおよび心下痞堅を呈するもの」としており，『傷寒論』では，「傷寒病を誤って吐下して中陽を傷つけたために，水気が上逆して心下逆満，胸部への気の上衝，眩暈，息切れ，ふらつきを呈するもの」としている。

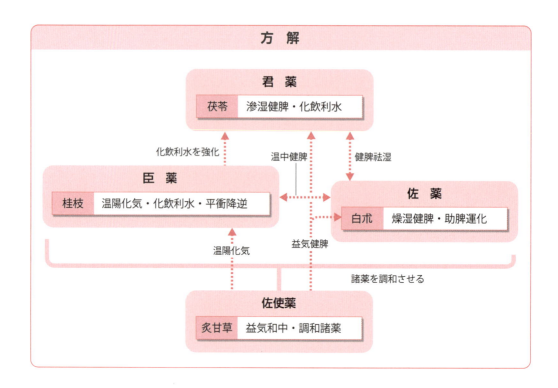

附方

苓桂朮甘湯に関連する方剤

苓姜朮甘湯　りょうきょうじゅつかんとう

【別名】腎着湯・甘草乾姜茯苓白朮湯
【出典】『金匱要略』
【組成】炙甘草 6 g，乾姜 12 g，茯苓 12 g，白朮 6 g
【用法】水で煎じて服用する。
【効能】温脾勝湿（温中祛湿）
【主治】寒湿下侵の腎着病

　体が重だるい・腰から下が冷えて痛む・腰が重い・口渇なし・排尿異常なし（小便自利）・舌質淡・舌苔白・脈沈遅あるいは沈緩。

【病機と方解】
　脾気が虚損されたところへ寒湿の邪気を感受し，邪気が内侵し下へ注いで肌肉に留まった病態（腎着病）が，本方剤の適応である。発汗した後に冷湿の環境にさらされた場合や，長い間冷湿の環境に居住した場合にみられることが多い。水湿が肌肉に留まるために体の重だるさを呈し，寒湿の邪気が下へ流注するために腰から下の冷痛を呈する。病態が寒に属するために口渇を伴わず，邪気がまだ臓腑に及ばないために排尿異常はない。
　辛熱の乾姜は，温中祛寒の効能により脾胃の陽気を補って散寒し，茯苓は利水滲湿の効

能により水湿を取り除き，乾姜と組んで寒湿の邪気を消除する。白朮は，健脾燥湿の効能により脾気を補い脾の運化の機能を回復させて袪湿する。加わる炙甘草は，益気和中するとともに諸薬を調和させる。

【参考】『金匱要略』に「腎着の病」とあるために，本方剤の適応証を腎の病ととらえがちであるが，実際は腎系の病ではなく肌肉に寒湿が滞留した病態である。寒湿の邪気が痺着して冷痛や重だるさを呈する部位が腰であり，腰が「腎の府」であるために腎着の名がある。

比較 苓桂朮甘湯と苓姜朮甘湯

苓桂朮甘湯と苓姜朮甘湯は，どちらも温陽化湿の効能により体内に水湿が停滞する病態を治療する方剤であるが，効能と適応となる病態に違いがある。苓桂朮甘湯は，茯苓を君薬，桂枝を臣薬とし，滲湿化飲するとともに，あわせて中陽を温補する方剤であり，中陽が虚損されて水飲が心下に停滞した痰飲病に用いられる。それに対して苓姜朮甘湯は，乾姜を君薬，茯苓を臣薬とし，温陽散寒するとともに，あわせて袪湿する方剤であり，寒湿が肌肉に滞留した腎着病に用いられる。

真武湯　しんぶとう

【出典】『傷寒論』
【組成】茯苓9g，白芍9g，白朮6g，生姜9g，(炮)附子9g
【用法】水で煎じて服用する。
【効能】温陽利水
【主治】
①脾腎陽虚・水気内停証
　尿量減少(小便不利)・全身の冷え(畏寒肢厥)・四肢が重たく痛い(四肢沈重疼痛)・腹痛・下痢・四肢体幹の浮腫・口渇はない・舌苔白滑・脈沈細。
②太陽病を過度に発汗させた場合
　発汗・発汗しても解熱しない・心窩部の動悸(心下悸)・眩暈・ふらつき・筋肉がピクピクと痙攣する(身瞤動)。

【病機と治法】
　脾と腎の陽気が虚損されたために体内に水飲が内停した病態が，本方剤の適応である。脾は水を制し，腎は水を主る。脾陽が虚損されると，水液の運化が滞るために湿が溜まって水となり，腎陽が虚損されると，津液の気化が滞るために水が集まって水湿となる。生じた水湿が肌膚に溢れると，四肢の重だるさや痛み・浮腫を呈し，下へ注げば(水湿下注)，腹痛や下痢・軟便を呈する。水気がめぐらず体内に留まるために，尿量が減少する。飲邪が心を凌駕するた

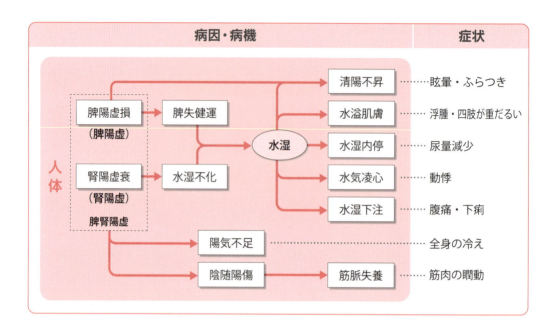

めに動悸を呈し，陽気が虚損されたところへさらに水湿により清陽の上昇が妨げられるために，眩暈やふらつきを呈する。太陽病を過度に発汗させた場合は，多量の発汗により陽気が損傷され陰液が傷つき（陰随陽傷），経脈が栄養を失う（経脈失養）ために，筋肉の瞤動を呈する。全身の冷え・舌苔白滑・脈沈細は，陽気が虚衰して寒湿が盛んとなったための症候である。治療は，陽気を温めて水気をめぐらせ（助陽行水），あわせて益陰舒筋する。

【方解】
　大辛大熱の附子は，腎陽を温めて化気行水・散寒止痛するとともに，脾陽を温めて水湿を温運する君薬である。甘淡の茯苓は，脾気を補い滲湿して水湿を尿から外泄し，辛温の生姜は，温胃散寒行水の効能により附子を補助して温陽祛寒し，茯苓を補助して水気を温散させる。これらはともに臣薬である。甘苦温の白朮は，益気健脾燥湿の効能により脾の運化の機能を回復させて燥湿利水し，酸微寒の白芍は，養陰舒筋・緩急止痛するとともに排尿を促し，さらに附子の温燥の行き過ぎを抑制する。これらはともに佐薬である。これらの配合により本方剤は，脾腎の陽気を回復させて化気行水し，脾腎陽虚の水気内停証を治療する。

【加減】 下痢を呈する場合は，白芍を除き乾姜を加えて温中祛寒の力を強化する。嘔吐を伴う場合は，附子を除き生姜を増量して温中止嘔する。咳嗽を伴う場合は，細辛・乾姜・五味子を加えて温肺化飲・斂肺止咳する。

【応用】 ネフローゼ症候群・慢性腎不全・心原性肺水腫・慢性気管支炎・気管支喘息・慢性の下痢・メニエール病などの疾患が，脾腎陽虚・水飲内停証に属する場合に，本方剤が応用される。

【注意】 湿熱内停など，熱証による排尿障害や浮腫には用いないこと。

【参考】 本方剤は温陽薬と利水薬が配合された標本兼治の方剤であり，さらに酸斂養陰の白芍が加わることで，温陽利水するも陰液を傷つけない構成となっている。

方解

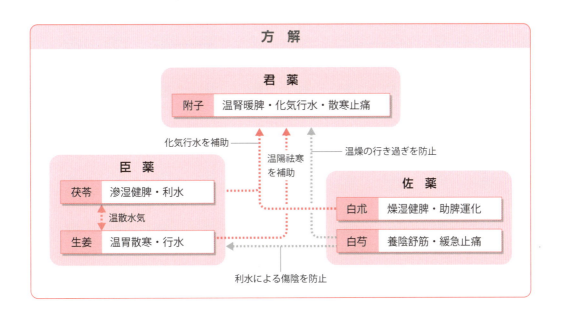

附方

真武湯に関連する方剤

附子湯　ぶしとう

【出典】『傷寒論』
【組成】(炮)附子15g，茯苓9g，人参6g，白朮12g，白芍9g
【用法】水で煎じて服用する。
【効能】温経助陽・祛寒化湿
【主治】陽虚寒湿証
　全身の疼痛・骨関節痛・悪寒・四肢の冷え・舌苔白滑・脈沈微。
【病機と方解】
　脾と腎の陽気が虚損されて寒湿が生じ，盛んとなった寒湿が肌肉に停滞し関節に流注して，全身の疼痛や骨関節痛を呈する病態が，本方剤の適応である。
　附子は腎陽を温めて化気行水・散寒止痛するとともに，脾陽を温めて水湿を温運し，白朮は脾気を補い脾の運化の機能を回復させて燥湿利水し，茯苓は利水滲湿健脾する。人参は脾気を補うとともに附子と組んで陽気を温め，白芍は養陰舒筋・緩急止痛する。

> ### 比較 　真武湯と附子湯
>
> 　真武湯と附子湯は，どちらも温陽祛湿の効能により，脾腎の陽気が虚損されて水湿が氾濫した病態を治療する方剤であるが，効能と適応となる病態に違いがある。真武湯は，附子湯と比べて人参の代わりに生姜が配合され，附子と白朮の用量が少なくなっている。そのために腎陽を温めて水気を温散する効能に重点が置かれており，陽虚により水気が内停した水腫証に用いられる。それに対して附子湯は，真武湯と比べて生姜が除かれて人参が加えられ，さらに附子と白朮の用量が多くなっている。そのために脾陽を温めて寒湿を除去する効能に重点が置かれており，陽気が虚損されて寒湿が筋骨に流注した骨関節痛に用いられる。

実脾散　じっぴさん

【別名】実脾飲
【出典】『重訂厳氏済生方』
【組成】厚朴6g，白朮6g，木瓜6g，木香6g，草果6g，大腹皮6g，(炮)附子6g，茯苓6g，(炮)乾姜6g，炙甘草3g
【用法】生姜3gと大棗3gを加えて，水で煎じて服用する。
【効能】温陽健脾・行気利水
【主治】陽虚水腫証（脾腎陽虚の陰水証・水停気滞証）
　下半身の著しい浮腫・手足の冷え・口渇はない・胸腹部の脹満感・泥状便・下痢・舌苔白膩・脈沈遅。

【病機と治法】
　脾と腎の陽気が虚損されたために水気を化すことができず（陽不化水），水湿が内停し気機が阻滞された陰水証が，本方剤の適応である。生じた水湿が下へ降りるために，下半身に著しい浮腫を呈する。体内に滞る水湿により気機が阻滞されるために，胸腹部の脹満感を呈する。脾腎の陽気が虚衰して温煦の力が低下するために，手足の冷えを呈する。脾気が虚損されたところへさらに水湿が盛んとなるために，泥状便や下痢を呈する。口渇なし・舌苔白膩・脈沈遅は，いずれも脾腎の陽気が虚衰して（脾腎陽虚）水湿が盛んとなった（水湿壅盛）ための症候である。治療は，脾腎の陽気を温めて水湿を化し，気をめぐらせて利水する。

【方解】
　大辛大熱の附子は，腎陽を温めて腎の気化機能を強化し，水気をめぐらせて停滞する水湿を取り除く。辛熱の乾姜は，脾陽を温めて脾の運化機能を強化し，水気の寒凝を温散させる。これら二薬は，協力し合って脾腎を温補し，陽気を温めて水湿を取り除く（扶陽抑陰）君薬である。茯苓は利水滲湿・健脾し，白朮は益気健脾・燥湿し，二薬は組んで健脾祛湿する臣薬である。木瓜は，醒脾化湿の効能により脾の運化機能を補助して水湿を化し，厚朴・木香・大腹皮・草

果は，気をめぐらせ湿を化して利水するとともに消脹除満する。これらはいずれも佐薬である。炙甘草・生姜・大棗は，健脾和中するとともに諸薬を調和させる佐使薬である。これらの配合により本方剤は，脾腎を温める（温暖脾腎）とともに気をめぐらせ利水して（行気利水），脾腎の陽気が虚損されて水湿が内停した陰水証を治療する。

【加減】 水湿が盛んなために，尿量が減少し著しい浮腫を呈する場合は，沢瀉や猪苓・桂枝を加えて化気行水の力を強化する。気虚が著しく，全身倦怠感や食欲不振・下痢などの症状を呈する場合は，人参や黄耆を加えて益気健脾の力を強化する。気機が阻滞されて脘腹部の脹満感を呈する場合は，陳皮や砂仁を加えて理気調中する。

【応用】 慢性腎炎症候群・心原性浮腫・肝硬変による腹水などの病態が陽虚水腫証に属する場合に，本方剤が応用される。

【注意】 陽水証は本方剤の適応ではない。

【参考】 本方剤は，真武湯から白芍を除き，厚朴・木瓜・木香・草果・大腹皮・乾姜・炙甘草・大棗を加えた構成となっており，脾土を温補し制水する効能に力点が置かれている。「実脾」と称する所以である。

比較　真武湯と実脾散

真武湯と実脾散は，どちらも温暖脾腎・助陽行水の効能により，脾腎陽虚による水気内停証を治療する方剤であるが，効能と適応となる病態に違いがある。真武湯は，腎陽の温補に重点が置かれており，温陽利水の効能に斂陰緩急の効能を併せもっている。そのために腹痛や筋肉の瞤動を呈する陽虚の水気内停証に用いられる。それに対して実脾散は，脾陽の温補に重点が置かれており，助陽散寒の力が比較的強く，行気化滞の効能を併せもっている。そのために胸腹部の脹満感を呈する陽虚の水腫証に用いられる。

萆薢分清飲　ひかいぶんせいいん

【別名】 萆薢分清散
【出典】 『丹渓心法』『楊氏家蔵方』
【組成】 萆薢9g，益智仁9g，烏薬9g，石菖蒲9g
【用法】 水で煎じ，少量の食塩を入れて服用する。
【効能】 温暖下元・利湿化濁
【主治】 下焦虚寒の膏淋

白色の混濁尿（尿が米のとぎ汁のように白く，かつ粘稠）・頻尿・舌質淡・舌苔白・脈沈。

【病機と治法】

腎陽が虚損されて下焦に虚寒が生じたために，湿濁が下注して白色の混濁尿を呈する病態（膏淋）が，本方剤の適応である。腎陽が虚衰して寒湿が下注するために，あるいは小腸の清濁を

泌別する機能が失調するために，尿が混濁し粘稠となる。腎陽が虚衰すると腎の封蔵の機能が失われるために，頻尿を呈する。治療は，腎陽を温めて化湿するとともに分清化濁する。

【方解】
　　苦平の草薢は，利湿分清化濁の効能により，清濁を分別して尿の混濁を治療する要薬であり，方剤中の君薬である。辛温の益智仁は，縮尿止遺して頻尿を止めるとともに，腎陽を温補して寒湿を散じ，草薢の分清化濁の効能を強化する臣薬である。辛温の烏薬は，腎陽を温補して散寒し，膀胱を温めて気化機能を回復させ，益智仁と組んで縮尿する。石菖蒲は，芳香除湿化濁の効能により草薢と組んで分清化濁する。これらはともに佐薬である。加わる食塩は，腎経に入って諸薬を下焦へ導く使薬である。これらの配合により本方剤は，下元を温めて（温暖下元）清濁を分別し（分清化濁），腎陽が虚損され湿濁が下注して引き起こされた膏淋を治療する。

【加減】気虚による全身倦怠感を呈する場合は，人参や白朮を加えて益気健脾する。虚寒による畏寒や四肢の冷え・腹痛を呈する場合は，附子や肉桂・茴香を加えて温陽祛寒の力を強化する。肝腎不足による腰や膝の重だるさを呈する場合は，続断や鹿角膠・狗脊を加えて肝腎を補益する。

【応用】慢性前立腺炎・骨盤内炎症性疾患などの疾患が，下焦虚寒・寒湿下注証に属する場合に，本方剤が応用される。

【注意】湿熱や陰虚内熱による膏淋には用いないこと。

第5節
祛風勝湿剤

　祛風勝湿剤は，外界から風湿の邪気を感受して引き起こされた病態（外感風湿証）を治療する方剤である。外感風湿証では，頭痛・全身の疼痛・腰痛・膝関節痛・下肢のしびれや重だるさなどの症状を呈する。

　主に羌活・独活・防風・秦艽などの祛風湿薬で組成され，瘀血による経絡の阻滞を伴う場合は，川芎・当帰・桃仁・牛膝などの活血薬が，罹病期間が長引いて正気が虚損された場合は，桑寄生・杜仲・地黄などの補肝腎薬や，人参・茯苓・黄耆・白芍などの益気養血薬が，それぞれ配合される。代表的な方剤に，羌活勝湿湯・独活寄生湯・疎経活血湯がある。

〈祛風勝湿剤〉

適応症	外感風湿証：頭痛・全身の疼痛・腰痛・膝関節痛・下肢のしびれや重だるさ
構成生薬	祛風湿薬：羌活・独活・防風・秦艽など
代表方剤	羌活勝湿湯・独活寄生湯・疎経活血湯

羌活勝湿湯　きょうかつしょうしつとう

【出典】『内外傷弁惑論』
【組成】羌活6g，独活6g，藁本3g，防風3g，炙甘草3g，川芎3g，蔓荊子2g
【用法】水で煎じて服用する。
【効能】祛風勝湿
【主治】風湿在表の痺証
　頭痛・頭重感・体が重だるい・肩や背中が痛くて首が回せない・腰痛・関節痛・舌苔白・脈浮。
【病機と治法】
　外界から感受した風湿の邪気が肌表を侵襲したために，経絡が阻滞された病態が，本方剤の適応である。多量に発汗した後に風湿の邪気を感受した際や，湿度の高い土地へ居住した際にみられることが多い。風と湿が結びついて太陽経輸を阻滞するために，頭痛や頭重感・体の重だるさ・腰や背中の疼痛などの症状を呈する。舌苔白・脈浮は，邪気が肌表に留まるための症候である。本証は邪気が体表にあるので，発汗解表して風湿の邪気を体外へ排出するべきであるが，湿邪は性質が重濁粘滞であるため，発汗させるだけでは風邪のみ取り除かれて湿邪は残

存するおそれがある。よって治療は，祛風勝湿の方法により，わずかに汗をかかせて風邪と湿邪をともに取り除く。

【方解】
　辛苦温の羌活と独活は，太陽経に入って祛風散寒・勝湿止痛の効能により全身の風湿を取り除き，関節を通利して通痺止痛する君薬である。羌活は主に身体の上部の風湿を取り除き，独活は主に身体の下部の風湿を取り除く。防風は，祛風解表・勝湿止痛の効能により君薬を補助して祛風勝湿する臣薬である。藁本は太陽経に入って祛風散寒止痛して頭痛を鎮め，川芎は少陽経に入って活血行気・祛風止痛し，蔓荊子は陽明経に入って祛風止痛する。これらはいずれも佐薬である。加わる炙甘草は，諸薬を調和させる使薬である。これらの配合により本方剤は，祛風勝湿の効能を発揮して，わずかに発汗させて肌表に留まる風湿の邪気を取り除き，頭痛や体の重だるさ・背部痛・腰痛などの症状を呈する風湿表証を治療する。

【加減】寒湿が盛んで，腰や膝のだるさや冷痛を呈する場合は，附子や乾姜を加えて逐寒止痛する。湿熱を伴い，関節の発赤や腫脹・熱痛を呈する場合は，黄柏や忍冬藤を加えて清熱通絡する。

【応用】感冒・頭痛・関節リウマチなどの疾患が風湿表証に属する場合に，本方剤が応用される。

【注意】陰虚証（陰血不足証）には，用いてはならない。

【参考】本方剤は，九味羌活湯から蒼朮・細辛・白芷・生地黄・黄芩を除いて，独活・藁本・蔓荊子を加えた構成となっている。

比較 | **九味羌活湯と羌活勝湿湯**

　九味羌活湯と羌活勝湿湯は，どちらも祛風除湿の効能により，風湿の邪気を取り除いて頭痛や全身の疼痛を治療する方剤であるが，効能と適応となる病態に違いがある。九味羌活湯は，発汗解表の効能を主として，あわせて裏熱を清する方剤であり，外界から風寒湿の邪気を感受して体内に鬱熱が生じ，悪寒や発熱・全身の痛み・口苦などの症状を呈する場合に用いられる。それに対して羌活勝湿湯は，全身の風湿の邪気を祛散させる効能を主とし，解表の力は比較的弱い。よって風湿の邪気が肌表に留まって，頭痛や頭重感・全身の重だるさなどの症状を呈し，悪寒や発熱などの表証はあまり著しくない場合に用いられる。

附方

羌活勝湿湯に関連する方剤

蠲痺湯　けんぴとう

【出典】『百一選方』

【組成】羌活 9 g，姜黄 9 g，当帰 9 g，黄耆（蜜炙）9 g，赤芍 9 g，防風 9 g，炙甘草

　　　　3 g
【用法】生姜 3 g を加えて水で煎じて服用する。
【効能】益気和営・祛風勝湿
【主治】営衛両虚・風湿痺痛

　肩や頸部の疼痛・上肢の疼痛・手足のしびれ（麻木）・腰や下肢の重だるさなど。

【病機と方解】

　風寒湿の邪気を感受したために経絡が阻滞されて引き起こされた痺証で、比較的寒に偏る場合が、本方剤の適応である。

　羌活は祛風散寒・勝湿止痛し、防風は祛風解表・勝湿止痛する。これら二薬は、祛風勝湿の効能により体表の風湿の邪気を除くとともに、気機を宣通させる。当帰・姜黄・赤芍は、活血通絡の効能により血の凝滞を解いて経絡を疎通させ、痛みを止める。なかでも姜黄は、肩から上肢の痛みを止める効能がある。黄耆は、益気固表することで風邪のさらなる侵襲を予防し、炙甘草は益気和中するとともに緩急止痛し、あわせて諸薬を調和させる。方剤名の「蠲痺」には、閉塞を解除するという意味がある。

独活寄生湯　どくかつきせいとう

【出典】『備急千金要方』
【組成】独活 9 g，桑寄生 6 g，杜仲 6 g，牛膝 6 g，細辛 6 g，秦艽 6 g，茯苓 6 g，肉桂 6 g，防風 6 g，川芎 6 g，人参 6 g，甘草 6 g，当帰 6 g，白芍 6 g，乾地黄 6 g
【用法】水で煎じて服用する。
【効能】祛風湿・止痺痛・益肝腎・補気血
【主治】肝腎両虚・気血不足の痺証

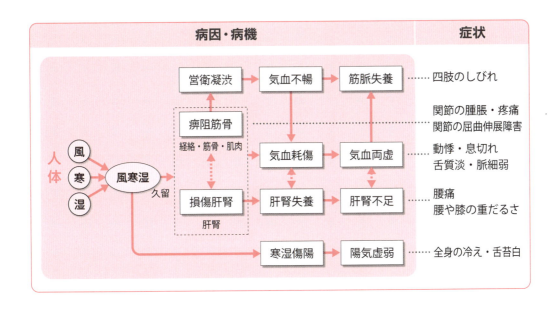

第 5 節｜祛風勝湿剤　489

腰痛・膝関節の腫脹や疼痛・関節の屈曲伸展障害（屈伸不利）・四肢のしびれ（麻木不仁）・全身の冷え（畏寒喜温）・動悸（心悸）・息切れ（気短）・舌質淡・舌苔白・脈細弱。

【病機と治法】

　風寒湿の邪気が長い間経絡や筋骨に留まったために，肝腎が損傷され気血が耗傷された病態が，本方剤の適応である。風寒湿の邪気が経絡や筋骨に留まると，営衛が凝渋して不通となり気血の運行が滞る。そのような状態が長く続くと，肝腎が栄養を失い気血が耗傷されて肝腎不足・気血両虚証となる。慢性の痺証に多くみられる病態である。寒湿の邪気が筋骨や肌肉に留まるために，関節の腫脹や疼痛・四肢のしびれ・関節の屈曲伸展障害などの症状を呈する。寒湿の邪気が陽気を傷つけるために，全身の冷えを呈する。肝腎の精血が虚損されるために，腰痛・腰や膝の重だるさなどの症状を呈し，気血が耗傷されるために，動悸や息切れ・舌質淡・舌苔白・脈細弱などの症状を呈する。本証は，正気が虚損されて邪気が体内の奥深くに潜んだ病態であるから，治療は扶正祛邪の方法をとり，搜風祛湿して風寒湿の邪気を祛散させるとともに，肝腎を補益して気血を補う。

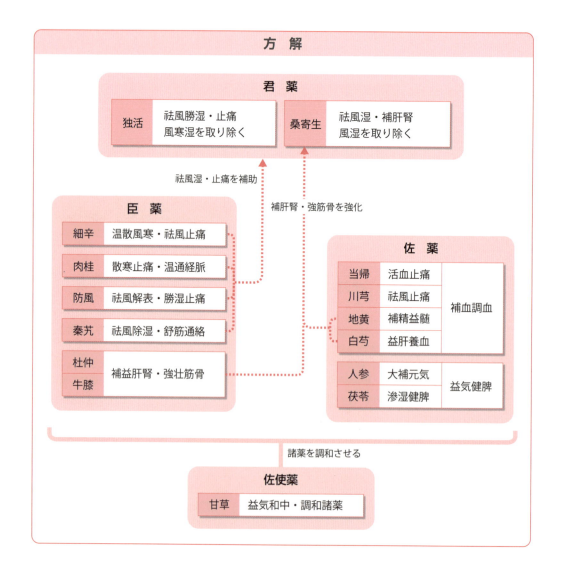

【方解】
　辛散苦燥の独活は，祛風勝湿の効能により，筋骨の間に潜む風寒湿の邪気を取り除いて止痛し，苦平の桑寄生は，風湿の邪気を取り除くとともに肝腎を補益して筋骨を強化する。これらはともに君薬である。細辛は風寒の邪気を温散して止痛し，肉桂は寒湿の邪気を辛散するとともに経脈を温通させて痛みを止める。防風は祛風勝湿止痛し，秦艽は風湿の邪気を取り除くとともに舒筋通絡止痛し，杜仲と牛膝は肝腎を補って筋骨を強化する。これらはいずれも臣薬である。当帰・川芎・地黄・白芍は補血調血し，人参・茯苓は益気健脾する。これらはいずれも佐薬である。加わる甘草は，益気和中するとともに諸薬を調和させる佐使薬である。これらの配合により本方剤は，気血を充足させて肝腎を補い，風湿の邪気を取り除いて病態の標本を兼治する。

【加減】邪気が経絡に深く入って，著しい疼痛を呈する場合は，川烏や白花蛇・地竜・紅花を加えて活血通絡止痛する。寒邪が盛んで腰や膝の冷痛を呈する場合は，附子や乾姜を加えて散寒止痛する。湿邪が盛んで腰や膝の重だるさを呈する場合は，防已や蒼朮を加えて祛湿の力を強化する。

【応用】関節リウマチ・坐骨神経痛・慢性腰痛・肩関節周囲炎（五十肩）・頚椎症・骨粗鬆症などの疾患が，肝腎両虚・気血不足証に属する場合に，本方剤が応用される。

【注意】湿熱による痺証には用いないこと。

【参考】『素問』痺論篇に「痺が骨にあれば重く，脈にあれば血が凝集して滞り，筋にあれば屈伸不利となり，肉にあれば不仁となる」とあり，『素問』逆調論篇に「営気が虚せば不仁となり，衛気が虚せば不用となり，営衛がともに虚せば不仁かつ不用となる」とある。

附方

独活寄生湯に関連する方剤

三痺湯　さんぴとう

【出典】『婦人大全良方』
【組成】続断5g，杜仲5g，防風5g，肉桂5g，細辛5g，人参5g，茯苓5g，当帰5g，白芍5g，黄耆5g，牛膝5g，甘草5g，秦艽3g，生地黄3g，川芎3g，独活3g
【用法】生姜3gを加えて，水で煎じて服用する。
【効能】益気養血・祛風勝湿
【主治】肝腎虧虚・気血不足の痺証
　　手足の拘攣・しびれ・疼痛など。
【病機と方解】
　独活寄生湯と同様，風寒湿の邪気が長い間経絡や筋骨に留まったために，肝腎が損傷され気血が耗傷された病態が，本方剤の適応である。
　独活寄生湯から桑寄生を除き，黄耆と続断を加えて組成される。補気宣痺の効能に力点が置かれており，手足の拘攣やしびれ・疼痛などの症状を呈する場合に用いられる。

大防風湯　だいぼうふうとう

【出典】『太平恵民和剤局方』
【組成】熟地黄 6 g，白朮 6 g，防風 6 g，当帰 6 g，白芍 6 g，黄耆 6 g，杜仲 6 g，川芎 4.5 g，附子 4.5 g，羌活 3 g，人参 3 g，牛膝 3 g，炙甘草 3 g
【用法】粉末にして，生姜と大棗を加えて水で煎じて服用する。
【効能】補気血・益肝腎・壮筋骨・祛風湿散寒
【主治】肝腎両虚・気血不足の風寒湿痺証
　膝関節の腫脹や疼痛・関節の屈曲伸展障害（屈伸不利）・四肢の痩せ・筋力低下・歩行障害・鶴膝風。

【病機と方解】
　痺証に長い間罹患したために，気血が耗傷され肝腎の精血が虚損された病態が，本方剤の適応である。
　防風は祛風勝湿止痛し，羌活は祛風散寒・勝湿止痛し，附子は助陽散寒止痛する。黄耆・人参・白朮は益気健脾し，熟地黄・当帰・川芎・白芍は補血調血する。杜仲と牛膝は肝腎を補益して筋骨を強化する。炙甘草は益気和中するとともに諸薬を調和させる。

疎経活血湯　そけいかっけつとう

【出典】『万病回春』
【組成】当帰 6 g，川芎 3 g，白芍 7.5 g，生地黄 5 g，桃仁 5 g，牛膝 5 g，防風 3 g，羌活 3 g，白芷 3 g，威霊仙 5 g，防已 3 g，蒼朮 5 g，茯苓 3.5 g，竜胆草 3 g，陳皮 5 g，甘草 2 g
【用法】生姜を加えて水で煎じて服用する。
【効能】養血通絡・舒筋活血・祛風除湿止痛
【主治】風湿内侵による経脈阻滞証
　全身の関節痛・筋肉痛・四肢のしびれ・神経痛・舌質淡・舌苔白・脈細。

【病機と治法】
　陰血が虚損されたところへ風湿の邪気が内侵し，経脈が阻滞された病態が，本方剤の適応である。風湿の邪気が筋骨や経絡に留まると，経脈が瘀滞するために関節の疼痛や筋肉痛・四肢のしびれを呈する。風湿の邪気が経絡や肌骨に停留すると気血が耗傷されるために，舌質淡・舌苔白・脈細などの症候を呈する。治療は，虚損された陰血を補って舒筋通絡し，風湿の邪気を取り除く。

【方解】
　当帰・川芎・白芍・地黄(以上で四物湯)は，陰血を補益して養血和営するとともに活血化瘀し，営血を調和させる。桃仁は血分に入って破瘀行血し，牛膝は活血通経・舒筋利痺する。防風・羌活・白芷は，祛風勝湿・散寒止痛し，威霊仙は祛風除湿・通絡止痛し，防已は利水清熱・祛風通絡止痛する。蒼朮は祛風勝湿・祛寒解表し，茯苓は健脾化湿する。苦寒の竜胆草は，清熱

燥湿の効能により，他薬による化熱を防止して湿を取り除く。陳皮・生姜・甘草は，和胃調中するとともに，諸薬を調和させる。これらの配合により本方剤は，舒筋活血・袪風除湿止痛の効能を発揮して，風湿の邪気により経脈が阻滞されて引き起こされた痺証を治療する。

【加減】痰を伴う場合は，胆南星や半夏を加えて化痰する。上半身ならびに肘関節の疼痛を呈する場合は，桂枝や姜黄を加えて通経止痛する。下半身ならびに足の疼痛を呈する場合は，木瓜や黄柏・薏苡仁を加えて舒筋活絡止痛する。気虚を伴う場合は，人参や白朮・亀板を加えて益気養陰する。血虚を伴う場合は，方剤に含まれる四物湯の量を倍にし，阿膠や丹参・姜汁を加えて補血調血の力を強化する。

【応用】坐骨神経痛・関節リウマチ・強直性脊椎炎・痛風などの疾患が，風湿内侵による経脈阻滞証に属する場合に，本方剤が応用される。

【注意】脾胃が虚弱な者には，慎重に用いるか使用を控えること。血瘀を伴わない場合は，本方剤の適応ではない。

附方

疎経活血湯に関連する方剤

薏苡仁湯　よくいにんとう

【出典】『明医指掌』『奇効良方』
【組成】薏苡仁3g，当帰3g，白芍3g，麻黄3g，肉桂3g，炙甘草3g，蒼朮6g
【用法】生姜を加えて水で煎じて服用する。自汗を呈する場合は麻黄を，発熱する場合は肉桂をそれぞれ減量する。
【効能】散寒除湿・温経止痛
【主治】寒湿痺痛
　　関節の腫脹や疼痛・筋肉痛・筋肉の強ばり・関節の屈伸不利・神経痛
【病機と方解】
　感受した寒湿の邪気が経脈や筋骨に留まり，気血が阻滞されて，関節の腫脹や疼痛・筋肉痛などの症状を呈する病態が，本方剤の適応である。
　甘淡微寒の薏苡仁は，滲湿健脾・除痺し，辛苦温の蒼朮は，燥湿健脾・袪風湿の効能により燥湿除痺する。当帰と白芍は補血活血止痛し，辛温の麻黄は，寒邪を温散させながら薏苡仁・蒼朮と組んで風湿痺痛を治す。辛甘大熱の肉桂は，寒凝を温散させて散寒止痛する。加わる炙甘草は，益気和中するとともに諸薬を調和させる。
【参考】局所の腫脹や疼痛が比較的慢性に経過する場合が，本方剤のよい適応である。

第 17 章
祛痰剤

定義

祛痰剤とは，祛除痰飲の効能をもち，さまざまな痰飲病（痰による病証）を治療する方剤である。主に祛痰薬によって組成される。

概要

痰飲とは，外邪の侵襲や臓腑機能の失調が原因となり，水湿が停滞して集まったものであり，さまざまな病態を引き起こす二次性の邪気である。「百病は痰飲に由来する」という言葉がある。痰と飲の違いをいえば，比較的稠濁なものが痰，清稀なものが飲と定義される。痰飲の生成には肺・脾・腎の3つの臓腑が密接に関わっている。外邪が肺を犯せば，肺の宣発の機能が低下して，あるいは内熱が生じ津液が焼灼されて，津液が集まり痰が生じる。脾や腎の機能が低下すれば，水液代謝が失調して津液の運行が滞り，水が集まり痰が生じる。

痰は，胸膈や腸・胃・四肢など全身の臓腑経絡のいたるところに生じるため，痰による病証では，咳嗽・喀痰・喘息・胸悶・胸痛・眩暈・嘔吐・動悸・不眠・癲狂・痰核・瘰癧などさまざまな症状を呈する。

痰飲病を治療する際は，原因となる病態を本治する必要があり，病態によりその方法はさまざまである。脾の運化の機能が低下して湿が集まり痰が生じた場合は，燥湿健脾の方法により化痰する。火熱が内鬱し，津液を焼いて痰が生じた場合は，清熱化痰する。肺燥陰虚により生じた虚火が津液を焼灼して痰が生じた場合は，潤肺化痰する。脾腎の陽気が虚損されて寒飲が内停した場合，あるいは肺に寒があるために飲邪が滞留した場合は，温陽化痰する。外邪を感受したために肺の宣発粛降の機能が失調し，津液が集まって痰が形成された場合は，宣肺化痰する。

分 類

祛痰剤	燥湿化痰剤	二陳湯・温胆湯
	清熱化痰剤	清気化痰丸・小陥胸湯・滾痰丸
	潤燥化痰剤	貝母栝楼散
	温化寒痰剤	苓甘五味姜辛湯・三子養親湯
	治風化痰剤	半夏白朮天麻湯・定癇丸・止嗽散

　痰飲病は，その性質と伴う兼証により湿痰・熱痰・燥痰・寒痰・風痰の5種類に分類される。それに応じて，祛痰剤には燥湿化痰剤・清熱化痰剤・潤燥化痰剤・温化寒痰剤・治風化痰剤の5種類がある。

適応証

　祛痰剤の適応は痰飲病である。現代では，急性上気道炎・急性気管支炎・慢性気管支炎・肺炎・肺気腫・肺膿瘍・肺結核・慢性胃炎・心因性嘔吐・妊娠悪阻・統合失調症・癲癇・脳炎・脳血管性認知症・狭心症・胸膜炎・肋間神経痛・高血圧症などの疾患が，痰飲病に属する場合に応用される。

注意点

　脾は生痰の源である。よって脾胃を整えなければ痰を治すことはできない。また，痰は腎とも密接な関係がある。腎が虚損されたままでは水を制することができず，水が溢れて痰が生じる。よって痰飲病を治療する際は，痰を化すだけでなく，生痰の源である脾と腎の機能を強化する必要がある。一方，痰は気の動きに伴って移動し，気が滞れば痰が集まり，気がめぐれば痰は消散する。よって祛痰剤にはよく理気薬が配合される。また，痰が経絡を阻滞し肌腠に結んで癭瘤や痰核が生じた場合は，疏通経絡や軟堅散結の方法が併用される。

　祛痰剤を使用する際は，病態の標本緩急や寒熱虚実，さらに病位を的確に判断し，証に応じて治療方針を決定する必要がある。

　祛痰剤には行消の性質があるので，漫然と長期間使用しないこと。また，気陰がともに虚損された者には，慎重に用いるべきである。

第1節
燥湿化痰剤

　燥湿化痰剤は，湿痰証を治療する方剤である。湿痰証では，咳嗽・希薄で喀出しやすい痰・痰の量が多い・胸が痞えて苦しい（胸脘痞悶）・悪心・嘔吐・眩暈・動悸・四肢が重だるい（肢体困倦）・舌苔白滑あるいは白膩・脈弦滑などの症状を呈する。

　主に半夏や天南星などの燥湿化痰薬で組成され，よく陳皮・枳実などの行気薬や，白朮・茯苓などの健脾祛湿薬が配合される。代表的な方剤に，二陳湯や温胆湯がある。

〈燥湿化痰剤〉

適応症	湿痰証：咳嗽・希薄で喀出しやすい痰・痰の量が多い・胸脘痞悶・悪心・嘔吐・眩暈・動悸・四肢が重だるい・舌苔白滑あるいは白膩・脈弦滑
構成生薬	燥湿化痰薬：半夏・天南星など
代表方剤	二陳湯・温胆湯

二陳湯　にちんとう

【出典】『太平恵民和剤局方』
【組成】半夏15g，橘紅（陳皮）15g，茯苓9g，炙甘草5g
【用法】生姜3g，烏梅1個を加えて，水で煎じて服用する。
【効能】燥湿化痰・理気和中
【主治】湿痰証

　咳嗽・希薄で喀出しやすい痰・痰の量が多い・胸が痞える（胸膈痞悶）・悪心・嘔吐・食欲不振・四肢や体が重だるい（肢体困倦）・眩暈（頭眩）・動悸（心悸）・舌苔白膩・脈滑。

【病機と治法】

　脾の運化の機能が低下して水湿を化すことができなくなったために，湿が集まって痰が形成された湿痰証が，本方剤の適応である。脾は生痰の源であり，肺は貯痰の器である。すなわち湿痰証の多くは，脾に原因があり肺に症状が現れやすい。湿痰が肺を犯せば，肺の宣発粛降の機能が失調するために咳嗽や多量の痰などの症状を呈し，胃を犯せば，胃の和降の機能が失調するために悪心や嘔吐・食欲不振などの症状を呈する。痰濁が気機を阻滞すれば胸の痞えを呈し，清陽を阻遏すれば眩暈や動悸を呈し，肌肉に注いで留まれば四肢や体が重だるくなる。舌

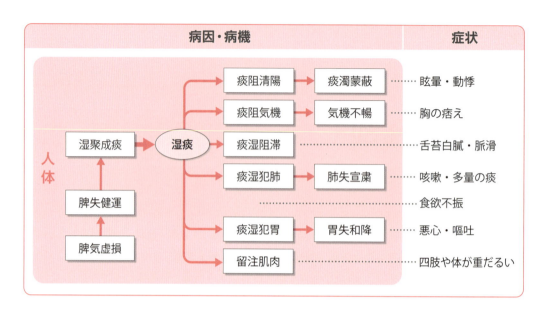

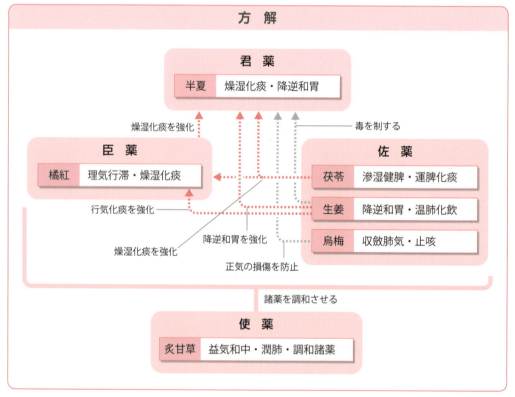

　苔白膩・脈滑は，湿痰が体内に留まるための症候である．治療は，燥湿化痰することで湿痰を取り除き，理気和中して脾の運化の機能を回復させる．

【方解】
　辛苦温燥の半夏は，燥湿化痰するとともに，降逆和胃の効能により嘔気を鎮める君薬である．橘紅は，理気燥湿化痰の効能により気をめぐらせて痰を取り除く臣薬である．茯苓は，滲湿健

脾の効能により，湿を除くとともに脾気を強化して生痰の源を治療する。生姜は，降逆和胃・温肺化飲しながら半夏の毒を制し，半夏と橘紅の行気化痰の効能を強化する。烏梅は肺気を収斂して止咳し，半夏の辛温発散による正気の損傷を防止する。これらはいずれも佐薬である。甘草は，益気和中するとともに諸薬を調和させ，あわせて潤肺する使薬である。本方剤は，わずか四味で構成されるもののその配合は実に合理的であり，効率よく燥湿化痰・理気和中する湿痰証の基本方剤である。

【加減】肺熱が壅盛で，黄色い粘稠痰を呈する場合は，黄芩・胆南星・栝楼・魚腥草を加えて肺熱を清する。肺に寒痰が滞り，希薄な白色痰を呈する場合は，乾姜や細辛を加えて温肺散寒する。風痰が上擾して眩暈を呈する場合は，天麻や白僵蚕を加えて熄風止眩する。悪風や発熱などの表証を伴う場合は，蘇葉や荊芥を加えて祛風解表する。脾気の虚損が著しく，食欲不振や泥状便を呈する場合は，白朮や党参を加えて益気健脾する。食積を伴う場合は，萊菔子や神麹を加えて消食導滞する。

【応用】慢性気管支炎や肺気腫・慢性胃炎・心因性嘔吐・メニエール病などの疾患が湿痰証に属する場合に，本方剤が応用される。

【注意】陰血不足証や陰虚痰熱証には本方剤を用いないこと。燥痰証には慎重に使用する。

【参考】本方剤が「二陳」と称されるのは，配合される半夏と橘紅が，古いものの方が燥性が穏やかで効果もよいとされるためである。

附方

二陳湯に関連する方剤

導痰湯　どうたんとう

【出典】『重訂厳氏済生方』
【組成】半夏12g，天南星6g，(炒)枳実6g，茯苓6g，橘紅(陳皮)6g，炙甘草3g，生姜3g
【用法】水で煎じて服用する。
【効能】燥湿化痰・行気開鬱
【主治】痰阻気滞証
①痰涎壅盛
　胸が痞えて苦しい(胸膈痞塞)・脇肋部の脹痛・咳嗽・痰が多い・悪心・嘔吐・食欲不振。
②肝風挟痰
　頭痛・眩暈・嘔気・食欲不振・著しい場合は痰厥。

【病機と方解】
　湿痰が盛んなために気機が阻滞されて，胸の痞え感や咳嗽・多量の痰・嘔気などの症状を呈する場合，あるいは痰が肝風と結びつき気の上逆に伴って上擾し，頭痛や眩暈などの症状を呈する場合が，本方剤の適応である。
　天南星は燥湿するとともに熄風化痰する。半夏は燥湿化痰するとともに降逆止嘔し，生

姜は降逆和胃・温肺止咳する。茯苓は滲湿健脾の効能により水湿を取り除いて脾気を補う。陳皮と枳実は，理気調中することで方剤の燥湿化痰の効能を強化し，加わる炙甘草は，益気和中するとともに諸薬を調和させる。

滌痰湯　じょうたんとう

【出典】『済生方』
【組成】(姜)半夏8g，胆南星8g，橘紅(陳皮)6g，枳実6g，茯苓6g，人参3g，石菖蒲3g，竹筎2g，甘草2g
【用法】大棗と生姜を加えて，水で煎じて服用する。
【効能】滌痰開竅*
【主治】中風痰迷心竅証
　構音障害(舌が強ばってうまくしゃべれない)。
【病機と方解】
　脾気が虚損されて生じた湿痰が，肝陰不足により生じた肝風とともに上擾し，心竅を阻塞して引き起こされた中風の痰迷心竅証が，本方剤の適応である。
　胆南星は，熄風化痰の効能により壅滞する痰を取り除くとともに内動する肝風を鎮める。半夏は燥湿化痰し，竹筎は清熱化痰・除煩し，二薬はともに胆南星の化痰の効能を強化する。石菖蒲は化湿和胃・化痰開竅の効能により滌痰して清竅を開く。陳皮は気をめぐらせて化痰し，枳実は気とともに痰を降ろして下気消痰する。茯苓は利水滲湿健脾し，人参は益気健脾の効能により脾の運化の機能を回復させて痰の生成を防止する。甘草は益気和中するとともに諸薬を調和させる。

　　＊滌痰：祛痰法の1つ，頑固な痰を洗い流す意。

茯苓丸　ぶくりょうがん

【別名】指迷茯苓丸
【出典】『是斎百一選方』『全生指迷方』
【組成】半夏60g，茯苓30g，(炒)枳殻15g，(無水)芒硝7.5g
【用法】粉末にしたものを姜汁で丸剤とし，1回6gずつ服用する。
【効能】燥湿行気・軟堅消痰
【主治】痰停中脘・流溢経絡証
　四肢の疼痛あるいは浮腫・上肢を挙上できない・両手のしびれ・咳嗽・多量の痰・胸悶感・悪心・嘔吐・舌苔白膩・脈弦滑。
【病機と方解】
　脾気が虚損されて生じた痰が中脘に停滞し，四肢や経絡に流注して引き起こされた病態が，本方剤の適応である。脾は四肢を主る。よって脾の運化の機能が失調して湿痰が生じ

ると，生じた湿痰が四肢に流れ込んで四肢の痛みを呈し，著しい場合は浮腫を呈する。

　辛温の半夏は，燥湿化痰するとともに降逆止嘔し，茯苓は，滲湿健脾の効能により湿痰を取り除くとともに脾気を強めて生痰の源を絶つ。枳殻は気をめぐらせて湿痰を取り除き，芒硝は潤燥軟堅通便することで結実し停滞する痰を取り除く。加わる姜汁は，半夏の毒を制するとともに化痰散飲する。

比較　二陳湯・導痰湯・滌痰湯・茯苓丸

　二陳湯・導痰湯・滌痰湯・茯苓丸は，いずれも燥湿化痰の効能をもち，湿痰による病証を治療する方剤であるが，効能と適応となる病態に違いがある。二陳湯は，燥湿化痰の基本方剤であり，湿痰を取り除く効能を主とし，薬味を加減することでさまざまな湿痰証に応用される。導痰湯は，二陳湯に天南星と枳実が加わることで燥湿化痰の力が強化され，祛痰行気の効能に秀でた方剤である。痰涎が盛んなために気機が阻滞されて胸の痞えを呈する場合や，痰が肝風と結びついて上擾し，頭痛や眩暈を呈する場合に用いられる。滌痰湯は，二陳湯に胆南星・枳実・人参・石菖蒲・竹茹が加わることで滌痰開竅の効能を発揮する方剤であり，中風痰迷心竅による構音障害に用いられる。茯苓丸は，二陳湯から橘紅・甘草を除き，枳殻と芒硝を加えた方剤であり，軟堅消痰・推陳滌垢の効能を併せもち，痰が四肢や経絡に流注して四肢の疼痛を呈する場合に用いられる。

温胆湯　うんたんとう

【出典】『三因極一病証方論』
【組成】半夏6g，竹茹6g，(炒)枳実6g，陳皮9g，炙甘草3g，茯苓5g
【用法】生姜5片(3g)と大棗1個(3g)を加えて，水で煎じて服用する。
【効能】理気化痰・清胆和胃
【主治】胆胃不和・痰熱内擾証

　イライラして眠れない(虚煩不眠)・悪心・嘔吐・吃逆(呃逆)・驚きやすい(胆怯易驚)・動悸(驚悸不寧)・多夢・癲癇・舌苔膩微黄・脈弦滑数。

【病機と治法】

　湿痰が化熱して痰熱となり，生じた痰熱が胆を阻滞したために胆の機能が失調して胆気が鬱滞し，胆胃不和となった病態が，本方剤の適応である。痰熱により引き起こされた病態に広く応用される。胆は静浄の府であり，温和を好み，生発を主る。胆は木に属するために，胆の機能が失調すると胃に影響が及んで胆胃不和となりやすい。加えて痰熱が直接胃を犯せば，胃の和降の機能が失調し胃気が上逆して，悪心や嘔吐・吃逆を呈する。痰熱が上擾すれば，心神が

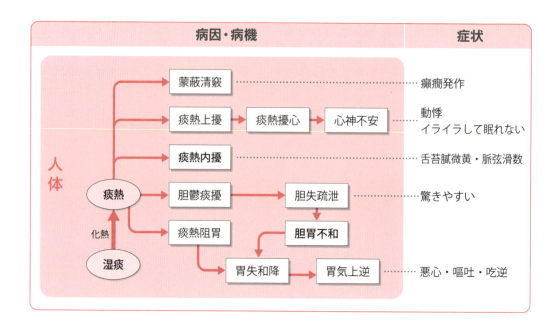

不安となって驚きやすい・動悸・イライラして眠れないなどの症状が現れる。痰熱が清竅を蒙蔽すると、癲癇発作を呈する。舌苔膩微黄・脈弦滑数は、痰熱が内擾したための症候である。治療は、理気化痰するとともに清胆和胃する。

【方解】
　辛温の半夏は、燥湿化痰するとともに和胃降逆止嘔する君薬である。甘微寒の竹筎は、清熱化痰するとともに除煩止嘔する臣薬である。これら二薬は、協力し合って化痰清熱・除煩止嘔する。辛苦微寒の枳実は、行気化痰の効能により気とともに痰を下へ導いて消痞し、辛苦微温の陳皮は理気和胃・燥湿化痰し、茯苓は、滲湿健脾の効能により湿痰を取り除くとともに脾気を強めて生痰の源を絶つ。生姜と大棗は脾胃を調和させる。これらはいずれも佐薬である。加わる炙甘草は、益気和中するとともに諸薬を調和させる佐使薬である。これらの配合により本方剤は、理気化痰・清胆和胃の効能を発揮して、痰熱が内擾し胆胃が不和となった病証を治療する。

【加減】心神不寧が著しく、煩躁・不眠を呈する場合は、茯苓を増量し、酸棗仁・遠志・石菖蒲を加えて寧心安神する。熱が盛んで口苦や心煩を呈する場合は、黄連や茵陳蒿を加えて清熱除湿する。痰濁が中焦を阻滞したうえに、さらに肝気が上逆して眩暈や嘔気・嘔吐を呈する場合は、菊花や白僵蚕を加えて平肝祛風する。痰濁が壅盛となり、あるいは風痰が著しく上擾して癲癇発作を呈する場合は、石菖蒲や全蝎・釣藤鈎・胆南星を加えて熄風止痙する。

【応用】統合失調症・神経症・急性胃炎・慢性胃炎・慢性気管支炎・妊娠性嘔吐・狭心症などの疾患が、痰熱内擾・胆胃不和証に属する場合に、本方剤が応用される。

【注意】心肝血虚など陰血不足による煩躁や動悸には、本方剤を用いてはならない。

【参考】本方剤が、清胆和胃の効能を主とする清熱化痰の方剤でありながら、「温胆湯」と称されるのはなぜであろうか。その理由は諸説あり、『備急千金要方』や『外台秘要方』にも「大病の後、虚煩し眠れないのは、胆に寒があるためであり、温胆湯の適応である」と、その名の由来が述べられているが、今日では南北朝時代の弁証理論によるものとする説が有力である。

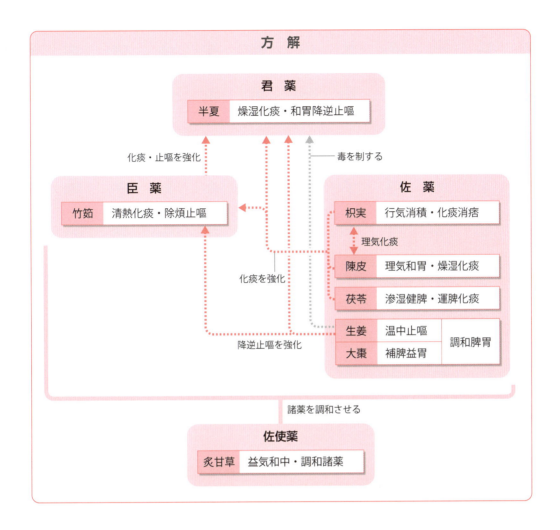

温胆湯は唐代の『千金方』と『外台』にすでに収載されており，『外台』ではその源を南北朝時代の『集験方』（姚僧垣著）としている。原方の組成は，半夏・竹筎・枳実・陳皮（橘皮）・炙甘草・生姜の六味であり，宋代に至り茯苓・大棗の二味を加えて用いられたのが，『三因方』の温胆湯である。南北朝時代には，「臓病は熱であり，腑病は寒である」とする「臓熱腑寒」の弁証理論があった。『集験方』の中にもそれに関する論述が複数存在する。それによれば，胆は腑に属するので胆病は寒証であり，寒は温をもって治すから，胆病を治す方剤として温胆湯と名づけられたというのである。一方で，温胆湯は竹筎・枳実などの涼性の薬味に加えて，半夏・陳皮など温性の薬味も配合されることから，近年では，方剤としての薬性を温でも寒でもないとし，寒温併用の方剤と考えて運用する臨床家も多い。

附方

温胆湯に関連する方剤

十味温胆湯　じゅうみうんたんとう

【出典】『証治准縄』『世医得効方』
【組成】半夏6g，（炒）枳実6g，陳皮6g，茯苓5g，（炒）酸棗仁3g，遠志3g，五味子3g，熟地黄3g，人参3g，炙甘草2g
【用法】生姜5片（3g）と大棗1個（3g）を加えて，水で煎じて服用する。
【効能】理気化痰・養心安神
【主治】心胆気虚痰擾証（心胆虚怯）

　驚きやすい・動悸（心悸）・煩悶・不安・不眠・四肢の浮腫・食べても味がしない・舌質淡・舌苔膩・脈沈緩。

【病機と方解】

　心胆が虚損され心神が不寧となって胆気が鬱滞し，生じた痰熱が内擾した病態が，本方剤の適応である。

　温胆湯から竹筎を除き，人参・熟地黄・五味子・酸棗仁・遠志を加えて組成される。温胆湯に養心安神（養血寧心）の効能が加わった方剤であり，心胆気虚による痰濁内擾証に用いられる。

黄連温胆湯　おうれんうんたんとう

【出典】『六因条弁』
【組成】半夏6g，竹筎6g，枳実6g，陳皮9g，炙甘草3g，茯苓5g，黄連9g
【用法】生姜と大棗を加えて，水で煎じて服用する。
【効能】清熱除煩・燥湿化痰・和胃利胆
【主治】痰熱内擾証

　不眠・眩暈・煩悶・発汗・嘔気・口苦・舌苔黄膩。

【病機と方解】

　胆気が鬱滞して生じた痰熱が内擾した病態が，本方剤の適応である。

　温胆湯に黄連を加えて組成される。温胆湯と比べて清熱除煩の力が強化されており，痰熱内擾による病態で，虚煩や口苦を伴う場合に用いられる。

竹筎温胆湯　ちくじょうんたんとう

【出典】『寿世保元』『扶寿精方』

【組成】柴胡6g，枳実3g，半夏3g，竹筎3g，陳皮3g，茯苓3g，桔梗3g，香附子2g，甘草2g，人参2g，麦門冬2g，黄連4.5g

【用法】生姜と大棗を加えて，水で煎じて服用する。

【効能】理気化痰・清胆和胃

【主治】痰熱内擾証

【病機と方解】

　傷寒病に罹患して，数日経過した後も解熱せず，煩躁・多量の痰・驚きやすい・不眠などの症状を呈する場合が，本方剤のもともとの適応である。

　温胆湯に柴胡・桔梗・香附子・人参・麦門冬・黄連を加えて組成される。柴胡と香附子は理気疏肝の効能により胆気を疏通させ，桔梗は宣肺祛痰し，人参・麦門冬は，熱により失われた気陰を補充する。黄連は清熱燥湿除煩する。

第2節
清熱化痰剤

　清熱化痰剤は，熱痰証を治療する方剤である。熱痰証では，咳嗽・粘稠で喀出し難い痰・黄色痰・胸膈痞満・尿の色が濃い・便秘・動悸・舌質紅・舌苔黄膩・脈滑数などの症状を呈する。
　主に栝楼仁・貝母・胆南星などの清熱化痰薬で組成され，よく黄連・黄芩などの清熱薬，陳皮・枳実などの理気薬，茯苓などの健脾滲湿薬が配合される。代表的な方剤に，清気化痰丸・小陥胸湯がある。

〈清熱化痰剤〉

適応症	熱痰証：咳嗽・粘稠で喀出し難い痰・黄色痰・胸膈痞満・尿の色が濃い・便秘・動悸・舌質紅・舌苔黄膩・脈滑数
構成生薬	清熱化痰薬：栝楼仁・貝母・胆南星など
代表方剤	清気化痰丸・小陥胸湯

清気化痰丸　　せいきけたんがん

【出典】『医方考』
【組成】栝楼仁 6 g，陳皮 6 g，黄芩 6 g，杏仁 6 g，枳実 6 g，茯苓 6 g，胆南星 9 g，(製)半夏 9 g
【用法】粉末を姜汁で丸剤にして，1 回 6 g ずつ服用する。水で煎じて服用してもよい。
【効能】清熱化痰・理気止咳
【主治】熱痰証(痰熱内結証)
　咳嗽・喀出し難い粘稠な痰・黄色痰・胸が痞えて苦しい(胸膈痞満)・呼吸促迫・悪心・嘔吐・尿の色が濃く量が少ない(小便短赤)・舌質紅・舌苔黄膩・脈滑数。
【病機と治法】
　盛んになった火熱により津液が焼灼されて痰が生じ，痰と気が内結して肺に壅滞した病態が，本方剤の適応である。生じた痰熱が肺に壅滞すると，肺の宣発と粛降の機能が失調するために，咳嗽や黄色痰・喀出し難い粘稠痰などの症状を呈する。痰が気機を阻滞するために，胸が痞えて苦しくなり，著しい場合は，気が上逆して呼吸促迫や悪心・嘔吐を呈する。舌質紅・舌苔黄膩・脈滑数は，体内に痰熱が盛んなための症候である。治療は，火熱を清して痰を化し(清熱化痰)，

気をめぐらせて止咳（理気止咳）する。汪昂の言葉に「気が余れば火となり，液が余れば痰となる。よって痰を治すには必ずその火を降ろす。火を治すには必ずその気をめぐらせる」（『医方集解』）とある。

【方解】
　苦涼の胆南星は，清熱化痰の効能により壅滞する痰熱を消除する君薬である。苦寒の黄芩は肺熱を清瀉し，甘寒の栝楼仁は，清肺化痰の効能により肺火を降ろして熱痰を化す。これらはともに臣薬である。枳実は行気化痰・散結除痞し，陳皮は理気調中・燥湿化痰し，二薬は気を降ろして開痞しながら消痰散結する。半夏は燥湿化痰し，茯苓は滲湿健脾の効能により脾気を強めて生痰の源を絶ち，杏仁は宣利肺気の効能により肺気を降ろして止咳する。これらはいずれも佐薬である。加わる姜汁は，温肺化飲するとともに温中降逆し，あわせて半夏の毒を制する佐使薬である。これらの配合により本方剤は，清熱化痰・理気止咳の効能を発揮して，火熱を清して下へ降ろし，気をめぐらせて痰を取り除く。

【加減】肺熱が盛んで著しい呼吸促迫を呈する場合は，知母や桑白皮・魚腥草を加えて清瀉肺熱の力を強化する。熱により津液が著しく損傷されて咽喉の乾燥を呈する場合は，沙参や麦門冬・天花粉を加えて養陰生津する。津液が耗傷されて便秘を呈する場合は，栝楼仁を増量し大黄や生地黄を加えて潤腸通便する。

【応用】肺炎や気管支炎・肺膿瘍・肺結核などの疾患が痰熱内結証に属する場合に，本方剤が応用される。

【注意】寒痰証や湿痰証は，本方剤の適応ではない。

小陥胸湯　しょうかんきょうとう

【出典】『傷寒論』
【組成】黄連6g，半夏12g，栝楼仁30g
【用法】水で煎じて服用する。
【効能】清熱滌痰・寛胸散結
【主治】痰熱互結証（小結胸病）
　胸が痞えて苦しい（胸脘痞悶）・胸脘部や心窩部の圧痛・咳嗽・黄色く粘稠な痰・舌苔黄膩・脈滑数。

【病機と治法】
　傷寒病の表証を誤って攻下したために邪熱が内陥し，内生された痰と邪熱が心下で結びついて引き起こされた小結胸病が，本方剤のもともとの適応である。痰と熱が心下で互結すると，気機が鬱滞して不通となるために，胸が痞えて苦しい・胸脘部や心窩部の圧痛などの症状を呈し，痰熱が肺で盛んになると，咳嗽や黄色く粘稠な痰などの症状を呈する。舌苔黄膩・脈滑数は，体内に痰熱が盛んなための症候である。治療は，清熱滌痰するとともに寛胸散結する。

【方解】
　甘寒の栝楼仁は，清熱化痰するとともに寛胸散結し，胸膈部の痞塞を通じる君薬である。苦寒の黄連は瀉熱降火するとともに清心除煩し，辛温の半夏は降逆化痰・消痞散結する。これら一辛一苦の二薬は，辛開苦降して気機を通暢させ散結除満する臣薬である。これらの配合によ

り本方剤は，清熱滌痰・寛胸散結の効能を発揮して，痰熱が心下で互結して引き起こされた小結胸病を治療する。

【加減】燥熱が腸道に結滞して便秘を呈する場合は，杏仁や芒硝・大黄を加えて潤腸通便する。痰気が結滞して胸脘部の著しい痞悶感を呈する場合は，枳実や厚朴を加えて行気除満する。痰熱が壅盛で黄色い粘稠痰を呈する場合は，貝母や知母・杏仁・魚腥草を加えて清熱化痰の力を強化する。痰熱が擾心して煩躁を呈する場合は，竹葉や灯心草を加えて清心除煩する。

【応用】急性気管支炎や胸膜炎・急性胃炎・慢性胃炎・肋間神経痛などの疾患が痰熱互結証に属する場合に，本方剤が応用される。

【注意】もともと脾胃に虚寒がある場合や，湿痰や寒痰により中気が虚損された場合は，本方剤を用いないこと。

比較 **小陥胸湯と大陥胸湯**

　小陥胸湯と大陥胸湯は，どちらも傷寒病を誤治したために邪熱が内陥して引き起こされた結胸病を治療する方剤であるが，効能と適応となる病態に違いがある。小陥胸湯は，黄連・半夏・栝楼仁で組成される清熱滌痰の方剤であり，痰熱が心下で互結して胸の痞えや心窩部の圧痛を呈する「小結胸病」に用いられる。それに対して大陥胸湯は，大黄・芒硝・甘遂で組成される峻下逐水の方剤であり，水熱が胸腹部で互結して心窩部から少腹部にかけて硬満や疼痛を呈する「大結胸病」に用いられる。

附方

小陥胸湯に関連する方剤

柴胡陥胸湯　さいこかんきょうとう

【出典】『重訂通俗傷寒論』
【組成】柴胡3g，(姜)半夏9g，黄連2.5g，桔梗3g，黄芩4.5g，栝楼仁15g，枳実4.5g，生姜汁4滴
【用法】水で煎じて服用する。
【効能】和解清熱・化痰寛胸
【主治】邪陥少陽・痰熱結胸証(痰熱互結の少陽病)
　胸が痞えて苦しい・胸部の圧痛・寒熱往来・悪心・嘔吐・食欲不振・咳嗽・粘稠な痰・口が苦い・舌苔黄・脈弦数。
【病機と方解】
　邪気が少陽経に陥り，かつ痰熱が胸膈部で互結した病態が，本方剤の適応である。

本方剤は小柴胡湯と小陥胸湯の合方の加減方である。小柴胡湯から人参・甘草・大棗を除き，栝楼仁・黄連・桔梗・枳実など，清熱化痰・理気寛胸の薬味を加えて組成される。全体で和解少陽・清化痰熱・寛胸散結の効能を発揮して，痰熱互結の少陽病を治療する。

滾痰丸　こんたんがん

【別名】礞石滾痰丸
【出典】『丹渓心法附余』『玉機微義』
【組成】（硝煅）礞石30ｇ，（酒）大黄240ｇ，黄芩240ｇ，沈香15ｇ
【用法】粉末にして水で丸剤とし，1回6〜9ｇずつを1日1〜2回，湯で服用する。
【効能】瀉火逐痰
【主治】実熱老痰証

　精神錯乱・狂躁（癲狂）・意識障害・驚きやすい・動悸・心悸亢進（怔忡）・咳嗽・喘鳴・呼吸困難・粘稠な痰・胸脘部が痞えて苦しい・眩暈・耳鳴り・項部の腫瘤・眼瞼痙攣・口輪筋の痙攣・不眠・悪夢・骨関節の疼痛・息が詰まって苦しい（噎息煩悶）・便秘・舌苔黄厚・脈滑数有力。

【病機と治法】
　痰熱が長い間体内に留まったために，さまざまな症状を呈する実熱老痰証が，本方剤の適応である。老痰とは，痰が長い間体内に集積して膠状となり，取り除き難くなった病態をいい，頑痰・鬱痰とも称される。痰熱が上擾して清竅を蒙蔽すると，精神錯乱・狂躁・意識障害・眩暈・耳鳴りなどの症状を呈し，心神を擾乱すると，驚きやすい・動悸・心悸亢進・不眠・悪夢などの症状を呈する。痰熱が肺に壅滞すれば，咳嗽・粘稠な痰・息が詰まって苦しいなどの症状を呈し，痰熱が気機を阻塞すれば，胸脘部が痞えて苦しくなる。痰熱が経絡や関節に留まれば，眼輪筋や口輪筋の痙攣・骨関節の疼痛・項部の腫瘤などの症状を呈し，熱が腸腑へ降りれば，便秘となる。舌苔黄厚・脈滑数有力は，いずれも実熱老痰による症候である。治療は，瀉火逐痰の方法により体内に留まる実熱老痰を取り除く。

【方解】
　甘鹹平の礞石は，平肝鎮驚するとともに墜痰下気して，体内に留まる老痰を攻逐する君薬である。苦寒の大黄は，清熱瀉火・瀉下攻積の効能により実熱を蕩滌し，痰火を便から排出させる臣薬である。苦寒の黄芩は清熱燥湿・瀉火解毒の効能により上焦の熱を清瀉し，沈香は，行気調中・降逆下気の効能により気をめぐらせて痰を取り除くとともに，礞石による胃の損傷を防止する。これらはともに佐薬である。これらの配合により本方剤は，強力な瀉火逐痰の効能を発揮して，痰火を逐降して便から排出させ，体内に留まる実熱老痰を取り除く。

【加減】腸胃に燥熱があって便秘を呈する場合は，栝楼仁や芒硝を加えて潤腸通便する。痰濁が擾心して煩躁や不眠を呈する場合は，黄連・胆南星・石菖蒲・遠志を加えて清熱除煩・寧心安神する。痰火が肝風を引き起こして抽搐を呈する場合は，羚羊角や釣藤鈎・白僵蚕を加えて熄風止痙する。

【応用】統合失調症・神経症・癲癇・慢性気管支炎・脳炎などの疾患が実熱老痰証に属する場合に，本方剤が応用される。

【注意】 本方剤は実熱老痰を下行攻逐（攻墜）する峻烈剤である。薬力が峻猛なので，体質が虚弱な者や高齢者・妊婦には使用を控えること。用いる際は，正気の損傷を防ぐ策を講じて慎重に用いる必要がある。

【参考】 方剤名の「滾痰」には，体内に留まる老痰（頑痰）を迅速に取り除くという意味がある。

第3節
潤燥化痰剤

　潤燥化痰剤は，燥痰証を治療する方剤である。燥痰証では，咳嗽・むせるような咳・粘稠で喀出し難い痰・咽喉の乾燥・嗄声・舌質紅少津・舌苔乾燥などの症状を呈する。
　主に貝母・栝楼仁などの潤肺化痰薬で組成され，よく麦門冬・北沙参などの滋陰薬や，石膏・知母・天花粉などの清熱薬が配合される。代表的な方剤に，貝母栝楼散がある。

〈潤燥化痰剤〉

適応症	燥痰証：咳嗽・むせるような咳・粘稠で喀出し難い痰・咽喉の乾燥・嗄声・舌質紅少津・舌苔乾燥
構成生薬	潤肺化痰薬：貝母・栝楼仁など
代表方剤	貝母栝楼散

貝母栝楼散　ばいもかろさん

【出典】『医学心悟』
【組成】貝母5g，栝楼仁3g，天花粉2.5g，茯苓2.5g，橘紅（陳皮）2.5g，桔梗2.5g
【用法】水で煎じて服用する。
【効能】潤肺清熱・理気化痰
【主治】燥痰証
　咳嗽・粘稠で喀出し難い痰・咽喉の乾燥・嗄声・舌質紅・舌苔白乾燥。
【病機と治法】
　燥熱の邪気を感受したために，肺津が焼灼され津液がめぐらなくなって痰を生じた燥痰証が，本方剤の適応である。肺は嬌臓であり，清粛を好んで乾燥を嫌い，寒熱に脆弱な臓器である。外界から燥熱の邪気を感受すると，肺津が焼灼されて痰が生じ肺の清粛が失われるために，咳嗽・粘稠で喀出し難い痰などの症状を呈する。咽喉の乾燥・舌質紅・舌苔乾燥などは，燥熱により津液が耗傷されたための症候である。治療は，肺燥を潤すとともに清熱し，気をめぐらせて痰を化す。
【方解】
　苦甘微寒の貝母は，清熱潤肺しながら化痰止咳し，痰気の鬱結を解除する君薬である。甘寒の栝楼仁は，清熱潤肺するとともに理気滌痰し，胸膈部の痺塞を通じる臣薬である。天花粉は清

肺泄熱するとともに生津潤燥し，茯苓は，健脾滲湿の効能により利湿しながら脾気を強めて生痰の源を絶つ。橘紅は，理気化痰の効能により気をめぐらせて痰を取り除く。これらはいずれも佐薬である。桔梗は，肺気を宣利して止咳化痰するとともに諸薬を肺へ導く佐使薬である。これらの配合により本方剤は，肺燥を潤して痰を取り除き，肺の清粛を回復させて咳を鎮める。

【加減】風邪が肺を侵襲して咳嗽や喉の乾燥・微悪風寒などの症状を呈する場合は，前胡や荊芥を加えて祛風解表する。長い間咳嗽が続いたために肺絡が傷ついて喀血する場合は，仙鶴草や茜草・側柏葉を加えて涼血止血する。肺陰が著しく耗傷されて嗄声を呈する場合は，沙参や麦門冬を加えて肺陰を滋潤する。邪熱が上灼して著しい咽頭痛を呈する場合は，牛蒡子や馬勃・山豆根を加えて清熱解毒・利咽する。肺気が上逆して激しい咳嗽や呼吸促迫を呈する場合は，馬兜鈴や枇杷葉・杏仁を加えて止咳平喘する。

【応用】肺炎や気管支炎・肺結核・咽頭炎・喉頭炎などの疾患が燥痰証に属する場合に，本方剤が応用される。

【注意】湿痰証や寒痰証は，本方剤の適応ではない。

第4節
温化寒痰剤

　温化寒痰剤は，寒痰証を治療する方剤である。寒痰証では，咳嗽・薄くて白い痰・痰の量が多い・四肢の冷え・畏寒・舌質淡胖大・舌苔白滑・脈沈遅などの症状を呈する。
　主に細辛・白芥子・蘇子などの温化寒痰薬（温肺化痰薬）で組成され，よく乾姜・烏頭・蜀椒などの温裏袪寒薬が配合される。代表的な方剤に，苓甘五味姜辛湯・三子養親湯がある。

〈温化寒痰剤〉

適応症	寒痰証：咳嗽・薄くて白い痰・痰の量が多い・四肢の冷え・畏寒・舌質淡胖大・舌苔白滑・脈沈遅
構成生薬	温化寒痰薬（温肺化痰薬）：細辛・白芥子・蘇子など
代表方剤	苓甘五味姜辛湯・三子養親湯

苓甘五味姜辛湯　りょうかんごみきょうしんとう

【出典】『金匱要略』
【組成】茯苓12g，甘草6g，乾姜9g，細辛6g，五味子6g
【用法】水で煎じて服用する。
【効能】温肺化飲
【主治】寒飲内停証
　咳嗽・白くて薄い痰・痰の量が多い・唾液が薄く量が多い・胸悶感・呼吸促迫・舌質淡胖大・舌苔白滑・脈弦滑。

【病機と治法】
　脾陽が虚損されて内から寒が生じたために湿が集まって寒飲となり，生じた寒飲が内停した病態が，本方剤の適応である。脾陽が虚損されると，寒が生じるのみならず脾の運化の機能が低下して湿が集まり飲となるために，寒飲が生成される。生じた寒飲が肺に内停すると，肺の清粛が失われ宣発粛降の機能が低下するために，咳嗽・多量の薄い痰・呼吸促迫などの症状を呈する。寒飲が気機を阻滞するために，胸悶感を呈する。舌質淡胖大・舌苔白滑は，体内に寒飲が内停するための症候である。治療は，脾陽を温めるとともに肺を温めて寒飲を化す。

【方解】
　辛熱の乾姜は，脾陽を温めて脾の運化の機能を促進して湿を化すとともに，温肺散寒化飲する

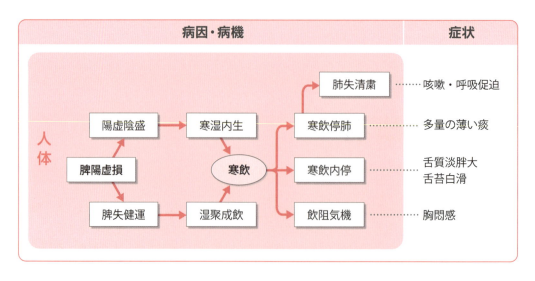

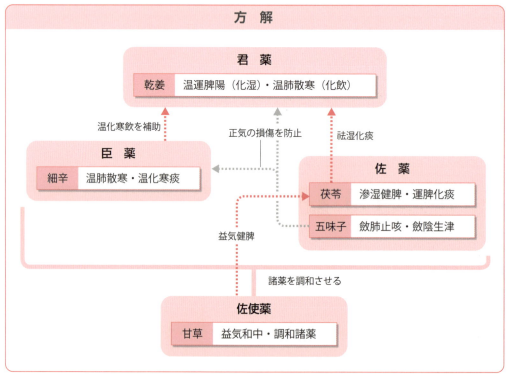

君薬である。辛温の細辛は，温肺散寒の効能により乾姜を補助して寒飲を化す臣薬である。甘淡の茯苓は，健脾滲湿の効能により痰飲を化すとともに脾気を強めて生痰の源を絶ち，五味子は肺気を収斂して咳を鎮め，乾姜と細辛の辛温発散による正気の損傷を防止する。これらはともに佐薬である。加わる甘草は，益気和中するとともに諸薬を調和させる佐使薬である。これらの配合により本方剤は，温中化湿・温肺化飲の効能を発揮して，脾陽を温めるとともに肺を温め，寒邪を温散させて痰飲を消除する。

【加減】寒飲が盛んで多量の痰を呈する場合や，胃気が上逆して嘔気や嘔吐を呈する場合は，半

夏や陳皮・白朮を加えて燥湿化痰・降逆止嘔する。肺に寒飲が停滞して激しい咳嗽や喀痰を呈する場合は，紫菀や款冬花・蘇子・杏仁を加えて化痰止咳の力を強化する。肺脾の気が鬱滞して胸脘部の脹満感を呈する場合は，厚朴や旋覆花を加えて行気消痰・消脹除満する。発熱や悪寒などの表寒証を伴う場合は，麻黄や桂枝・荊芥を加えて解表散寒する。腎陽が不足するために気が上逆する場合は，桂枝や沈香を加えて温中降逆・温腎納気する。

【応用】慢性気管支炎や肺気腫などの疾患が寒飲内停証に属する場合に，本方剤が応用される。

【注意】熱証には，本方剤を用いないこと。

【参考】本方剤は，わずか5種類の薬味で構成されるが，その配合は実に巧みであり，効率よく寒飲を取り除く温肺化飲の良剤とされる。

附方

苓甘五味姜辛湯に関連する方剤

苓甘姜味辛夏仁湯　りょうかんきょうみしんげにんとう

【出典】『金匱要略』

【組成】茯苓6g，杏仁6g，乾姜3g，五味子4.5g，甘草3g，細辛3g，半夏6g

【用法】水で煎じて服用する。

【効能】祛寒行水・止咳平喘

【主治】支飲証

咳嗽・薄くて多量の痰・息切れ・呼吸困難・嘔吐・浮腫・四肢の冷え・脈沈弱。

【病機と方解】

水飲が胸膈部に停滞して引き起こされた支飲証が，本方剤の適応である。水飲が肺を上迫するために，肺の宣発と粛降の機能が失調して肺気が上逆し，咳嗽や呼吸困難・息切れなどの症状を呈する。

苓甘五味姜辛湯に半夏と杏仁を加えて組成される。茯苓は健脾滲湿の効能により水飲を化すとともに，脾気を強めて生痰の源を絶つ。杏仁は肺の粛降の機能を回復させて止咳平喘する。乾姜は脾陽を温めて湿を化すとともに温肺散寒化飲する。五味子は肺気を収斂して咳を鎮める。細辛は温肺散寒の効能により乾姜を補助して寒飲を化し，半夏は燥湿化痰するとともに和胃降逆止嘔する。甘草は益気和中するとともに諸薬を調和させる。

冷哮丸　れいこうがん

【出典】『張氏医通』

【組成】麻黄30g，川烏頭30g，細辛30g，蜀椒30g，明礬30g，皂角30g，半夏麴（半夏曲）30g，胆南星30g，杏仁30g，生甘草30g，紫菀60g，款冬花60g

【用法】粉末にしたものを姜汁と神麴で丸剤とし，1回6gずつ1日2回服用する。症状

が著しい時に頓用で用いてもよい。

【効能】 温肺散寒・滌痰平喘

【主治】 寒痰壅肺証

　寒冷により誘発される咳嗽や喘鳴・呼吸困難・胸が痞えて苦しい・起座呼吸。

【病機と方解】

　背中が寒邪を感受して生じた寒痰が，長い間体内に留まり肺へ伏した病態が，本方剤の適応である。

　麻黄は寒邪を温散させるとともに肺気の宣発を補助して止咳平喘し，杏仁は肺の粛降を補助して止咳平喘する。川烏頭は助陽散寒し，蜀椒は温中散寒し，細辛は温肺散寒の効能により寒飲を化す。明礬・皂角・半夏は燥湿祛痰し，胆南星は熄風化痰し，紫菀と款冬花は潤肺下気・化痰止咳する。生甘草は潤肺止咳するとともに益気和中し，あわせて諸薬を調和させる。

三子養親湯　　さんしようしんとう

【別名】 三子湯

【出典】 『韓氏医通』

【組成】 白芥子 6 g，蘇子 9 g，莱菔子 9 g

【用法】 砕いて布で包み，水で煎じて頻回に服用する。

【効能】 温肺化痰・降気消食

【主治】 寒痰壅滞証（寒痰挟食証）

　咳嗽・喘鳴・呼吸困難・白色の多量の痰・胸が痞える・食欲不振・消化不良・舌苔白膩・脈滑。

【病機と治法】

　脾胃の機能が衰えて湿痰が内生された，高齢者の気実痰盛証が，本方剤の適応である。脾胃の機能は加齢に伴い次第に衰えるため，高齢になると脾の運化の機能が低下して飲食物の消化が滞り湿が生じやすい。生じた湿は，集まると痰となる。痰が肺に盛んとなれば，肺の宣発と粛降の機能が低下して，咳嗽・喘鳴・呼吸困難・多量の白色痰などの症状を呈し，盛んとなった痰が気機を阻滞すれば，心窩部や胸の痞えを呈する。脾の運化の機能が低下するために，食欲不振・消化不良などの症状を呈する。舌苔白膩・脈滑は，体内に寒痰が盛んなための症候である。治療は，温肺化痰するとともに降気消食する。

【方解】

　辛温の白芥子は，肺を温めて痰を化すとともに，気をめぐらせて散結し胸の痞えを治す君薬である。辛温の蘇子は，上逆する肺気を降ろして痰を除き，止咳平喘する臣薬である。辛甘平の莱菔子は，消化を促して飲食物の停滞を防ぎ，気を降ろして痰を除く佐薬である。これら三薬は，いずれも行気の効能をもつ治痰理気の常用薬であり，白芥子は化痰の効能に，蘇子は降気の効能に，莱菔子は消食の効能に，それぞれ秀でている。これらの配合により本方剤は，肺を温め気をめぐらせて痰を除き，食積を化して，脾気が虚損されて引き起こされた寒痰挟食証を治療する。

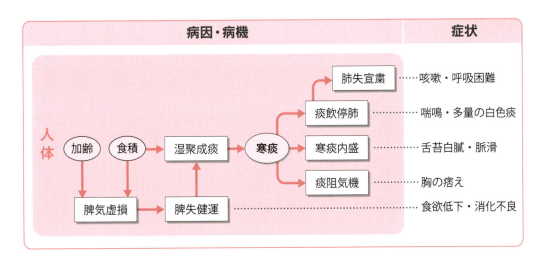

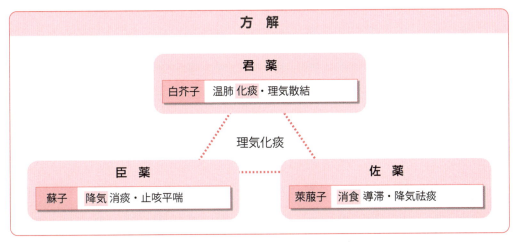

【加減】肺気が上逆して，著しい咳嗽や呼吸促迫・胸膈部の痞満感を呈する場合は，杏仁や厚朴を加えて行気除満・止咳平喘する。胃気が下へ降りず，悪心や嘔吐を呈する場合は，半夏や生姜・砂仁を加えて降逆止嘔する。飲食物の積滞が著しく，脘腹部の脹満感や舌苔腐膩を呈する場合は，神麴や麦芽を加えて消食導滞する。

【応用】慢性気管支炎や気管支喘息・肺気腫などの疾患が寒痰壅滞証に属する場合に，本方剤が応用される。

【注意】辛燥温散の性質があり正気を耗傷しやすいので，長期にわたって使用してはならない。

【参考】本方剤は，降気・消痰・消食の効能により，寒痰挟食証の症状を改善させる標治の方剤である。よって服薬後に効果が得られたら，病態の根本を治すために益気健脾など本治の治療に移行するべきである。

第5節 治風化痰剤

　治風化痰剤は風痰証を治療する方剤である。風痰証には，内風挟痰証と外風挟痰証の2種類がある。

　内風挟痰証は，もともと脾気が虚弱で痰湿が盛んなところへ肝風が内動し，生じた内風が痰を挟んで上擾して引き起こされた病態である。眩暈・頭痛などの症状を呈し，著しい場合は昏厥し，意識障害・痙攣（癲癇発作）などの症状を呈する。治療は熄風化痰の方法をとる。主に天麻・釣藤鈎・白僵蚕・全蝎・胆南星などの平肝熄風薬と，半夏・貝母・天南星などの化痰薬で組成され，よく健脾薬や開竅薬・安神薬が配合される。代表的な方剤に半夏白朮天麻湯がある。

　外風挟痰証は，外界から風邪を感受したために，肺の宣発の機能が失調して痰湿が内生され，生じた痰が風邪と結びついて引き起こされた病態である。悪風・発熱・咳嗽・多量の痰などの症状を呈する。治療は疏風化痰の方法をとる。主に荊芥や防風などの疏風散邪薬と，桔梗・半夏・紫菀・款冬花・百部・白前などの止咳化痰薬で組成される。代表的な方剤に止嗽散がある。

〈治風化痰剤〉

	内風挟痰証	外風挟痰証
適応症	眩暈・頭痛・意識障害・痙攣	悪風・発熱・咳嗽・多量の痰
構成生薬	平肝熄風薬：天麻・釣藤鈎・白僵蚕・全蝎・胆南星など 化痰薬：半夏・貝母・天南星など	疏風散邪薬：荊芥・防風など 止咳化痰薬：桔梗・半夏・紫菀・款冬花・百部・白前など
代表方剤	半夏白朮天麻湯	止嗽散

1　内風挟痰証

半夏白朮天麻湯　はんげびゃくじゅつてんまとう

【出典】『医学心悟』
【組成】半夏9g，天麻6g，茯苓6g，橘紅（陳皮）6g，白朮18g，甘草3g

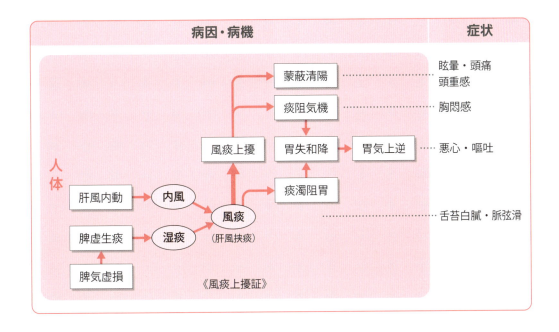

【用法】生姜1片（3g）と大棗2個（3g）を加えて，水で煎じて服用する。
【効能】燥湿化痰・平肝熄風
【主治】風痰上擾証
　　眩暈・頭痛・頭重感・胸悶感・悪心・嘔吐・舌苔白膩・脈弦滑。
【病機と治法】
　脾気が虚損されて湿痰が生じたところへ肝風が内動し，生じた内風が痰を挟んで上擾した風痰上擾証が，本方剤の適応である。風痰が上擾して清陽を蒙蔽するために，眩暈や頭痛・頭重感などの症状を呈する。痰濁が気機を阻滞するために胸悶感を呈し，痰濁により胃の和降の機能が失調して胃気が上逆するために，悪心や嘔吐を呈する。舌苔白膩・脈弦滑は，肝風挟痰の症候である。治療は，燥湿化痰するとともにあわせて平肝熄風する。
【方解】
　辛温の半夏は燥湿化痰するとともに降逆止嘔し，甘平の天麻は平肝熄風の効能により眩暈を止める。これら二薬は，化痰熄風することで風痰による眩暈や頭痛を治す君薬である。白朮は益気健脾燥湿し，茯苓は健脾滲湿し，これら二薬は，祛湿化痰するとともに脾気を強めて生痰の源を絶つ臣薬である。辛苦温の橘紅は気をめぐらせて痰を化し，生姜と大棗は脾胃を調和させる。これらはいずれも佐薬である。加わる甘草は，益気和中するとともに諸薬を調和させる佐使薬である。これらの配合により本方剤は，燥湿化痰・平肝熄風の効能を発揮して，内動する肝風が痰を挟んで上擾した風痰上擾証を治療する。
【加減】風痰が盛んなために激しい眩暈を呈する場合は，白僵蚕や胆南星を加えて熄風止眩の力を強化する。湿痰が盛んで胸腹部の脹満感や嘔吐・泥状便を呈する場合は，石菖蒲や茯苓を加えて化湿和胃する。風邪の上擾により激しい頭痛を呈する場合は，蔓荊子や菊花を加えて祛風止痛する。肝陽が上亢して頭重感や眩暈を呈する場合は，釣藤鈎や代赭石を加えて平肝潜陽する。肝経に熱があるために目の充血や口苦を呈する場合は，菊花や夏枯草を加えて肝火を清泄する。

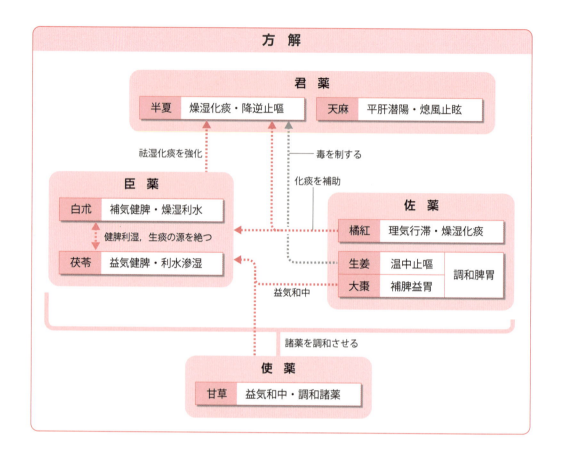

【応用】メニエール病や良性発作性頭位めまい症・癲癇などの疾患が風痰上擾証に属する場合に，本方剤が応用される。
【注意】陰虚証や気血不足証には用いないこと。

附方

半夏白朮天麻湯に関連する方剤

半夏白朮天麻湯　はんげびゃくじゅつてんまとう

【出典】『脾胃論』
【組成】黄柏3 g，乾姜3 g，天麻6 g，蒼朮6 g，茯苓6 g，黄耆6 g，沢瀉6 g，人参6 g，白朮10 g，神麴10 g，半夏15 g，麦芽15 g，橘紅(陳皮)15 g
【用法】粉末にしたものを15 gずつ，水で煎じて服用する。
【効能】益気健脾・化痰熄風
【主治】痰厥頭痛（風痰上擾証）
　　頭痛・頭重感・眩暈・悪心・嘔吐・胸悶感・多量の痰・食欲不振。

【病機と方解】
　内動する肝風が痰を挟んで上擾したために，頭痛や頭重感を呈する風痰上擾証が，本方剤の適応である。
　『医学心悟』の半夏白朮天麻湯から甘草を除き，蒼朮・黄耆・沢瀉・人参・神麹・麦芽・黄柏・乾姜を加えて組成され，益気健脾・燥湿化痰・消食和胃の効能が強められている。

定癇丸　ていかんがん

【出典】『医学心悟』
【組成】天麻30ｇ，川貝母30ｇ，(姜)半夏30ｇ，茯苓30ｇ，茯神30ｇ，胆南星15ｇ，石菖蒲15ｇ，全蝎15ｇ，甘草15ｇ，(炒)白僵蚕15ｇ，灯心草15ｇ，琥珀15ｇ，陳皮20ｇ，遠志20ｇ，(酒)丹参60ｇ，麦門冬60ｇ，朱砂9ｇ
【用法】粉末にしたものを甘草120ｇと一緒に煎じつめて膏とし，竹瀝100mlと生姜汁50mlを加えて丸剤にし，朱砂をまぶして1回6ｇずつ1日2回服用する。
【効能】袪痰開竅・熄風止痙
【主治】風痰阻竅の癇証
　癲癇発作・突然の昏倒・意識障害・痙攣(瘈瘲抽搐)・顔面神経麻痺(口眼歪斜)・口から涎が垂れる・大声で叫ぶ(叫喊作声)・脈弦滑，あるいは癲狂証。
【病機と治法】
　臓腑の機能が失調して痰涎が内結したところへ，過労や飲食不節・情志の失調などにより気機が逆乱して肝風が内動し，生じた内風が痰を挟んで上逆して引き起こされた癇証が，本方剤の適応である。風痰が経絡を壅閉し清竅を蒙蔽するために，突然の昏倒・意識障害・共同偏視・痙攣などの症状を呈する。体内に痰涎が壅盛なために，口から涎が垂れる・喉の痰鳴音などの症状を呈する。治療は，滌痰開竅するとともに熄風止痙する。
【方解】
　甘寒の竹瀝は，清熱滑痰するとともに鎮驚かつ利竅する君薬である。胆南星は，清熱化痰するとともに熄風定驚する臣薬である。半夏は燥湿化痰・降逆止嘔し，陳皮は理気化痰し，川貝母は清熱潤肺化痰し，茯苓は健脾滲湿化痰する。これらはいずれも君薬と臣薬の化痰の効能を強化する。天麻は化痰熄風し，全蝎と白僵蚕は熄風通絡止痙する。これらはともに君薬と臣薬の熄風止痙の効能を強化する。石菖蒲は開竅寧心・化湿袪痰し，遠志は寧心安神・袪痰開竅し，麦門冬は養陰生津・除煩安神し，丹参は活血利竅する。朱砂は鎮心安神・清熱し，琥珀は定驚安神し，灯心草は清心除煩し，茯神は寧心安神する。以上はいずれも佐薬である。加わる甘草は益気和中するとともに諸薬を調和させ，姜汁は温開の性質により方剤の化痰利竅の効能を強化する。これらはともに佐使薬である。これらの配合により本方剤は，袪痰開竅・熄風止痙の効能を発揮して，風痰が清竅を蒙蔽して引き起こされた癇証を治療する。
【加減】腸胃に熱があって便秘する場合は，大黄や芒硝を加えて瀉熱通便する。肝風が著しく盛んで痙攣発作を繰り返す場合は，羚羊角や釣藤鈎を加えて熄風止痙の力を強化する。罹患期間が長引いて正気が虚損された場合は，人参を加えて正気を補う。

【応用】特発性癲癇・症候性癲癇・脳血管性認知症・統合失調症などの疾患が風痰阻竅証に属する場合に，本方剤が応用される。

【注意】陰虚陽亢証や気虚証による癲癇は，本方剤の適応ではない。

【参考】癇証は，癲癇発作の程度に重症と軽症があり，発作の出現の仕方に急と緩がある。また罹病期間にも長い場合と短い場合があり，それに応じて治療方法が異なるので，薬味の選択には工夫が必要である。一般に病初期は比較的軽症であるが，発作を繰り返すうちに正気が損傷されて衰弱するため，癇証が長期化すると，痰結が体の奥深くへ入り込み病態が複雑化して重症となっていく。癲癇発作時は，重点的に滌痰熄風してまずその標を治し，発作が落ち着いたら，益気健脾することで生痰の源を絶ち，養心安神するとともに肝腎を補益し気血を調和させて，その本を治療する。節度ある飲食を心がけ，精神を安定させて正気を養えば，治療の効果も現れやすい。

2 外風挟痰証

止嗽散　しそうさん

【出典】『医学心悟』

【組成】桔梗 10 g，荊芥 10 g，紫菀 10 g，百部 10 g，白前 10 g，甘草 3 g，陳皮 5 g

【用法】粉末にして 1 回 6 g ずつ服用するか，あるいは水で煎じて服用する。

【効能】止咳化痰・疏風宣肺

【主治】風邪犯肺証（風痰咳嗽）

　咳嗽・喀出し難い痰・喉の瘙痒感・わずかな悪寒・発熱・舌苔薄白。

【病機と治法】
　外界から感受した風邪が肺に停留したために，肺の清粛が失われて咳嗽が止まらなくなった病態が，本方剤の適応である。解表宣肺薬で治療しても病態が改善しない場合に用いられる。風邪が肺を侵襲すると，肺の宣発と粛降の機能が失調して痰濁が内生されるために，咳嗽や喀出し難い痰などの症状を呈する。喉は肺の門戸であるから，風邪が肺に留まると喉の瘙痒感を呈する。もし表邪が残存すれば，悪寒や発熱を呈する。治療は，止咳化痰するとともに疏風宣肺する。

【方解】
　苦甘微温の紫菀は化痰止咳し，苦甘平の百部は潤肺止咳し，これら二薬は，潤肺止咳化痰の効能により長く続く咳を鎮める君薬である。桔梗は宣肺化痰し，白前は降気祛痰止咳し，これら二薬は，君薬を補助して肺の宣発粛降の機能を回復させ，化痰止咳する臣薬である。陳皮は理気化痰し，荊芥は疏風解表する。これらはともに佐薬である。加わる甘草は，諸薬を調和させるとともに，桔梗と組んで利咽止咳する佐使薬である。これらの配合により本方剤は，止咳化痰・疏風宣肺の効能を発揮して，風邪を疏散させ肺の宣発粛降の機能を回復させて，咳を鎮めて痰を取り除く。

【加減】風寒表証を伴い，発熱・悪寒・頭痛・鼻閉などの症状を呈する場合は，防風や荊芥・蘇

葉を加えて風寒を疏散させる。風熱表証を伴い，発熱・悪風・咽頭痛などの症状を呈する場合は，金銀花や連翹を加えて風熱を疏散させる。肺熱を伴い，著しい咳嗽や黄色痰を呈する場合は，石膏や桑白皮・胆南星を加えて清肺化痰する。湿痰が盛んで多量の痰を呈する場合は，半夏や貝母・栝楼・桑白皮・茯苓を加えて燥湿化痰止咳する。津液が著しく耗傷されて喉の乾燥や口渇を呈する場合は，沙参や麦門冬を加えて養陰生津する。

【応用】急性上気道炎・気管支炎・肺炎・インフルエンザなどの疾患が風邪犯肺証に属する場合に，本方剤が応用される。

【注意】外感病の初期で表証が著しい場合や，陰虚の咳嗽は，本方剤の適応ではない。

コラム ― 自己免疫疾患と漢方 ―

　これまで多くの患者さんに漢方薬を用いてきて，気づいたことがある。漢方薬の「免疫賦活作用」の問題である。我々が日常臨床で用いる薬味の中には，リンパ球をはじめとする免疫担当細胞を刺激し活性化しうるものがある。柴胡・人参・白朮・三七など，例をあげるときりがないほど多い。これらが感染症などの疾患において，人体の免疫能を高める点で有用であることは言うまでもなく，多くの場合まさにその効果が漢方薬の魅力でもある。しかし，関節リウマチや全身性エリテマトーデス・間質性肺炎など，免疫担当細胞が賦活化されることが望ましくない一連の自己免疫疾患についてはどうであろうか。これらの疾患では，現時点でどのような免疫担当細胞が病態に関わっているか詳細にはわかっておらず，漢方薬についても，個々の免疫担当細胞への具体的な作用は不明のままである。よって，少なくとも免疫賦活作用があるとされる薬味の使用には注意が必要であろう。実際，筆者自身にも，関節リウマチの患者さんに不用意に免疫賦活作用のある薬味を用いて，病態を悪化させてしまった経験がある。調べてみると，中国で出版されている書籍の中にすでにこのことについて記載されているものがある。自己免疫疾患に対しては，人体の免疫系を非特異的に刺激することは危険であるとして，免疫賦活作用をもつ薬味は用いるべきでないと結論づけている。対応策として提案したいのが，薬味を選択する際に，東洋医学的に同様の効能がありながら，免疫賦活作用がないかあるいは免疫調節作用がある薬味を選択する方法である。その際には，中薬の古典的な知識とともに薬理学的作用に関する情報があると役に立つ。東洋医学的に弁証論治しながら西洋医学的にも病態にアプローチするという姿勢を，未来の医学として提案したい。漢方薬の運用を現代の薬理学的知識をふまえて行えるようになれば，より多くの可能性が生まれ，対応できる疾患も増えるであろう。

【参考文献】沈 丕安 主編．現代中医免疫病学．人民衛生出版社, 2003

第18章
消導化積剤

■ 定 義

　消導化積剤とは，消食導滞・化積消癥・軟堅散結・消癭散瘰の効能をもち，食積による痞塊や，癥瘕・積聚など，さまざまな積滞証を治療する方剤である．主に消導薬によって組成され，その作用は八法のうちの消法に属する．

■ 概 要

　「消法」は，気・血・湿・痰・食などが，結聚し壅滞して引き起こされた積滞痞塊に用いられる治療法であり，さまざまな病態に広く応用される．これらのうち気・血・湿・痰による病態については，すでに理気剤・理血剤・祛湿剤・化痰剤の章でそれぞれ述べている．本章では主に，それ以外の積滞証を治療する消食導滞剤や消痞化積剤・消癭化積剤について論述する．
　消導化積剤は，瀉下剤と同様，体内の有形の実邪を消除する方剤であるが，両者は厳密に使い分ける必要がある．瀉下剤は攻逐の方剤であり，病勢が急激で罹病期間が短い場合に用いられる．それに対して消導化積剤は，漸消緩散の方剤であり，病勢が緩慢で罹病期間が長い場合に用いられる．もし病態が急激に進行しかつ重篤な場合に，邪気を攻逐せずに消導化積剤を用いれば，邪気が残存して病態がさらに悪化し難治となる．もし病勢が緩やかで徐々に積滞が生じた場合に，むやみに攻下剤を用いれば，正気を損傷してかえって病態を複雑化させることになる．

■ 分 類

	消食導滞剤	保和丸・枳実導滞丸・木香檳榔丸
消導化積剤	消痞化積剤	枳朮丸・健脾丸・枳実消痞丸
	消癭化積剤	鼈甲煎丸・海藻玉壺湯

　本章で扱う消導化積剤には，消食導滞剤・消痞化積剤・消癭化積剤の3種類がある．

適応証

消導化積剤の適応は積滞証である。現代では，消化不良・慢性胃炎・胃十二指腸潰瘍・機能性ディスペプシア（FD）・過敏性腸症候群（IBS）・肝硬変などの疾患が，積滞証に属する場合に応用される。

注意点

もともと脾胃が虚弱な場合や，積滞が長期間体内に留まって正気が虚損された場合は，扶正健脾の薬味を加えて消補兼施の方剤とし，消積による正気の損傷を防止するとともに，扶正することで祛積の力を強化する。

積滞が内停すれば気機が不暢となり，気機が阻滞されれば積滞を化すことが難しくなる。そのために消導化積剤にはよく理気薬が配合される。また積滞に寒を伴う場合や積滞が化熱した場合は，寒熱を考慮するなど，病態の虚実・寒熱・緩急・軽重に合わせて薬味の配合を工夫する必要がある。

過量に服用すると正気を損傷するおそれがあるので，長期間にわたる使用は避けること。

第1節
消食導滞剤

　消食導滞剤は，飲食物が積滞して引き起こされた食積証（食積停滞証）を治療する方剤である。食積証では，胸が痞えて苦しい（胸脘痞悶）・腐臭のある噯気（噯腐）・口が酸っぱい（呑酸）・悪心・嘔吐・腹部膨満感（腹脹）・腹痛・下痢などの症状を呈する。

　主に山楂子・神麴・麦芽・莱菔子などの消導薬で組成され，病態に応じてよく益気健脾薬や行気薬・化湿薬・清熱薬が配合される。代表的な方剤に，保和丸や枳実導滞丸・木香檳榔丸がある。

〈消食導滞剤〉

適応症	食積証：胸脘部の痞悶感・噯腐・呑酸・悪心・嘔吐・腹脹・腹痛・下痢
構成生薬	消導薬：山楂子・神麴・麦芽・莱菔子など
代表方剤	保和丸・枳実導滞丸・木香檳榔丸

保和丸　ほわがん

【出典】『丹渓心法』
【組成】山楂子18g，神麴6g，半夏9g，茯苓9g，陳皮3g，連翹3g，莱菔子3g
【用法】粉末にしたものを水で丸剤とし，1回6～9gずつ湯で服用する。水で煎じて服用してもよい。
【効能】消食和胃
【主治】食積証
　脘腹部の膨満感や痞え・腹部の脹痛・腐臭のある噯気（噯腐）・口が酸っぱい（呑酸）・悪心・嘔吐・食欲不振・下痢・舌苔厚膩・脈滑。
【病機と治法】
　暴飲暴食などの飲食の不節によって引き起こされた食積証が，本方剤の適応である。飲食物を過剰に摂取すると，脾胃の機能が低下して飲食物の消化が滞り，食積となる。食積が内停すると，気機が阻滞されるために脘腹部の膨満感や脹痛を呈する。内停する食積が中気を傷つけると，胃の和降の機能が失調して悪心・嘔吐・食欲不振などの症状を呈し，脾の運化と昇清の機能が失調して下痢を呈する。食積が長く留まって化熱すれば，腐臭のある噯気・口が酸っぱいなどの症状が現れる。舌苔厚膩・脈滑は，食積が内停したための症候である。治療は，消食

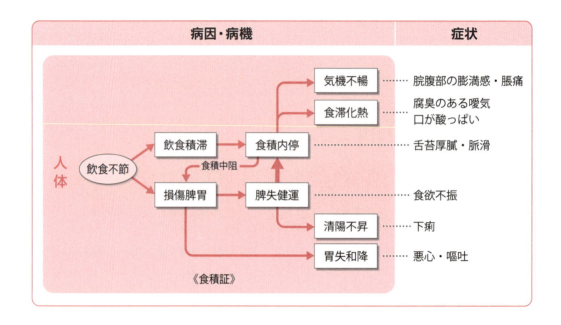

化滞するとともに気をめぐらせて脾胃の機能を調える。

【方解】
　酸甘微温の山楂子は，消食化積の効能により食積を化し，あわせて活血散瘀の効能により腹痛を治す君薬である。あらゆる食積を消除し，特に肉類や油ものの積滞を化すことに秀でた飲食積滞の要薬である。辛甘温の神麴は，消食和胃の効能により主に酒食陳腐の積滞を化し，辛甘平の莱菔子は，下気消食の効能により主に米や麦など穀類の積滞を化す。これらはともに臣薬である。以上の三薬は，消食の力を強め合ってさまざまな種類の飲食の積滞を消除する。半夏と陳皮は理気化滞するとともに和胃止嘔し，茯苓は健脾滲湿の効能により和中止瀉する。連翹は散結消積するとともに食滞によって生じた積熱を清する。これらはいずれも佐薬である。これらの配合により本方剤は，食積を化して胃気を調和させ，飲食物の積滞によって引き起こされた食積証を治療する。

【加減】脘腹部の脹痛が著しい場合は，枳実や檳榔子を加えて行気消積の力を強化する。食積が化熱して，腐臭のある噯気・舌苔黄膩・脈数などの症状を呈する場合は，黄連や黄芩を加えて清熱燥湿する。積滞が結実して便秘を呈する場合は，大黄を加えて瀉下攻積する。脾気に虚損があり便溏を呈する場合は，白朮を加えて益気健脾の力を強化する（大安丸）。

【応用】消化不良・急性胃炎・慢性胃炎・慢性胆嚢炎・急性胃腸炎などの疾患が食積証に属する場合に，本方剤が応用される。

【注意】脾気の虚損が著しい場合や寒象を伴う場合は，薬味を加減して慎重に用いること。

【参考】本方剤は，食積証の治療に用いる基本方剤である。

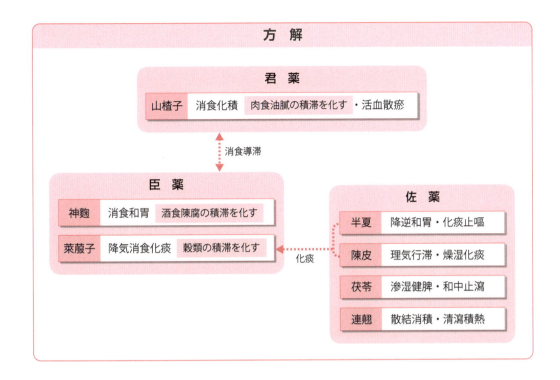

枳実導滞丸　きじつどうたいがん

【出典】『内外傷弁惑論』

【組成】大黄30g，(炒)枳実15g，(炒)神麴15g，茯苓9g，黄芩9g，黄連9g，白朮9g，沢瀉6g

【用法】粉末にしたものを水で丸剤とし，1回6～9gずつを1日2回，湯で服用する。

【効能】消食導滞・清熱祛湿

【主治】湿熱食積証

脘腹部の膨満感・腹部の脹痛・下痢あるいは便秘・尿が濃い（小便短赤）・舌苔黄膩・脈沈有力。

【病機と治法】

　飲食が積滞して生じた湿熱が腸胃に鬱滞した病態が，本方剤の適応である。飲食の不節により脾胃の機能が低下すると，湿が生じさらに飲食物が積滞して食積となる。生じた食積が化熱して湿と結びつくと湿熱となる。湿熱が内蘊すると，気機が壅塞されるために脘腹部の膨満感や脹痛・便秘を呈する。湿熱が大腸に下迫すれば，下痢を呈する。尿が濃い・舌苔黄膩・脈沈有力は，体内に湿熱が盛んなための症候である。治療は，消積導滞するとともに清熱祛湿する。

【方解】

　苦寒の大黄は，瀉下攻積・清熱瀉火の効能により，積滞する湿熱を便とともに体外へ排出させる君薬である。辛苦微寒の枳実は，行気除脹・消積導滞の効能により脘腹部の膨満感を改善させる臣薬である。黄連と黄芩は，清熱燥湿の効能により湿熱を清利し，茯苓と沢瀉は，利水滲湿の効能により壅滞する湿を化し，白朮は，健脾燥湿の効能により脾気を強めて湿を化すとともに，攻積の薬味による正気の損傷を防止する。加わる神麴は，消食化滞の効能により食積

を化して脾胃の機能を調える。これらはいずれも佐薬である。これらの配合により本方剤は，食積を化して清熱袪湿するとともに気機を通暢させて，食積が化熱して引き起こされた湿熱食積証を治療する。

【加減】脘腹部の著しい膨満感や裏急後重を呈する場合は，木香や檳榔子を加えて理気導滞する。熱毒が盛んで膿血を伴う下痢を呈する場合は，金銀花や白頭翁を加えて清熱解毒する。激しい腹痛を伴う場合は，白芍や甘草を加えて緩急止痛する。悪心や嘔吐を伴う場合は，半夏や代赭石を加えて降逆止嘔する。食積が著しく，食欲不振を呈する場合は，山楂子や鶏内金を加えて消食導滞の力を強化する。

【応用】急性胃腸炎・消化不良・過敏性腸症候群(IBS)などの疾患が，湿熱食積証に属する場合に，本方剤が応用される。

【注意】本方剤は泄瀉や下痢を治す効能があるが，「通因通用」の方剤であるから積滞のない下痢は適応ではない。脾胃が虚弱な者や妊婦には使用を控えること。

木香檳榔丸　もっこうびんろうがん

【出典】『儒門事親』
【組成】木香30g，檳榔子30g，青皮30g，陳皮30g，莪朮30g，枳殼30g，黄連30g，黄柏90g，大黄90g，(炒)香附子120g，牽牛子120g
【用法】粉末にして水で丸剤とし，1回3〜6gずつを1日2回，湯で服用する。
【効能】行気導滞・攻積泄熱
【主治】湿熱積滞証

脘腹部の膨満感や痞え・腹部の脹痛・下痢・粘血便・テネスムス(裏急後重)・便秘・舌苔黄膩・脈沈実有力。

【病機と治法】

飲食の不節により飲食物が積滞して食積が生じ，内停する食積により気機が鬱塞されて化熱した病態が，本方剤の適応である。食積により気機が阻滞されるために，脘腹部の膨満感や痞え・脹痛を呈し，積熱が下迫するために下痢や粘血便・テネスムスを呈する。食積が内蘊する湿熱と結びついて腸腑に留まり腑気が不通となれば，便秘となる。治療は，行気導滞するとともに攻積泄熱する。

【方解】

木香は行気調中止痛し，檳榔子は行気消積導滞し，これら二薬は気をめぐらせて食積を化す君薬である。牽牛子と大黄は，攻積導滞するとともに鬱熱を清瀉して通便する臣薬である。青皮と陳皮は，気をめぐらせて食積を化し，木香と檳榔子の行気導滞の効能を強化する。香附子と莪朮は，血中の気のめぐりを促して消積止痛し，枳殼は，行気除脹の効能により気をめぐらせて胸腹部の気の停滞を解除する。黄連と黄柏は，清熱燥湿の効能により湿熱を清瀉して下痢を止める。これらはいずれも佐薬である。以上の配合により本方剤は，行気導滞・攻積泄熱の効能を発揮して，食積を下へ降ろして腑気を通じさせ，食積により湿熱が内停した病態を治療する。

【加減】食積が著しく，食欲不振を呈する場合は，山楂子や麦芽を加えて消食導滞の力を強化する。湿が盛んで舌苔厚膩を呈する場合は，蒼朮や藿香を加えて袪湿健脾する。

【応用】急性胃腸炎・胆嚢炎・イレウス（腸閉塞）などの疾患が湿熱積滞証に属する場合に，本方剤が応用される。
【注意】本方剤は，行気攻積の力が比較的強力であるから，正気に虚損がない体力の充実した者が適応である。正虚の者に誤って用いると正気を傷つけやすいので注意が必要である。
【参考】『医方集解』の木香檳榔丸は，さらに三稜と芒硝が加わり，攻積導滞の力が強められている。

> **比較**
>
> ### 枳実導滞丸と木香檳榔丸
>
> 枳実導滞丸と木香檳榔丸は，どちらも瀉積消脹・清熱除湿の効能により食積によって湿熱が停滞した病態を治療する方剤であるが，効能と適応となる病態に違いがある。枳実導滞丸は，攻積破気の力は比較的弱く祛湿の力が強力である。そのために積滞が軽く，腹部の痞えはあっても膨満感はひどくない湿熱食積の軽症に用いられる。それに対して木香檳榔丸は，攻積破気の力が強く祛湿の力は比較的弱い。よって，積滞が著しく，脘腹部の膨満感や腹痛が激しい湿熱食積の重症に用いられる。

第2節
消痞化積剤

　消痞化積剤は，脾胃が虚弱なために飲食物の消化が滞って湿熱が生じ，それにより気機が鬱滞した気滞湿壅証を治療する方剤である。気滞湿壅証では，脘腹部や心窩部の痞満・食欲不振・全身倦怠感などの症状を呈する。
　主に山楂子や神麹・麦芽などの消導薬で組成され，よく行気薬や益気健脾薬が配合される。代表的な方剤に，枳朮丸や健脾丸がある。

〈消痞化積剤〉

適応症	気滞湿壅証：脘腹部や心窩部の痞満・食欲不振・全身倦怠感
構成生薬	消導薬：山楂子・神麹・麦芽など
代表方剤	枳朮丸・健脾丸

枳朮丸　きじゅつがん

【出典】『脾胃論』『内外傷弁惑論』
【組成】（炒）枳実30g，白朮60g
【用法】粉末にしたものを糊で丸剤とし，1回6〜9gずつを1日2回服用する。荷葉に包んで蒸した米で丸剤にするとよい。
【効能】健脾消痞（健脾理気・化食消痞）
【主治】脾虚気滞・飲食停聚証
　胸脘部の痞えや膨満感・食欲不振。
【病機と治法】
　脾胃が虚弱なために飲食物を運化できず，生じた食積により気機が阻滞された病態が，本方剤の適応である。食積が気機を阻滞するために，胸脘部の痞えや膨満感・食欲不振などの症状を呈する。治療は，脾気を補うとともに気をめぐらせて食積を化す。
【方解】
　苦甘温の白朮は，益気健脾祛湿の効能により脾の運化の力を強めて湿を化す君薬である。苦辛微寒の枳実は，気を下へ降ろして積滞を化し，消痞除満する臣薬である。白朮の用量が枳実の倍となっているのは，脾胃を補う本治に効能の力点が置かれているためである。丸剤にする際に用いる荷葉は，昇陽益胃の効能により白朮の健脾益胃の効能を強化するとともに，枳実と

組んで脾胃の昇清降濁を回復させる。これらの配合により本方剤は，脾気を補うとともに気機を通暢させて食積を消除する。

【加減】脾胃の虚損が著しく，食欲不振や泥状便を呈する場合は，党参や大棗・甘草を加えて益気健脾の力を強化する。食積が著しい場合は，山楂子や神麴を加えて消食導滞の力を強化する。湿が盛んで下痢を呈する場合は，薏苡仁や茯苓を加えて利水滲湿する。

【応用】消化不良・慢性胃炎・胃十二指腸潰瘍などの疾患が脾虚気滞食積証に属する場合に，本方剤が応用される。

【参考】本方剤は，『金匱要略』の枳朮湯の変方である。どちらも枳実・白朮の二味で組成され，健脾化積の効能により気滞を伴う脾虚食積証を治療する方剤であるが，両者には違いがある。枳朮丸は白朮の用量が枳実の倍であるのに対して，枳朮湯は枳実の用量が白朮の倍となっている。枳朮丸は，白朮を多く用いて丸剤とすることで効能の力点が「補脾気」に置かれており，脾気の虚損が著しい食積証に用いられる。それに対して枳朮湯は，枳実を多く用いて湯剤とすることで効能の力点が「消積」に置かれており，気機の壅滞が著しく，胸脘部に激しい痞満感を呈する場合に用いられる。湯剤の方が丸剤よりも効果の発現が速いことも，方剤を選択する際に参考にするとよい。

健脾丸　けんぴがん

【出典】『証治準縄』

【組成】(炒)白朮 75 g，木香 22 g，(酒)黄連 22 g，甘草 22 g，茯苓 60 g，人参 45 g，(炒)神麴 30 g，陳皮 30 g，砂仁 30 g，(炒)麦芽 30 g，山楂子 30 g，山薬 30 g，肉豆蔲 30 g

【用法】粉末にして糊で丸剤とし，1回6〜9gずつ1日2回服用する。

【効能】健脾和胃・消食止瀉

【主治】脾胃虚弱・食積内停証

食欲不振・消化不良・脘腹部が痞えて苦しい（脘腹痞悶）・全身倦怠感・泥状便・下痢・舌苔微黄膩・脈虚弱。

【病機と治法】

脾胃が虚弱なために飲食物が積滞し，生じた食積が鬱して化熱した病態が，本方剤の適応である。脾の運化の力が低下するために消化不良となり，胃の受納の機能が低下するために食欲不振を呈する。食積が中焦に滞って気機を阻滞すれば，脘腹部の痞悶感を呈し，脾虚により生じた湿邪が下注すれば，泥状便や下痢を呈する。舌苔微黄膩は，積滞する食積が化熱したための症候である。治療は，健脾和胃するとともに消食化滞し，あわせて清熱止瀉する。

【方解】

大量に配合される白朮と茯苓は，健脾滲湿の効能により脾気を強めて下痢を止める君薬である。人参は益気健脾し，山薬と肉豆蔲は健脾止瀉し，山楂子・神麴・麦芽は，消食化滞する。これらはいずれも臣薬である。木香は行気調中止痛し，砂仁は行気化湿和胃し，陳皮は理気調中燥湿し，黄連は清熱燥湿止瀉する。これらはいずれも佐薬である。加わる甘草は，益気和中するとともに諸薬を調和させる佐使薬である。これらの配合により本方剤は，脾気を補い脾の運化の機能を回復させ，胃気を調和させて食積を化し，あわせて湿熱を清利する。

【加減】脾気の虚損が著しい場合は，白朮や人参を増量して健脾和胃の力を強化し，食積が著しい場合は，神麴や麦芽・山楂子を増量して消食化滞の力を強化する。脾胃に虚寒がある場合は，黄連を除き，乾姜や附子を加えて温中祛寒する。湿が盛んで下痢する場合は，薏苡仁や白扁豆を加えて健脾化湿の力を強化する。

【応用】慢性胃炎・機能性ディスペプシア（FD）・過敏性腸症候群（IBS）・消化不良などの疾患が脾虚食積証に属する場合に，本方剤が応用される。

【注意】暴飲暴食による飲食の積滞など，脾胃に虚損がない食積の実証は，本方剤の適応ではない。

【参考】本方剤は，補気健脾の効能をもつ四君子湯（人参・白朮・茯苓・甘草）を含む組成となっている。多くの健脾薬が配合され，また食積の消除が結果として健脾につながるために，健脾丸と称される。

比較　枳朮丸と健脾丸

枳朮丸と健脾丸は，どちらも益気健脾しながら飲食の積滞を化す消補兼施の方剤であるが，効能と適応となる病態に違いがある。枳朮丸は，健脾化積消痞の効能により脾気を補いながら食積を化し，あわせて気滞を解除する方剤であり，胸脘部の痞えや膨満感を呈する脾虚気滞食積証に用いられる。それに対して健脾丸は，枳朮丸と同等の補脾消食の力をもち，あわせて滲湿止瀉・清熱燥湿する方剤であり，脘腹部の痞えにさらに泥状便や下痢を呈する脾虚食積化熱証に用いられる。

枳実消痞丸　きじつしょうひがん

【出典】『蘭室秘蔵』

【組成】乾生姜 3 g，炙甘草 6 g，麦芽曲 6 g，白茯苓 6 g，白朮 6 g，半夏曲 9 g，人参 9 g，厚朴 12 g，枳実 15 g，黄連 15 g

【用法】粉末にして水で丸剤とし，1 回 6〜9 g ずつを 1 日 2 回，湯で服用する。あるいはそのまま水で煎じて服用してもよい。

【効能】消痞除満・健脾和胃

【主治】脾虚気滞・寒熱互結証
　心窩部の痞え・食後の腹部膨満感・食欲不振・全身倦怠感・残便感・舌苔膩微黄・脈弦。

【病機と治法】
　もともと脾胃が虚弱で気機の昇降が失調したところへ，寒熱が互結して気壅湿滞となった病態が，本方剤の適応である。気が壅滞し湿が停滞したところへ寒熱が互結するために，心窩部の痞えを呈し脈が弦となる。脾の運化の機能が失調し胃の受納の機能が低下するために食欲不振を呈し，気血の化生が失調するために全身倦怠感を呈する。食積が内停すると，大腸の伝導

の機能が失調するために残便感を呈する。食積や気鬱が化熱すれば，舌苔が膩微黄となる。本証は脾虚気滞・寒熱互結の虚実相兼証であるから，治療は行気健脾するとともに寒熱を調解するが，正気の虚損よりも邪気の影響が強く，寒より熱が著しいため，行気清熱を主として，あわせて健脾和胃・温中散結する。

【方解】
　苦辛微寒の枳実は，気をめぐらせて心窩部の痞えを治す君薬である。苦辛温の厚朴は，行気除満の効能により枳実と組んで消痞除満する臣薬である。苦寒の黄連は清熱燥湿開痞し，辛温の半夏曲は散結和胃除痞し，辛熱の乾姜は温中祛寒散痞する。これら三薬は，協力し合って枳実と厚朴の行気開痞の効能を強化する。人参は補脾益気し，白朮と茯苓は健脾祛湿し，麦芽は消食和胃する。これらはいずれも佐薬である。加わる炙甘草は，益気和中するとともに諸薬を調和させる佐使薬である。これらの配合により本方剤は，消補を兼施して消痞祛積・健脾和胃するとともに寒熱を調節し，脾気が虚損され気が壅滞したところへ寒熱が互結した病態を治療する。

【加減】脾気の虚損が著しい場合は，人参や白朮を増量して益気健脾の力を強化する。病態が寒に偏る場合は，黄連を減じて乾姜を増量するか，あるいは高良姜や肉桂を加えて温中散寒する。気が著しく壅滞して脘腹部の脹満感を呈する場合は，陳皮や木香を加えて行気除満の力を強化する。

【応用】慢性胃炎・機能性ディスペプシア（FD）・過敏性腸症候群（IBS）・慢性気管支炎などの疾患が，脾虚気滞・寒熱互結証に属する場合に，本方剤が応用される。

第3節
消癥化積剤

　消癥化積剤は，寒熱痰食と気血が結びつき，長い間積滞したために引き起こされた癥積痞塊証（癥積）を治療する方剤である。癥積痞塊証では，両脇部の痞塊・脘腹部の腫瘤や脹痛・胸悶感・食欲不振・肌肉の痩せなどの症状を呈する。
　主な構成生薬は，行気活血・化湿消痰・軟堅散結の効能をもつ薬味である。代表的な方剤に，鼈甲煎丸や海藻玉壺湯がある。

〈消癥化積剤〉

適応症	癥積痞塊証：両脇部の痞塊・脘腹部の腫瘤や脹痛・胸悶感・食欲不振・肌肉の痩せ
構成生薬	行気活血薬・化湿消痰薬・軟堅散結薬
代表方剤	鼈甲煎丸・海藻玉壺湯

鼈甲煎丸　べっこうせんがん

【出典】『金匱要略』
【組成】（炙）鼈甲 90 g，（炮）射干 22 g，黄芩 22 g，鼠婦（虫）22 g，乾姜 22 g，大黄 22 g，桂枝 22 g，石葦 22 g，厚朴 22 g，瞿麦 15 g，凌霄花（紫葳）22 g，阿膠 22 g，柴胡 45 g，蜣蜋 45 g，白芍 37 g，牡丹皮 37 g，䗪虫 37 g，（炙）蜂巣（蜂窠）30 g，赤硝 90 g，桃仁 15 g，人参 7 g，半夏 7 g，葶藶子 7 g
【用法】黄酒に（煆）灶下灰を入れた薬液で鼈甲を煎じて膠状にし，他薬を粉末にしたものと混ぜ，蜜丸にして，1回3 gずつ1日3回服用する。
【効能】行気活血・祛湿化痰・軟堅消癥
【主治】瘧母および各種の癥積（癥瘕積聚）
　脇下の腫瘤（癥積）・腹痛・羸痩（肌肉消痩）・食欲不振・女子の閉経・舌質紫暗・脈弦細。
【病機と治法】
　瘧疾（マラリア）が長い間治癒せず，脇下の痞鞕が塊結となった瘧母が，本方剤の本来の適応である。現代ではよく腹部の癥瘕に用いられる。瘧母とは，瘧邪が長い間少陽経に留まったために正気が損傷され，気血の運行が不暢となって寒熱痰湿の邪気が生じ，生じた邪気が気血と結びついて脇下に停留した病態である。一方，癥瘕は，寒熱の不調や飲食の不化が臓気と結

びついて引き起こされる。どちらも寒熱痰湿と気血が結びついて凝滞した病態であり，本方剤の適応である。治療は，行気活血・祛湿除痰するとともに消癥化積し，あわせて益気養血する。

【方解】
　鼈甲煎（黄酒に灶下灰を入れ鼈甲を煎じて膠状にしたもの）は，活血化瘀・軟堅散結・消癥化積する君薬である。赤硝と大黄は，破血逐瘀・攻下散結し，䗪虫・蜣螂・鼠婦・桃仁・牡丹皮・凌霄花・蜂巣は，破血消癥・祛瘀通絡し，厚朴・射干・半夏は，鬱気をめぐらせて痰湿を消徐する。瞿麦・石葦・葶藶子は，利水祛湿の効能により痰湿を尿から排出させ，柴胡と白芍は，肝気を条達させて疏肝解鬱する。これらはいずれも臣薬である。乾姜と桂枝は，温中祛寒するとともに経脈を温通させ，人参と阿膠は補気養血し，黄芩は瘀熱を清する。これらはいずれも佐薬である。一方で，柴胡は黄芩と組んで和解少陽し，桂枝は白芍と組んで営衛を調和させ，乾姜は黄芩と組んで寒熱を調和させる。これらの配合により本方剤は，行気活血・祛湿化痰・軟堅消癥の効能を発揮して，寒熱痰湿と気血が結びつき凝滞して引き起こされた癥積を治療する。

【加減】気血の凝滞が著しく，激しい疼痛を呈する場合は，延胡索・川芎・三棱を加えて行気活血の力を強化する。寒湿が盛んな場合は，黄芩と大黄を除き，附子や肉桂を加えて助陽散寒する。湿熱が盛んな場合は，乾姜と桂枝を除き，茵陳蒿や山梔子を加えて清熱利湿する。気血の虚損を伴う場合は，黄耆・当帰・熟地黄を加えて補気養血する。気滞を伴い腹脹を呈する場合は，香附子や厚朴・木香・枳殻を加えて行気消脹する。浮腫や腹水を呈する場合は，車前子や大腹皮を加えて利水消腫する。食積を伴い食欲不振を呈する場合は，神麴・山楂子・鶏内金を加えて消積導滞する。

【応用】慢性肝炎・肝硬変・肝吸虫症・子宮筋腫などの疾患が，寒熱痰湿を伴う気血凝滞証に属する場合に，本方剤が応用される。

【注意】正気が著しく虚損された者には慎重に用いること。妊婦には禁用。

【参考】本方剤は，寒温を併用することで病態の寒熱を調節し，気血をめぐらせて癥積を消退させるものであり，攻邪するものの正気を傷つけない攻補兼施の方剤である。

海藻玉壺湯　かいそうぎょくことう

【出典】『医宗金鑑』『外科正宗』
【組成】海藻 3 g，昆布 3 g，(製)半夏 3 g，陳皮 3 g，青皮 3 g，連翹 3 g，貝母 3 g，当帰 3 g，川芎 3 g，独活 3 g，甘草 3 g，海帯 1.5 g
【用法】水で煎じて服用する。
【効能】化痰軟堅・消散癭瘤
【主治】気滞痰凝による癭瘤・早期の癭瘤
　石癭（石のように硬く，位置が固定し表面の色調は正常）・気癭・肉癭。

【病機と治法】
　肝脾に不調があるために，頸部の皮肉や筋脈に気血痰湿が凝滞して引き起こされた癭瘤が，本方剤の適応である。肝気が鬱結すれば気のめぐりが滞って血が瘀滞し，脾の運化の機能が低下すれば痰湿が壅滞する。癭瘤とは，頸部に生じた腫瘤のことである。なかでも気の消長に伴って変化するものを「気癭」，痛みや潰瘍を伴わず表面の皮膚の色が正常のものを「肉癭」，石の

ように硬いものを「石瘻」と称する。治療は，いずれも化痰軟堅するとともに行気活血する。原書では本方剤の適応を「石瘻」としているが，現代では「気瘻」や「肉瘻」に，よく本方剤が用いられる。

【方解】
　海藻・昆布・海帯は，化痰軟堅の効能により瘻瘤を消散させる君薬である。青皮と陳皮は疏肝理気し，当帰と川芎は活血調営し，これら四薬は，理気活血することで方剤の消瘻散結の効能を強化する臣薬である。独活は経脈を宣通し，連翹は清熱解毒・消腫散結し，貝母は清熱化痰散結し，半夏は燥湿化痰散結する。これらはいずれも佐薬である。加わる甘草は，解毒散結するとともに諸薬を調和させる佐使薬である。これらの配合により本方剤は，化痰軟堅・行気活血の効能を発揮して，気滞痰凝により引き起こされた瘻瘤を治療する。

【加減】瘻瘤が著しく硬い場合は，赤芍や牡蛎を加えて軟堅散結の力を強化する。熱毒が盛んで舌質紅・舌苔黄を呈する場合は，山慈菇や忍冬藤を加えて清熱解毒する。陰虚による内熱を伴い，咽頭の乾燥や舌苔少を呈する場合は，玄参や天花粉を加えて養陰清熱する。痰湿が壅盛で舌苔厚膩を呈する場合は，白芥子や茯苓を加えて袪痰化湿する。脾気の虚損を伴い，食欲不振を呈する場合は，白朮や党参を加えて益気健脾する。

【応用】単純性甲状腺腫・腺腫様甲状腺腫・前立腺肥大症・乳腺症などの疾患が，気滞痰凝証に属する場合に，本方剤が応用される。

【注意】疾病の初期であれば，服用開始後3～6カ月程度で一定の効果が得られる。効果が認められない場合は，西洋医学的な検査や治療を併用すること。

【参考】気瘻・肉瘻・石瘻

　気瘻とは，前頸部のびまん性の腫瘤で，非常に軟らかく感情の起伏に伴って大きさが変化し，表面が平滑で皮膚の色が正常のものをいう。現代の単純性甲状腺腫に相当する。肉瘻とは，前頸部のびまん性の腫瘤で，比較的軟らかく嚥下に伴って上下に移動し，表面が平滑で皮膚の色が正常のものをいう。多汗・心悸・胸悶などの症状を伴うことが多い。現代のバセドウ病や慢性甲状腺炎・腺腫様甲状腺腫に相当する。石瘻とは，前頸部の結節性の腫塊で，非常に硬く表面が不整で可動性に乏しいものをいう。疼痛を伴うこともある。現代の結節性甲状腺腫（Plummer病）や甲状腺癌に相当する。

コラム ― 漢方薬と腸内細菌叢 ―

　漢方薬の薬物代謝には腸内細菌が深く関わっている。漢方薬の投与経路は主に経口であるから，無視できない問題である。

　方剤を組成する薬味は，それぞれが多様な成分により構成される集合体であるが，その中で腸内細菌の影響を受けるものに配糖体がある。配糖体成分は，水溶性の糖部を有するため，そのままでは細胞膜を通りにくく腸管からの吸収が悪い。下部消化管で特定の腸内細菌により糖部が加水分解されアグリコンとなり，初めて吸収され効果を発揮する。例えば大黄の成分であるセンノシドは，腸内細菌による代謝を受けてレインアンスロンとなって瀉下作用を発揮する。その他，甘草の主成分であるグリチルリチン，芍薬の主成分であるペオニフロリンなどは，いずれも腸内細菌の影響を受ける配糖体である。このように腸内細菌は漢方薬の効果発現に大きく関わっているので，腸内細菌叢の違いを反映して漢方薬の効果に個人差が出ることが予想される。また，腸内細菌叢に影響を与える抗生物質や整腸剤は，漢方薬の血中動態や効果に影響を及ぼす可能性があるので，これらの薬を併用する際も注意したい。

　一方，配糖体に付着する糖は，腸内細菌により加水分解される際，エネルギー源として利用されるので，配糖体を主成分とする薬味が投与されると，特定の菌が選択的に増加して腸内細菌叢に変化が生じることも予想される。漢方薬の服用を開始した際に一時的に便が緩んだり腹痛が生じたりするのは，そのためとする意見がある。それでは，このような漢方薬の特徴を，治療に役立てることはできないだろうか。対象とする疾病の病態に腸内細菌叢の異常が関与する場合，漢方薬を用いてそれを是正できれば，治療の手段となるかもしれない。腸内細菌叢との関わりは，漢方薬の薬物代謝と効果を考える上で，重要で興味深いテーマである。

【参考文献】
1) Kobashi K. Glycosides are natural prodrugs. Evidence using germ-free and gnotobiotic rats associated with a human intestinal bacterium. J Trad Med．1998，15，p.1-13．
2) 長谷川 秀夫．漢方とプロバイオティクス．医学のあゆみ．2003，207，p.857-861．
3) 田代 眞一．漢方薬のEBM－漢方薬はなぜ効くのか．JOHNS．2010，26，p.555-559．
4) 服部 征雄．漢方薬の薬効には腸内細菌が関与する．腸内細菌学雑誌．2012，26，p.159-169．

第 19 章
駆虫剤

■ 定 義

　駆虫剤とは，駆虫あるいは殺虫の効能により寄生虫を駆殺し，寄生虫感染症を治療する方剤である。主に駆虫薬によって組成され，その作用は八法のうちの「消法」に属する。

■ 概 要

　寄生虫感染症には多くの種類があり，治療方法もさまざまである。本章で扱う駆虫剤の適応は，主に回虫（蛔虫）・蟯虫・鉤虫・条虫などによる消化管の寄生虫感染症である。消化管の寄生虫感染症は，虫卵や幼虫が付着した飲食物を摂取することで引き起こされ，間歇的に生じる腹痛・顔色が萎黄あるいは蒼白・白斑・夜間の歯軋り・嘔吐・胸やけ（胃脘嘈雑）・舌苔の剥落・脈象が大小に変動するなどの症状を呈する。もし治療の機会を逃したり誤った治療を行ったりして病態が遷延すれば，肌肉の痩せ（肌肉消痩）・食欲不振・全身倦怠感・元気がない（精神萎靡）・視力減退（目暗視弱）・毛髪の枯槁・腹部脹満・腹壁静脈怒張などの症状を呈する「疳積証」となる。この他，寄生虫の種類による固有の症状もある。回虫症では咳・喘鳴などが，蟯虫症では肛門部の瘙痒感が，鉤虫症では異食症・浮腫などが，条虫症では白色の片節の便への混入が，それぞれみられることがある。

　主に烏梅・蜀椒・雷丸・檳榔子・鶴虱・使君子・苦楝根皮・蕪荑など駆虫の効能をもつ薬味によって組成され，病態の寒熱虚実に応じてよく清熱薬や温裏薬・消導薬・瀉下薬・補益薬が配合される。代表的な方剤に，烏梅丸・肥児丸・化虫丸がある。

■ 適応証

　駆虫剤の適応は主に消化管の寄生虫感染症であるが，現代では，潰瘍性大腸炎・直腸ポリープ・住血吸虫症・小児の消化不良・疳積などの疾患にも応用される。

■ 注意点

　空腹時に服用するように心がけ，治療中は脂物の摂取を控えること。服用後，脾胃損傷の症候がみられたら，補脾益胃の効能をもつ薬味を用いて正気を回復させる必要がある。駆虫薬の多くは毒性があり，過剰に用いると正気を損傷するばかりか中毒になるおそれもあるので，用量に注意すること。高齢者や体質が虚弱な者・妊婦には，使用を控えるかあるいは慎重に用いること。寄生虫感染症を疑わせる症状があるからといって，やみくもに駆虫剤を使用せず，糞便中の虫卵検査等を行って慎重に診断し，証を弁別してから用いること。

烏梅丸　うばいがん

【出典】『傷寒論』
【組成】烏梅16g，細辛6g，乾姜10g，黄連16g，当帰4g，(炮)附子6g，(炒)蜀椒(山椒)4g，桂枝6g，人参6g，黄柏6g
【用法】烏梅を50%の酢に一晩漬けて種を除いて潰し，他薬を混ぜて乾燥させ，粉末にして蜜丸としたものを，1回9gずつ，1日1～3回，空腹時に湯で服用する。あるいは水で煎じて服用してもよい。
【効能】温中安蛔止痛
【主治】寒熱錯雑の蛔厥証
　間歇的に生じる腹痛や煩悶あるいは嘔吐・食べるとすぐに吐く（回虫を吐き出す）・四肢の冷え（手足厥冷）・慢性の下痢。
【病機と治法】
　胆胃に蘊熱があり腸道に虚寒がある胃熱腸寒の蛔厥証が，本方剤の適応である。回虫が腸管に寄生すると，腸胃の機能が擾乱されるために，胆胃に蘊熱が生じ腸道に虚寒が生じて，胃に熱があり腸に寒がある「上熱下寒」の状態となる。回虫が擾動するために，腹痛や煩悶・嘔吐・食後に回虫を吐き出すなどの症状を呈する。回虫の動きに合わせて発作が生じるため，これらの症状は間歇的に起こる。回虫が上擾すると，胃気が上逆するために食後すぐに嘔吐する。腹痛が激しいと，陰陽の気のつながりが悪くなるために手足が厥冷する。治療は，寒熱を調節して安蛔止痛し，あわせて気血を補益する。
【方解】
　酸平の烏梅は，安蛔和胃止痛の効能により回虫の擾動を抑えて止痛する君薬である。酸をもって安蛔するため，酢に漬けることでその効能が増強される。辛温の細辛と蜀椒は，腸道の虚寒を散じるとともに駆蛔する。苦寒の黄連と黄柏は，下蛔するとともに胆胃の蘊熱を清泄する。これらはいずれも臣薬である。乾姜・附子・桂枝は，温中散寒の効能により腸道の虚寒を散じ，人参と当帰は，補気養血の効能により気血を補い扶正する。これらはいずれも佐薬である。これらの配合により本方剤は，寒熱を併用して邪正を兼治し，臓腑を温めて安蛔する（温臓安蛔）。
【加減】激しい腹痛を呈する場合は，白芍や甘草を加えて緩急止痛する。激しい嘔吐を呈する

場合は，半夏や生姜を加えて降逆止嘔する。寒象が顕著でない場合は，乾姜と附子を減量する。殺虫の効果を強めるためには，使君子や苦楝皮・檳榔子などの駆虫薬を加える。虫体の排泄を促進するためには，大黄や芒硝などの瀉下薬を少量加える。

【応用】回虫症（回虫による腸閉塞や胆管閉塞）・慢性下痢症・過敏性腸症候群（IBS）などの疾患が，正気虚弱の寒熱錯雑証に属する場合に，本方剤が応用される。

【注意】服薬中は生ものや冷たいもの・脂ものの摂取を控えること。急性の激しい下痢や湿熱による下痢には用いるべきでない。

【参考】本方剤は，寒熱を併用するものの温熱薬を主とし，扶正と祛邪を併用するものの祛邪を主とする方剤である。

肥児丸　ひじがん

【出典】『太平恵民和剤局方』

【組成】（炒）神麴30ｇ，黄連30ｇ，肉豆蔲15ｇ，使君子15ｇ，（炒）麦芽15ｇ，檳榔子12ｇ，木香6ｇ

【用法】粉末にしたものに猪胆汁を加えて丸剤とし，1回3ｇずつを空腹時に服用する。1歳未満の乳児には減量して用いる。

【効能】殺虫消積・健脾清熱

【主治】虫積脾虚内熱証

　　顔色が萎黄・羸痩・腹部膨満感（腹脹）・腹痛・発熱・口臭・消化不良・泥状便・下痢。

【病機と治法】

　腸道の虫積が化熱し，脾胃の機能が損傷されて引き起こされた虫疳証が，本方剤の適応である。脾気が虚損され脾の運化の機能が低下するために，顔色が萎黄・羸痩・消化不良・泥状便・下痢などの症状を呈する。虫積により食滞が生じ，腑気が不暢となるために，腹部膨満感や腹痛を呈する。積滞が内蘊して化熱するために，発熱や口臭を呈する。治療は，殺虫消積するとともに健脾清熱する。

【方解】

　甘温の使君子は，殺虫化積するとともに健脾消疳する君薬である。苦辛温の檳榔子は，君薬の殺虫消積の効能を強化するとともに行気導滞し，辛温の肉豆蔲は，君薬の健脾の効能を強化しながら渋腸止瀉する。これらはともに臣薬である。神麴と麦芽は，消食導滞するとともに健胃和中する。黄連は鬱熱を清泄するとともに燥湿止瀉し，木香は健脾消食・行気止痛する。猪胆汁は，黄連と組んで肝胃の積熱を清瀉する。これらはいずれも佐薬である。以上の配合により本方剤は，虫積を消除しながら食積を化し，あわせて脾気を補って正気を回復させる。

【加減】脾気の虚損が著しく，全身倦怠感や筋力低下・食欲不振などの症状を呈する場合は，党参や白朮・山薬を加えて益気健脾の力を強化する。胃熱が津液を焼灼して煩躁や口渇を呈する場合は，知母や石斛を加えて滋陰清熱・養胃生津する。

【応用】小児の回虫症や消化不良などの疾患が，脾虚内熱の虫積食滞証に属する場合に，本方剤が応用される。

【注意】疾病が治癒したら中止すること。長期にわたり漫然と使用してはならない。

【参考】本方剤は，もともと虫積による小児の腹痛や疳証に用いられたものである。服薬後，虫体が除かれ積滞がなくなると痩せた体が回復するため，肥児丸の名がある。

附方

肥児丸に関連する方剤

布袋丸　ほていがん

【出典】『補要袖珍小児方論』
【組成】夜明砂 60 g，蕪荑 60 g，使君子 60 g，茯苓 15 g，白朮 15 g，人参 15 g，甘草 15 g，芦薈 15 g
【用法】粉末にしたものを丸剤とし，あるいはそのまま散剤として，1回3gずつ，豚肉汁（猪肉汁）に混ぜて早朝空腹時に服用する。
【効能】殺虫消疳・補養脾胃
【主治】脾虚虫疳
　発熱・顔色が萎黄・四肢の痩せ・腹部膨満・毛髪の枯焦・脱毛・視力低下（目暗）・舌質淡・脈虚弱。

【病機と方解】
　虫積が長期間停滞したために脾胃の機能が損傷された，いわゆる脾疳証が本方剤の適応である。虫積証のなかでも脾胃の虚損が著しく，さらに肝血が損傷されて鬱熱を生じた病態である。
　辛苦温の蕪荑は殺虫消疳し，甘温の使君子は殺虫化積するとともに健脾消疳する。人参・白朮・茯苓・甘草（以上で四君子湯）は，益気健脾の効能により虚損された脾気を回復させる。夜明砂は，肝熱を清して明目するとともに散結消疳する。苦寒の芦薈は，泄熱通便殺虫の効能により，鬱熱を清泄しながら便とともに虫体を体外へ排出させる。
【参考】本方剤は，祛邪するものの脾胃を傷つけない攻補兼施の方剤であり，長期にわたる虫積により正気が損傷された正虚邪実証に用いられる。

化虫丸　かちゅうがん

【出典】『太平恵民和剤局方』
【組成】（炒）胡粉（鉛粉）30 g，鶴虱 30 g，檳榔 30 g，苦楝根皮（苦楝皮）30 g，明礬 7.5 g
【用法】粉末にして糊か水で丸剤とし，1日1回6gずつ（1歳未満の乳児は1回1.5gずつ），空腹時に米汁で服用する。
【効能】駆殺腸中諸虫
【主治】腸道虫積証

発作的な腹痛・疼痛部位が上下に移動する・痛みが激しいときは嘔吐し回虫を吐く。

【病機と治法】

小児の諸虫証が本方剤のもともとの適応であるが，現在では，年齢にかかわらず腸道のさまざまな虫積証に用いられる。腸中に虫が留まると，臓腑が虚弱になって寒熱が失調するために腹痛を呈する。虫が移動するために腹痛は発作的に生じ，部位が上下に移動する。胃の和降の機能が失調して胃気が上逆するために，嘔吐し回虫を吐く。治療は，腸中の虫を駆殺する。

【方解】

苦辛平の鶴虱は，回虫や蟯虫をはじめ腸中の諸虫を駆殺する君薬である。苦寒の苦楝根皮は，回虫や蟯虫・条虫を駆殺するとともに止痛する臣薬である。檳榔は，回虫や鉤虫・条虫を駆殺するとともに，消積導滞・行気瀉下の効能により虫体を便と一緒に体外へ排出させる。酸渋寒の明礬は伏虫を解毒し，胡粉はその毒性により回虫を駆殺する。これらはいずれも佐薬である。これらの配合により本方剤は，腸道のさまざまな虫積証を治療する。

【加減】体質が強靭な者や便秘を呈する者には，大黄を加えて虫体の排出を促進させる。体質が虚弱な者には，党参や白朮を加えて正気を補う。

【応用】本方剤は，腸管のさまざまな寄生虫感染症に応用される。

【注意】薬力が峻猛でかつ毒性もあるので，過量に用いないように心がけること。長期にわたり漫然と使用せず，症状が改善したら中止するべきである。高齢者や体質が虚弱な者には慎重に用いること。妊婦には禁用。

服用後は，脾胃を補って元気を回復させるとよい。虫体が体内に残った場合は，1週間程度間隔をあけて再度服用する。

【参考】本方剤は，薬力が峻烈な駆虫薬だけで組成される腸道虫積証の常用方剤である。『医方集解』の化虫丸は，上記の薬味にさらに使君子と蕪荑が加わり，薬力がより強力になっている。

第 20 章
涌吐剤

■ 定 義

　涌吐剤とは，痰涎や宿食・毒物などを涌吐（催吐）する効能をもち，痰厥や食積・毒物の誤飲などを治療する方剤である。主に涌吐薬によって組成され，その作用は八法のうちの「吐法」に属する。

■ 概 要

　涌吐とは，咽頭や喉頭・胸膈・胃脘に停滞する痰涎や宿食・毒物などを口から吐き出させること（催吐）をいう。涌吐剤は，痰涎が壅盛な中風，痰に喉間が阻滞された喉痺，宿食や毒物の胃脘への停留，嘔吐や泄瀉を伴わない乾霍乱などの病態で，病状が切迫するために催吐が必要な場合に用いられる。また，痰涎により気が上逆した癲狂証などにも応用される。
　主に瓜蒂や藜芦・食塩などの涌吐薬によって組成されるが，一般にその用量は少なめで，単味で用いられることも多い。涌吐剤の薬味の配合には，いくつかの特徴がある。1つは苦味薬と酸味薬のいわゆる「酸苦涌泄」の配合である。瓜蒂と赤小豆の配合がその例である。1つは清軽宣泄薬の配合である。淡豆豉を用いて胸中の鬱結を宣散させるなどがその例である。もう1つは辛温祛痰薬の配合である。皂角を用いて開竅通関するなどがその例である。代表的な方剤に，瓜蒂散や救急稀涎散などがある。

■ 注意点

　涌吐剤は，作用が峻烈で胃気を損傷しやすいので，過量に用いないように注意し，効果が得られたらすぐに中止すること。高齢者や体質が虚弱な者・妊産婦などには，慎重に用いるかあるいは使用を控えること。吐血や喀血を呈する場合は禁忌であり，食道静脈瘤や胃潰瘍・気管支拡張症・肺結核などの基礎疾患を有する者には使用しないこと。また，昏迷・驚厥・抽搐などの症状を呈する場合や，酸やアルカリ・石油製品など腐食性物質の誤飲では，安易に涌吐剤

を用いて嘔吐を誘発してはならない。

　涌吐剤を服用しても嘔吐しない場合は，羽毛や手指で咽頭を刺激したり，多量の水を飲ませて嘔吐を誘発するとよい。もし服用後に嘔吐が止まらなくなったら，生姜汁や冷粥・冷水などを飲ませて止嘔する。嘔吐した後に気逆が止まらなくなったら，和胃降逆の方剤を用いてこれを止める。

　涌吐剤を用いて嘔吐させると正気が虚損されるので，風寒を避けるなどして邪気の感受を予防すること。また，服薬後はすぐに食事を摂らず，脂ものなど消化の悪い食物を避け，胃気の損傷を防止すること。脾胃の機能が回復してから，粥など消化のよい食物を摂るとよい。

■ 参　考

　昨今の医学の進歩に伴い，涌吐剤を用いる機会は減りつつある。毒物の誤飲に際しては，毒物の種類や経過時間に応じて，催吐や胃洗浄・活性炭投与・血液浄化法などを適宜選択し，すみやかに処置を行う必要がある。

瓜蒂散　かていさん

【出典】『傷寒論』
【組成】瓜蒂1g，赤小豆1g
【用法】粉末にしたものを，1回1～3gずつ，淡豆豉9gの煎湯で服用する。服用しても嘔吐しないときは，羽毛などで咽頭を刺激して吐かせる。
【効能】涌吐痰涎宿食
【主治】痰涎宿食壅滞胸脘証
　胸が詰まる（胸中痞鞕）・胸苦しい・煩躁・不安・気が咽喉に上衝して息ができない（呃逆）・寸脈微浮。
【病機と治法】
　痰涎が胸膈部に壅塞して，あるいは宿食が上脘部に停滞して引き起こされた病態が，本方剤の適応である。壅盛となった痰や食により気機が阻滞されるために，胸が詰まる・胸苦しい・煩躁・不安などの症状を呈し，著しい場合は気が咽喉に上衝して息ができなくなる。寸脈微浮は，邪気が上焦にあるための症候である。治療は，涌泄の効能をもつ酸苦の薬味を用いて病邪を吐き出させる「因勢利導」の方法をとる。
【方解】
　苦寒の瓜蒂は，強力な涌吐の効能により痰涎や宿食を吐出させる君薬である。甘酸平の赤小豆は，利水消腫除満する臣薬である。これら二薬は，酸苦の組み合わせにより涌泄の効能を発揮する。淡豆豉は，軽清宣泄の効能により胸中の邪気を宣解するとともに，赤小豆と組んで胃気を調和させ，催吐による正気の損傷を防止する佐薬である。これらの配合により本方剤は，胸脘部に壅塞する痰涎宿食をまとめて吐き出させて取り除き，気機を通暢させる。
【加減】痰涎が清竅を阻塞して意識障害を呈する場合は，石菖蒲や鬱金・半夏を加えて化痰開

竅する。風痰が壅盛な場合は，防風や藜芦を加えて風痰を涌吐させる。

【応用】暴飲暴食による消化不良や急性胃炎・統合失調症・不安障害・急性中毒の初期などの疾患が痰涎宿食壅滞証に属する場合に，本方剤が応用される。

【注意】瓜蒂は性味が苦寒で有毒であり，胃気を傷つけやすいので，過量に用いないように注意し，嘔吐したら使用を中止すること。嘔吐した後は，粥を食べるなどして正気の回復を図るとよい。

体質が虚弱な者には慎重に用いること。宿食が胃から腸へ入り，すでに胸膈部に痰涎がなくなった場合は，本方剤を用いてはならない。

服用後に嘔吐が止まらなくなった場合は，麝香0.03〜0.06gか，あるいは丁香末0.3〜0.6gを服用させる。

【参考】『外台秘要』の瓜蒂散は，本方剤から淡豆豉を除いた組成となっており，心下の堅鞕・口渇・水を飲みたい・呼吸促迫・喘鳴・眼の黄染などの症状を呈する急黄症に用いられる。一方，『温病条弁』の瓜蒂散は，本方剤から淡豆豉を除いて山梔子を加えた組成となっており，太陰温病に罹患して2〜3日で心煩や不安を呈し，壅盛となった痰涎により胸中が痞塞して嘔気を呈する場合に用いられる。

救急稀涎散　きゅうきゅうきぜんさん

【出典】『聖済総録』『政和本草』
【組成】皂角15g，明礬（白礬）30g
【用法】粉末にして，1回2〜3gずつ，湯で服用する。
【効能】開関涌吐*
【主治】痰涎壅盛の中風閉証

喉の痰鳴・息が詰まる感じ・意識障害（心神瞽悶）・顔面神経麻痺（口眼喎斜）・脈滑実有力，あるいは喉痺。

【病機と治法】

体内に痰涎が壅盛なために気機が阻塞されて引き起こされた中風閉証が，本方剤の適応である。壅盛となった痰涎が気道を阻塞するために，痰鳴や息が詰まる感じを呈し，痰濁が心竅を蒙閉するために意識障害を呈する。痰気が経絡に流注して筋脈が栄養を失うために，顔面神経麻痺を呈する。喉痺もまた，痰涎が喉を阻塞し気閉不通となって引き起こされた病態である。治療は，咽喉を疏通して開関催吐する。

【方解】

酸寒の明礬は，頑痰を薄めて化すとともに，催吐の効能により痰涎を涌泄する君薬である。辛温鹹の皂角は，開竅通閉するとともに化痰軟堅し，痰濁を蕩滌する臣薬である。二薬は協力し合って痰涎を薄め，徐々に口から吐き出させ，あわせて開竅通関する。

【加減】風痰が盛んな場合は，藜芦を加えて風痰を涌吐させる。咽喉の腫脹や疼痛を伴う場合（喉痺）は，黄連を加えて清熱解毒する。痰涎が壅盛な場合は，半夏を加えて化痰散結の力を強化する。

【応用】脳卒中・ジフテリアによる喉頭閉塞などの疾患が痰涎壅盛証に属する場合に，本方剤

が応用される。
【注意】服用後に嘔吐が止まらなくなった場合は，甘草と貫衆を煎じて服用させる。中風脱証には用いないこと。
【参考】本方剤は，化痰開竅の効能を主とするものであり，涌吐の作用は比較的弱い。中風閉証で，壅盛な痰涎により気機が阻塞されて呼吸困難を呈する場合は，まず本剤で痰を薄めて吐出させ，咽喉の気を疎通させて，それから他薬を用いて本治するとよい。

　　＊開関：スイッチを入れる意。

塩湯探吐方　えんとうたんとほう

【出典】『備急千金要方』
【組成】食塩
【用法】食塩を湯に溶かして飽和させ，1回2,000mlを飲ませた後，咽を刺激して吐かせる。
【効能】涌吐宿食
【主治】宿食・穢濁・毒物などの停滞上脘証，あるいは乾霍乱
　脘腹部の脹痛や痞悶感・強い嘔気があるが吐けない・下痢しそうで下痢しない。
【病機と治法】
　宿食や穢濁・毒物が中焦に停滞したために気機が阻滞された病態が，本方剤の適応である。気機が阻滞されて気が上下へ宣通できなくなるために，脘腹部の脹痛・嘔気があるが吐けない・下痢しそうで下痢しないなどの症状を呈する。
【方解】
　本方剤は食塩一味のみで組成される。食塩は，著しい鹹味により催吐の効能を発揮して嘔吐を誘発し，嘔吐とともに宿食を体外へ排出させる。
【加減】食厥を伴う場合は，姜汁を加えて豁痰通神する。癃閉を伴う場合は，防風を加えて肺気を宣発させ水道を通利する。
【応用】暴飲暴食による急性胃炎・食中毒の初期などの疾患が，宿食停滞上脘証あるいは臓腑気機閉塞証に属する場合に，本方剤が応用される。
【注意】涌吐の力が比較的弱いので，服用しても嘔吐しない場合は，羽毛や手指で咽頭を刺激して嘔吐を誘発する。それでも十分に嘔吐しない場合は，さらに追加して服用する。
【参考】本方剤は，気機が不利となり上下が不通となって腹痛を呈する乾霍乱にも用いられ，気機を通じて腹痛を止める。その他，飲食の過多による食厥や肝気鬱極の気厥にも用いられ，気機を条暢させて厥逆を改善させる。

第 21 章
癰瘍剤

■ 定 義

　癰瘍剤とは，解毒消腫・托裏排膿・生肌斂瘡の効能をもち，癰疽・瘡瘍などの癰瘍症を治療する方剤である。体表の癰・疽・疔・瘡・丹毒・流注・瘰癧・癭瘤，および臓腑の癰疽などの病態に用いられる。

■ 概 要

　癰瘍症は，内傷七情・外感六淫・飲食不節（辛熱の食品の食べ過ぎなど）・外傷（火傷・刃物による切創・打撲傷・虫や動物による刺咬傷など）が原因となり，経脈が阻滞され，気血が不和となって引き起こされる。こうした状態が長い間続くと，瘀が積滞して熱と化し（熱毒壅盛），著しい場合は肉腐が生じて膿となる。その他，内から生じた寒・湿・痰などが経脈や肌肉に流注し，あるいは筋膜関節の間に付着して局所に留まり凝集し（陰寒凝滞），癰瘍を引き起こすこともある。

　癰瘍症は，その発症部位により，体表に生じる外癰と体内の臓腑に生じる内癰に分類される。治療の際は，いずれの場合も一般の病症と同様に，呈する症候から寒熱や虚実・陰陽を弁別して証を決定するが，外癰では，局所病変の部位や性状が弁証の有力な情報源となる。

■ 分 類

癰瘍剤	外瘍剤	（陽証）	仙方活命飲・五味消毒飲・四妙勇安湯・牛蒡解肌湯・透膿散
		（陰証）	陽和湯・内補黄耆湯
	内癰剤		葦茎湯・大黄牡丹湯

外瘍症と内癰症の2つの病態に対して，癰瘍剤には外瘍剤と内癰剤の2種類がある。また外瘍剤はさらに，適応となる病態の陰陽から，陽証に用いるものと陰証に用いるものに分類される。

第1節
外瘍剤

　外瘍剤は，体表に生じた癰瘍（外癰）を治療する方剤である。外癰を弁証する際は，局所病変の高さや範囲，性状や色調をもとに証を弁別する。腫瘤性病変の陰陽の弁証を例としてあげると，腫瘤の高さが高く，範囲が限局し，根部が収束傾向で，皮膚が発赤し，灼熱感を伴う場合は陽証であり，腫瘤の形状が平坦で，堅硬かあるいは軟らかく，範囲が広くて，皮膚の色調に変化がない場合は陰証である。もちろん，局所病変の性状を全身の状態と関連づけて観察する必要もある。すなわち，全身状態をていねいに弁証し，それを参考に癰瘍の陰陽や虚実，および逆順を弁別しなければならない。また，癰瘍を弁証する際は，邪気の身体内外への伝変をも考慮する必要がある。例えば，顔面の疔瘡は，熱毒の熾盛が「走黄」あるいは「内陥」して引き起こされる。一方，体内の臓腑の癰瘍が体表の局所症状として現れることもある。例えば，腸癰では少腹部に圧痛を伴う腫瘤を触れることがある。

　外癰の治療には外治法と内治法がある。外治法には外用薬（塗布剤・貼付剤）や手術があり，内治法には癰瘍の経過（初期・膿成期・潰後期）に応じて，消法・托法・補法の3つがある。

　消法とは，いまだ膿を形成しない癰瘍の初期で，邪気が盛んな場合に用いられる方法である。消法では，手術や切開を免れることを目的として，解毒消散の効能により膿の形成を抑制し消腫する。病態に応じて，解表・通裏・清熱・温通・祛痰・行気・活血行瘀などの方法を使い分ける。

　托法とは，癰瘍の初期から中期にかけて用いられる方法である。邪気が著しく盛んとなり毒と化して深部に入り込み，あるいは正気が虚弱なために邪気が深く侵入し（正虚邪陥），膿が形成され，生じた膿が潰れにくい場合に用いられる。托法では，深部の毒を体表へ導き出し，膿の潰破と収斂を促進させる。托法にはさらに内托法と補托法がある。内托法は消散透膿の効能を主としてあわせて扶正するのに対して，補托法は透膿と扶正の効能を同程度に併せもっている。

　補法とは，癰瘍の後期に用いられる方法である。気血がともに虚損され，脾胃が虚弱となって肝腎が不足し，膿が希薄，潰瘍を形成した傷口がなかなか治らないなどの症状を呈する場合に用いられる。補法では，補益の効能をもつ薬味で気血を充足させ，生肌を促し潰瘍を収斂させる。このような培補本元の方法は托毒外透を促進するので，膿の潰破と収斂を早めることができる。本方法はまた，気血が不足するために潰破し難い癰瘍にも応用される。

　外癰の内治法について，具体的な治療方針と代表方剤を以下に示す。

　初期は，消法の適応である。局所病変の性状と全身状態から弁証した寒熱や虚実に基づいて，治療方針を決定する。例えば実熱陽証の初期であれば，清熱消散の方法で熱毒を清解して消腫潰堅する。代表的な方剤に仙方活命飲がある。虚寒陰証の初期であれば，温補

散寒の方法で和陽散結する。代表的な方剤に陽和湯がある。

消法を用いる際は，病変の部位が治療方針の決定に役立つことも多い。例えば，頭部や顔面・項頸部など身体の上部の癰瘍は，風熱の上擾によるものが多いので，治療は疏散風熱を主とする。代表的な方剤に牛蒡解肌湯がある。胸部や腹部・背中など身体の中部の癰瘍は，気鬱火毒によるものが多いので，治療は解鬱疏肝・瀉火解毒を主とする。代表的な方剤に丹梔逍遙散や黄連解毒湯がある。身体下部（下肢に上肢を含む）の癰瘍は，主に脱疽として現れるが，筋脈に瘀阻があり火毒が内鬱しているので，治療は清熱解毒と活血化瘀を主とする。代表的な方剤に四妙勇安湯がある。

病態が進行した中期から後期にかけては，托法や補法の適応である。邪毒が蘊結して，透膿も潰破も難しくなった場合は，托毒透膿を主としてあわせて扶正する。代表的な方剤に透膿散がある。正気が虚損されたところへ毒が結び，癰瘍の潰破が遅れ，透膿し難い場合は，扶正を主としてあわせて透膿潰堅する。代表的な方剤に内補黄耆湯がある。

癰瘍を治療する際は，病期に応じて柔軟に治療方針を変更する必要もある。もし消法のみで治療を押し通せば，気血を損傷して癰瘍の潰破や収斂を難しくしてしまう。また，毒が盛んな状態に托法を用いる場合は，余毒が残らないように注意し，膿の形成が遅れる場合は，膿の排泄に伴い毒が体外にきちんと排出されるように心がけ，内陥を防止する必要がある。このほか，火毒が熾盛な場合は，温補の方法は実邪を実することになるので用いてはならない。また，後期に余毒が残留する場合は，補法のみでは邪気を留めやすいので，あわせて余毒を清解する必要がある。

〈外癰剤（内治法）〉

	適応症	代表方剤
消法（初期）	実熱陽証（熱毒壅聚・気滞血瘀証）	仙方活命飲
	虚寒陰証（陽虚寒凝の陰疽）	陽和湯
	風熱上擾証（身体上部の癰瘍）	牛蒡解肌湯
	気鬱火毒証（身体中部の癰瘍）	丹梔逍遙散・黄連解毒湯
	熱毒内鬱・筋脈瘀阻証（身体下部の癰瘍，上肢を含む）	四妙勇安湯
托法（膿成期）	気血不足・癰瘍膿成難潰証	透膿散
補法（潰後期）	気血両虚証	内補黄耆湯

仙方活命飲　せんぽうかつめいいん

【出典】『校注婦人良方』
【組成】白芷6g，貝母6g，防風6g，赤芍6g，当帰尾6g，甘草6g，(炒)皂角刺6g，(炙)穿山甲6g，天花粉6g，乳香6g，没薬6g，金銀花18g，陳皮9g
【用法】水で煎じて服用する。あるいは水と酒を半分ずつ混ぜたもので煎じて服用してもよい。

【効能】清熱解毒・消腫潰堅・活血止痛
【主治】癰瘍腫毒の初期（熱毒壅聚・気滞血瘀証）
　局所の発赤や腫脹あるいは疼痛（紅腫焮痛＊）・発熱・悪寒・舌苔薄白あるいは黄・脈数有力。
【病機と治法】
　熱毒が壅盛となって集まり（熱毒壅聚），気血が壅滞して（気滞血瘀）引き起こされた陽証の癰瘍腫毒が，本方剤の適応である。熱毒が盛んになって気のめぐりが滞り，それに伴い血も瘀滞するために，局所の発赤や腫脹・疼痛を呈する。熱毒が肌腠に壅鬱すると邪正が闘争するために，発熱や悪寒を呈する。舌苔薄黄・脈数有力は，正気が充実したところへ熱毒が壅滞したための症候である。治療は，清熱解毒するとともに，理気活血の効能により経脈を通じて気血をめぐらせ，消腫潰堅する。
【方解】
　甘寒の金銀花は，清熱解毒の効能により邪熱を疏散させて消癰散結する，陽証の瘡瘍腫毒の要薬であり，方剤中の君薬である。当帰尾は活血和血し，赤芍は清熱涼血・祛瘀止痛し，乳香と没薬は活血散瘀・消腫止痛し，陳皮は理気調中行滞する。これらはいずれも経絡の気血を通暢させて邪気の滞留を防止する臣薬である。瘡瘍の初期は，病変部が体表に近く邪気が肌膚腠理の間に留まっているので，方剤には辛温発散の防風と白芷が加わり，肌表の外邪を疏散させる。貝母は清熱化痰散結し，天花粉は清熱生津・消腫散結し，二薬は清熱化痰の効能により気機が阻滞されて生じた痰を取り除く。穿山甲は活血通絡・消腫散結し，皂角刺は活血消癰・托毒排膿し，二薬は経絡を通じて透膿潰堅する。これらはいずれも佐薬である。加わる甘草は，清熱解毒するとともに諸薬を調和させ，煎じる際に用いる酒は，活血通絡するとともに薬効を病所へ届ける。これらはともに使薬である。これらの配合により本方剤は，清熱解毒するとともに気血の瘀滞を解除し，消腫潰堅する。
【加減】熱毒が盛んで局所の発赤や腫脹・熱感・疼痛が著しく，舌紅・脈数を呈する場合は，蒲公英や紫花地丁・野菊花・連翹を加えて清熱解毒の力を強化する。気血の瘀滞が少なく痛みが軽い場合は，乳香と没薬を除く。盛んな熱により津液が耗傷された場合は，白芷と陳皮を除き，玄参や知母を加えて養陰清熱する。一方，本方剤は，癰瘍の部位により適当な引経薬を配合することで効果を高めることができる。例えば，癰瘍が頭部にある場合は川芎を，頸部にある場合は桔梗を，胸部にある場合は栝楼を，胸脇部にある場合は柴胡を，腰背部にある場合は秦艽を，上肢にある場合は姜黄を，下肢にある場合は牛膝をそれぞれ加えるとよい。
【応用】膿皮症（癤・癰・蜂窩織炎）・扁桃炎・急性乳腺炎などの疾患が，熱毒壅聚・気滞血瘀証に属する場合に，本方剤が応用される。
【注意】脾胃が虚弱な者や，気血が不足する者には慎重に用いること。陰疽の症候がみられる場合やすでに潰破した癰瘍には，用いるべきでない。
【参考】本方剤は，陽証の瘡瘍腫毒の初期に用いられる代表方剤である。

　＊焮：皮膚が炎症を起こして赤く腫れた状態。

附方

仙方活命飲に関連する方剤

牛蒡解肌湯　ごぼうげきとう

【出典】『瘍科心得集』
【組成】牛蒡子12g，薄荷6g，荊芥6g，連翹9g，山梔子9g，牡丹皮9g，石斛12g，玄参9g，夏枯草12g
【用法】水で煎じて服用する。
【効能】疏風清熱・涼血消腫
【主治】風邪熱毒上攻証・項頸部の痰毒・風熱による歯痛，あるいは頭部や顔面部の風熱証に表熱証を伴う場合など。
　局所の発赤や腫脹あるいは疼痛・局所の熱感・悪寒・発熱（悪寒は軽度で発熱が著しい）・汗が出にくい・口渇・尿が濃い（黄色い）・舌苔白あるいは黄・脈浮数。
【病機と方解】
　風邪熱毒が上攻して，頭部や顔面部および項頸部に癰瘍を生じた病態が，本方剤の適応である。
　辛苦寒の牛蒡子は，頭部や顔面部の風熱を疏散させ，薄荷と荊芥は発汗解表し，連翹は清熱解毒しながら散結消癰する。牡丹皮・山梔子・夏枯草は，活血涼血・清熱散結し，玄参は瀉火解毒するとともに石斛と組んで滋陰清熱する。
【参考】原書では，本方剤の適応を頭部や顔面部の痰毒としているが，風熱表証を呈する癰腫痰毒であれば，罹患部位にかかわらず用いることができる。
　肝火の偏旺がなく，津陰の内傷を認めない場合は，夏枯草や玄参・石斛は加えなくてもよい。

五味消毒飲　ごみしょうどくいん

【出典】『医宗金鑑』
【組成】金銀花15g，野菊花6g，蒲公英6g，紫花地丁6g，紫背天葵子6g
【用法】水で煎じて，少量の酒を加えて服用する。煎じた滓をつぶして患部に塗ってもよい。
【効能】清熱解毒・消散疔瘡
【主治】
①火毒結聚の癰瘡癤腫（初期）
　局所の発赤や腫脹あるいは熱感・局所の疼痛・発熱・悪寒・舌質紅・舌苔黄・脈数。
②各種の疔毒（初期）
　局所が隆起し，粟のような形状で釘のように硬く根深い，舌質紅・舌苔黄・脈数。

【病機と治法】
　蘊熱が臓腑に留まって火毒が生じ，生じた火毒が結聚して形成された癰瘡疔毒が，本方剤の適応である。外界からの温熱火毒の感受や辛辣物の摂り過ぎなどが原因となる。熱毒が壅盛なために局所の発赤や腫脹・熱感を呈し，熱毒により気血が壅滞するために局所に疼痛を呈する。舌質紅・舌苔黄・脈数は，体内に火熱が盛んなための症候である。治療は，清熱解毒することで積熱火毒を清解して消散させる。

【方解】
　甘寒の金銀花は，清熱解毒の効能により熱毒を清解して邪熱を疏散させるとともに，消癰散結する君薬である。紫花地丁・紫背天葵子・蒲公英・野菊花は，いずれも清熱解毒するとともに消腫散結止痛する臣薬である。加わる少量の酒は，血脈をめぐらせて薬効を局所へ到達させる使薬である。

【加減】熱毒が盛んで局所の発赤や腫脹・熱感・疼痛が著しい場合は，連翹や黄連・半枝蓮を加えて清熱解毒の力を強化する。血分に熱が盛んな場合は，牡丹皮・生地黄・赤芍を加えて清熱涼血する。局所の腫脹が著しい場合は，防風や蟬退を加えて風熱を疏散させる。乳癰には，栝楼や貝母・青皮を加えて理気寬胸・清熱散結する。

【応用】膿皮症（癤・癰・蜂窩織炎・丹毒）・扁桃炎・急性乳腺炎・膀胱炎などの疾患が熱毒壅盛証に属する場合に，本方剤が応用される。

【注意】脾胃に虚寒がある場合は慎重に用いること。陰疽証には禁用。

【参考】本方剤は，さまざまな疔毒（疔瘡腫毒）の初期に，薬味を加減して用いられる基本方剤である。

四妙勇安湯　しみょうゆうあんとう

【出典】『験方新編』
【組成】金銀花15g，玄参15g，当帰10g，甘草5g
【用法】水で煎じて服用する。
【効能】清熱解毒・活血止痛
【主治】熱毒熾盛の脱疽
　四肢の脱疽・罹患部の色調が暗赤色で灼熱感や軽度の腫脹を伴う・罹患部の激しい疼痛・悪臭を伴う皮膚潰瘍・発熱・煩躁・口渇・舌質紅・脈数，著しい場合は下肢の壊疽。

【病機と治法】
　熱毒が火と化して体内に鬱滞したために気血が凝滞して経脈が不通となり，四肢末端に脱疽を生じた病態が，本方剤の適応である。脱疽は下肢にみられることが多い。脂ものや辛いものの食べ過ぎ・寒湿毒気の感受などが原因となる。熱毒が体内に留まると，血行が不暢となって筋脈に瘀滞するために，罹患部が赤く腫れて熱をもち，痛みを呈する。熱毒が極まって火毒壅盛となれば，罹患部に悪臭を伴う皮膚潰瘍を形成し，著しい場合は下肢に壊疽が生じる。熱が盛んなために発熱や煩躁を呈し，熱により津液が焼灼されるために口渇を呈する。舌質紅・脈数は，体内に火熱が盛んなための症候である。治療は，清熱解毒するとともに活血通脈し，あわせて滋陰養血する。

【方解】
　甘寒の金銀花は，清熱解毒の効能により壅滞する熱毒を清解する君薬である。苦甘鹹寒の玄参は，清熱涼血・瀉火解毒するとともに陰液を滋養して軟堅散結する臣薬である。当帰は，養血活血・化瘀通脈の効能により筋脈の血の瘀滞を改善させて止痛する佐薬である。甘草は，清熱解毒するとともに諸薬を調和させる佐使薬である。これらの配合により本方剤は，清熱解毒・活血通脈止痛の効能を発揮して，壅滞する熱毒を清解するとともに血行を促進し，罹患部の腫脹を消退させて痛みを止める。

【加減】熱毒が盛んで局所の腫脹や熱感・疼痛が著しい場合は，毛冬青や丹参を加えて清熱解毒・活血通絡の力を強化する。気血の瘀滞が著しいために激しい疼痛を呈する場合は，乳香や没薬を加えて行気活血止痛する。熱により陰液が著しく耗傷されて熱感や煩渇・皮膚の乾燥などの症状を呈する場合は，牡丹皮や生地黄を加えて涼血養陰する。湿熱が盛んなために四肢が腫脹し，皮膚潰瘍が潰破する場合は，防已・黄柏・沢瀉を加えて清熱祛湿する。

【応用】閉塞性血栓血管炎（Buerger病）や閉塞性動脈硬化症（ASO）などの末梢動脈疾患（PAD）・丹毒・坐骨神経痛・関節リウマチなどの疾患が，熱毒熾盛・瘀阻血脈証に属する場合に，本方剤が応用される。

【注意】脾胃が虚弱な者には慎重に用いること。寒湿証や気血両虚証には用いるべきでない。

犀黄丸　さいおうがん

【出典】『外科証治全生集』
【組成】牛黄（犀黄）15ｇ，麝香 75ｇ，乳香 500ｇ，没薬 500ｇ，黄米飯 350ｇ
【用法】黄米を蒸して乾燥し，乳香と没薬を加えてすり潰し，牛黄と麝香の粉末を混ぜて，水で丸剤にして酒で服用する。
【効能】解毒消癰・化痰散結・活血祛瘀
【主治】火鬱痰凝や血瘀気滞による癰瘍
　乳岩（乳癌）・横痃*・瘰癧・痰核・流注・肺癰・小腸癰。

【病機と治法】
　火熱が鬱塞して熱毒が壅盛となったところへ，湿痰が瘀滞して痰濁が内結し，痰火瘀毒が結滞して引き起こされた癰瘍が，本方剤の適応である。湿熱痰毒が乳房に互結して石のように硬い腫瘤を形成したものを乳岩といい，痰火が頸部に凝結して数珠状の結節を形成したものを瘰癧という。湿痰が体表の皮下に集まって結節を形成したものを痰核といい，邪毒が結滞して体内に留まり，気血が凝滞して肌肉の深部に多発性の膿腫を形成したものを流注という。治療は，いずれも清熱解毒するとともに化痰散結し，あわせて活血祛瘀する。

【方解】
　苦涼の牛黄は，清熱解毒するとともに化痰散結する君薬である。辛温の麝香は，活血散結・通経活絡の効能により竄通消散する臣薬である。乳香と没薬は，活血祛瘀・消腫止痛し，黄米飯は，胃気を調養して他薬による胃気の損傷を防止し，服用する際に用いる酒は，活血行血の力を強めて血脈を宣通し，方剤の効果の発現を早める。これらはいずれも佐薬である。これらの配合により本方剤は，清熱解毒の効能を発揮して痰火を消除するとともに活血化瘀・消腫止痛する。

【応用】化膿性リンパ節炎や多発する皮膚膿瘍・乳腺症などの疾患が，火鬱痰凝・血瘀気滞証に属する場合に，本方剤が応用される。

【注意】水で煎じずに，丸剤として使用すること。

　本方剤の適応は，体質が頑強で体力が充実した者の瘰癧や流注である。体質が虚弱な者や，癰瘍が潰破して膿が排泄され気血が虚損された者には，慎重に用いる必要がある。妊婦や陰虚火旺証には禁用。

　　*横痃（おうげん）：梅毒の初期にみられる鼠径部のリンパ節腫脹のこと。痛みを伴わず腫脹するものを無痛性横痃という。

透膿散　とうのうさん

【出典】『外科正宗』
【組成】生黄耆12g，当帰6g，（炒）穿山甲3g，皂角刺5g，川芎9g
【用法】水で煎じて服用する。頓服する場合は少量の酒を加えてもよい。
【効能】益気養血・托毒潰膿
【主治】気血不足・癰瘍膿成難潰証

　癰瘍の内部に膿が生成されたものの表面が潰れず排膿し難い，腫瘤の形状が平坦で腫脹・熱感・疼痛を伴う。

【病機と治法】

　正気が虚弱で気血が不足するために托毒外透し難くなった癰瘍が，本方剤の適応である。膿の由来は気血である。もし瘡瘍癰疽が順調に化膿し潰破するならば，膿とともに邪毒を外泄できる正勝邪去の状態である。正気が虚損され気血が不足すると，膿の生成が遅れて潰破し難くなり，膿とともに邪毒を排出できなくなる。そのような場合，局所に腫脹や熱感・疼痛を伴う平坦な腫瘤が形成される。治療は，気血を補益して托毒透膿するとともに邪毒の内陥を防止する。

【方解】

　甘微温の生黄耆は，正気を補って托毒排膿する瘡家の要薬であり，方剤中の君薬である。当帰と川芎は，養血活血の効能により生黄耆と組んで気血を双補し，扶正托毒する臣薬である。穿山甲と皂角刺は，消散通透するとともに軟堅潰膿し，服薬する際に用いる酒は，活血行血の力を強めて血脈を宣通する。これらはいずれも佐薬である。これらの配合により本方剤は，益気養血・托毒潰膿の効能を発揮して，正気に虚損があるために托毒し難い癰瘍を治療する。

【加減】気血の虚損が著しいために膿の排出が遷延する場合は，党参や白朮を加えて正気を補う。陽気が虚損されて虚寒が生じ，膿が希薄となった場合は，肉桂や鹿角片を加えて温陽托毒する。

【応用】各種の化膿性皮膚疾患・急性乳腺炎などの疾患が，気血不足の癰瘍膿成難潰証に属する場合に，本方剤が応用される。

【注意】癰瘍の初期や膿が生成されない場合は，本方剤の適応ではない。

【参考】本方剤は，癰瘍の托法の基本方剤である。祛邪するとともに扶正するという特徴があり，托毒透膿することで排膿を促して膿とともに毒を排出させ，あわせて気血を補益する。

　膿の生成が遅れた治癒し難い癰腫で，切開しても排膿しない場合も，本方剤のよい適応である。

陽和湯　ようわとう

【出典】『外科証治全生集』

【組成】熟地黄 30g，肉桂 3g，麻黄 2g，鹿角膠 9g，白芥子 6g，姜炭（炮姜）2g，生甘草 3g

【用法】水で煎じて服用する。

【効能】温陽補血・散寒通滞

【主治】陽虚寒凝の陰疽

　治癒し難い平坦な腫瘤（漫腫無頭）・局所に痛みがあるが熱感や発赤はない・口渇はない・舌質淡・舌苔白・脈沈細または沈遅，あるいは貼骨疽*・脱疽**・流注・痰核・鶴膝風。

【病機と治法】

　もともと陽気が不足するために，あるいは精血が虧損されて陽気が衰弱したために寒凝が生じ，生じた寒凝が裏へ深く入って引き起こされた陰疽証が，本方剤の適応である。寒凝が痰を伴って肌肉や筋骨・血脈・関節に侵入し経脈を痺阻するために，さまざまな部位に腫瘤が生じる。腫瘤が平坦で，痛みを伴うものの熱感や発赤がないのは，病態が寒凝によるためであり，舌質淡・脈沈細は，陽気が虚衰し精血が不足するための症候である。治療は，陽気を温めて精血を補い，散寒通滞する。

【方解】

　甘微温の熟地黄は，営血を温補するとともに精髄を補益し，鹹温の鹿角膠は，塡精補髄するとともに，養血助陽の効能により肝腎を温補して筋骨を強壮する。これらはともに君薬である。姜炭（炮姜）と肉桂は，温陽散寒・温通経脈の効能により経脈を温通して寒凝痰滞を取り除く臣薬である。麻黄は辛温発散の効能により腠理を開いて肌表の寒凝を散じ，白芥子は温通化痰・理気散結の効能により皮裏膜外に留まる痰を取り除く。これらはともに佐薬である。加わる生甘草は，解毒するとともに諸薬を調和させる佐使薬である。これらの配合により本方剤は，陽気を温めて精血を滋養し，温経散寒・除痰通滞する。

【加減】陽気の虚衰が著しいために畏寒や四肢の冷えを呈する場合は，附子を加えて温陽逐寒する。気血の虚損を伴う場合は，黄耆や党参・当帰を加えて補気養血し，補血固本の力を強化するためには，熟地黄を増量する。正気の耗傷が懸念される場合は，麻黄を減量する。鹿角膠は鹿角片で代用してもよい。

【応用】骨関節結核・結核性リンパ節炎・結核性腹膜炎・結核性髄膜炎・関節リウマチ・閉塞性血栓血管炎（Buerger病）・慢性気管支炎・気管支喘息・腸腰筋膿瘍・腰椎椎間板ヘルニア・坐骨神経痛・月経痛などの疾患が陽虚寒凝証に属する場合に，本方剤が応用される。

【注意】発赤や熱感などの熱象を伴う陽証の癰瘍には，本方剤を用いるべきではない。また，陰虚で虚熱を呈する場合や，陰疽であってもすでに潰破した場合も，本方剤の適応ではない。癰腫が潰破すると気血が損傷されて腠理が開くので，潰破した後は麻黄を用いないこと。

　　＊貼骨疽：足の少陽胆経の環跳穴の附骨疽のことであり，現代の化膿性骨髄炎に相当する。

　　＊＊脱疽：著しい血行障害により四肢末端に壊死が生じる病態であり，現代の閉塞性血栓血管炎（Buerger病）などに相当する。

内補黄耆湯　ないほおうぎとう

【出典】『外科発揮』『劉涓子鬼遺方』
【組成】黄耆９ｇ，麦門冬９ｇ，熟地黄９ｇ，人参９ｇ，茯苓９ｇ，炙甘草５ｇ，白芍５ｇ，遠志５ｇ，川芎５ｇ，肉桂５ｇ，当帰５ｇ
【用法】生姜３ｇと大棗３ｇを加えて，水で煎じて服用する。
【効能】補益気血・生肌斂瘡
【主治】癰疽潰破後の気血両虚証
　　罹患部の疼痛・瘡口の癒合不全・全身倦怠感・話すのが億劫（懶言）・食欲不振・口の乾き・持続する微熱・舌質淡・舌苔薄・脈細弱。
【病機と治法】
　　もともと気血が虚損されたところに癰疽が生じた場合，あるいは癰疽が潰破したために気血が虚損された場合が，本方剤の適応である。気血が不足すると，肌肉の生成が滞るために瘡口の治癒が遅れ，血行が不暢となり瘀滞するために罹患部の疼痛を呈する。気血に虧損があると全身の臓腑組織が栄養を失うために，全身倦怠感・話すのが億劫などの症状を呈し，脾気が虚損されれば食欲が低下する。舌質淡・舌苔薄・脈細弱は，いずれも全身の気血が虧損されたための症候である。治療は，気血を補って癰瘍の托毒を促し，肌肉の生成を促進して斂瘡する。
【方解】
　　甘微温の黄耆は，益気補中するとともに托瘡生肌する君薬である。人参は益気健脾し，肉桂は温陽散寒・温通経脈し，熟地黄は補血養陰する。これらはいずれも臣薬である。茯苓は滲湿健脾し，川芎と当帰は養血和血・活血通絡し，白芍は養血滋陰する。麦門冬は養心除煩するとともに陰液を補うことで陽気の損傷を防止し，遠志は寧心安神するとともに気血を疏通させて消癰散結する。これらはいずれも佐薬である。加わる炙甘草・生姜・大棗は，益気和中するとともに諸薬を調和させる佐使薬である。これらの配合により本方剤は，気血を充足させて癰疽の祛腐を促進し，肌肉を生じ瘡口を収斂させて癰疽を治療する。
【加減】痛みが激しい場合は，乳香や没薬を加えて活血定痛し，癰疽が硬い場合は，穿山甲や皂角刺を加えて活血散結・消癰潰堅する。
【応用】膿皮症（癤・癰・伝染性膿痂疹・蜂窩織炎）・化膿性筋炎などの疾患が気血両虚証に属し，瘡口の収斂が遷延する場合に，本方剤が応用される。
【注意】癰疽の初期は，本方剤の適応ではない。
【参考】本方剤の薬味の組成は，気血を補い陰陽を調節するために，十全大補湯を骨格としたものとなっている。

第2節
内癰剤

　内癰剤は，体内の臓腑に生じた癰瘍（内癰）を治療する方剤である。内癰は，痰熱や湿熱・瘀血が局所で結びついて引き起こされた病態であり，代表的な病態に肺癰や腸癰がある。内癰を弁証する際は，寒熱や虚実を弁別するとともに，膿の形成の有無を参考にして証を捉える必要がある。

　治療の際は，一般の病症と同様に弁別した証に基づいて治療方針を決定するが，一般に清熱解毒・逐瘀排膿・消腫散結を主体とすることが多い。熱毒を清解し気血の瘀滞を解消すれば，腫瘤は自然に消退し，膿が排出され，潰瘍も修復する。

　肺癰は，肺に痰熱と瘀血が結んで引き起こされた病態である。治療は，清肺化痰・逐瘀排膿の方法により，痰を化して瘀血を散じ，膿を除いて肺の機能を回復させる。代表的な方剤に葦茎湯がある。腸癰は，腸に湿熱が鬱蒸し，そこに気血が結んで引き起こされた病態である。治療は，瀉熱破瘀・散結消腫の方法により，清熱しながら気血の瘀滞を散じ，局所の腫脹とそれに伴う痛みを改善させる。代表的な方剤に大黄牡丹湯がある。

〈内癰剤〉

	肺癰	腸癰
適応症	咳嗽・膿性痰・胸痛	下腹部の疼痛や圧痛
構成生薬	清泄肺熱薬・消癰排膿薬	瀉熱通便薬・活血祛瘀薬
代表方剤	葦茎湯	大黄牡丹湯

1　肺癰

葦茎湯　いけいとう

【別名】千金葦茎湯
【出典】『備急千金要方』『古今録験方』
【組成】芦根（葦茎）60g，薏苡仁30g，冬瓜仁（冬瓜子）24g，桃仁9g
【用法】水で煎じて服用する。

【効能】清肺化痰・逐瘀排膿
【主治】肺癰（痰熱瘀血壅結の肺癰）
　咳嗽・喀痰（膿性痰，量が多く著しい場合は悪臭を伴う）・血痰・微熱・胸痛・舌質紅・舌苔黄膩・脈滑数。

【病機と治法】
　熱毒が肺に壅滞し，痰瘀と結びついて引き起こされた肺癰が，本方剤の適応である。現代の肺膿瘍（肺化膿症）に相当する。痰熱が肺に壅滞し，肺の清粛の機能が失われるために，咳嗽や喀痰を呈する。痰熱が肺に留まって血瘀が生じると，血敗肉腐となって肺癰が形成され，癰膿が潰破すると，悪臭を伴う膿性痰を呈する。邪熱が肺絡を傷つければ血痰を呈し，痰熱瘀血が胸中に互結すれば，胸痛を呈する。舌質紅・舌苔黄膩・脈滑数は，いずれも痰熱が内蘊したための症候である。治療は，清肺化痰するとともに逐瘀排膿する。

【方解】
　甘寒の芦根（葦茎）は，清肺泄熱の効能により，肺に蘊結する熱毒を清泄するとともに宣肺化痰する君薬である。甘寒の冬瓜仁は化痰排膿・清熱利湿し，甘淡微寒の薏苡仁は肺熱を清利して祛湿排膿する。これらはともに臣薬である。桃仁は，活血行滞・散瘀消癰・潤腸通便の効能により，痰瘀熱毒を便から排泄させる佐薬である。これらの配合により本方剤は，清熱化痰・逐瘀排膿の効能を発揮して，肺に痰瘀熱毒が蘊結した肺癰を治療する。

【加減】肺に熱毒が盛んでありながら膿の生成が遷延し，胸満感や胸痛・咳嗽・呼吸促迫・黄緑色の汚い痰などの症状を呈する場合は，魚腥草や蒲公英・金銀花・連翹を加えて清熱解毒の力を強化する。大量の膿性痰や喀血を呈する場合は，貝母や桔梗・甘草・合歓皮を加えて清熱解毒・排膿消癰する。熱病の後期で余熱が残り，咳嗽や多量の痰を呈する場合は，栝楼皮や桑白皮・地骨皮を加えて清肺化痰する。

【応用】肺炎・肺膿瘍（肺化膿症）・急性気管支炎・慢性気管支炎・気管支拡張症・百日咳・肺結核などの疾患が痰熱瘀血壅結証に属する場合に，本方剤が応用される。

【注意】妊婦には慎重に用いること。

附方

葦茎湯に関連する方剤

桔梗湯　ききょうとう

【出典】『傷寒論』『金匱要略』
【組成】桔梗3g，甘草6g
【用法】水で煎じて服用する。
【効能】清熱解毒・消腫排膿
【主治】少陰客熱咽痛証・肺癰潰膿
　咳嗽・膿血痰（著しい場合は悪臭を伴う）・胸痛・咽頭痛・咽頭の乾燥・発熱・喘息・舌質紅・舌苔黄・脈滑数。

【病機と方解】

葦茎湯と同様，肺に痰瘀熱毒が蘊結して引き起こされた肺癰に用いられるが，本方剤は作用が比較的穏やかである。

苦辛平の桔梗は肺気を開宣して祛痰排膿し，甘草は清熱解毒・潤肺止咳する。

2 腸癰

大黄牡丹湯　だいおうぼたんとう

【別名】大黄牡丹皮湯
【出典】『金匱要略』
【組成】大黄 18 g，牡丹皮 9 g，桃仁 12 g，冬瓜仁（冬瓜子）30 g，芒硝 9 g
【用法】水で煎じて服用する。
【効能】瀉熱破瘀・散結消腫
【主治】腸癰の初期（湿熱瘀滞証）

右下腹部の疼痛や圧痛・疼痛部位の拒按や抵抗・腹痛は右股関節を屈曲すると軽減し伸展すると増悪する・発熱・悪寒・発汗・舌苔黄膩・脈滑数。

【病機と治法】

腸道に湿熱が内蘊して気血と結びついたために，気血が凝滞して不暢となり，生じた瘀熱が壅鬱して引き起こされた腸癰証が，本方剤の適応である。湿熱と気血が腸道で結びつくと，腑気が不通となるために右下腹部に痛みや圧痛・抵抗を呈する。湿熱により気血が凝滞すると，営衛が失調するために発熱や悪寒・発汗を呈する。舌苔黄膩・脈滑数は，湿熱が体内に蘊結したための症候である。治療は，「六腑は通をもって用となす」の原則に従い，清熱瀉下・活血破瘀することで熱毒瘀滞を取り除き，癰腫を消散させる。

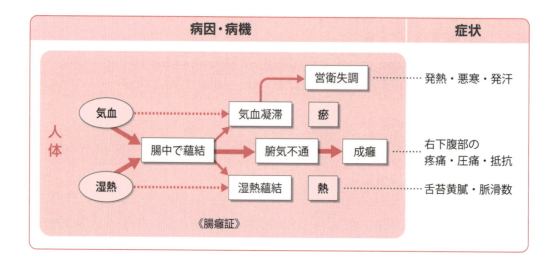

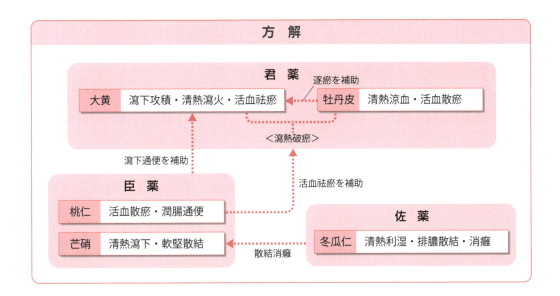

【方解】　苦寒の大黄は，熱毒を瀉下して通腑行滞するとともに活血祛瘀し，腸中の湿熱瘀結を取り除く。苦辛微寒の牡丹皮は，清熱涼血・活血散瘀の効能により逐瘀通滞する。これらはともに君薬である。桃仁は活血散瘀・潤腸通便し，芒硝は清熱瀉下・軟堅散結する。これらはともに臣薬である。冬瓜仁は，腸中の湿熱を清利して排膿散結し，癰瘍を消散させる佐薬である。これらの配合により本方剤は，瀉熱破瘀・散結消癰の効能を発揮して，湿熱瘀結を瀉下するとともに気血の凝滞を散じて，癰腫を消散させる。

【加減】　熱毒が盛んな場合は，金銀花や蒲公英・紅藤・敗醬草を加えて清熱解毒の力を強化する。血瘀が著しいために激しい腹痛を呈する場合は，赤芍や乳香・没薬を加えて活血祛瘀止痛する。気滞を伴い腹部の脹痛を呈する場合は，木香や檳榔を加えて行気止痛する。熱により陰液が耗傷されて口渇や舌質紅絳などの症状を呈する場合は，玄参や生地黄を加えて清熱養陰する。

【応用】　急性虫垂炎や女性の骨盤内炎症性疾患などが湿熱瘀滞証に属する場合に，本方剤が応用される。

【注意】　癰腫がすでに潰破している場合は，本方剤の適応ではない。高齢者や体質が虚弱な者・妊婦には慎重に用いること。腹膜炎を伴う虫垂炎や乳幼児の虫垂炎には用いないこと。

【参考】　『金匱要略』に「脈洪数であれば，膿がすでに形成されている。下してはならない」とあるが，方後には「膿があるなら下すべきである。もし膿がなければ血を下すべきである」ともある。その後の検討でも，膿が形成された後に瀉下してよいか否かについては意見が分かれていた。現代では，まだ膿が形成されていない初期のみならず，膿が形成されたものの潰破しない場合も，すみやかに下すのが妥当と考えられている。とはいえ，腸癰の治法を選択する際は，時々刻々と変化する病態のどの段階であるかを見極めることは非常に重要である。実証か否かあるいは熱証か否かの判断だけで，一律に下法を用いてはならない。

附方

大黄牡丹湯に関連する方剤

薏苡附子敗醬散　よくいぶしはいしょうさん

【出典】『金匱要略』
【組成】薏苡仁 30 g，附子 6 g，敗醬草 15 g
【用法】水で煎じて服用する。（頓服）
【効能】排膿消腫・温陽散結
【主治】膿を伴う腸癰（腸癰内膿已成）

　発熱なし・皮膚の乾燥・皮膚の鱗屑や落屑・腹壁の緊張（腹皮急）・腹部の腫脹・腹部を圧すると濡軟・脈数。

【病機と方解】

　寒湿と瘀血が腸道で結びついて腐敗し，膿を形成して引き起こされた腸癰が，本方剤の適応である。湿熱瘀滞による腸癰であっても，治癒せず慢性化して陽気が虚損された場合には，本方剤が応用される。

　甘淡微寒の薏苡仁は利水滲湿するとともに清熱排膿し，辛苦微寒の敗醬草は清熱解毒・消癰排膿する。辛熱の附子は，他薬の苦寒の行き過ぎを抑えるとともに薏苡仁を補助して寒湿を散じ，気の鬱滞を解除する。

索　引

方剤名

あ

阿膠鶏子黄湯 …………… 422
安宮牛黄丸 ………… 325, 329
安神丸 …………………… 289
安神定志丸 ……………… 298
安胎散 …………………… 255
安中散 …………………… 192

い

易黄湯 …………………… 322
葦茎湯 …………………… 562
異功散 …………………… 230
葳蕤湯 ……………………… 68
一貫煎 ……………… 270, 271
胃苓湯 …………………… 471
茵陳蒿湯 …………… 454, 457
茵陳五苓散 ………… 470, 471
茵陳四逆湯 ………… 456, 457

う

右帰飲 …………………… 280
右帰丸 ……………… 279, 281
烏梅丸 …………………… 542
烏薬散 …………………… 345
温経湯 …………………… 381
温清飲 …………………… 142
温胆湯 …………………… 501
温脾湯 ………………… 83, 84

え

越鞠丸 …………………… 337
越婢加朮湯 ……………… 50
越婢湯 …………………… 49
延胡索散 ………………… 340
塩湯探吐方 ……………… 550

お

黄耆桂枝五物湯 ………… 207
黄耆建中湯 ………… 195, 196
黄芩滑石湯 ……………… 459
黄土湯 …………………… 394
黄竜湯 …………………… 95
黄連温胆湯 ……………… 504
黄連解毒湯 ……………… 140
黄連湯 …………………… 126
温脾湯 ………………… 83, 84

か

槐角丸 …………………… 393
槐花散 …………………… 392
咳血方 …………………… 391
海藻玉壺湯 ……………… 537
艾附暖宮丸 ……………… 383
回陽救急湯 ……………… 204
華蓋散 ………………… 23, 24
膈下逐瘀湯 ………… 373, 375
加減葳蕤湯 ………… 66, 69

加減復脈湯 ……………… 258
化虫丸 …………………… 544
藿香正気散 ………… 450, 453
葛根黄芩黄連湯 ………… 218
葛根湯 ……………… 28, 29, 31
藿朴夏苓湯 ………… 458, 459
活絡効霊丹 ………… 380, 381
活絡丹 …………………… 410
瓜蒂散 …………………… 548
加味烏沈湯 ……………… 350
加味烏薬湯 ……………… 350
加味香蘇散 ……………… 36
加味逍遙散 ………… 117, 118
加味腎気丸 ………… 278, 279
栝楼薤白白酒湯 …… 343, 344
栝楼薤白半夏湯 ………… 344
乾姜人参半夏丸 ………… 359
冠心蘇合丸 ……………… 332
甘草乾姜茯苓白朮湯 …… 480
甘草瀉心湯 ……………… 126
完帯湯 ……………… 321, 322
甘麦大棗湯 ……………… 299
甘露消毒丹 ……………… 459

き

桔梗湯 …………………… 563
菊花茶調散 ……………… 407
枳実薤白桂枝湯 …… 343, 344
枳実芍薬散 ……………… 114
枳実消痞丸 ……………… 534

枳実導滞丸……………529, 531
枳朮丸…………………532, 534
橘核丸………………………345
橘皮竹茹湯…………………360
帰脾湯………………………248
芎帰膠艾湯…………………395
救急稀涎散…………………549
芎朮丸………………………337
九仙散………………………307
膠艾湯………………………397
羌活勝湿湯…………487, 488
翹荷湯………………………433
杏蘇散…………………429, 431
玉液湯………………………441
玉女煎………………………160
玉真散………………………409
玉枢丹………………………333
玉屏風散……………………303
挙元煎………………………238
亀鹿二仙膠…………………282
銀翹散………………………43, 45
銀翹湯…………………………46
金鎖固精丸…………………313
金鈴子散……………………339

く

九味羌活湯………………31, 488

け

桂枝加黄耆湯………………29, 31
桂枝加葛根湯…………28, 29, 31
桂枝加桂湯…………………30, 31
桂枝加厚朴杏子湯…………27, 31
桂枝加厚朴杏仁湯……………27
桂枝加芍薬湯………………30, 31
桂枝加附子湯………………27, 31
桂枝加竜骨牡蛎湯…………315
桂枝湯………………24, 27, 194
桂枝人参湯…………………189
桂枝茯苓丸…………………385
荊防敗毒散……………………61

桂苓甘露飲……………177, 178
下瘀血湯……………………369
月華丸………………………274
血府逐瘀湯……………370, 375
牽正散………………………408
健脾丸……………………533, 534
蠲痺湯………………………488
建瓴湯………………………419

こ

行軍散………………………329
蒿芩清胆湯…………………109
香砂六君子湯………………231
香薷散……………………173, 175
孔聖枕中丹…………………297
香蘇散…………………………34
香蘇葱豉湯……………………36
鉤藤飲………………………416
厚朴温中湯……………348, 349
厚朴七物湯…………………213
牛黄清心丸…………………326
杞菊地黄丸……………263, 264
黒逍遙散………………117, 118
固経丸………………………318
五虎湯…………………………48
五積散………………………221
牛車腎気丸…………………278
呉茱萸湯……………………190
固衝湯………………………319
虎潜丸………………………268
五仁丸…………………………89
五皮飲………………………477
五皮散………………………477
牛蒡解肌湯…………………556
五磨飲子……………………355
五味消毒飲…………………556
五淋散……………………464, 465
五苓散……………………468, 473
滾痰丸………………………509

さ

犀黄丸………………………558
犀角地黄湯……………137, 138
柴葛解肌湯……………………53
柴胡加竜骨牡蛎湯…………107
柴胡陥胸湯…………………508
柴胡枳桔湯…………………108
柴胡桂枝乾姜湯……………106
柴胡桂枝湯…………………107
柴胡疏肝散…………………114
済生腎気丸…………………278
済川煎…………………………90
再造散…………………………62
柴平湯………………………450
柴苓湯………………………108
左帰飲……………………265, 281
左帰丸……………………264, 281
左金丸………………………155
三黄瀉心湯…………………150
三甲復脈湯……………424, 425
蚕矢湯………………………461
三子養親湯…………………516
酸棗仁湯……………………293
三仁湯……………………457, 459
三痺湯………………………491
三妙丸………………………466
三物白散………………………85
三物備急丸……………………84
三拗湯………………………22, 24

し

滋陰降火湯…………………166
滋陰至宝湯…………………118
地黄飲子……………………284
地黄丸………………………259
四逆加人参湯………………201
四逆散………………………111
四逆湯………………………199
紫金錠………………………333
四君子湯………………228, 238
止痙散………………………409

梔子柏皮湯 …………… 456, 457	生姜瀉心湯 …………… 125	**せ**
磁朱丸 ………………… 292	小薊飲子 ……………… 393	
四神丸 ………………… 310	小建中湯 …… 192, 194, 196, 198	清胃散 ………………… 158, 159
四生丸 ………………… 390	小柴胡湯 ……………… 103	清営湯 ………………… 136, 138
紫雪 …………………… 327	小承気湯 ……………… 76, 77	清瘟敗毒飲 …………… 145
紫雪丹 ………………… 327, 329	小青竜加石膏湯 ……… 39	生化湯 ………………… 384
止嗽散 ………………… 522	小青竜湯 ……………… 37, 40	清気化痰丸 …………… 506
七味白朮散 …………… 235	小続命湯 ……………… 402	青蒿鼈甲湯 …………… 163
七厘散 ………………… 376	滌痰湯 ………………… 500, 501	清骨散 ………………… 164
十灰散 ………………… 390	小定風珠 ……………… 424, 425	清暑益気湯 …………… 179, 181
失笑散 ………………… 379, 381	生鉄落飲 ……………… 290	清心蓮子飲 …………… 149, 150
十棗湯 ………………… 91	小半夏加茯苓湯 ……… 358	清燥救肺湯 …………… 434, 435
実脾飲 ………………… 484	小半夏湯 ……………… 358	聖癒湯 ………………… 245, 246
実脾散 ………………… 484, 485	消風散 ………………… 402	清絡飲 ………………… 171
七宝美髯丹 …………… 283	少腹逐瘀湯 …………… 373, 375	石膏湯 ………………… 219
十補丸 ………………… 278, 279	升麻葛根湯 …………… 50	石斛夜光丸 …………… 271
至宝丹 ………………… 328, 329	生脈飲 ………………… 239	川芎茶調散 …………… 405
四磨湯 ………………… 354	生脈散 ………………… 239	宣毒発表湯 …………… 52
四妙丸 ………………… 467	逍遙散 ………………… 115, 271	旋覆花代赭石湯 ……… 356
四妙勇安湯 …………… 557	四苓散 ………………… 470, 471	旋覆代赭湯 …………… 356
指迷茯苓丸 …………… 500	辛夷清肺飲 …………… 157	仙方活命飲 …………… 554
四物湯 ………………… 243	辛夷清肺散 …………… 157	
瀉黄散 ………………… 159	辛夷清肺湯 …………… 157	**そ**
炙甘草湯 ……………… 256	新加黄竜湯 …………… 97	
芍薬甘草湯 …………… 121	新加香薷飲 …………… 174	増液承気湯 …………… 98, 100
芍薬湯 ………………… 161, 162	腎気丸 ………………… 275, 281	増液湯 ………………… 442
瀉心湯 ………………… 150	秦艽鼈甲散 …………… 165	桑菊飲 ………………… 41, 45, 57
沙参麦冬湯 …………… 435	神曲丸 ………………… 292	桑杏湯 ………………… 432, 435
瀉青丸 ………………… 153, 154	真珠丸 ………………… 291	葱豉桔梗湯 …………… 56
瀉肺散 ………………… 156	真人養臓湯 …………… 309	蒼耳子散 ……………… 407
瀉白散 ………………… 156	新製橘皮竹筎湯 ……… 361	葱豉湯 ………………… 57
舟車丸 ………………… 92	参蘇飲 ………………… 61, 431	葱白七味飲 …………… 66
十全散 ………………… 253	腎着湯 ………………… 480	桑螵蛸散 ……………… 315
十全大補湯 …………… 253, 254	身痛逐瘀湯 …………… 374, 375	疎経活血湯 …………… 492
十味温胆湯 …………… 504	真武湯 ………………… 481, 484, 485	蘇合香丸 ……………… 331
縮泉丸 ………………… 316	参附湯 ………………… 203	疏鑿飲子 ……………… 93
朱砂安神丸 …………… 289	参苓白朮散 …………… 232, 238	蘇子降気湯 …………… 351
手拈散 ………………… 379, 381	震霊丹 ………………… 320	
潤腸丸 ………………… 88, 89		**た**
小活絡丹 ……………… 410, 412	**す**	
小陥胸湯 ……………… 507, 508		大黄甘草湯 …………… 78
昇陥湯 ………………… 238	水陸二仙丹 …………… 314	大黄䗪虫丸 …………… 387
承気養営湯 …………… 100		大黄附子湯 …………… 81, 84

方剤名　569

大黄牡丹湯……………… 564	**て**	人参養栄湯……………… 254
大黄牡丹皮湯…………… 564	定癇丸…………………… 521	**は**
大活絡丹…………… 411, 412	定喘湯…………………… 353	敗毒散……………………… 58
大陥胸丸………………… 80	天台烏薬散………… 345, 348	貝母栝楼散……………… 511
大陥胸湯………… 78, 80, 508	天王補心丹………… 295, 298	白散………………………… 85
大羌活湯………………… 33	天麻鈎藤飲……………… 420	柏子養心丸………… 297, 298
大建中湯…………… 196, 198	**と**	白通湯…………………… 202
大柴胡湯………………… 211	桃核承気湯………… 367, 370	白頭翁湯………………… 162
泰山磐石散……………… 255	桃花湯…………………… 311	麦味地黄丸………… 263, 264
大承気湯…………… 73, 77	当帰飲子………………… 404	麦門冬湯…………… 439, 441
大秦艽湯………………… 399	当帰建中湯………… 195, 196	八味地黄丸……………… 275
大青竜湯…………… 22, 24	当帰四逆加呉茱萸生姜湯… 207	八正散……………… 462, 465
大定風珠…………… 423, 425	当帰四逆湯……………… 205	八仙長寿丸……………… 263
大半夏湯………………… 359	当帰芍薬散……………… 119	八珍湯……………… 251, 254
大補陰丸………………… 266	導気湯…………………… 346	半夏厚朴湯……………… 341
大防風湯………………… 492	当帰補血湯………… 246, 248	半夏瀉心湯……………… 123
大補丸…………………… 266	当帰六黄湯……………… 166	半夏白朮天麻湯…… 518, 520
暖肝煎……………… 347, 348	当帰竜薈丸……………… 154	
丹梔逍遙散……………… 117	桃紅四物湯……………… 246	**ひ**
丹参飲……………… 380, 381	導赤散……………… 147, 150	萆薢分清飲……………… 485
ち	導痰湯……………… 499, 501	萆薢分清散……………… 485
竹筎温胆湯……………… 505	桃仁承気湯……………… 367	肥児丸…………………… 543
竹葉石膏湯……………… 135	透膿散…………………… 559	百合固金湯………… 437, 441
竹葉柳蒡湯……………… 53	都気丸……………… 262, 264	白朮芍薬散……………… 119
知柏地黄丸………… 262, 264	独活寄生湯……………… 489	白虎加桂枝湯…………… 134
知柏八味丸……………… 262	**な**	白虎加蒼朮湯…………… 134
調胃承気湯………… 76, 77	内補黄耆湯……………… 561	白虎加人参湯…………… 133
丁香柿蒂湯……………… 362	**に**	白虎湯……………… 131, 248
釣藤散…………………… 421	二至丸…………………… 269	**ふ**
猪苓湯……………… 472, 473	二陳湯……………… 497, 501	不換金正気散…………… 449
鎮肝熄風湯………… 417, 419	二妙丸…………………… 465	復元活血湯……………… 375
珍珠母丸………………… 291	二妙散…………………… 465	複方大承気湯…………… 77
枕中丹……………… 297, 298	人参蛤蚧散………… 241, 242	復脈湯…………………… 256
つ	人参胡桃湯……………… 242	茯苓丸……………… 500, 501
通竅活血湯………… 372, 375	人参湯…………………… 185	普済解毒丹……………… 459
痛瀉要方………………… 119	人参敗毒散……………… 58	普済消毒飲……………… 144
通脈四逆湯……………… 202		附子湯……………… 483, 484
		附子人参湯……………… 188

附子理中丸 ……… 188, 189

へ

平胃散 ……………… 447
鼈甲煎丸 …………… 536

ほ

防已黄耆湯 ……… 474, 476
防已茯苓湯 ………… 476
防風通聖散 ……… 214, 217
戊己湯 ……………… 121
保元湯 ……………… 232
補中益気湯 ……… 235, 238
布袋丸 ……………… 544
補肺阿膠湯 ………… 272
補陽還五湯 ………… 377
牡蛎散 ……………… 305
保和丸 ……………… 527

ま

麻黄加朮湯 ……… 20, 24
麻黄杏仁甘草石膏湯 … 46, 49
麻黄湯 ……………… 18, 27
麻黄附子甘草湯 ……… 65

麻黄附子細辛湯 …… 64, 65
麻杏苡甘湯 ………… 21
麻杏甘石湯 ………… 46
麻杏石甘湯 ………… 46
麻杏薏甘湯 ……… 21, 24
麻子仁丸 ………… 86, 89

も

礞石滾痰丸 ………… 509
木香檳榔丸 ……… 530, 531

や

射干麻黄湯 ……… 39, 40

よ

養陰清肺湯 ………… 436
陽和湯 ……………… 560
薏苡仁湯 …………… 493
薏苡附子敗醤散 …… 566
抑肝散 …………… 421, 425

り

李氏清暑益気湯 …… 181

理中丸 …………… 185, 230
理中化痰丸 ……… 188, 189
理中湯 ……………… 185
六君子湯 …………… 231
竜胆瀉肝湯 ……… 151, 154
涼膈散 ……………… 143
苓甘姜味辛夏仁湯 … 515
苓甘五味姜辛湯 …… 513
苓姜朮甘湯 ………… 480
苓桂朮甘湯 ………… 478
良附丸 ……………… 349

れ

羚角鈎藤湯 ……… 414, 416
冷哮丸 ……………… 515
羚羊鈎藤湯 ………… 414
連朴飲 ……………… 460

ろ

六一散 ……………… 176
六味丸 ……………… 259
六味地黄丸 ……… 259, 281
六和湯 …………… 452, 453

中医用語

あ

呃逆 …………… 262, 360

い

胃火熾盛 …………… 160
胃火上攻 …………… 158
胃気虚寒 ……… 190, 362

胃気虚弱 ……… 126, 356
胃気不虚 …………… 361
胃気不和 …………… 123
胃虚熱 ……………… 360
胃虚有熱 …………… 360
痿証 ………………… 268
遺精 …………… 313, 315
胃中虚寒 …………… 190
胃中有寒 …………… 126

胃腸積熱 ……………… 78
胃腸燥熱 ……………… 76
胃熱陰虚 …………… 160
胃熱嘔逆 …………… 361
胃熱呃逆 …………… 361
痿躄 ………………… 411
胃有積熱 …………… 158
陰液虧損 …………… 258
陰液耗傷 …………… 163

陰黄……………………………456
陰寒内盛………………196, 199
陰虚……………………68, 259
　──火旺……166, 262, 266, 271
　──肝鬱…………………270
　──内熱…………163, 268,
　　　　　　　295, 303, 318
　──肺燥…………………436
　──肺熱…………………272
　──風動…………413, 423
陰血虧虚………………66, 297
陰血虧損…………………295
陰血不足…………289, 291
飲食停聚…………………532
陰暑証……………………173
陰津不足……………………90
陰水証……………………484
陰盛格陽…………………202
陰盛戴陽…………………202
陰疽………………411, 560
瘖痱証……………………284
陰陽失調…………………315
陰陽精血不足……………282
陰陽両虚…………………282

う

瘟疫熱毒…………………146
温瘧………………………134
温熱病…………258, 325, 327
温病……………………43, 328

え

営衛虚弱…………………208
営衛不和……………………24
営衛両虚…………………489
営血虚滞証………………243
営血不足…………………195
営渋…………………………18
営分証……………………139
癭瘤………………………537
衛外不固…………………303

衛強営弱……………………30
衛表不固…………………474
衛分証……………………139
衛陽不足…………………476
疫癘………………………460

お

瘀血………………367, 375
　──腫痛…………………376
　──阻滞…………………381
　──停滞…………………379
　──内停…………………387
　──留阻胞宮……………385
　──膈下…………………373
瘀阻経絡痺証……………374
瘀阻胞宮証………………320
瘀熱内結…………………370
悪風…………………………29
温邪内陥…………………327
温燥傷肺…………………434
温熱病……………………108
温法…………………………3

か

外感
　──温燥…………………432
　──暑湿…………181, 452
　──暑熱…………………171
　──内飲……………………37
　──表証………58, 214, 218
　──風寒……22, 28, 57, 61,
　　　　　64, 107, 173, 221, 451
　──風寒湿………………31
　──風寒湿表証……………58
　──風寒犯肺………………22
　──風寒表虚………24, 27
　──風寒表実………………18
　──風寒表証………34, 36
　──風湿…………………487
　──風邪…………46, 405
　──風熱……………………68

　──風熱表証………………41
　──涼燥…………………430
蛔厥証……………………542
咳血証……………………391
咳喘証……………………241
咳嗽気喘…………………242
咳嗽上気……………………40
外風証……………………399
火鬱………………………337
火鬱痰凝…………………558
霍乱………………………449
下元虚寒…………………316
滑精………………………313
火毒結聚…………………556
火熱証……………………147
肝胃気滞寒凝……………349
寒飲内停…………………513
肝鬱
　──化火…………117, 339
　──気逆…………………356
　──気滞…………………118
　──血瘀…………………119
　──血虚…………115, 118
　──発熱…………………339
乾霍乱……………………550
肝火犯胃…………………155
肝火犯肺…………………391
肝寒犯胃…………………190
肝気鬱結…………………114
肝気鬱滞…………111, 337
肝気犯胃…………………349
寒凝気滞…………………346
寒凝経脈…………………205
肝経虚熱発搐……………421
肝経湿熱下注……………152
肝経熱盛…………………414
肝厥頭暈…………………421
肝血不足…………119, 293
寒結裏実……………………81
寒湿
　──黄汗……………………29
　──下侵…………………480
　──疝気…………………345

——中阻	348	

——内阻	456, 478
——痺痛	493
寒実結胸	85
寒実冷積	84
寒邪直中三陰	204
癇証	521
寒傷厥陰	30
肝腎陰虧	417
肝腎陰虚	164, 260, 263, 269, 419, 424
肝腎虧虚	491
肝腎虚寒	347
肝腎不足	268, 271, 283
肝腎両虚	489, 492
寒積裏実	81
寒疝疼痛	347
寒滞肝脈	347
肝胆気鬱	107
肝胆実火	151, 154
寒痰挟食	516
寒痰証	513
寒痰壅滞	516
寒痰壅肺	516
寒中胃脘	192
寒入経絡	205
寒熱互結	534
寒熱錯雑	123, 542
肝熱生風	414
寒犯肝経	190
肝脾不和	111, 121
肝風挟痰	499
肝風上擾	420
肝風内動	417
脘腹疼痛	121
寒閉証	331
汗法	2
頭面瘀阻	373
肝陽化風	413, 417, 419
肝陽上亢	417, 419
肝陽偏亢	420, 421

き

気陰虧虚	441
気陰両虚	98, 149, 307, 361
気陰両傷	239, 307, 434
気鬱	337
気鬱化熱	117
気機阻滞	93
気機不暢	348
気逆不降	360
気虚	58, 181, 228, 416
——下陥	238
——血瘀	377
——血弱	256
——発熱	236
気血凝滞	380
気血虚弱	255
気血不足	95, 489, 491, 559
気血両虚	245, 251, 253, 561
気血両燔	145, 146
気弱血虚	246
気津両傷	133, 135, 179
気滞	34, 36, 230
——血瘀	114, 340, 350, 555
——血瘀痰阻	332
——湿壅証	532
——痰凝	537
気脹	77
吃逆	262
気不摂血	245
気分証	139, 171
気分熱盛	131, 133
客寒犯胃	349
瘧疾	103, 108
瘧母	536
久咳傷肺	307
久瀉久痢	309
胸中血瘀	370
胸中大気下陥	239
胸中有熱	126
胸痺	332, 343, 344
虚火上炎	437
虚火上擾	271

虚火内擾	164
虚寒呃逆	362
虚寒痢	311
虚証	58
虚損労怯	232
虚熱擾神	293
虚熱白喉	436
虚秘	89
虚風内動	413, 422
虚労	195, 387
——骨蒸	164
——心悸	256
——肺痿	256
——裏急	192, 195

く

君薬	7

け

痙厥	409, 424
痙病	73
経脈寒凝	207
経脈阻滞	492
経脈攣急	30
下焦陰寒内盛	202
下焦瘀熱互結	367
下焦虚寒	485
下焦蓄血	367
厥陰頭痛	190
血鬱	337
血瘀気滞	380, 558
血虚	66, 142, 243, 404
——寒凝経脈	205
——寒凝血瘀	384
——血瘀	246
——生風	413
——内寒	207
——発熱	246
結胸	78, 80
結血	88
血行不暢	370

血燥気鬱……………270	湿重熱軽……………457	瘴疫時気……………449
血燥生風……………404	湿傷脾胃……………452	消渇病………………441
血滞…………………107	実水……………………92	傷寒……………103, 108
血滞腸燥………………88	湿阻気滞……………231	——少陽証……103, 106
血熱妄行……………390	湿滞脾胃……………447	——身熱発黄…………456
血痹証………………208	湿濁下注……………321	——太陽膀胱蓄水証…468
血分証………………139	湿濁内停……………449	——表証………………219
血崩血脱……………238	湿痰…………………497	上逆……………………78
血淋………393, 462, 464, 472	湿熱……………454, 459	小結胸病……………507
下法……………………2	——黄疸…………454, 456	上実下虚……………351
懸飲……………………91	——黄疸証……………470	傷暑…………………108
元気大虧……………203	——瘀滞証……………564	衝任虚寒…………320, 381
元気不足……………232	——霍乱……………460, 461	衝任虚損……………395
	——下注……149, 176, 462, 465, 467	衝任不固……………319
こ	——食積………………529	少腹寒凝血瘀………373
口眼歪斜……………408	——積滞………………530	消法……………………3
後下……………………12	——赤痢………………161	少陽
膏剤……………………10	——阻滞中焦…………459	——湿熱痰濁…………109
哮喘…………………353	——帯下………………322	——痰湿鬱滞…………108
膏淋…………………485	——内蘊………………150	——半表半裏…………108
五労虚極……………387	——痢疾………………161	——病……………103, 508
	——淋証………………462	——陽明合病…………211
さ	実熱老痰……………509	暑温病………………174
痧脹…………………329	邪鬱化熱………………54	食鬱…………………337
佐薬……………………8	邪火内熾……………150	食積…………………527
散剤……………………10	邪陥少陽……………508	食積内停……………533
三焦火毒熱盛………140	邪陥正傷……………107	暑湿証………………176
三焦積熱……………150	使薬……………………8	暑傷気津……………179
三焦熱毒壅盛………141	瀉後陰傷………………46	暑熱…………………179
	邪正闘争………………18	暑熱傷肺……………171
し	邪熱	暑病熱盛……………133
支飲…………………515	——熾盛……………140, 143	暑穢蒙心……………329
時疫……………333, 460	——伝営………………136	腎陰虧虚……………160
自汗…………………303	——内陥心包……325, 327	腎陰虚……………260, 262
七情鬱結……………355	——入裏………………218	真陰不足…………264, 266
湿鬱…………………337	邪伏陰分……………163	津液不足……………86, 442
湿鬱化熱………………21	宿食…………………550	心下水気………………39
湿温病……………134, 457	酒剤……………………10	心下痞満…………125, 126
湿痺…………………450	出血証………………389	心火偏旺……………149
湿困脾胃……………447	少陰客熱咽痛………563	心火偏亢……………289
	少陰吐利……………190	心肝陽亢……………291
	少陰病……64, 111, 119, 202	津虧腸燥……………442
		津凝…………………107

腎虚
　　――気喘…………………… 262
　　――痰盛…………………… 351
　　――不固…………………… 313
　　――不摂…………………… 315
　　――便秘……………………90
心経熱盛………………………… 148
真元虚損………………………… 282
津枯腸燥…………………………89
神志不安…… 289, 292, 293, 297
神志不寧………………………… 291
心腎失調………………………… 297
心神不安………………………… 295
心腎不固………………………… 315
心腎不交………………………… 292
心腎不足………………………… 297
心神不寧…………………… 295, 298
心腎両虚…………………… 313, 316
心胆気虚………………………… 298
心胆気虚痰擾…………………… 504
心胆虚怯………………………… 504
心内火盛………………………… 150
心脾気血両虚………… 248, 254
臣薬………………………………… 7
腎陽虚…………………………… 275
腎陽虚弱…………………………90
真陽衰微………………… 201, 204
腎陽不足………………… 276, 278

す

水飲……………………………… 106
水飲内停………………… 37, 39, 91
水気内停………………………… 481
水湿内停…… 177, 278, 468, 470
水湿壅盛…………………… 94, 468
水腫………………………………50
水停気滞………………… 477, 484
水熱互結……… 78, 80, 125, 472
水熱内壅…………………………93

せ

清竅不利………………………… 433
正虚邪実………………………… 411
精血虧損………………… 278, 280
清法………………………………… 3
泄瀉……………………………… 235
喘咳証…………… 242, 263, 351
疝気……………………………… 346
煎剤………………………………10

そ

相悪……………………………… 7
相畏……………………………… 7
燥気化火………………………… 433
相殺……………………………… 7
相使……………………………… 7
瘡腫………………………………61
燥傷肺胃………………………… 435
相須……………………………… 7
臓躁……………………………… 299
燥痰証…………………………… 511
相反……………………………… 7

た

体虚自汗………………………… 305
帯下……………………………… 315
胎元不固………………………… 255
大頭瘟…………………… 140, 144
大怒暴厥………………………… 355
太陽経輸不利…………… 28, 29
太陽傷寒…………………………18
太陽中風…………………………24
太陽病……………… 18, 200, 481
多汗亡陽………………………… 200
濁陰上逆………………………… 358
濁腐………………………………78
脱疽……………………………… 557
胆胃不和………………………… 501
痰飲内停………………… 358, 468
痰飲犯肺…………………………40

痰飲病…………………………… 478
痰鬱……………………………… 337
痰涎宿食壅滞胸脘……………… 548
痰涎内停………………………… 188
痰涎壅盛………………… 499, 549
痰火上擾………………………… 290
痰気互結………………………… 341
痰厥……………………… 411, 520
痰結気逆………………………… 344
単行……………………………… 6
丹剤………………………………10
痰湿……………………………… 231
痰阻気結………………………… 343
痰濁気滞血瘀…………………… 332
痰濁内阻………………………… 356
痰停中脘………………………… 500
痰毒……………………………… 556
痰熱
　　――瘀血壅結………………… 563
　　――結胸…………………… 508
　　――互結…………… 507, 508
　　――内蘊………… 241, 353
　　――内結…………………… 506
　　――内擾…………… 501, 504
　　――内閉心包……………… 328
痰壅気結………………………… 344

ち

蓄水証…………………………… 468
茶剤………………………………10
中気下陥………………… 236, 238
中気不足………………………… 195
中虚胃寒………………………… 190
中虚寒凝経脈…………………… 207
中虚痰阻気逆…………………… 356
中暑……………………… 177, 179, 328
中焦寒湿気滞…………………… 348
中焦虚寒…… 185, 192, 195, 394
中焦湿熱………………………… 460
虫積脾虚内熱…………………… 543
中風……………………………… 328
中風痰迷心竅…………………… 500

中風閉証 549	熱極生風 327, 413, 416	反胃嘔吐 359
沖服 11, 12	熱厥 73	煩満 114
中陽虚衰 196	熱結	
中陽不足 478	──陰虧 98	**ひ**
腸胃燥熱 86	──下焦 393	
癥瘕積聚 536	──傷陰 100	脾胃寒飲 358
腸燥便秘 86	──膀胱 393	脾胃気虚 228, 230, 235
腸道虫積 544	──傍流 73	脾胃気滞 337
疔毒 556	──裏実 73, 98	脾胃久虚 235
腸風下血 393	熱傷陰血 422	脾胃虚寒 185, 188, 359
腸癰 564, 566	熱傷血絡 137	脾胃虚弱 232, 359, 533
	熱盛動風 416	脾胃伏火 159
つ	熱痰証 506	鼻淵 157
	熱毒熾盛 142, 557	脾気虚弱 115
痛瀉 120	熱毒壅聚 555	脾虚 117
	熱毒痢疾 162	──肝鬱 321
て	熱入営分証 136	──肝旺 120
	熱入血室証 103	──肝乗 120
停滞上脘 550	熱入血分証 136	──気滞 532, 534
癲癇 292	熱入心包証 327	──挟湿 232
癲狂 290	熱閉証 325	──湿盛 477
	熱淋 462, 472	──湿滞 119
と		──湿停 119
	は	──虫疳 544
盗汗 166, 303, 305		──不昇 235
透発不暢 53	肺胃陰虚 439	脾弱血虚 118
吐法 2	肺陰虚 118	痞証 123
	肺胃鬱熱 53	痺証 487, 489, 491
な	肺衛気虚 303	脾腎虚寒 309
	梅核気 341	脾腎陽虚 188, 481, 484
内飲証 37	肺気不宣 22	脾腎両虚 322
内傷湿滞 451	肺虚熱盛 272	皮水証 476
内傷暑湿 173	肺腎陰虚 166, 263, 274, 437	脾不統血 238, 248, 319, 394
内傷生冷 221	肺腎気虚 241	脾約便秘 86
	肺腎両虚 242	表寒裏熱 68
に	肺臓伏火咳喘 156	脾陽虚 478
	肺脹 39	表虚証 16
日晡発熱 21	肺熱咳喘 156	表実証 16
妊婦傷寒 36	肺熱喘咳 49	表証 16, 107, 458
	肺熱壅盛 46	──兼裏寒証 221
ね	肺癰 563	──兼裏実証 211
	迫血妄行 150	──兼裏熱証 218
熱鬱血淋 464	発狂 73	表熱証 556

脾陽不足・・・・・・・・・・・・・・83, 394
表裏俱実・・・・・・・・・・・・・・・・・・214
表裏不解・・・・・・・・・・・・・・・・・・189

ふ

風温・・・・・・・・・・・・・・・・・・・56, 68
風寒
　――感冒・・・・・・・・・・・・・・・・・54
　――客表・・・・・・・・・・・・・37, 39
　――外束・・・・・・・・・・・・・・・353
　――湿邪留滞経絡・・・・410
　――湿痹・・・・・・・・・・・・21, 492
　――湿表証・・・・・・・・・・31, 33
　――襲肺・・・・・・・・・・・・・・・・23
　――暑湿・・・・・・・・・・・・・・・173
　――鼻淵・・・・・・・・・・・・・・・407
　――表証・・・・・・・・・・・・・・・・18
風結・・・・・・・・・・・・・・・・・・・・・・・88
風湿・・・・・・・・・・・・・・・・・・・・・474
　――侵表・・・・・・・・・・・・・・・・21
　――内侵・・・・・・・・・・・・・・・492
　――熱毒・・・・・・・・・・・・・・・402
　――熱痹・・・・・・・・・・・・・・・134
　――痹痛・・・・・・・・・・・・・・・489
風邪
　――外襲・・・・・・・・・・・・・・・404
　――上攻・・・・・・・・・・・・・・・407
　――初中経絡・・・・・・・・・400
　――熱毒上攻・・・・・・・・・556
　――犯肺・・・・・・・・・・・・・・・522
風水悪風・・・・・・・・・・・・・・・・・49
風痰
　――咳嗽・・・・・・・・・・・・・・・522
　――上擾・・・・・・・・・・・・・・・519
　――阻竅・・・・・・・・・・・・・・・521
　――阻絡・・・・・・・・・・・・・・・408
風中経絡・・・・・・・・・・・・・・・409
風動気逆・・・・・・・・・・・・・・・424
風毒痰阻・・・・・・・・・・・・・・・409
風熱・・・・・・・・・・・・・・・・・・・・・556
　――鬱滞肺経・・・・・・・・・157
　――湿毒壅結大腸・・・・392

　――上擾頭目・・・・・・・・・407
　――上犯・・・・・・・・・・・・・・・407
　――表証・・・・・・・・・・・・41, 43
　――壅盛・・・・・・・・・・・・・・・214
腹脹便秘・・・・・・・・・・・・・・・100
腹満痛・・・・・・・・・・・・・・・・・・・30

へ

別煎・・・・・・・・・・・・・・・・・・・・・・12
別炖・・・・・・・・・・・・・・・・・・・・・・12
片剤・・・・・・・・・・・・・・・・・・・・・・11

ほ

胞宮虚寒・・・・・・・・・・・・・・・383
膀胱虚冷・・・・・・・・・・・・・・・316
膀胱湿熱・・・・・・・・・・・・・・・464
包煎・・・・・・・・・・・・・・・・・・・・・・12
暴怒気厥・・・・・・・・・・・・・・・355
亡陽垂危・・・・・・・・・・・・・・・238
崩漏・・・・・・・・・・・・・・・・・・・・・318
発疹不透・・・・・・・・・・・・・・・・50
補法・・・・・・・・・・・・・・・・・・・・・・・3
奔豚気・・・・・・・・・・・・・・・・・・・30

ま

慢驚風・・・・・・・・・・・・・・・・・・186

め

命門火衰・・・・・・・・・・・・・・・279

や

薬酒・・・・・・・・・・・・・・・・・・・・・・10

よ

陽鬱厥逆・・・・・・・・・・・・・・・111
陽黄・・・・・・・・・・・・・・・・・・・・・454
溶化・・・・・・・・・・・・・・・・・・・・・・12

烊化・・・・・・・・・・・・・・・・・・・・・・12
陽気虚弱・・・・・・・・・・62, 64, 232
陽気衰微・・・・・・・・・・・・・・・199
陽気暴脱・・・・・・・・・・・・・・・203
陽虚
　――寒凝・・・・・・・・・・・・・・・560
　――寒湿・・・・・・・・・・・・・・・483
　――水腫・・・・・・・・・・・・・・・484
　――不固・・・・・・・・・・・・・・・・28
　――不摂血・・・・・・・・・・・186
癰腫・・・・・・・・・・・・・・・・・・・・・114
陽衰陰盛・・・・・・・・・・・・・・・199
陽衰気脱・・・・・・・・・・・・・・・201
陽水実証・・・・・・・・・・・・・・・・94
癰膿・・・・・・・・・・・・・・・・・・・・・114
陽浮外越・・・・・・・・・・・・・・・246
陽明
　――温病・・・・・・・・・46, 98, 442
　――寒嘔・・・・・・・・・・・・・・・190
　――気分熱盛・・・・・・・・・131
　――熱結・・・・・・・・・73, 76, 95
　――熱盛・・・・・・・・・・・・・・・133
　――病・・・・・・・・・・・・・・・・・・76
　――腑実・・・・・73, 76, 77, 95
癰瘡癤腫・・・・・・・・・・・・・・・556
癰瘍・・・・・・・・・・・・・・・・・・・・・558
癰瘍腫毒・・・・・・・・・・・・・・・555
四時瘟疫傷寒・・・・・・・・・・34
四時感冒・・・・・・・・・・・・・・・・36

り

裏寒結実・・・・・・・・・・・・・・・・81
痢疾・・・・・・・・・・・・・・・・・・・・・108
裏実証・・・・・・・・・・・・・・・・・214
裏実正虚・・・・・・・・・・・・・・・・95
裏証・・・・・・・・・・・・・・・・・・・・・・17
裏水・・・・・・・・・・・・・・・・・・・・・・50
裏熱熾盛・・・・・・・・・・・・・・・219
裏熱実証・・・・・・・・・・・・・・・・73
裏熱証・・・・・・・・・・・・・22, 31, 33
流溢経絡証・・・・・・・・・・・500

中医用語　577

る

類中風 ································ 417

れ

冷積内停 ··························· 83

ろ

六鬱証 ································ 337

わ

穢悪痰濁 ·························· 333

穢濁 ································· 550
和法 ··································· 3

西洋医学的病名・症状

あ

IBS ············ 122, 530, 534, 543
アトピー性皮膚炎 ········ 59, 453
アメーバ赤痢 ············ 161, 312
アレルギー性結膜炎 ········· 403
アレルギー性紫斑病 ········· 248
アレルギー性接触皮膚炎 ······ 59
アレルギー性鼻炎 ··· 26, 305, 407

い

胃炎 ···················· 110, 113, 156
胃潰瘍 ·············· 83, 106, 113, 156
胃下垂 ························· 187, 237
胃痙攣 ································ 122
胃十二指腸潰瘍 ········ 117, 122, 124, 187, 191, 194, 212, 230, 249, 270, 339, 358, 379, 441, 449, 533
胃食道逆流症 ····················· 342
胃腸炎 ································ 234
遺尿 ··································· 316
イレウス ··· 75, 77, 83, 97, 198, 531
咽頭炎 ························· 143, 512
陰嚢水腫 ······················ 345, 347
インフルエンザ ······· 19, 26, 44, 56, 220, 523

う

うつ病 ··· 106, 194, 290, 299, 342

え

ASO ································ 558
FD ······ 122, 346, 349, 358, 534
炎症性腸疾患 ····················· 187

お

黄疸 ············ 103, 143, 153, 455
嘔吐 ································· 200
悪寒 ································· 29

か

外陰炎 ······························· 322
外耳道炎 ···························· 153
疥癬 ································· 403
回虫症 ······························· 543
潰瘍性大腸炎 ··· 162, 194, 392, 395
顎下腺炎 ···························· 144
肩関節周囲炎 ·············· 208, 491
過多月経 ···························· 248
化膿性筋炎 ························ 561
化膿性皮膚疾患 ················· 559
化膿性リンパ節炎 ············· 559

過敏性腸症候群 ············· 121, 161, 194, 311, 339, 346, 349, 355, 530, 534, 543
花粉症 ······························· 305
肝炎 ································ 458
肝吸虫症 ···························· 537
眼瞼痙攣 ···························· 410
肝硬変 ········· 92, 93, 117, 119, 371, 387, 469, 485, 537
肝性昏睡 ···························· 138
肝性脳症 ··············· 326, 328, 332
関節リウマチ ··· 19, 59, 64, 206, 208, 223, 401, 411, 466, 475, 488, 491, 493, 558, 560
乾癬 ································· 403
感染性胃腸炎 ··· 75, 151, 161, 452
感染性腸炎 ························ 460
肝臓癌 ······························· 387
感冒 ········· 19, 26, 44, 47, 56, 59, 64, 66, 68, 106, 133, 215, 220, 305, 407, 430, 452, 488
感冒性胃腸炎 ··············· 219, 223
顔面痙攣 ················ 122, 408, 415
顔面神経麻痺 ······ 401, 408, 410

き

気管支炎 ·········· 157, 507, 512, 523
気管支拡張症 ······ 241, 273, 390,

392, 419, 433, 439, 441, 563	――白血病………………… 138	149, 158, 160, 443
気管支喘息…… 19, 47, 241, 277,	――扁桃炎……44, 68, 143, 437	更年期障害……… 119, 167, 261,
305, 308, 352, 354, 434,	狭心症……… 204, 240, 249, 258,	295, 299, 306, 420
479, 482, 517, 560	332, 343, 371, 378, 502	五十肩……………… 208, 491
寄生虫感染………………93, 545	胸水………………………………92	骨関節結核………………… 560
機能性子宮出血… 119, 188, 237,	強直性脊椎炎……………… 493	骨粗鬆症………………… 280, 491
249, 319, 321, 382,	胸膜炎……………… 106, 508	骨盤内炎症性疾患… 119, 486, 565
386, 395	虚血性大腸炎……………… 369	こむら返り………………… 122
機能性ディスペプシア…… 122,	虚弱体質…………… 306, 314	
342, 346, 349, 358,	菌血症…………………… 141	さ
441, 449, 534	緊張型頭痛……… 191, 272, 407	
逆流性食道炎………… 156, 360		細菌性胃腸炎……………… 219
球感覚………………………… 342	け	細菌性赤痢………………… 312
急性		細菌性皮膚感染症………… 215
――胃炎…………… 198, 349,	頸椎症… 122, 371, 410, 420, 491	再生不良性貧血………… 284, 387
502, 508, 528, 549	劇症肝炎…………………… 138	坐骨神経痛……… 122, 206, 223,
――胃腸炎………… 121, 124,	結核………………………… 167	378, 411, 491, 493, 558, 560
174, 178, 200, 223, 330,	結核性腹膜炎……………… 560	三叉神経痛……… 122, 158,
333, 452, 458, 460, 469,	結核性髄膜炎……………… 560	191, 407, 410
528, 530	結核性リンパ節炎………… 560	
――胃粘膜病変…………… 83	月経前症候群…………… 117, 419	し
――急性咽頭炎……… 44, 47,	月経痛……… 119, 122, 194, 223,	
56, 68, 437	339, 346, 350, 379, 382, 560	シェーグレン症候群……… 167
――ウイルス性肝炎…… 460	月経不順……… 117, 223, 244,	子宮外妊娠…………… 369, 379
――肝炎……110, 141, 153, 455	269, 321, 339, 350, 382	子宮筋腫…… 369, 382, 386, 537
――気管支炎……19, 47, 56, 59,	血小板減少性紫斑病……… 249	子宮頸管炎………………… 322
430, 433, 508, 563	血性悪露…………………… 321	糸球体腎炎………… 305, 394,
――結膜炎………………… 151	結膜炎……………… 153, 215	458, 466, 473
――喉頭炎………………… 437	下痢………… 29, 187, 482, 543	子宮脱……………………… 237
――糸球体腎炎………94, 403		子宮内膜症… 321, 379, 382, 386
――上気道炎……26, 44, 47, 66,	こ	子宮付属器炎……… 319, 322,
144, 157, 433, 523		350, 369, 382, 386
――心筋梗塞…………… 240	口腔潰瘍…………………… 158	歯周炎……………… 158, 160
――膵炎………………… 212	高血圧症…… 151, 153, 191, 215,	歯周病……………………… 284
――髄膜炎…………… 326,	261, 265, 270, 272, 285,	歯髄炎……………………… 133
328, 332, 415	292, 419, 422	湿疹……………… 153, 403, 466
――前立腺炎…………… 464	高血圧性脳症……………… 422	歯肉炎……………… 160, 443
――胆嚢炎……75, 110, 153, 212	甲状腺機能亢進症…… 167, 258,	ジフテリア……………… 436, 549
――中耳炎……………… 144	261, 268, 297, 423	脂肪肝……………………… 387
――虫垂炎………………75, 565	甲状腺機能低下症………… 277	習慣性便秘………………… 87, 89
――中毒………………… 549	甲状腺腫…………………… 538	習慣性流産…………… 237, 256
――腸炎…………… 141, 219	喉頭炎……………… 143, 512	重症筋無力症……………… 237
――腸間膜虚血………… 369	口内炎………… 83, 124, 143,	十二指腸潰瘍……………83, 156

出血性ショック……………… 203
消化管出血…………… 390, 395
消化性潰瘍……………… 83, 138
消化不良………… 121, 355, 449,
　　　　452, 528, 530, 533, 549
症候性びまん性食道痙攣… 342
猩紅熱…………………………… 328
上部消化管出血……………… 151
静脈瘤…………………………… 378
食中毒………… 84, 330, 333, 550
白髪……………………………… 284
自律神経失調症……… 261, 290,
　　　　292, 297, 306, 314, 316
心因性嘔吐… 124, 191, 358, 499
腎盂腎炎………… 110, 153, 177,
　　　　394, 458, 464, 473
腎炎………………………… 92, 119
腎下垂…………………………… 237
心筋炎…………………………… 258
心筋梗塞……… 200, 204, 332
神経症………………… 290, 295,
　　　　297, 299, 504, 509
神経性胃炎…………………… 339
腎結核…………………… 164, 268
心原性肺水腫………………… 482
心原性浮腫…………………… 485
心室性期外収縮……………… 194
腎症候性出血熱……………… 133
尋常性疣贅…………………… 403
心性浮腫……………………… 475
腎性浮腫……………………… 475
身体痛…………………………… 29
腎着病………………………… 480
心不全……… 200, 203, 240, 479
蕁麻疹………… 19, 26, 53, 59, 215,
　　　　244, 305, 403, 410, 423

す

膵炎…………………… 110, 198
水頭症………………………… 469
髄膜炎……………… 97, 135, 137
頭蓋内圧亢進症……………… 94

頭痛………………… 29, 153, 488

せ

性機能不全…………………… 283
精索静脈瘤…………………… 347
精子減少症…………………… 280
精巣炎……………… 106, 153, 345
精巣結核……………………… 345
精巣上体炎…………… 270, 345
精巣上体結核………………… 345
咳喘息………………………… 403
赤痢………………… 326, 329, 333
舌炎…………………………… 160
接触性皮膚炎………………… 403
切迫流産……………………… 396
前立腺肥大症… 277, 369, 386, 538

そ

鼠径ヘルニア…………… 198, 346

た

帯状疱疹………… 144, 153, 415
帯状疱疹後神経痛…………… 423
脱毛症…………………… 269, 284
多発性単神経炎……………… 206
打撲傷………………………… 369
胆管閉塞……………………… 543
男性不妊症…………………… 314
胆石症………… 113, 212, 340, 455
胆道感染症…………………… 143
丹毒…………………………… 557
胆嚢炎……………… 113, 339,
　　　　340, 455, 460, 531

ち

痔核…………………… 392, 395
痔疾…………………………… 99
腟炎…………………… 322, 466
腸管癒着症…………………… 198

腸結核………………………… 311
腸チフス……………………… 137
腸閉塞…… 77, 198, 369, 531, 543

つ

痛風………………… 223, 466, 493

て

手足口病……………………… 149
低血圧症……………………… 208
低体温………………………… 237
癲癇………… 419, 509, 520, 522
癲癇発作……………………… 332
伝染性膿痂疹………………… 561

と

統合失調症………… 151, 502,
　　　　509, 522, 549
凍瘡……………………… 26, 206
疼痛…………………………… 208
糖尿病………… 133, 135, 160, 167,
　　　　234, 261, 268, 270, 277,
　　　　316, 441
動脈硬化症…………………… 378
特発性血小板減少性紫斑病 396
突発性難聴…………………… 153
特発性浮腫…………………… 119

に

日本脳炎……………………… 133
乳腺炎………… 113, 555, 557, 559
乳腺症………… 106, 538, 559
尿管結石……………………… 122
尿失禁………………………… 317
尿道炎……………… 153, 177, 464, 473
尿毒症…………… 83, 138, 326, 329
尿崩症…………………… 317, 442
尿路感染症………… 141, 149, 394
尿路結石…………… 394, 464, 473

妊娠悪阻………… 124, 191, 360	播種性血管内凝固症候群… 138	閉塞性動脈硬化症………… 558
妊娠性嘔吐……………… 502	破傷風………………… 410	ベーチェット病………… 153
認知症………… 265, 285, 297	発育不全……………… 283	変形性関節症…… 411, 466, 475
	白血球減少症………… 280	片頭痛………… 191, 215, 371,
ね	発熱……………29, 165, 248	378, 407, 410, 415, 419
熱性痙攣………… 328, 415	鼻ポリープ…………… 157	扁桃炎………………… 555, 557
熱中症… 135, 172, 177, 181, 329	パニック障害………… 342	便秘…… 87, 90, 93, 99, 215, 443
ネフローゼ症候群………… 482		
	ひ	ほ
の	PAD…………………… 558	蜂窩織炎…… 333, 555, 557, 561
脳炎………… 97, 135, 137, 146,	鼻炎…………………… 157	膀胱炎… 153, 177, 464, 473, 557
326, 328, 332, 415, 509	鼻茸…………………… 157	本態性低血圧症…………… 237
脳血管性認知症……… 378, 522	ヒステリー球………… 342	
脳梗塞………………… 378	皮膚潰瘍……………… 248	ま
脳出血………………… 369	皮膚瘙痒症……………53	麻疹… 44, 52, 133, 157, 164, 220
脳震盪………………… 371	皮膚軟部組織感染症… 333	末梢動脈疾患……………… 558
脳脊髄炎……………… 285	皮膚膿瘍……………… 559	マラリア…… 103, 106, 110, 330
脳卒中…… 191, 326, 329, 332,	肥満……………… 215, 217	慢性
401, 415, 419, 422, 549	百日咳………… 47, 157, 433, 563	――胃炎……… 106, 117, 119,
脳卒中後遺症………… 208, 285,	貧血………… 244, 248, 280, 283	187, 191, 194, 230, 270,
408, 411, 423	頻尿…………………… 317	339, 342, 349, 358, 360,
脳動脈硬化症………… 285		379, 441, 449, 499, 502,
膿皮症………… 555, 557, 561	ふ	508, 528, 533
脳浮腫………………… 469	不安障害……………… 549	――喉頭炎……… 342
	風疹……………………53	――咳嗽……… 188
は	副腎皮質機能低下症… 277	――肝炎………… 106, 113, 117,
Buerger 病 ………… 558, 560	腹水………………92, 119, 485	121, 124, 230, 237, 270,
肺炎…………… 44, 47, 133, 135,	副鼻腔炎……………… 157	339, 387, 455, 537
141, 157, 164, 328, 415,	腹膜炎……………………93	――気管支炎……… 187, 234,
434, 507, 512, 523, 563	浮腫………………92, 277, 477	240, 258, 265, 273, 277,
肺化膿症………………… 563	不整脈………………… 240, 244,	308, 342, 352, 354, 430,
肺気腫………… 241, 308, 352,	258, 269, 297, 479	433, 439, 441, 479, 482,
355, 430, 434, 499, 515, 517	舞踏病………………… 410	499, 502, 509, 515, 517,
肺結核… 164, 234, 240, 258, 261,	不妊症………… 223, 265, 284, 321	535, 560, 563
268, 274, 306, 308, 390, 392,	不眠症………… 244, 269, 295,	――喉頭炎…… 439, 441, 443
434, 439, 441, 507, 512, 563	297, 300, 342, 419	――腎盂腎炎………… 164
敗血症………… 137, 141, 146	不明熱………………… 164	――腎炎……… 93, 223, 234,
肺膿瘍………… 507, 563		261, 265, 277, 485
腓腹筋痙攣…………… 122	へ	――腎臓病…… 280, 378, 423
白内障………… 261, 272	閉塞性血栓血管炎 206, 558, 560	――心不全……… 204
		――腎不全………83, 469, 482

西洋医学的病名・症状 581

──前立腺炎……314, 369, 486
──胆嚢炎…………106, 117, 124, 191, 528
──腸炎……………237, 311
──鼻炎………………407
──疲労症候群………230
──副鼻腔炎…………407
──腰痛………………491

む

無月経………………244, 350

め

メニエール病……191, 420, 469, 479, 482, 499, 520

や

薬疹……………………403

夜尿症…………………316

ゆ

遊走腎…………………237

よ

腰椎椎間板ヘルニア…378, 560
夜泣き…………………149

ら

卵巣嚢腫………………386

り

リウマチ熱……………371
流行性耳下腺炎………44, 144
流行性脳炎……………422
流行性脳脊髄膜炎……138, 141, 143, 146
良性発作性頭位めまい症…520
リンパ節炎……………144

れ

レイノー症候群………206, 208
レイノー病………………26
レプトスピラ症………110

ろ

肋軟骨炎………………371, 376
肋間神経痛………113, 270, 339, 343, 347, 371, 376, 508
肋骨骨折………………376

【著者略歴】

滝沢　健司（たきざわ　けんじ）
医学博士

1965年	埼玉県生まれ
1993年	福島県立医科大学医学部卒業
	東京大学医学部附属病院（物療内科・第一内科），三楽病院内科にて研修
1999年	東京大学大学院医学系研究科博士課程（アレルギー・リウマチ学）修了
	新松戸中央総合病院内科勤務
2001年	東京女子医科大学附属膠原病リウマチ痛風センター 助手
2003年	東京女子医科大学附属東洋医学研究所
2005年	遼寧中医大学附属日本中医薬学院卒業
	A級国際中医師免許取得
現在	東京女子医科大学附属東洋医学研究所 非常勤講師
	埼玉医科大学東洋医学科 非常勤講師
	上海中医薬大学附属日本校 客員准教授
	日本内科学会 総合内科専門医
	日本東洋医学会 専門医
	日本リウマチ学会 専門医

図解・表解 方剤学

2018年6月20日　第1版第1刷発行

著　者　　滝沢　健司
発　行　　井ノ上　匠
発 行 所　東洋学術出版社
　　　　　〒272-0021　千葉県市川市八幡2-16-15-405
　　　　　販売部　電話 047(321)4428　FAX 047(321)4429
　　　　　　　　　e-mail hanbai@chuui.co.jp
　　　　　編集部　電話 047(335)6780　FAX 047(300)0565
　　　　　　　　　e-mail henshu@chuui.co.jp
　　　　　ホームページ　http://www.chuui.co.jp

装幀・本文デザイン／山口　方舟
印刷・製本／株式会社丸井工文社

◎本体はカバーに表示してあります　　◎落丁，乱丁本はお取り替えいたします

Ⓒ 2018 Printed in Japan　　ISBN978-4-904224-52-6　C3047

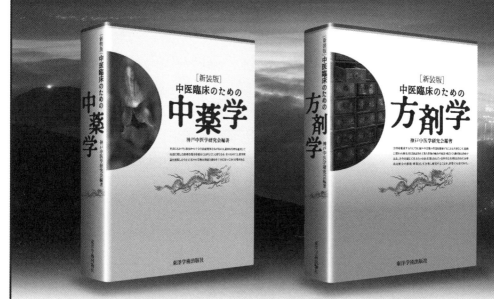

中医基本用語辞典

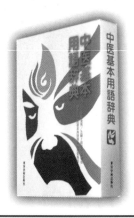

監修／高金亮　主編／劉桂平・孟静岩
翻訳／中医基本用語辞典翻訳委員会
Ａ５判　ビニールクロス装・函入　872頁　　　本体 8,000 円＋税
中医学の基本用語約 3,500 語を収載。引きやすく，読みやすく，中医学の基礎がしっかり身に付いて，学習にも臨床にも役立つ 1 冊。
- ●中医学の専門用語を，平易な説明文で解説。中医学の基礎がしっかり身に付く。
- ●用語を探しやすい五十音順の配列を基本にしながら，親見出し語の下に子見出し語・孫見出し語を配列してあるので，関連用語も参照しやすい。
- ●中医病名の後ろには，代表的な弁証分型が子見出し語として併記されており，用語の解説に加えて弁証に応じた治法・方剤名・配穴など，治療の際の参考になる情報もすぐに得られる。
- ●類義語集・年表・経絡図・中薬一覧表・方剤一覧表など，付録も充実。

中医学の基礎

平馬直樹・兵頭明・路京華・劉公望監修
Ｂ５判並製　340頁　　　　　　　　　　本体 5,600 円＋税
日中共同編集による「中医学基礎理論」の決定版。日本の現状を踏まえながら推敲に推敲を重ねた精華。各地の中医学学習会で絶賛好評を博す。『針灸学』［基礎篇］を改訂した中医版テキスト。

標準 中医内科学

張伯臾主編　董建華・周仲瑛副主編
鈴木元子・福田裕子・藤田康介・向田和弘訳
Ｂ５判並製　424頁　　　　　　　　　　本体 4,600 円＋税
老中医たちが心血を注いで編纂した，定評ある「第五版教科書」の日本語版。日常の漢方診療に役立つ基本知識が確実に身につく標準教科書。

中医内科学ポイントブック

鄒大同編著
Ｂ５判並製　2色刷　384頁　　　　　　　本体 5,400 円＋税
中医内科学のポイントを整理し，図表を中心にまとめた参考書。臨床でよく見られる 72 の内科病証を取り上げる。

傷寒論を読もう

髙山宏世著　Ａ５判並製　480頁　　　　本体 4,000 円＋税
必読書でありながら，読みこなすことが難しい『傷寒論』を，著者がやさしい語り口で条文ごとに解説。初級者にも中級者にも，最適。40 種の患者イラスト入り「重要処方図解」付きで，臨床にも大いに参考になる。

金匱要略も読もう

髙山宏世著　Ａ５判並製　536頁　　　　本体 4,500 円＋税
慢性疾患治療における必読書『金匱要略』を，条文ごとに著者がやさしい語り口で解説。同著者による好評の書『傷寒論を読もう』の姉妹篇。50 種の患者イラスト入り「処方図解」付き。初級者にも中級者にも最適の 1 冊。

名医が語る 生薬活用の秘訣	焦樹徳著　国永薫訳 Ａ５判並製　456頁	本体 4,800 円＋税

名老中医による生薬運用の解説書。308味の生薬について、性味・効能・配伍応用・用量・用法・注意事項を解説。生薬を知るための1冊。

中薬の配合	丁光迪編著　小金井信宏訳 Ａ５判並製　576頁	本体 5,400 円＋税

中医学では中薬はどのような法則で配合されているのか、配合法則を徹底的に解説。歴代学説を整理・総括、著者自身の豊富な経験を加える。中国では大学院生の必読書として評判の名著。

漢方方剤 ハンドブック	菅沼伸・菅沼栄著 Ｂ５判並製　312頁	本体 4,000 円＋税

日本の漢方エキス製剤と日本で市販されている中国の中成薬136方剤を解説。各方剤の構成と適応する病理機序・適応症状の相互関係を図解し、臨床応用のヒントを提示する。同著者の『いかに弁証論治するか』の姉妹篇。

中医対薬 ――施今墨の二味配合法	呂景山著　江崎宣久・鈴木元子・福田裕子訳 Ａ５判並製　402頁	本体 4,200 円＋税

中医処方学の核心は二味の配合にある。約290対の「対薬」の組成、単味の効能、配合効果、適応症、常用量、臨床応用を記載。現代中医学の古典的名著。

乾くんの 教えて！中薬学	石井尊子著 Ａ５判並製　フルカラー　208頁	本体 3,600 円＋税

カラーの漫画でわかりやすく、楽しく学べる中薬学がここに！「本草商店街」を舞台に、漢方薬局に勤める薬剤師の姜乾（きょうかん）と、そのお父さんで中医師の姜生（きょうしょう）が、中薬の性能・炮製技術・産地と採集などの事柄から中薬学の面白さを再発見していきます。

わかる・使える 漢方方剤学[時方篇]	小金井信宏著　Ｂ５判並製　352頁	本体 4,200 円＋税

今までにない面白さで読ませる方剤学の決定版。知らず知らずのうちに広大な中医学の世界へと誘う魅力ある解説書。経方（傷寒・金匱）以降に開発された中国歴代の名方の宝庫を徹底的に解説。

わかる・使える 漢方方剤学[経方篇1]	小金井信宏著　Ｂ５判並製　340頁	本体 4,200 円＋税

『傷寒・金匱』の「経方」の世界を紹介。各方剤を図解・表解・比較方式で系統的に解説。これほど興味を引き立てる方剤解説はそう多くはない。北京中医薬大学大学院を初めて卒業した日本の英才による処方解説。

中医学の魅力に触れ，実践する

[季刊] 中医臨床

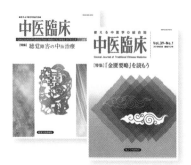

●――中国の中医に学ぶ
現代中医学を形づくった老中医の経験を土台にして，中医学はいまも進化をつづけています。本場中国の経験豊富な中医師の臨床や研究から，最新の中国中医事情に至るまで，編集部独自の視点で情報をピックアップして紹介します。翻訳文献・インタビュー・取材記事・解説記事・ニュース……など，多彩な内容です。

●――古典の世界へ誘う
『内経』以来2千年にわたって連綿と続いてきた古典医学を高度に概括したものが現代中医学です。古典のなかには，再編成する過程でこぼれ落ちた智慧がたくさん残されています。しかし古典の世界は果てしなく広く，つかみどころがありません。そこで本誌では古典の世界へ誘う記事を随時企画しています。

●――湯液とエキス製剤を両輪に
中医弁証の力を余すところなく発揮するには，湯液治療を身につけることが欠かせません。病因病機を審らかにして治法を導き，ポイントを押さえて処方を自由に構成します。一方エキス剤であっても限定付ながら，弁証能力を向上させることで臨機応変な運用が可能になります。各種入門講座や臨床報告の記事などから弁証論治を実践するコツを学べます。

●――薬と針灸の基礎理論は共通
中医学は薬も針も共通の生理観・病理観にもとづいている点が特徴です。針灸の記事だからといって医師や薬剤師の方にとって無関係なのではなく，逆に薬の記事のなかに鍼灸師に役立つ情報が詰まっています。好評の長期連載「弁証論治トレーニング」では，共通の症例を針と薬の双方からコメンテーターが易しく解説しています。

- ●定　　価　本体1,600円＋税　（送料別円）
- ●年間予約　本体1,600円＋税　4冊（送料共）
- ●3年予約　本体1,440円＋税　12冊（送料共）

フリーダイヤルFAX
0120-727-060

東洋学術出版社

〒272-0021　千葉県市川市八幡2-16-15-405
電話：（047）321-4428
E-mail：hanbai@chuui.co.jp
URL：http://www.chuui.co.jp